CASOS CLÍNICOS
EM PSIQUIATRIA

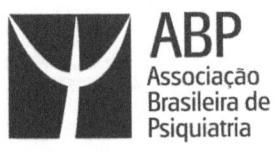
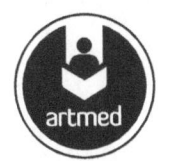

A Artmed é a editora oficial da ABP

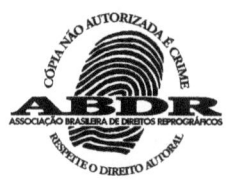

T756c Toy, Eugene C.
        Casos clínicos em psiquiatria / Toy, Klamen ; tradução:
     Régis Pizzato ; revisão técnica: Renata Rodrigues de Oliveira. –
     4. ed. – Porto Alegre : AMGH, 2014.
        xviii, 477 p. : il. ; 23 cm.

        ISBN 978-85-8055-304-8

        1. Psiquiatria. I. Klamen, Debra. II. Título.

                                                         CDU 616.89

Catalogação na publicação: Ana Paula M. Magnus – CRB 10/2052

4ª Edição

CASOS CLÍNICOS
EM PSIQUIATRIA

TOY • KLAMEN

Tradução:
Régis Pizzato

Revisão técnica:
Renata Rodrigues de Oliveira
Médica Psiquiatra pela Associação Brasileira de Psiquiatria (ABP).

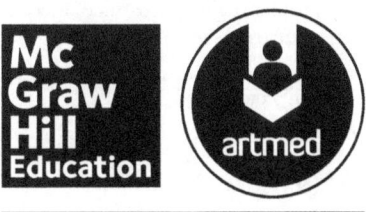

AMGH Editora Ltda.
2014

Obra originalmente publicada sob o título Case Files Psychiatry, 4th Edition
ISBN 0071753915 / 9780071753913
Original edition copyright © 2012, The McGraw-Hill Companies, Inc.,
New York, New York 10020. All rights reserved.
Portuguese language translation copyright © 2014, AMGH Editora Ltda.,
a division of Grupo A Educação S.A.
All rights reserved.

Gerente editorial: *Letícia Bispo de Lima*

Colaboraram nesta edição

Coordenadora editorial: *Cláudia Bittencourt*

Arte sobre capa original: *Márcio Monticelli*

Leitura final: *Antonio Augusto da Roza*

Editoração: *Armazém Digital® Editoração Eletrônica – Roberto Carlos Moreira Vieira*

Nota

A medicina é uma ciência em constante evolução. À medida que novas pesquisas e a experiência clínica ampliam o nosso conhecimento, são necessárias modificações no tratamento e na farmacoterapia. Os coautores desta obra consultaram as fontes consideradas confiáveis, num esforço para oferecer informações completas e, geralmente, de acordo com os padrões aceitos à época da publicação. Entretanto, tendo em vista a possibilidade de falha humana ou de alterações nas ciências médicas, os leitores devem confirmar estas informações com outras fontes. Por exemplo, e em particular, os leitores são aconselhados a conferir a bula de qualquer medicamento que pretendam administrar, para se certificar de que a informação contida neste livro está correta e de que não houve alteração na dose recomendada nem nas contraindicações para o seu uso. Essa recomendação é particularmente importante em relação a medicamentos novos ou raramente usados.

Reservados todos os direitos de publicação, em língua portuguesa, à
AMGH EDITORA LTDA., uma parceria entre GRUPO A EDUCAÇÃO S.A.
e MCGRAW-HILL EDUCATION
Av. Jerônimo de Ornelas, 670 – Santana
90040-340 – Porto Alegre – RS
Fone: (51) 3027-7000 Fax: (51) 3027-7070

É proibida a duplicação ou reprodução deste volume, no todo ou em parte, sob quaisquer formas ou por quaisquer meios (eletrônico, mecânico, gravação, fotocópia, distribuição na Web e outros), sem permissão expressa da Editora.

Unidade São Paulo
Av. Embaixador Macedo Soares, 10.735 – Pavilhão 5 –
Cond. Espace Center – Vila Anastácio
05095-035 – São Paulo – SP
Fone: (11) 3665-1100 Fax: (11) 3667-1333

SAC 0800 703-3444

IMPRESSO NO BRASIL
PRINTED IN BRAZIL

AUTORES

Eugene C. Toy, MD
The John S. Dunn, Senior Academic Chair and Program Director
The Methodist Hospital Ob/Gyn Residency Program
Houston, Texas
Vice Chair of Academic Affairs
Department of Obstetrics and Gynecology
The Methodist Hospital
Houston, Texas
Clinical Professor and Clerkship Director
Department of Obstetrics and Gynecology
University of Texas Medical School at Houston
Houston, Texas
Associate Clinical Professor
Weill Cornell College of Medicine

Debra Klamen, MD, MHPE
Associate Dean of Education and Curriculum
Professor and Chair, Department of Medical Education
Professor, Department of Psychiatry
Southern Illinois University School of Medicine
Springfield, Illinois

Melanie Zupancic, MD
Department of Internal Medicine
Division of Medicine/Psychiatry
Southern Illinois University School of Medicine
Springfield, Illinois
Transtorno de Ansiedade Devido a uma Condição Médica Geral
Transtorno Bipolar, Episódio Maníaco (Adulto)
Demência
Delírio
Fuga Dissociativa
Transtorno de Ansiedade Generalizada
Depressão Maior em Pacientes Idosos
Psicose Devida a uma Condição Médica Geral
Esquizofrenia Paranoide
Transtorno de Somatização

Philip Pan, MD
Assistant Professor
Director, Adult Outpatient Services
Chief, Division of Forensic Psychiatry
Department of Psychiatry
Southern Illinois University School of Medicine
Springfield, Illinois
Transtorno da Adaptação
Abstinência de Álcool
Intoxicação por Anfetamina
Transtorno da Personalidade Antissocial
Transtorno da Personalidade Esquiva
Abstinência de Benzodiazepínico
Transtorno do Humor Induzido por Cocaína
Simulação
Intoxicação por Fenciclidina
Transtorno da Personalidade Esquizoide

Sean Blitzstein, MD
Director, Psychiatry Clerkship
Clinical Associate Professor of Psychiatry
University of Illinois at Chicago
Chicago, Illinois
Dependência de Álcool
Intoxicação por Cocaína/Dependência
Transtorno Conversivo
Hipotireoidismo com Depressão
Sintomas Extrapiramidais (Reação Distônica Aguda)
Neurose
Abstinência de Opioides
Transtorno de Pânico versus *Uso Excessivo de Hormônio para a Tireoide*
Transtorno de Estresse Pós-Traumático
Transtorno Psicótico Sem Outra Especificação

Staci Becker, RN, MS
Nurse Educator
Adjunct Instructor
Department of Medical Education
Southern Illinois University School of Medicine
Springfield, Illinois
Transtorno de Estresse Agudo

Transtorno da Personalidade Borderline
Transtorno da Personalidade Dependente
Transtorno Distímico
Transtorno Factício
Depressão Maior, Recorrente
Transtorno da Personalidade Narcisista
Transtorno Doloroso
Transtorno da Personalidade Paranoide
Transtorno da Personalidade Esquizotípica

Steve Soltys, MD
Professor and Chair
Department of Psychiatry
Southern Illinois University School of Medicine
Springfield, Illinois
Transtorno de Déficit de Atenção/Hiperatividade
Transtorno Bipolar (Infantil)
Bulimia Nervosa
Transtorno da Identidade de Gênero
Hipocondria
Depressão Maior com Psicose
Retardo Mental Leve
Insônia Primária
Transtorno de Ansiedade de Separação
Transtorno de Tourette

Thomas E. Wright, MD
Assistant Clinical Professor of Psychiatry
University of Illinois College of Medicine
Chief Medical Officer, Rosencrance Health Network
Rockford, Illinois
Anorexia Nervosa
Autismo
Transtorno da Conduta
Fetichismo
Transtorno da Personalidade Histriônica
Transtorno Obsessivo-Compulsivo (Infantil)
Transtorno da Personalidade Obsessivo-Compulsiva
Transtorno Esquizoafetivo
Transtorno de Terror Noturno
Fobia Social

DEDICATÓRIA

Em memória de meus avós, Lew Yook Toy e Manway Toy, que iniciaram corajosamente o legado de nossa família neste grande país.
— ECT

Para o meu maravilhoso marido, Phil, que me ama e me apoia em tudo. Para a minha mãe, Bonnie Klamen, e para o meu falecido pai, Sam Klamen, que sempre estiveram e estão lá para mim.
— DLK

AGRADECIMENTOS

O currículo que deu origem às ideias para esta série foi inspirado por dois alunos talentosos e sinceros, Philbert Yau e Chuck Rosipal, que já são médicos formados. Foi uma grande alegria trabalhar com Debra Klamen, psiquiatra brilhante, educadora e apaixonada por cavalos, e com todos os excelentes colaboradores. Valorizo muito a McGraw-Hill por acreditar no ensino por meio de casos clínicos. Sou profundamente grato a minha editora, Catherine Johnson, cujo entusiasmo, experiência e visão ajudaram a criar esta série, e à inigualável Cindy Yoo, Editora de Produção. Sou grato também a Catherine Saggese por sua grande capacidade de produção. Reconheço o trabalho fora de série de Tania Andrabi, Gerente de Projeto deste livro. Na Southern Illinois University, agradeço ao Dr. Kevin Dorsey por seu auxílio e apoio à finalização deste projeto. No Hospital Metodista, aprecio o apoio do chefe executivo, Dr. Alan Kaplan, e parabenizo os melhores administradores que conheci: os doutores Marc Boom, Judy Paukert, H. Dirk Sostman e Karin Larsen-Pollok, bem como a senhora Debby Chambers por seu comprometimento com a educação em Medicina, e Linda Bergstrom, por seus sábios conselhos e apoio. Este livro não teria sido escrito sem meus estimados colegas, os doutores Konrad Harms, Priti Schachel e Gizelle Brooks-Carter. Acima de tudo, agradeço a minha amada esposa, Terri, e a meus quatro maravilhosos filhos, Andy, Michael, Allison e Christina, por sua paciência e compreensão.

Eugene C. Toy

PREFÁCIO

Agradecemos todos os comentários e sugestões dos estudantes de Medicina nos últimos três anos. Sua recepção positiva foi extremamente encorajadora, em particular devido ao pouco tempo de vida da série Casos Clínicos®. Nesta quarta edição de *Casos clínicos em psiquiatria*, mantivemos o formato básico do livro. Melhorias aumentaram a fluidez dos capítulos e incluíram critérios propostos para o DSM-5. Vários casos clínicos também foram reescritos para representar melhor a apresentação típica de pacientes em vez de uma apresentação com "floreios". Discutimos a possibilidade de agrupar os casos de forma que os alunos pudessem comparar transtornos relacionados, como, por exemplo, definindo os casos 1 a 10 como "transtornos da personalidade", a fim de proporcionar lateralidade para a comparação. Decidimos descartar esse sistema de abordagem em grupos, já que os pacientes não se apresentam a seus médicos dessa maneira no mundo real. Na verdade, eles apresentam sintomas e sinais, e é função do estudante e do clínico estabelecer a existência ou não de um caso psiquiátrico e qual o diagnóstico provável. Ainda assim, a listagem de casos no final do livro e o índice permitirão que o leitor disponha de uma referência rápida de casos semelhantes para que seja possível uma comparação. As questões de múltipla escolha foram revisadas criteriosamente e reescritas. Novos medicamentos psiquiátricos também foram introduzidos. Ao usar esta quarta edição, esperamos que o leitor continue a ter prazer em aprender psiquiatria por meio de casos clínicos. Certamente é um privilégio ensinar tantos alunos, e é com humildade que apresentamos esta edição.

Os Autores

SUMÁRIO

SEÇÃO I
Como abordar problemas clínicos 1

1. Abordagem ao paciente 2
2. Abordagem à solução do problema clínico 12
3. Utilizando o *Manual diagnóstico e estatístico de transtornos mentais* 14
4. Abordagem pela leitura 15

SEÇÃO II
Terapêutica psiquiátrica 21

1. Psicoterapia 22
2. Psicofarmacoterapia 23

SEÇÃO III
Casos clínicos 41

SEÇÃO IV
Lista de casos 453

Lista por número do caso 455
Lista por transtorno (em ordem alfabética) 456
Lista por categorias do DSM-IV 458

Índice 461

INTRODUÇÃO

Dominar o conhecimento cognitivo de um campo como a psiquiatria é uma tarefa descomunal. É ainda mais difícil utilizar esse conhecimento, obter dados clínicos e filtrá-los, desenvolver um diagnóstico diferencial e, finalmente, formular um plano de tratamento sensato. Muitas vezes, para desenvolver essas habilidades, a melhor forma de aprendizado ocorre por meio da entrevista direta com pacientes, conforme a instrução e orientação de professores experientes, e de leituras criteriosas. Está claro que não existe nada que substitua a aprendizagem direta com o paciente. Infelizmente, as situações clínicas em geral não abrangem toda a amplitude da especialidade. Talvez a melhor alternativa seja preparar com cuidado casos planejados para simular a abordagem clínica e a tomada de decisão. Na tentativa de atingir esse objetivo, criamos uma série de breves descrições clínicas para ensinar abordagens diagnósticas ou terapêuticas relevantes para a psiquiatria. Acima de tudo, as explicações para os casos enfatizam mecanismos e princípios subjacentes, e não apenas perguntas e respostas mecânicas.

Este livro está organizado de forma versátil, permitindo ao estudante "que está com pressa" ler os casos com rapidez e verificar as respostas correspondentes; além disso, fornece informações mais detalhadas para aquele que necessita de explicações que instiguem a reflexão. As respostas variam de simples a complexas: resumo dos pontos pertinentes, respostas concisas, análise do caso, abordagem ao tópico, questões de compreensão ao final de cada caso para reforço e ênfase e uma lista de recursos para leitura adicional. As descrições clínicas são intencionalmente apresentadas em ordem aleatória, para simular a maneira como os pacientes reais se apresentam ao médico. Na Seção IV há uma lista de casos para ajudar o aluno que deseja testar seu conhecimento em determinada área ou revisar algum assunto, incluindo as definições básicas. Por fim, decidimos usar pouco o formato de testes de múltipla escolha. No entanto, alguns desses testes estão incluídos no final de cada caso para reforçar conceitos ou apresentar tópicos relacionados.

COMO OBTER O MÁXIMO DESTE LIVRO

Cada caso simula um encontro com um paciente, utilizando perguntas abertas. Às vezes, a queixa do paciente difere da questão que mais preocupa, e de vez em quando são fornecidas informações extrínsecas. As respostas são organizadas em quatro tópicos diferentes.

TÓPICO I

1. Um **Resumo**: Os aspectos relevantes do caso são identificados, filtrando-se informações irrelevantes. O estudante deve formular um resumo do caso antes de olhar as respostas. Uma comparação com o resumo que aparece na resposta ajudará a melhorar sua capacidade de se concentrar em dados importantes, descartando informações irrelevantes, uma habilidade fundamental na solução de problemas clínicos.
2. Uma **Resposta Direta** para cada pergunta aberta.
3. Uma **Análise do Caso** dividida em duas partes:
    a. **Objetivos:** Uma lista dos 2 ou 3 princípios fundamentais para o profissional que está tratando o paciente. Novamente se desafia o leitor a fazer "suposições com embasamento" sobre os objetivos do caso na análise inicial do contexto, o que ajuda a desenvolver suas habilidades clínicas e analíticas.
    b. **Considerações:** Um debate dos pontos relevantes e uma breve abordagem ao paciente específico.

TÓPICO II

Uma Abordagem ao Processo da Doença dividida em duas partes distintas:
a. **Definições:** A terminologia apropriada ao processo da doença.
b. **Abordagem Clínica:** Uma discussão da abordagem ao problema clínico em geral, incluindo tabelas, quadros e figuras.

TÓPICO III

Questões de Compreensão: Cada caso contém várias questões de múltipla escolha que reforçam o material apresentado ou introduzem conceitos novos e relacionados. Questões sobre aspectos não encontrados no texto são explicadas nas respostas.

TÓPICO IV

Dicas Clínicas: Uma listagem de vários pontos clinicamente importantes, que são reiterados como um resumo do texto e permitem uma fácil revisão, por exemplo, antes de um exame, além de algumas das alterações propostas para o DSM-5.

SEÇÃO I

Como abordar problemas clínicos

1 Abordagem ao paciente
2 Abordagem à resolução do problema clínico
3 Utilizando o *Manual diagnóstico e estatístico de transtornos mentais*
4 Abordagem pela leitura

1. Abordagem ao paciente

É uma transição difícil partir de leituras sobre pacientes com transtornos psiquiátricos e sobre os critérios diagnósticos do *Manual diagnóstico e estatístico de transtornos mentais* (DSM-IV) para efetivamente estabelecer o diagnóstico psiquiátrico de um paciente. Isso requer que o médico compreenda os critérios e seja capaz de obter com sensibilidade sintomas e sinais dos pacientes, muitos dos quais terão dificuldade em relatar uma história clara. O terapeuta precisará, então, montar as peças de um quebra-cabeça para chegar ao melhor diagnóstico para determinado paciente. Esse processo pode exigir informações adicionais da família, acréscimos à história médica e psiquiátrica, cuidadosa observação do paciente, um exame físico, testes específicos de laboratório e outros estudos diagnósticos. Estabelecer *rapport* e uma boa aliança terapêutica com os pacientes é essencial, tanto para o diagnóstico como para o tratamento.

> **DICA CLÍNICA**
>
> ▶ A história do paciente é a ferramenta mais importante de que se dispõe para estabelecer um diagnóstico. Desenvolver um bom *rapport* com os pacientes é essencial para entrevistar de forma efetiva e obter dados completos. Tanto o conteúdo (o que o paciente *diz e não diz*) como a maneira pela qual ele é expresso (linguagem corporal, mudança de assunto) são importantes.

HISTÓRIA

1. **Informações básicas:**
    a. Informações de identificação incluem nome, idade, estado civil, sexo, ocupação e língua falada além do idioma do país. O *background* étnico e a religião também podem ser considerados, caso sejam pertinentes.
    b. Convém incluir as circunstâncias da entrevista, pois elas fornecem informações sobre características potencialmente importantes do paciente, que podem ser relevantes para o diagnóstico, o prognóstico ou a aceitação. As circunstâncias incluem o local onde a entrevista foi realizada (setor de emergência do hospital, consultório, contenção física do paciente) e se o episódio relatado foi sua primeira ocorrência.
    c. As fontes das informações obtidas e sua confiabilidade devem ser mencionadas no início da história psiquiátrica.
2. **Queixa principal:** A queixa principal deve ser escrita exatamente conforme apresentada pelo paciente, por mais bizarra que seja. Por exemplo: "Os alienígenas estão atacando do lado de fora da minha garagem, por isso eu vim pedir ajuda". Colocar a afirmação entre aspas permite que os leitores saibam que se trata de uma transcrição literal do que o paciente relatou, e não das palavras do redator.

Outros indivíduos que o acompanhem podem então acrescentar suas versões da razão da consulta, mas a queixa principal apresentada nas palavras do paciente ajuda na formulação inicial de um diagnóstico diferencial. Por exemplo, se ele chega com uma queixa principal sobre alienígenas, conforme já mencionado, começaríamos imediatamente a considerar diagnósticos que tivessem psicose como componente e realizaríamos a entrevista levando em conta essa possibilidade.

DICAS CLÍNICAS

▶ Quando registrar uma queixa principal nas palavras do paciente, coloque aspas na declaração para indicar que as palavras são dele, não do relator.
▶ Uma mulher de 45 anos chega à emergência com a queixa principal: "Eu sei que todos vão tentar me machucar".

3. **História da doença atual (HDA):** Essa informação é **provavelmente a parte mais útil da história** em termos de **se estabelecer o diagnóstico psiquiátrico**. Ela deve conter uma **descrição completa e cronológica** das circunstâncias que levaram à consulta. É importante incluir detalhes como: quando os sintomas apareceram, em que ordem, e em que nível de gravidade, pois essas informações são essenciais para o diagnóstico correto. A relação entre estressores psicológicos e o aparecimento dos sintomas psiquiátricos e/ou clínicos deve ser cuidadosamente estabelecida. Os aspectos pertinentes tanto positivos (o paciente reclama de alucinações auditivas) quanto negativos (o paciente relata ausência de história de trauma) devem ser incluídos na HDA. Além disso, detalhes da história, como o uso de substâncias ou álcool, que costumam ser listados na história social, devem ser colocados na HDA caso se acredite que eles contribuam de forma significativa para os sintomas apresentados.
4. **História psiquiátrica:** Os encontros anteriores do paciente com psiquiatras e outros terapeutas da saúde mental devem ser listados em ordem cronológica invertida, com as consultas mais recentes aparecendo em primeiro lugar. As hospitalizações psiquiátricas anteriores, o tratamento recebido e o período de permanência no hospital devem ser registrados. Também é importante anotar outros detalhes, como, por exemplo, se o paciente já fez ou não psicoterapia, de que tipo e por quanto tempo. Toda farmacoterapia recebida por ele deve ser registrada, incluindo detalhes como dosagem, resposta, duração do tratamento com o fármaco e adesão à medicação. Quaisquer tratamentos com eletroconvulsoterapia (ECT) também devem ser anotados, incluindo a quantidade de sessões e os efeitos associados.
5. **História clínica:** Todas as doenças clínicas devem ser listadas nesta categoria, junto com a data do diagnóstico. As hospitalizações e cirurgias também devem ser incluídas, com as datas. Episódios de **trauma cerebral, convulsões, doenças neurológicas** ou **tumores** e resultados positivos para o **vírus da imunodeficiência**

adquirida (HIV) são todos pertinentes para a história psiquiátrica. Caso haja a impressão de que algum aspecto da história clínica esteja diretamente relacionado à queixa principal atual, o fato deve constar na HDA.

6. **Medicamentos:** Deve ser obtida uma lista de medicamentos, com suas doses e a duração do uso. Todos os fármacos, incluindo os sem prescrições médicas, os prescritos e os fitoterápicos, são relevantes e devem ser anotados.
7. **Alergias:** Uma lista dos agentes causadores de reações alérgicas, incluindo medicamentos e agentes ambientais (pó, hena, etc.) deve ser obtida. É importante descrever a reação ocorrida com cada um deles, como erupção cutânea ou dificuldade respiratória. Muitos pacientes que apresentam reação distônica a determinado medicamento consideram isso uma alergia, embora ela seja na verdade um efeito colateral do medicamento.
8. **História familiar:** Uma breve lista de transtornos psiquiátricos e doenças clínicas dos familiares deve ser incluída. Muitas vezes, listar cada membro da família, sua idade e suas doenças clínicas ou psiquiátricas é a maneira mais fácil e clara de obter a história familiar.
9. **História social:**
    a. É provável que a **história pré-natal e perinatal** seja relevante para todas as crianças pequenas levadas a um psiquiatra. Também pode ser relevante em crianças mais velhas e/ou adultos, se envolver defeitos ou lesões decorrentes do nascimento.
    b. Uma **história da infância** é importante ao avaliar uma criança, e pode ser relevante na avaliação de um adulto se envolver episódios de trauma, padrões pessoais enraizados ou problemas de educação. Para uma criança, aspectos como idade e/ou dificuldade durante o treinamento esfincteriano, problemas comportamentais, relacionamentos sociais, desenvolvimento cognitivo e motor e problemas emocionais e físicos devem todos ser obtidos.
    c. História profissional, incluindo história militar.
    d. História dos relacionamentos e conjugal.
    e. História da educação.
    f. Religião.
    g. História social, incluindo a natureza das amizades e dos interesses.
    h. História do uso de substâncias e álcool. Tanto a quantidade da(s) substância(s) usada(s) como o período de tempo de uso devem ser documentados.
    i. Situação atual de vida.
10. **Revisão dos sistemas:** Deve ser realizada uma revisão sistemática com ênfase em efeitos colaterais de medicamentos e sintomas comuns que poderiam estar associados à queixa principal. Por exemplo, pacientes que estão tomando agentes antipsicóticos típicos (como haloperidol) podem ser questionados sobre boca seca, olhos secos, constipação e retenção urinária. Pacientes com transtorno de pânico presumido podem ser investigados a respeito de sintomas cardíacos, como palpitações e dor no peito, ou neurológicos, como amortecimento e formigamento.

EXAME DO ESTADO MENTAL

O **exame do estado mental** compreende a **soma total** das **observações do médico** a respeito do paciente no momento da entrevista. Convém observar que esse exame pode mudar a cada instante, enquanto a história do paciente continua estável. O exame do estado mental inclui impressões de **aparência geral, humor, fala, ações e pensamentos** do indivíduo. Mesmo um paciente mudo ou não cooperativo revela muitas informações clínicas durante esse exame.

DICA CLÍNICA

▶ O exame do estado mental oferece uma rápida amostra dos sintomas do paciente no momento da entrevista. Ele pode diferir da história do paciente, que é o que lhe aconteceu até o momento da entrevista. Se ele pensou em suicídio nas últimas três semanas, mas durante a entrevista diz que não está se sentindo suicida ao falar com o psiquiatra, sua história é considerada positiva para ideação suicida, embora a seção do conteúdo do pensamento do exame do estado mental seja considerada negativa para ideação suicida (atual).

1. **Descrição geral:**
   a. **Aparência:** Deve ser registrada uma descrição da aparência geral do paciente, incluindo postura física, compostura, cuidados com aparência e vestuário e higiene. Sinais de ansiedade e outros estados de humor também devem ser observados, tais como torcer de mãos, postura tensa, punhos fechados ou testa franzida.
   b. **Comportamento e atividade psicomotora:** Quaisquer postura bizarra, movimentos anormais, agitação, rigidez ou outras características físicas devem ser descritas.
   c. **Atitude em relação ao examinador:** A atitude do paciente deve ser indicada, usando-se termos como "amistoso", "hostil", "evasivo", "reservado" ou qualquer outro de uma infinidade de adjetivos descritivos.
2. **Humor e afeto**
   a. **Humor:** A emoção (raiva, depressão, vazio, culpa, etc.) subjacente à percepção que a pessoa tem do mundo. Embora o humor possa, muitas vezes, ser inferido durante o curso de uma entrevista, é melhor perguntar diretamente ao paciente: "Como tem sido o seu humor?". O humor deve ser **quantificado sempre que possível** – em geral é utilizada uma **escala de 1 a 10**. Por exemplo, uma pessoa pode avaliar sua depressão como 3 em uma escala de 1 a 10, em que 10 é o mais feliz que ela já se sentiu.
   b. **Afeto:** A reação emocional da pessoa durante o exame, conforme inferida a partir de suas expressões e seu comportamento. Junto com o afeto percebido, devemos observar a **variação do afeto** durante a entrevista, assim como sua **congruência** (coerência) com o humor declarado. Um afeto **constrito** significa que existe pouca variação na expressão facial ou no uso das mãos. Um afeto **apático** ou **embotado** tem variação ainda mais reduzida.

3. **Fala:** As características físicas da fala do paciente devem ser descritas. Devem ser feitas notações sobre **velocidade, tom, volume e ritmo**. Distúrbios na fala, como gagueira, também devem ser indicados.
4. **Percepção:** Alucinações e ilusões relatadas pelo paciente devem ser listadas. O sistema sensorial envolvido (tátil, gustativo, auditivo, visual ou olfativo) deve ser indicado, assim como o conteúdo da alucinação (p. ex., "Tem cheiro de borracha queimada", "Eu ouço duas vozes me xingando"). Em seu relato ou apresentação, alguns médicos usam a percepção como categoria separada, enquanto outros combinam essa seção com a descrição do conteúdo do pensamento.
5. **Processo de pensamento:** O processo de pensamento se refere à *forma* de pensamento ou a *como* um paciente pensa. Ele não se refere especificamente ao *quê* a pessoa pensa, que é mais apropriado ao conteúdo do pensamento. Na ordem do mais lógico ao menos lógico, o processo de pensamento pode ser descrito como **lógico/coerente, circunstancial, tangencial, fuga de ideias, afrouxamento das associações e salada de palavras/incoerência**. Neologismos, trocadilhos ou bloqueio de pensamento também devem ser mencionados aqui.
6. **Conteúdo do pensamento:** A seção do conteúdo do pensamento em si deve incluir **delírios (crenças fixas, falsas), paranoia, preocupações, obsessões e compulsões, fobias, ideias de referência, pobreza de conteúdo e ideações suicida e homicida.** Pacientes com ideação suicida ou homicida devem ser questionados se, além da presença da ideação, têm um *plano* para executar o ato suicida ou homicida e se têm a *intenção* de colocá-lo em prática.
7. **Sensório e cognição:** Essa parte do exame do estado mental avalia a **função cerebral orgânica, a inteligência, a capacidade de pensamento abstrato** e os **níveis de *insight* e julgamento.** Os testes básicos do sensório e da cognição são realizados com todos os pacientes. Aqueles que o médico desconfia que estejam sofrendo de algum transtorno cerebral orgânico podem ser avaliados com testes cognitivos adicionais que estão além do âmbito do exame do estado mental básico.
    a. **Consciência:** Termos comuns que descrevem os níveis de consciência incluem "alerta", "sonolento", "torporoso" e "consciência obnubilada".
    b. **Orientação e memória:** O teste clássico de orientação busca discernir a capacidade do paciente de localizar-se em relação ao tempo, ao lugar e à pessoa. Em geral, qualquer dano ocorre nessa ordem (i. e., o senso de tempo habitualmente fica prejudicado antes do senso de lugar ou pessoa). A memória se divide em quatro áreas: imediata, recente, passado recente e remota. A **memória imediata** é testada pedindo-se ao paciente que **repita números** após o examinador, tanto na ordem crescente como decrescente. A **memória recente** é testada perguntando-lhe **o que comeu no jantar da noite anterior** e se lembra-se do nome do examinador (que foi dado no início da entrevista). A **memória do passado recente** é testada com questões sobre notícias publicadas nos últimos meses, e a **memória remota** é avaliada perguntando ao paciente

sobre sua infância. Atenção: essas informações devem ser verificadas quanto a sua exatidão, pois pode ocorrer confabulação (criação de falsas respostas quando a memória está prejudicada).

c. **Concentração e atenção: Subtrair serialmente 7 de 100** de modo contínuo é uma maneira comum de testar a concentração. Os pacientes que são incapazes de fazer isso devido a deficiências educacionais podem subtrair 3 de 100 de modo contínuo. A atenção é avaliada pedindo-se ao paciente que soletre a palavra "mundo" na ordem direta das letras e na inversa. Ele também pode ser solicitado a dizer cinco palavras que comecem com determinada letra.

d. **Leitura e escrita:** Deve-se pedir ao paciente que leia determinada frase e depois fazer o que ela pede, por exemplo: "Vire este lado do papel para baixo quando acabar de ler". Ele também deve ser solicitado a escrever uma frase. Os examinadores devem estar cientes de que a falta de instrução pode influenciar a capacidade do paciente de seguir orientações durante esta parte do exame.

e. **Capacidade visuoespacial:** Costuma-se pedir ao paciente que **desenhe a aparência exterior de um relógio** e preencha os números e ponteiros de modo que o relógio mostre o tempo correto. Ele também pode copiar imagens com **formas ou ângulos interligados**.

f. **Pensamento abstrato:** O pensamento abstrato é a capacidade de lidar com conceitos. O paciente é capaz de distinguir as semelhanças e as diferenças entre dois objetos determinados? É capaz de compreender e expressar o significado de provérbios simples? (Esteja ciente de que os pacientes que são imigrantes e aprenderam o idioma como uma segunda língua podem ter problemas para entender provérbios por essa razão, e não devido a uma perturbação do estado mental.)

g. **Informação e inteligência:** Respostas a perguntas relacionadas a um panorama geral de conhecimento (presidentes do Brasil, o prefeito da cidade onde está sendo realizado o exame do estado mental), o vocabulário e a capacidade de resolver problemas são somados para se chegar a uma estimativa da inteligência. O nível de instrução do paciente evidentemente deve ser levado em conta.

h. **Julgamento:** Durante a entrevista, o examinador terá uma boa noção da capacidade do paciente de compreender as prováveis consequências de seu comportamento e se esse comportamento poderá ou não ser influenciado pelo conhecimento dessas consequências. Fazer o paciente prever o que faria em um contexto imaginário às vezes ajuda nessa avaliação. Por exemplo, o que faria se encontrasse um envelope selado caído no chão?

i. **Insight:** O *insight* é o grau em que o paciente compreende a natureza e a extensão de sua enfermidade. Ele pode expressar uma completa negação de sua doença ou níveis progressivos de *insight*, percebendo que existe algo de errado que precisa ser tratado.

> **DICA CLÍNICA**
>
> ▶ Quase todo o exame do estado mental pode ser feito por meio de uma observação criteriosa do paciente enquanto se obtém sua história detalhada e completa. Apenas algumas perguntas precisam lhe ser dirigidas diretamente; por exemplo, aquelas relativas à presença de ideação suicida ou perguntas específicas do exame cognitivo.

EXAME FÍSICO

O exame físico pode ser um componente importante da avaliação de um paciente com doença psiquiátrica presumida. Muitas doenças físicas se disfarçam como transtornos psiquiátricos e vice-versa. Por exemplo, um paciente com **câncer pancreático** pode procurar um psiquiatra com sintomas de **depressão maior**. Assim, o examinador deve estar atento a todos os sinais e sintomas físicos e mentais do paciente e preparado para realizar um exame físico, especialmente em um atendimento de emergência. Alguns pacientes podem estar agitados ou paranoides demais para se submeter a certas partes desse exame, mas, sempre que possível, todas as etapas devem ser realizadas.

1. **Aparência geral:** Caquético ou bem-nutrido, ansioso ou calmo, alerta ou embotado.
2. **Sinais vitais:** Temperatura, pressão arterial, frequências cardíaca e respiratória e peso.
3. **Exame da cabeça e do pescoço:** Devem ser procuradas evidências de trauma, tumores, edema facial, bócio (indicando hiper ou hipotireoidismo) e ruídos da carótida. Os nódulos cervicais e supraclaviculares devem ser palpados.
4. **Exame de mama:** Inspecionar a simetria, retração da pele ou do mamilo com as mãos da paciente nos quadris (para acentuar os músculos peitorais) e com os braços erguidos. Os seios devem ser palpados de maneira sistemática com a paciente em decúbito dorsal para avaliar se há nódulos. O mamilo deve ser examinado em busca de secreções, e as regiões axilares e supraclaviculares, em busca de adenopatias.
5. **Exame cardíaco:** O ponto de impulso máximo deve ser determinado, e o coração auscultado no ápice e na base. Os sons, murmúrios e bulhas cardíacos devem ser caracterizados.
6. **Exame pulmonar:** Os campos pulmonares devem ser examinados de maneira sistemática e cuidadosa. Os sons de chiado, estertor, ronco e brônquicos devem ser registrados.
7. **Exame do abdome:** O abdome deve ser inspecionado em busca de cicatrizes, distensão, nódulos ou visceromegalias (i. e., o baço ou o fígado) e palidez. A ausculta dos sons dos intestinos deve identificar sons normais *versus* agudos e aumentados *versus* diminuídos. O abdome deve ser percutido em busca de mudança de timpanismo (indicando ascite) e palpado para avaliar a extensão do fígado e a presença ou ausência de massas.

8. **Exame das costas e da coluna vertebral:** As costas devem ser avaliadas quanto a simetria, suscetibilidade a dor ou nódulos. Dor paravertebral deve ser documentada.
9. **Exame pélvico e/ou retal:** Embora esses exames em geral não sejam feitos no setor de emergência de doenças psiquiátricas, é importante perceber que muitos pacientes com doença psiquiátrica não vão ao médico regularmente, e que esses importantes procedimentos preventivos de manutenção muitas vezes são negligenciados. Os pacientes devem ser lembrados da necessidade desses exames.
10. **Extremidades e pele:** A presença de suscetibilidade a dor, contusões, edema e cianose deve ser registrada.
11. **Exame neurológico:** É preciso examinar com cuidado o paciente, incluindo a avaliação dos nervos cranianos, da força, da sensibilidade, do andar e dos reflexos.

TESTES DE LABORATÓRIO

Comparado a médicos de outras especialidades, o psiquiatra depende mais dos sinais e sintomas do paciente e do exame clínico do que dos testes de laboratório. Não existe teste definitivo para o transtorno bipolar, a esquizofrenia ou a depressão maior. Entretanto, testes podem ser usados para identificar problemas clínicos potenciais mascarados como transtornos psiquiátricos e procurar substâncias como ácido lisérgico dietilamida (LSD) ou cocaína na urina ou no sangue do paciente. Os testes de laboratório também são úteis no monitoramento a longo prazo de medicamentos como o lítio e o ácido valproico.

I. Testes de triagem
   A. Um hemograma completo para avaliar anemia e trombocitopenia
   B. Testes da função renal
   C. Testes da função hepática
   D. Testes da função da tireoide
   E. Estudos de laboratório, incluindo determinação dos níveis de cloro, sódio, potássio, bicarbonato, ureia, creatinina e glicose
   F. Testes toxicológicos de urina ou sorológicos quando há suspeita de uso de drogas

II. Testes relacionados a fármacos psicotrópicos
   A. **Lítio:** Contagem de leucócitos, determinação sérica de eletrólitos, **testes da função renal (gravidade específica, ureia e creatinina) e da tireoide**, determinação da glicemia em jejum, **teste de gravidez** e **eletrocardiograma (ECG)** são recomendados antes do tratamento e anualmente a partir de então (a cada seis meses para hormônio estimulador da tireoide [TSH] e creatinina). Também devem ser monitorados os **níveis de lítio** pelo menos a cada três meses, assim que o paciente estiver estabilizado com a medicação.
   B. **Clozapina:** Devido ao risco de desenvolver **agranulocitose**, os pacientes sob essa medicação devem fazer contagem de leucócitos e contagem diferencial no início do tratamento, semanalmente durante o tratamento nos primeiros

seis meses, a cada duas semanas durante o tratamento crônico e durante mais quatro semanas após sua interrupção.
C. **Antidepressivos tricíclicos e tetracíclicos:** Deve ser obtido **ECG** antes que o paciente comece o tratamento com esses medicamentos.
D. **Carbamazepina:** Deve ser obtido hemograma de pré-tratamento, incluindo contagem de plaquetas, para avaliar possível **agranulocitose**. Um novo hemograma deve se solicitado a cada duas semanas durante os dois primeiros meses de tratamento e, a partir de então, a cada três meses. Também devem ser determinados os níveis de plaquetas, reticulócitos e de ferro sérico, e todos esses testes realizados anualmente a partir de então. Os testes da função hepática devem ser realizados a cada mês nos dois primeiros meses de tratamento e então a cada três meses. Os níveis de carbamazepina também devem ser monitorados com a mesma frequência. Antes do tratamento e anualmente devem ser realizados ECG e exame de eletrólitos séricos.
E. **Valproato:** Os níveis de valproato devem ser monitorados em períodos de 6 a 12 meses, juntamente com os testes da função hepática. Como este fármaco é teratogênico, antes do início do tratamento deve-se obter um teste de gravidez.

III. Testagem psicométrica
　A. **Avaliações de diagnóstico clínico estruturadas**
　　1. Testes com base em entrevistas estruturadas ou semiestruturadas planejadas para produzir escores numéricos.
　　2. Escalas úteis para determinar a gravidade da doença e para monitorar a recuperação do paciente.
　　3. Exemplos: **Escala para Avaliação de Depressão de Beck, Escala para Avaliação de Ansiedade de Hamilton, Escala Breve de Avaliação Psiquiátrica** e a Entrevista Clínica Estruturada para os Transtornos Dissociativos do DSM-IV (SCID-IV).
　B. **Testagem psicológica da inteligência e da personalidade**
　　1. Testes planejados para medir aspectos da inteligência, da capacidade de processar informações e da personalidade do paciente.
　　2. Testes geralmente **aplicados por psicólogos** treinados para ministrá-los e interpretá-los.
　　3. Esses testes desempenham um papel relativamente pequeno no diagnóstico da doença psiquiátrica. A entrevista psiquiátrica e outros sinais e sintomas observáveis têm um papel muito mais importante; portanto, esses testes são reservados para ocasiões especiais.
　　4. Testes objetivos, em geral consistindo em exames com uso de lápis e papel, orientados por perguntas específicas. Eles produzem pontuação numérica e são analisados estatisticamente.
　　　a. **Minnesota Multiphasic Personality Inventory (Inventário Multifásico de Personalidade de Minnesota) (MMPI):** Esse questionário autorrespondido é bastante utilizado e foi pesquisado de forma cuidadosa. Ele avalia a personalidade usando uma abordagem objetiva.

b. **Testes projetivos:** Apresentam estímulos que não são imediatamente óbvios. **A ambiguidade da situação força o paciente a projetar suas próprias necessidades na situação de teste.** Portanto, não existem respostas certas ou erradas.
   i. **Teste de Rorschach:** Esse teste projetivo é usado para avaliar a personalidade. Uma série de 10 manchas de tinta é apresentada ao paciente, e o psicólogo registra textualmente suas respostas a cada uma. O teste focaliza os padrões de pensamento e de associação do paciente. Em mãos competentes, ajuda a revelar mecanismos de defesa, transtornos sutis de pensamento e a psicodinâmica pertinente.
   ii. **Teste de Apercepção Temática (TAT):** Também avalia a personalidade, mas o faz apresentando uma seleção de no mínimo 30 figuras e um cartão em branco. O paciente deve criar uma história sobre cada quadro apresentado. Em geral, o TAT é mais útil para investigar a motivação pessoal (p. ex., por que um paciente faz o que faz) do que para estabelecer um diagnóstico.
   iii. **Teste de completar frases:** Um teste projetivo em que o paciente recebe parte de uma frase e deve completá-la. Ele proporciona acesso às associações inconscientes do paciente para localizar áreas de funcionamento em que o entrevistador está interessado, por exemplo: "O meu maior medo é...".
c. **Testes de inteligência:** São usados para estabelecer o grau de retardo mental em situações em que esta seja a questão. A Escala Wechsler de Inteligência para Adultos é o teste desse tipo mais utilizado na prática clínica.
d. **Testes neuropsicológicos:** Seu objetivo é comparar o paciente que está sendo testado com pessoas "normais" de *background* e idade semelhantes. Eles são usados para identificar déficits cognitivos, avaliar os efeitos tóxicos de substâncias, os efeitos do tratamento e identificar transtornos da aprendizagem.
   i. **Teste Wisconsin de Classificação de Cartas:** Avalia o raciocínio abstrato e a flexibilidade na solução de problemas ao pedir ao paciente que classifique uma variedade de cartões de acordo com princípios estabelecidos pelo avaliador e desconhecidos para quem é testado. Respostas anormais são observadas em pacientes com lesão nos lobos frontais e em alguns indivíduos com esquizofrenia.
   ii. **Escala Wechsler de Memória:** Essa é a bateria de testes mais utilizada para adultos. Testa a memória mecânica, a memória visual, a orientação e a contagem regressiva, entre outras dimensões. É sensível a condições amnésicas como a síndrome de Korsakov.
   iii. **Teste Visuomotor Bender Gestalt:** Teste de coordenação visuomotora. Os pacientes devem copiar nove desenhos distintos em uma

folha de papel sem pauta. Depois, são solicitados a reproduzi-los de memória. Esse teste é usado como um instrumento de triagem para evidências de disfunção orgânica.
IV. Outros testes diagnósticos
  A. Entrevistas psiquiátricas diagnósticas adicionais (p. ex., a Diagnostic Interview Schedule for Children)
  B. Entrevistas realizadas por um assistente social com membros da família, amigos ou vizinhos
  C. Eletroencefalograma para confirmar ou descartar transtorno convulsivo
  D. Tomografia computadorizada para avaliar massas intracranianas
  E. Imagens por ressonância magnética para avaliar massas intracranianas ou qualquer outra anormalidade neurológica
  F. Testes para confirmar outras condições clínicas

2. Abordagem à solução do problema clínico

Um médico costuma seguir quatro etapas distintas para solucionar a maioria dos problemas clínicos de maneira sistemática:
1. Fazer o diagnóstico
2. Avaliar a gravidade da doença
3. Prescrever o tratamento
4. Acompanhar a resposta do paciente ao tratamento

FAZER O DIAGNÓSTICO

O diagnóstico é feito por meio de cuidadosa avaliação dos dados disponíveis, análise das informações, avaliação dos fatores de risco e desenvolvimento de uma lista de possibilidades (diagnóstico diferencial). O processo envolve saber quais informações são significativas e quais podem ser descartadas. A experiência e o conhecimento ajudam o médico a identificar as possibilidades mais importantes. Um bom médico também sabe como fazer a mesma pergunta de várias maneiras e usar terminologias diferentes. Por exemplo, o paciente às vezes nega ter sido tratado por transtorno bipolar, mas responde afirmativamente quando lhe perguntamos se foi hospitalizado por mania. O diagnóstico pode ser estabelecido mediante leitura sistemática sobre cada doença possível. A apresentação do paciente é então comparada com cada uma das possibilidades, e cada transtorno sobe ou desce na lista como uma etiologia potencial conforme a prevalência da doença, na apresentação do paciente ou em outras pistas. Os fatores de risco do paciente também podem influenciar a probabilidade de um diagnóstico.

Normalmente, uma longa lista de possíveis diagnósticos pode ser reduzida aos dois ou três mais prováveis com base em um cuidadoso delineamento dos sinais e sintomas apresentados pelo paciente, assim como no curso da enfermidade ao longo do tempo. Por exemplo, um paciente com uma história de sintomas depressivos, incluindo problemas de concentração, sono e apetite *e* sintomas de psicose que começaram *depois* das perturbações do humor, pode ter depressão maior com características psicóticas, enquanto outro paciente, com uma psicose que começou *antes* dos sintomas de humor, pode apresentar transtorno esquizoafetivo.

> **DICA CLÍNICA**
> ▶ O primeiro passo na solução do problema clínico é **fazer o diagnóstico**.

AVALIAR A GRAVIDADE DA DOENÇA

Depois de determinar o diagnóstico, o passo seguinte é caracterizar a gravidade do processo da doença: em outras palavras, descrever "quão grave" ela é. No caso de um tumor maligno, isso é feito formalmente ao se estabelecer o estágio do câncer. Em algumas infecções, tais como a sífilis, o estágio depende da duração e da extensão da infecção e segue sua história natural (i.e., sífilis primária, sífilis secundária, período latente e terciária/neurossífilis). Algumas doenças mentais maiores, como a esquizofrenia, podem ser caracterizadas como agudas, crônicas ou residuais, enquanto o mesmo quadro clínico ocorrendo com menos de seis meses de duração define o transtorno esquizofreniforme. Outras notações frequentemente utilizadas para descrever doenças psiquiátricas incluem "leve", "moderada", "grave", "em remissão parcial" e "em remissão completa".

> **DICA CLÍNICA**
> ▶ O segundo passo para a resolução de problemas clínicos é **estabelecer a gravidade ou subcategoria da doença**. Em geral, essa caracterização tem importância para o prognóstico ou o tratamento.

TRATANDO COM BASE NO ESTÁGIO

Muitas doenças são classificadas de acordo com a gravidade, porque o prognóstico e o tratamento com frequência variam com base nesses fatores. Se nem o prognóstico e tampouco o tratamento forem influenciados pelo estágio do processo da doença, não há razão para subcategorizar a enfermidade como leve ou grave. Por exemplo, alguns pacientes com **ideação suicida mas nenhuma intenção ou plano** podem ser **tratados sem internação**, mas aqueles que relatam **intenção e um plano específico precisam ser hospitalizados imediatamente** ou mesmo internados sem permissão, caso necessário.

> **DICA CLÍNICA**
> ▶ O terceiro passo requer que, na maioria das condições, **o tratamento seja adaptado** à extensão ou à gravidade da doença.

ACOMPANHANDO A RESPOSTA AO TRATAMENTO

O passo final na abordagem à doença é acompanhar a resposta do paciente à terapia. A medida da resposta deve ser registrada e monitorada. Algumas respostas são clínicas, tais como uma melhora (ou ausência de melhora) no nível de depressão, ansiedade ou paranoia. Obviamente, o estudante precisa se esforçar para aprender a obter os dados relevantes de modo imparcial e padronizado. Outras respostas podem ser acompanhadas por testes de laboratório, como a triagem toxicológica de urina para o usuário pesado de cocaína ou a determinação do nível sérico de lítio para o paciente bipolar. O estudante precisa estar preparado para saber o que fazer se o marcador medido não responder de acordo com o esperado. Qual deve ser o próximo passo: reconsiderar o diagnóstico, repetir o teste ou confrontar o paciente com as constatações?

> **DICA CLÍNICA**
>
> ▶ O quarto passo é **monitorar a resposta ou a eficácia do tratamento**, o que pode ser feito de diferentes maneiras. Esse acompanhamento pode ter por base os sintomas (o paciente se sente melhor) ou algum teste de laboratório ou de outro tipo (um *screening* toxicológico de urina).

3. Utilizando o *Manual diagnóstico e estatístico de transtornos mentais*

Hoje, o *Manual diagnóstico e estatístico de transtornos mentais*, em sua quarta edição, revisado (DSM-IV-TR), é publicado pela American Psychiatric Association.[*] Ele é o sistema oficial de codificação psiquiátrica utilizado nos Estados Unidos. O DSM-IV-TR descreve transtornos mentais e apenas raramente tenta explicar como essas perturbações ocorrem. São apresentados critérios diagnósticos específicos para cada transtorno e é incluída uma lista de características que precisam estar presentes para que seja estabelecido o diagnóstico. Também descreve de modo sistemático cada transtorno em aspectos associados: idade, sexo, prevalência, incidência e risco; curso; complicações; fatores predisponentes; padrão familiar; e diagnóstico diferencial.

O DSM-IV-TR utiliza um sistema de cinco eixos, que avalia os pacientes em várias dimensões. Os Eixos I e II abrangem toda a classificação dos transtornos mentais. **Cada paciente deve receber um diagnóstico de cinco eixos**, que normalmente aparece no final de uma descrição na seção de avaliação.

Eixo I: Transtornos clínicos e outros transtornos que possam ser o foco da atenção clínica, como esquizofrenia, depressão maior.

Eixo II: Transtornos da personalidade e retardo mental apenas.

---

[*] Publicado no Brasil pela Artmed Editora.

Eixo III: Transtornos físicos e outras condições clínicas gerais. A condição física pode estar causando a psiquiátrica (p. ex., *delirium*, codificado no Eixo I, causado por insuficiência renal, codificada no Eixo III); ser resultado de um transtorno mental (p. ex., cirrose alcoólica, codificada no Eixo III, secundária a dependência de álcool, codificada no Eixo I); ou não estar relacionada ao transtorno mental (p. ex., diabete melito crônico).

Eixo IV: Esse eixo é utilizado para codificar os **problemas psicossociais** que contribuem para o problema psiquiátrico do paciente. Informações sobre esses estressores podem ser úteis quando chegar o momento de fazer o plano de tratamento. Os problemas podem incluir aqueles envolvendo o grupo primário de apoio, educacionais, profissionais, de moradia, econômicos, o acesso ao atendimento de saúde ou relacionados ao sistema legal/criminal.

Eixo V: Esse eixo fornece uma **avaliação global de funcionamento** (AGF). A escala se baseia em um *continuum* de saúde e doença: uma escala de 100 pontos, em que 100 é o nível mais elevado de funcionamento em cada área. As pessoas com valores altos na AGF antes de um episódio de doença geralmente têm prognóstico melhor do que aquelas que funcionavam em nível inferior.

4. Abordagem pela leitura

A abordagem clínica de leitura orientada para o problema é diferente da pesquisa "sistemática" clássica sobre uma doença. Os pacientes raramente se apresentam com sintomas que permitam um diagnóstico claro; portanto, o aluno precisa saber aplicar as informações dos livros ao ambiente clínico. Além disso, o leitor retém mais informações quando lê com um propósito. Em outras palavras, o estudante precisa ler com o objetivo de responder a perguntas específicas. Há várias perguntas fundamentais que facilitam o **pensamento clínico:**

1. Qual é o diagnóstico mais provável?
2. Qual deve ser o próximo passo?
3. Qual é o mecanismo mais provável desse processo?
4. Quais são os fatores de risco dessa condição?
5. Quais complicações estão associadas a esse processo de doença?
6. Qual é o melhor tratamento?
7. Como você pode confirmar o diagnóstico?

Observe que as perguntas 3 e 4 provavelmente são menos utilizadas no campo da psiquiatria do que em outras especialidades, como a medicina, em que a fisiopatologia e os fatores de risco de um processo de doença específico são conhecidos. Da mesma forma, a confirmação de um diagnóstico (pergunta 7) é feita com menos frequência por testes adicionais de laboratório ou outros estudos diagnósticos, mas pode ser obtida ao serem pesquisados novos dados da história junto a familiares, colegas e outros. Entretanto, essas perguntas devem ser empregadas para todos os pacientes.

> **DICA CLÍNICA**
>
> ▶ Ler com o propósito de responder às sete perguntas clínicas fundamentais melhora a retenção das informações e facilita a aplicação do conhecimento teórico ao conhecimento clínico.

QUAL É O DIAGNÓSTICO MAIS PROVÁVEL?

O método para estabelecer um diagnóstico foi tratado na seção anterior. Uma maneira de resolver esse problema é desenvolver "abordagens-padrão" para situações clínicas comuns. É importante conhecer as apresentações mais comuns de uma variedade de doenças, como, por exemplo, a apresentação comum da depressão maior. (Dicas clínicas aparecem no final de cada caso.)

O cenário clínico poderia ser o seguinte:

Uma mulher de 36 anos se apresenta ao médico com a queixa principal de humor deprimido e dificuldade para dormir. Qual é o diagnóstico mais provável?

Sem nenhuma outra informação para prosseguir, o estudante nota o humor deprimido e o sintoma vegetativo da insônia. Usando a informação da "apresentação comum", ele poderia dar um palpite de que a paciente tem **depressão maior**.

Mas e se o contexto também incluir o seguinte?

Ela afirma que tem estado deprimida e sentido dificuldade para dormir desde que foi estuprada há duas semanas.

Então o estudante usaria a dica clínica: no caso de um paciente com humor deprimido, insônia e uma história de trauma recente, devemos considerar o diagnóstico de transtorno de estresse agudo.

> **DICAS CLÍNICAS**
>
> ▶ Uma apresentação comum de depressão maior é o humor deprimido e o sintoma vegetativo de insônia. Esses sintomas, no entanto, também são comuns em casos de trauma e luto, de modo que esses detalhes devem ser investigados em relação ao paciente.
> ▶ Se as mudanças do humor e a insônia forem secundárias a um trauma emocional e/ou físico, o médico deve considerar o diagnóstico de transtorno de estresse agudo.

QUAL DEVE SER O PRÓXIMO PASSO?

Essa pergunta é difícil porque *o próximo passo* inclui muitas possibilidades: obter mais informações diagnósticas, avaliar a gravidade da doença ou iniciar o tratamento. Em geral, essa é uma pergunta mais desafiadora do que identificar o diagnóstico mais provável, pois as informações podem ser insuficientes para se fazer um diagnóstico, e o próximo passo talvez seja buscar mais informações diagnósticas. Outra possibilidade é a de que existem informações suficientes para um diagnóstico provável e que o próximo passo é a avaliação da gravidade da doença. Por fim, a resposta mais apropriada pode ser começar o tratamento. Portanto, com base em dados clínicos, devemos avaliar em que ponto do seguinte processo estamos:

(1) **Fazer um diagnóstico** → (2) **Avaliar a gravidade da doença** → (3) **Tratar com base na gravidade da doença** → (4) **Acompanhar a resposta**

Muitas vezes, os estudantes são ensinados a "regurgitar" informações que alguém escreveu sobre determinada doença, mas não sabem descrever o próximo passo. Essa capacidade aprende-se "à cabeceira da cama do paciente", em um ambiente acolhedor em que haja liberdade para dar palpites e um *feedback* construtivo. O cenário apresentado serve como exemplo do processo de pensamento do estudante:

1. **Fazer um diagnóstico:** "Com base nas informações que tenho, acredito que a Sra. Smith tenha depressão maior, pois ela apresenta humor deprimido, problemas de concentração, anedonia, insônia, inapetência, anergia e perda não proposital de 4,5 Kg em três semanas".
2. **Avaliar a gravidade da doença:** "Não creio que se trate de uma doença grave, porque a paciente não apresenta ideação suicida nem sintomas psicóticos. Também não acredito que seja necessária hospitalização imediata".
3. **Tratar com base na gravidade da doença:** "Portanto, meu próximo passo será tratá-la com um inibidor seletivo da recaptação de serotonina (ISRS), como paroxetina".
4. **Acompanhar a resposta:** "Pretendo acompanhar o tratamento avaliando seu humor deprimido (pedirei a ela que avalie seu humor em uma escala de 1 a 10 semanalmente), sua insônia (pedirei que mantenha um registro diário do sono) e seu apetite (eu a pesarei a cada semana)".

Em um caso semelhante, quando a apresentação clínica não estiver clara, talvez o melhor passo a seguir deva ser de natureza diagnóstica, como um teste de função da tireoide para descartar a possibilidade de hipotireoidismo.

DICA CLÍNICA

▶ Normalmente, a vaga interrogação "Qual é o próximo passo?" é a pergunta mais difícil, pois a resposta pode ser diagnóstica, envolver a avaliação da gravidade ou ser terapêutica.

QUAL É O MECANISMO PROVÁVEL DESSE PROCESSO?

Essa pergunta vai além do diagnóstico e também requer que o estudante compreenda o mecanismo subjacente do processo. Por exemplo, o cenário clínico pode descrever um homem de 26 anos que desenvolve cegueira súbita três dias depois de ser informado da morte de sua mãe. O estudante precisa primeiro diagnosticar o transtorno conversivo, que pode ocorrer após um evento emocionalmente traumático, uma vez que tenham sido descartadas explicações físicas para a cegueira. Depois, precisa compreender que existe uma explicação psicodinâmica para a natureza específica dos sintomas conforme surgiram. O mecanismo do transtorno conversivo, neste caso a cegueira, é o medo (e a culpa) do paciente de nunca mais voltar a "ver" a mãe. Embora muitos mecanismos de doença não sejam bem compreendidos pela psiquiatria no momento, prevê-se que serão elucidados conforme o avanço dos campos da neuropsiquiatria e da neuroimagem.

QUAIS SÃO OS FATORES DE RISCO DESSE PROCESSO?

Compreender os fatores de risco ajuda o médico a estabelecer um diagnóstico e determinar como interpretar testes. Por exemplo, entender a análise do fator de risco pode ajudar a tratar um homem de 56 anos que se apresenta ao médico com a queixa principal de perda de memória. Se ele não tiver uma história familiar (e, portanto, um risco) de coreia de Huntington, uma doença autossômica, o exame da perda de memória provavelmente não incluirá o exame de seu genótipo. Assim, a presença de fatores de risco ajuda a categorizar a probabilidade de um processo de doença.

> **DICA CLÍNICA**
>
> ▶ Quando pacientes apresentam um alto risco de determinada doença com base em fatores de risco, novos testes, mais específicos, podem ser indicados.

QUAIS SÃO AS COMPLICAÇÕES DESSE PROCESSO?

Os médicos precisam conhecer as complicações de uma doença para saber como acompanhar e monitorar o paciente. Às vezes, o aluno precisa fazer um diagnóstico a partir de pistas clínicas e depois aplicar seu conhecimento das consequências do processo patológico. Por exemplo, uma mulher que apresenta humor deprimido, anedonia, anergia, perda de concentração, insônia e perda de peso é primeiramente diagnosticada como tendo depressão maior. Uma complicação desse processo inclui psicose ou ideação suicida. Portanto, compreender as possíveis consequências ajuda o médico a estar consciente dos perigos para o paciente. Não reconhecer essas possibilidades poderia levá-lo a deixar de perguntar sobre (e não tratar) sintomas psicóticos ou a não perceber uma ideação suicida potencialmente fatal.

QUAL É A MELHOR TERAPIA?

Para responder a essa pergunta, o médico precisa fazer o diagnóstico correto, avaliar a gravidade da condição e ponderar sobre a situação para determinar a intervenção apropriada. Para o estudante, saber qual é a dose exata não é tão importante quanto saber qual é o melhor medicamento, a via de administração, o mecanismo de ação e as possíveis complicações. É importante que ele seja capaz de verbalizar o diagnóstico e os fundamentos que justificam a terapia. Um erro comum é *apressar-se em aplicar um tipo de tratamento* a partir de um palpite aleatório; como consequência, ele recebe um *feedback correto ou incorreto*. Na realidade, o palpite do estudante pode estar certo, mas pelo motivo errado; de maneira inversa, a resposta pode ser razoável com apenas um pequeno erro de pensamento, mas pode ser simplesmente rotulada como "errada". Em vez disso, ele deve verbalizar os passos para que possa obter um *feedback* em cada ponto do raciocínio.

Por exemplo, se a pergunta for: "Qual é a melhor terapia para uma mulher de 24 anos com um humor exaltado, pouca necessidade de sono, comportamento de comprar excessivamente, hipersexualidade e agitação psicomotora?", a maneira incorreta de responder é falar sem pensar: "Um estabilizador do humor". Em vez disso, seu raciocínio deve ser o seguinte: "A causa mais comum desses sintomas é a mania, e o diagnóstico seria transtorno bipolar. Não houve menção de condição clínica geral (como hipertireoidismo) ou de problema de abuso de substâncias (como uso de cocaína) que explicasse esses sintomas. Portanto, o melhor tratamento para essa paciente com provável transtorno bipolar seria lítio ou ácido valproico (depois de ter sido estabelecido o diagnóstico final)".

DICA CLÍNICA

▶ A terapia deve ter fundamentação lógica na gravidade da doença. Não há necessidade de hospitalizar todos os pacientes com depressão maior, mas a internação pode salvar a vida da pessoa se houver ideação suicida com intenção e plano de suicídio.

COMO VOCÊ PODE CONFIRMAR O DIAGNÓSTICO?

No cenário anterior, a mulher de 24 anos provavelmente tem transtorno bipolar – episódio maníaco. A confirmação pode ser obtida conseguindo uma história complementar de episódios maníacos ou depressivos junto à paciente e/ou a membros da família e amigos que observaram seu comportamento ao longo de um período de tempo. Informações adicionais sobre a presença de outros sintomas comuns na mania também podem ser úteis, assim como é válido descartar quaisquer condições clínicas gerais ou problemas de abuso de substâncias. O estudante deve empenhar-se em conhecer as limitações de vários testes diagnósticos e as manifestações da doença.

RESUMO

1. Nada substitui a história meticulosamente colhida e o exame físico.
2. Há quatro etapas na abordagem clínica ao paciente: fazer o diagnóstico; avaliar a gravidade da doença; tratar com base na gravidade da doença; e acompanhar a resposta ao tratamento.
3. Há sete perguntas que ajudam a diminuir a lacuna entre a literatura e a arena clínica.
4. O DSM-IV descreve cinco eixos:
   Eixo I: Transtornos clínicos que não aqueles listados no Eixo II

Eixo II: Transtornos da personalidade, retardo mental
Eixo III: Transtornos físicos
Eixo IV: Problemas psicossociais
Eixo V: Avaliação global de funcionamento

REFERÊNCIAS

Ebert M, Loosen P, Nurcombe B, eds. *Current diagnosis and treatment in psychiatry*. 2nd ed. New York, NY: McGrawHill. 2008:116-122.

Kaplan H, Sadock B. *Synopsis of psychiatry*. 10th ed. Baltimore, MD: Lippincott Williams & Wilkins. 2008:227-318.

Moore DP, Jefferson JW. *Handbook of Medical Psychiatry*. 2nd ed. Philadelphia, PA: Mosby; 2004.

SEÇÃO II

Terapêutica psiquiátrica

1 Psicoterapia
2 Psicofarmacoterapia

1. Psicoterapia

Embora existam literalmente centenas de tipos de psicoterapia, os tratamentos "psicológicos", ou a "terapia da palavra", encaixam-se em quatro categorias gerais: (1) psicoterapia individual, (2) modificação do comportamento, (3) terapias cognitivo-comportamentais e (4) terapias sociais.
  I. **Psicoterapia individual:** Varia de acordo com a estrutura temporal utilizada (pode ser breve ou prolongada). Ela pode ser *apoiadora, diretiva e orientada para a realidade* ou *expressiva, exploratória e orientada para uma discussão do material inconsciente*.
      A. **Psicoterapia de apoio**
          1. Objetivos: Criar uma **aliança estreita com o paciente**, ajudá-lo a **definir problemas atuais**, a considerar e implementar possíveis soluções para esses problemas e "reforçar" suas atuais defesas de ego.
          2. Indicada no tratamento de **transtornos da adaptação, crises emocionais agudas** e quando não se espera uma "cura" duradoura, mas um **funcionamento melhorado** (como no caso da esquizofrenia crônica).
      B. **Psicoterapia orientada para o *insight***
          1. Objetivos: Criar uma aliança com o paciente, reconhecer **sentimentos de transferência/contratransferência** conforme ocorrerem e **desvendar desejos e defesas inconscientes** que o têm levado à desadaptação.
          2. Indicada no tratamento de **ansiedade, depressão em todas as suas manifestações, transtornos somatoformes e dissociativos, transtornos da personalidade, neuroses e trauma.** Convém destacar que, embora a psicoterapia possa ser indicada para esses transtornos, deve-se observar que o grau de *insight* e de motivação do paciente para se submeter ao tratamento é essencial para seu sucesso.
 II. **Modificação do comportamento:** Inclui um grupo de terapias que operam segundo os princípios da aprendizagem. A seguir, é apresentada uma breve lista de exemplos dessas terapias.
      A. **Dessensibilização sistemática:** Expor o paciente a estímulos crescentemente ansiogênicos e ao mesmo tempo ensiná-lo a relaxar. Essa terapia é utilizada no tratamento de fobias e na prevenção de compulsões.
      B. **Substituição:** Substituir um comportamento indesejado (fumar) por um desejado (mascar chiclete).
      C. **Hipnose:** Indução de um estado avançado de relaxamento ou "transe", durante o qual são feitas sugestões. A hipnose funciona em determinados pacientes no controle da dor, na resolução de transtornos conversivos e no treinamento do relaxamento.
III. **Terapia cognitivo-comportamental**
      A. Concentra-se nas respostas cognitivas que são os alvos primários da intervenção.

B. Utilizada para modificar comportamentos desadaptativos que ocorrem como resultado de respostas cognitivas.
C. O uso mais comum dessa forma de terapia é o **tratamento da depressão maior,** em que as **atitudes autoderrotistas (denominadas pensamentos automáticos)** tão comuns são identificadas, contestadas e **substituídas por pensamentos mais realistas.**
IV. **Terapias sociais:** Utilizam os princípios da **terapia de casal** ou da terapia de apoio e individual, mas ocorrem em grupos de pacientes semelhantes, uma família ou um casal.

2. Psicofarmacoterapia

Os medicamentos podem ser classificados em **antidepressivos**, incluindo agentes diversos e estabilizadores do humor, em **antipsicóticos** e em **ansiolíticos/hipnóticos.** As Tabelas II.1 a II.9 resumem as características desses agentes. Muitos desses fármacos afetam os neurotransmissores (Fig. II.1). Os principais neurotransmissores são as monoaminas (noradrenalina, dopamina, serotonina, acetilcolina, histamina), os aminoácidos (ácido gama-aminobutírico [GABA]) e o ácido glutâmico.
 I. **Antidepressivos:** Podem ser incluídos em quatro categorias principais.
    A. **Tricíclicos e heterocíclicos,** que antigamente representavam a primeira opção de tratamento. Esses fármacos funcionam **aumentando o nível de monoaminas na sinapse ao reduzir a recaptação de noradrenalina e de serotonina.** Embora sejam muito eficazes, são perigosos em *overdose*, devido a seu intervalo terapêutico restrito, **provocando arritmias cardíacas fatais (Tab. II.1).**
    B. **Os inibidores seletivos da recaptação de serotonina (ISRSs) e os inibidores seletivos da recaptação de serotonina e noradrenalina (ISRSNs) são os antidepressivos mais comumente utilizados hoje. Entre seus principais efeitos colaterais estão perturbação gastrintestinal e disfunção sexual (Tab. II.2).**
    C. **Inibidores da monoaminoxidase (IMAOs) não costumam ser muito utilizados** porque **requerem uma dieta sem tiramina (sem vinho nem queijo envelhecido), caso contrário podem ocasionar crise hipertensiva.** Esses agentes podem ser mais úteis na depressão com aspectos atípicos (comer e dormir de forma excessiva, irritabilidade) (Tab. II.3).
    D. Medicamentos variados (Tab. II.4).
 II. **Estabilizadores do humor:** Esses fármacos são usados para tratar a mania e incluem agentes como lítio, ácido valproico e carbamazepina. O **lítio** tem muitos efeitos adversos, incluindo **tremor, poliúria/diabetes insípido, acne, hipotireoidismo, arritmias cardíacas, ganho de peso, edema e leucocitose.** O lítio é eliminado pelos **rins** e precisa ser utilizado com muito cuidado em idosos e pacientes com insuficiência renal. O **ácido valproico é teratogênico** e deve ser empregado com cautela em mulheres férteis (Tab. II.5).

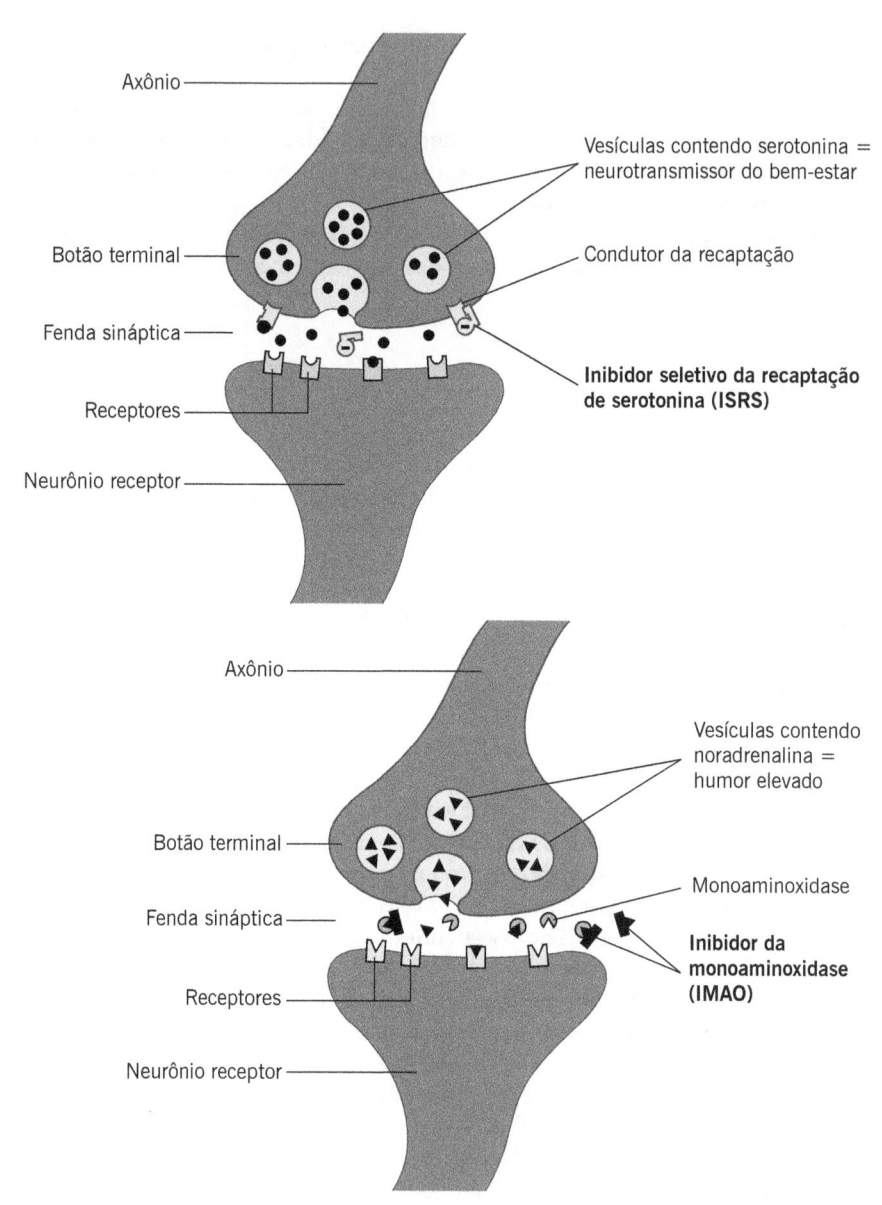

Figura I.1 Neurotransmissores na sinapse neuronal. Os inibidores seletivos da recaptação de serotonina (ISRSs) bloqueiam a recaptação de serotonina pelo neurônio pré-sináptico (acima), disponibilizando mais serotonina para o receptor pós-sináptico. Os inibidores da monoaminoxidase (IMAOs) bloqueiam a capacidade dessa enzima de desativar monoaminas como a noradrenalina na fenda sináptica (abaixo), permitindo que mais neurotransmissores se unam ao receptor pós-sináptico.

TABELA II.1 • Medicamentos tricíclicos/tetracíclicos

Nome[a]	Classe do composto[b]	Efeitos colaterais	Comentários	Meia-vida (h)
Todos os tricíclicos e tetracíclicos		Anticolinérgicos: boca seca, visão embaçada, retenção urinária, constipação, sedação, hipotensão ortostática (bloqueio alfa-adrenérgico), taquicardia, prolongamento do intervalo QT, ganho de peso (efeito anti--histamina-1)	Preocupação com risco de queda em pacientes idosos	6 a 30
Amitriptilina (Tryptanol)	Amina terciária		Altamente anticolinérgico, muito sedativo	20
Doxepina (Adapin, Sinequan)	Amina terciária		Altamente anticolinérgico, muito sedativo	16
Imipramina (Tofranil)	Amina terciária		Altamente anticolinérgico	20
Clomipramina (Anafranil)	Amina terciária		Altamente anticolinérgico, muito sedativo; TOC reage especificamente a clomipramina; também pode ser útil para indivíduos que apresentam depressão com características obsessivas acentuadas	21
Trimipramina (Surmontil)	Amina terciária		Altamente anticolinérgico, muito sedativo	22
Desipramina (Norpramin)	Amina secundária		Menos anticolinérgico de todos, não sedativo	24
Nortriptilina (Pamelor)	Amina secundária		Menos anticolinérgico	12
Protriptilina (Vivactil)	Amina secundária	Estimulação psicomotora	Menos anticolinérgico, não sedativo	6
Amoxapina (Asendin, Asendas)	Tetracíclico	Pode causar síndrome extrapiramidal e síndrome neuroléptica maligna (metabólito de loxapina)	Menos anticolinérgico	30

[a] O nome do medicamento patenteado está entre parênteses.
[b] As aminas secundárias e os compostos tetracíclicos tendem a provocar menos efeitos anticolinérgicos e sedativos.

III. Agentes antipsicóticos
   A. **Antipsicóticos de primeira geração (antipsicóticos típicos)**
      1. Esses medicamentos funcionam **bloqueando os receptores centrais de dopamina**. São bastante eficientes na redução dos sintomas positivos da esquizofrenia, incluindo alucinações e delírios.

TABELA II.2 • Inibidores seletivos da recaptação de serotonina			
Nome[a]	Meia-vida	Efeitos colaterais	Comentários
Quase todos os inibidores seletivos da recaptação de serotonina (ISRSs) e inibidores seletivos da recaptação de serotonina e noradrenalina (ISRSNs)		Agitação, acatisia, ansiedade, pânico, insônia, diarreia, mal-estar gastrintestinal, cefaleia, disfunção sexual: ejaculação retardada ou impotência (homem); anorgasmia (mulher)	Para evitar uma síndrome serotonérgica fatal[b] **nenhum ISRS ou ISRSN deve ser combinado com inibidores da monoaminoxidase (IMAO),** devendo o ISRS ser descontinuado pelo menos cinco semanas antes de iniciar o IMAO
Fluoxetina (Prozac)	1 a 3 dias		ISRS; usado no tratamento de TOC
Sertralina (Zoloft)	25 horas		ISRS; causa **diarreia com maior frequência que outros;** usado no tratamento de TOC
Paroxetina (Aropax)	24 horas		ISRS; levemente **anticolinérgico;** usado no tratamento de TOC
Fluvoxamina (Luvox)	15 horas		ISRS; **náusea e vômitos são mais comuns;** usado no tratamento de TOC
Citalopram (Cipramil)	35 horas		ISRS; **possivelmente cause menos efeitos colaterais sexuais**
Escitalopram (Lexapro)	27 a 30 horas		ISRS
Venlafaxina (Effexor)	3,5 horas (metabólito ativo: 9 horas)	(ISRSNs) Ansiedade; pode aumentar a pressão arterial em doses mais elevadas, cefaleia, insônia, sudorese	ISRSN; também utilizado para o tratamento de TAG e fobia social
Duloxetina (Cymbalta)	12 horas		ISRSN; também utilizado para o tratamento de TAG e neuropatia diabética dolorosa

[a] O nome do medicamento patenteado está entre parênteses.
[b] A síndrome serotonérgica caracteriza-se por (em ordem de aparecimento) diarreia, inquietação, agitação extrema, hiper-reflexia, instabilidade autonômica, mioclonia, convulsões, hipertermia, rigidez, *delirium*, coma e morte.
TOC = transtorno obsessivo-compulsivo; TAG = transtorno de ansiedade generalizada.

2. Efeitos colaterais (Tab. II.6) incluem os seguintes:
   a. **Efeitos no sistema nervoso central:**
      i. **Sintomas extrapiramidais (SEPs):** Síndrome parkinsoniana, distonias agudas, acatisia.
      ii. **Discinesias tardias: Início tardio** de movimentos coreiformes e atetoides do tronco, das extremidades ou da boca.
      iii. **Sedação.**

TABELA II.3 • Inibidores da monoaminoxidase

Nome*	Meia-vida (h)	Efeitos colaterais	Comentários
Fenelzina (Nardil)	4 a 5	Hipotensão ortostática, sonolência, ganho de peso	Todos os queijos, alimentos fermentados ou envelhecidos, vinho e fígado devem ser evitados. Não devem ser coadministrados com ISRSs; jamais devem ser coadministrados com fármacos que aumentam os níveis intrassinápticos de neurotransmissores de amina
Isocarboxazida (Marplan)	2,5	Hipotensão ortostática, sonolência, ganho de peso	Todos os queijos, alimentos fermentados ou envelhecidos, vinho e fígado devem ser evitados. Não devem ser coadministrados com ISRSs; jamais devem ser coadministrados com fármacos que aumentam os níveis intrassinápticos de neurotransmissores de amina
Selegilina (Eldepryl) (Emsam)	2	Hipotensão ortostática, sonolência, ganho de peso, irritação no local do adesivo	Todos os queijos, alimentos fermentados ou envelhecidos, vinho e fígado devem ser evitados. Não devem ser coadministrados com ISRSs; jamais devem ser coadministrados com fármacos que aumentam os níveis intrassinápticos de neurotransmissores de amina. Um sistema de liberação transdérmica está disponível para uso no caso de depressão; também utilizado para tratar parkinsonismo
Tranilcipromina (Parnate)	2 a 3	Hipotensão ortostática, sonolência, ganho de peso	Todos os queijos, alimentos fermentados ou envelhecidos, vinho e fígado devem ser evitados. Não devem ser coadministrados com ISRSs; jamais devem ser coadministrados com fármacos que aumentam os níveis intrassinápticos de neurotransmissores de amina

* O nome do medicamento patenteado está entre parênteses.

iv. **Síndrome neuroléptica maligna (SNM):** Pode ocorrer em qualquer momento quando administrado um agente antipsicótico; disfunção típica dos movimentos (rigidez muscular, distonia, agitação) e sintomas autonômicos (febre alta, sudorese, taquicardia, hipertensão). Grande parte do tratamento é de suporte (hidratação e resfriamento), mas pode incluir a administração de dantroleno e/ou bromocriptina.
b. **Efeitos anticolinérgicos.**
c. **Efeitos cardiovasculares.**
   i. **Bloqueio alfa-adrenérgico**, que causa **hipotensão ortostática.**
   ii. **Alterações no ritmo cardíaco**, especialmente prolongamento do **intervalo QT.**
d. **Efeitos endócrinos:** A diminuição da quantidade de dopamina na hipófise acarreta **níveis maiores de prolactina**, o que pode causar ginecomastia e **galactorreia**, assim como disfunção sexual.
e. **Ganho de peso.**

TABELA II.4 • Medicamentos antidepressivos variados

Nome*	Mecanismo de ação	Meia-vida (h)	Efeitos colaterais	Comentários
Nefazodona (Serzone)	Antagonista da serotonina-2 e inibidor da recaptação de serotonina	2 a 4	Sedação, hepatotoxicidade	Causa menos disfunção sexual
Trazodona (Donaren)	Antagonista da serotonina-2 e inibidor da recaptação de serotonina	10 a 15	**Priapismo: a ereção prolongada pode levar à impotência**, hipotensão ortostática, sedação	Pode ser usado em doses mais baixas para controle de problemas de sono; deve ser evitado com inibidores da monoaminoxidase
Mirtazapina (Remeron)	Noradrenérgico e antagonista específico da serotonina	20 a 40	Ganho de peso, sedação	Nenhuma interferência na função sexual, não produz náusea nem diarreia
Bupropiona (Welbutrin)	Inibidor da recaptação de noradrenalina e inibidor da recaptação da dopamina	14	Gastrintestinais: náusea, anorexia; risco de convulsões em doses mais elevadas, menor disfunção sexual	Usado para abandono do hábito de fumar; contraindicado em pacientes com transtorno da alimentação ou convulsivo

* O nome do medicamento patenteado está entre parênteses.

TABELA II.5 • Estabilizadores do humor

Nome	Mecanismo de ação	Meia-vida (h)	Efeitos colaterais	Testagem	Comentários
Lítio	Inibe a enzima adenilciclase	24	Náusea, tremor, hipotireoidismo, arritmias cardíacas, diarreia **Diabetes insípido**: sede, poliúria, ganho de peso, acne Em níveis tóxicos, ocorrem alterações de consciência significativas, convulsões, coma e eventual morte	Contagem de leucócitos, determinação de eletrólitos séricos, **testes de funcionamento renal e da tireoide (gravidade específica, nitrogênio sérico de ureia e creatinina)**, determinação da glicose sanguínea em jejum, **teste de gravidez e eletrocardiograma (ECG)** são recomendados antes do tratamento e anualmente a partir de então (a cada seis meses para TSH e creatinina). Os **níveis de lítio** também devem ser monitorados pelo menos a cada três meses assim que o paciente estiver estabilizado na medicação	O propranolol pode ajudar no tremor; observou-se aumento benigno na contagem de leucócitos
Ácido valproico, valproato, (Depakene)	Abre canais de cloreto, desconhecido	8	Trombocitopenia, pancreatite, ganho de peso, queda de cabelo, mal-estar gastrintestinal, embotamento cognitivo, **defeitos do tubo neural na gestação**	Hemograma completo, testes da função hepática, níveis de enzima pancreática, nível de hCG sérico em mulheres férteis	
Divalproato de sódio (Depankote)	Abre canais de cloreto, desconhecido	6 a 16	Trombocitopenia, pancreatite, ganho de peso, queda de cabelo, mal-estar gastrintestinal, embotamento cognitivo, **defeitos do tubo neural na gestação**	Hemograma completo, testes da função hepática, níveis de enzima pancreática, nível de hCG sérico em mulheres férteis	

(continua)

TABELA II.5 • Estabilizadores do humor (continuação)					
Nome	Mecanismo de ação	Meia-vida (h)	Efeitos colaterais	Testagem	Comentários
Carbamazepina (Tegretol)	Inibe a excitação neurológica, inibe o disparo repetitivo de potenciais de ação ao inativar os canais de sódio	18 a 55	Náusea, vômitos, fala indistinta, tontura, sonolência, baixa contagem de leucócitos, testes elevados da função hepática, lentificação cognitiva, pode causar defeitos craniofaciais no recém-nascido	Deve-se obter um hemograma antes do tratamento para avaliar **agranulocitose**. Deve-se obter novo hemograma a cada duas semanas durante os dois primeiros meses de tratamento e, a partir de então, uma vez a cada três meses. Deve-se também determinar os níveis séricos de plaquetas, reticulócitos e ferro, sendo que esses testes devem ser realizados anualmente. A princípio, deve-se realizar testes de função hepática a todos os meses durante os dois primeiros meses e então a cada três meses. Os níveis de carbamazepina devem ser monitorados com a mesma frequência. Antes do tratamento deve-se realizar um ECG e medir os eletrólitos séricos e anualmente a partir de então.	Potente indutor do sistema P450
Lamotrigina (Lamictal)		15	Leucopenia, *rash*, insuficiência hepática, náusea, vômitos, diarreia, sonolência, tontura	Hemograma com contagem de plaquetas a cada 6 a 12 meses	Opção alternativa, pode ter um efeito antidepressivo agudo; a dose precisa ser aumentada lentamente para evitar *rash*
Gabapentina (Neurontin)		5 a 9	Sonolência, tontura, ataxia, fadiga, leucopenia, ganho de peso		Nenhuma interação medicamentosa *Rash* pode ser fatal
Topiramato (Topiramax)	Mecanismo exato é desconhecido	19 a 23	Lentificação psicomotora, problemas de memória, fadiga		Diversas interações medicamentosas

* Os nomes dos medicamentos patenteados estão entre parênteses.

TABELA II.6 • Agentes antipsicóticos de primeira geração

Nome*	Meia-vida (h)	Potência	Comentários
Clorpromazina (Amplictil)	24	Baixa	Sedação e hipotensão ortostática são muito comuns
Haloperidol (Haldol)	24	Alta	**Síndrome extrapiramidal é muito comum**; disponível em depósito intramuscular de ação prolongada
Tioridazina (Melleril)	24	Baixa	Incidência mais elevada de perturbações cardíacas, **retinite pigmentosa**
Mesoridazina (Serentil)	30	Baixa	Arritmias cardíacas (*torsades de pointes*)
Molindona (Lidone, Moban)	12	Média	
Flufenazina (Flufenan)	18	Alta	Disponível em depósito intramuscular de ação prolongada
Trifluoperazina (Stelazine)	18	Alta	
Tiotixeno (Navane)	34	Alta	
Perfenazina (Etrafon, Trilafon)	12	Alta	
Loxapina (Loxitane)	8	Média	
Pimozida (Orap)	55	Alta	

* Os nomes dos medicamentos patenteados estão entre parênteses.

B. **Antipsicóticos de segunda geração (antipsicóticos atípicos):** É comum esses medicamentos serem mais utilizados do que os antipsicóticos de primeira geração porque é **menos provável que provoquem SEP, discinesia tardia e SNM**. Entretanto, muitos apresentam efeitos colaterais significativos (Tab. II.7) que limitam seu uso (p. ex., a **clozapina pode causar agranulocitose fatal**). Existe atualmente a preocupação de que os antipsicóticos atípicos possam aumentar o risco de diabetes do tipo 2. Os medicamentos que geram maior inquietação são Zyprexa (olanzapina) e Leponex (clozapina).

IV. **Ansiolíticos e sedativos/hipnóticos**

A. **Benzodiazepínicos:** Esses fármacos funcionam ligando-se a sítios específicos nos receptores GABA. Eles são eficazes na ansiedade, nas perturbações do sono e contra ansiedade e agitação em outros transtornos, como psicose aguda. Em geral, são mais seguros na *overdose* se utilizados sozinhos. São metabolizados sobretudo pelo fígado. Seus efeitos colaterais incluem sedação, desinibição comportamental (especialmente em jovens e idosos), déficit psicomotor e cognitivo, confusão e ataxia. Eles **causam dependência**, e, após uso prolonga-

TABELA II.7 • Agentes antipsicóticos de segunda geração

Nome*	Local de ação	Meia--vida (h)	Efeitos colaterais	Comentários
Clozapina (Leponex)	Antagonista da serotonina--dopamina	5 a 15	**Agranulocitose**, efeitos colaterais anticolinérgicos, ganho de peso, sedação, síndrome neuroléptica maligna	Hemograma completo e contagens diferenciais necessárias semanalmente nos primeiros seis meses e depois a cada duas semanas
Risperidona (Risperdal)	Antagonista da serotonina--dopamina	3 em metabolizadores rápidos, 120 em metabolizadores lentos	Síndrome extrapiramidal com doses elevadas, hipotensão postural, hiperprolactinemia; ganho de peso, sedação, concentração diminuída	Presente no leite materno
Olanzapina (Zyprexa)	Antagonista da serotonina--dopamina	31	Hiperprolactinemia, hipotensão ortostática, efeitos colaterais anticolinérgicos, ganho de peso, **sonolência**	Níveis de alanina aminotransferase já que o fármaco afeta o fígado
Quetiapina (Seroquel)	Antagonista da serotonina--dopamina	7	Hipotensão ortostática, sonolência, aumento temporário de peso	Exame ocular com lâmpada de fenda no início e a cada seis meses para indivíduos com risco de desenvolver catarata
Ziprasidona (Geodon, Zeldox)	Antagonista da serotonina--dopamina	7	**Prolongamento do intervalo QT** relacionado à dose, hipotensão postural, sedação	Presente no leite materno; medidas iniciais de potássio e magnésio
Aripiprazol (Abilify)	Agonista parcial nos receptores de dopamina e serotonina-1A e antagonista nos receptores pós--sinápticos de serotonina-2A	75	Cefaleia, náusea, ansiedade, insônia, sonolência	Não sedativo; não há aumento no risco de ganho de peso nem de diabetes

* O nome do medicamento patenteado está entre parênteses.

do, a **abstinência pode levar a convulsões e morte**. Os benzodiazepínicos de ação mais curta apresentam maior risco de dependência, mas menor risco de "ressaca" após o uso. A Tabela II.8 lista os benzodiazepínicos mais utilizados. A Tabela II.9 enumera outros ansiolíticos.

TABELA II.8 • Benzodiazepínicos

Nome	Nome patenteado	Meia-vida (incluindo metabólitos) (h)
Diazepam	Valium	20 a 70
Lorazepam	Lorax	10 a 70
Clonazepam	Rivotril	19 a 50
Alprazolam	Frontal	8 a 15
Clordiazepóxido	Psicosedin	24 a 48
Oxazepam	Serax	5 a 15
Temazepam	Restoril	8 a 12
Midazolam	Dormonid	1,5 a 3,5
Triazolam	Halcion	1,5 a 5

TABELA II.9 • Outros ansiolíticos e sedativo-hipnóticos

Nome*	Indicação	Meia-vida (h)	Efeitos colaterais	Comentários
Buspirona (BuSpar)	Ansiedade generalizada	5 a 11	Cefaleia, mal-estar gastrintestinal, tontura	Menos útil em pacientes que estão usando benzodiazepínicos; não deve ser usado com inibidores da monoaminoxidase
Zolpidem (Stilnox)	Para insônia	2 a 4	Cefaleia, sonolência, tontura, náusea, diarreia	Efeito aumentado pelo álcool ou inibidores seletivos da recaptação de serotonina
Zaleplon (Sonata)	Para insônia	1	Cefaleia, edema periférico, amnésia, tontura, *rash*, náusea, tremor	
Ramelteon (Rozerem)	Para insônia	1 a 2,6	Cefaleia, galactorreia	Agonista do receptor de melatonina, sem afinidade com o complexo receptor de GABA
Eszopiclona (Lunesta)	Para insônia	6	Ansiedade; diminuição do desejo sexual; boca seca; sabor desagradável	A interrupção repentina do fármaco pode causar ansiedade, sonhos incomuns, espasmos estomacais e musculares, náusea, vômito, sudorese e tremores

* O nome do medicamento patenteado está entre parênteses.

V. Medicamentos utilizados para tratar os **efeitos colaterais** de outros medicamentos psicotrópicos
   A. **Agentes anticolinérgicos** usados para **tratar distonias** (provocadas pelo uso de antipsicóticos) incluem benzotropina, biperideno, difenidramina e triexifenidil).
   B. Medicamentos usados para tratar **acatisias** (inquietude provocada pelo uso de antipsicóticos) incluem **propranolol e benzodiazepínicos**.
   C. Medicamentos utilizados para tratar efeitos colaterais parkinsonianos (provocados pelo uso de antipsicóticos) incluem **amantadina e levodopa**.
VI. **Estimulantes:** Estes fármacos exercem efeito através de vários mecanismos farmacológicos diferentes, sendo que o mais importante inclui a facilitação da atividade de noradrenalina e/ou dopamina. São utilizados para aumentar a atenção e o estado de alerta em diversas condições, incluindo transtorno de déficit de atenção/hiperatividade (TDAH). O Quadro II-10 lista os estimulantes receitados com maior frequência.

TABELA II.10 • Estimulantes

Nome*	Indicação	Meia-vida (h)	Efeitos colaterais	Comentários
Dextroanfetamina e anfetamina (Adderall)	TDAH	10	Nervosismo, inquietação e dificuldade em adormecer ou manter o sono	Pode reduzir o crescimento ou ganho de peso na infância; pode causar dependência
Modafinil (Provigil, Alertec, Modavigil)	Narcolepsia, sonolência diurna excessiva	15	Tontura, insônia, diarreia	Aumenta a liberação de monoaminas e eleva os níveis de histamina no hipotálamo
Dextroanfetamina (Dexedrine)	TDAH, narcolepsia	2 a 3	Nervosismo, inquietação e dificuldade em adormecer ou manter o sono	Pode causar dependência
Metilfenidato (Ritalina, Concerta)	TDAH, narcolepsia	2 a 3	Nervosismo, inquietação e dificuldade em adormecer ou manter o sono	

* O nome do medicamento patenteado está entre parênteses.

QUESTÕES DE COMPREENSÃO

II.1 Uma mulher de 43 anos com longa história de esquizofrenia se queixa de perda de visão noturna. Qual dos seguintes medicamentos é a provável causa?
   A. Haloperidol.
   B. Tioridazina.
   C. Risperidona.
   D. Clorpromazina.
   E. Clozapina.

II.2 Um homem de 28 anos com história de admissão psiquiátrica seis meses antes foi atendido no setor de emergência com uma ereção dolorosa, que diz persistir há 18 horas. Qual é o próximo passo?
   A. Injeção de adrenalina no pênis.
   B. Acompanhamento 12 horas depois.
   C. Benzodiazepínicos orais e observação cuidadosa.
   D. Imagem por ressonância magnética da coluna lombossacral.
   E. Injeção intramuscular de benzotropina.

II.3 Uma mulher de 57 anos se queixa de ficar tonta quando levanta de manhã e quando fica em pé. Toda noite, ela toma imipramina para depressão. Qual das alternativas a seguir é a causa mais provável de seus sintomas?
   A. Hipovolemia originada da diminuição de apetite.
   B. Hipoglicemia.
   C. Diabetes insípido.
   D. Bloqueio alfa-adrenérgico.
   E. Desidratação.

II.4 Um homem de 34 anos é atendido no setor de emergência com cefaleia, tontura e pressão arterial de 210/150 mmHg. Ele não tem qualquer problema clínico, afirma que se sente bem e diz que na noite anterior jantou muito bem e bebeu vinho. Qual dos seguintes medicamentos é mais provável que ele esteja tomando?
   A. Bupropiona.
   B. Lítio.
   C. Amitriptilina.
   D. Fenelzina.
   E. Fluoxetina.

II.5 Um estudante universitário de 22 anos com história de depressão está sendo tratado com sertralina. Ele gosta de beber cerveja nos fins de semana. Qual dos seguintes efeitos colaterais tem maior probabilidade de ocorrência?
   A. Potenciação do álcool.
   B. Abstinência de álcool.
   C. Disfunção sexual.

D. Diabetes insípido.
E. Síndrome serotonérgica.

II.6 Devido aos efeitos colaterais de seu antidepressivo original, o universitário da questão II.5 mudou para outro fármaco. Ele chega ao setor de emergência alguns dias depois com espasmos musculares, confusão, febre, taquicardia e hipertensão. Qual das alternativas é a causa mais provável?

A. Síndrome serotonérgica.
B. Intoxicação com cocaína.
C. Meningite.
D. Abstinência alcoólica (*delirium tremens*).
E. Síndrome neuroléptica maligna (SNM).

II.7 Uma adolescente de 17 anos sofre de bulimia nervosa e está muito deprimida; ela apresenta insônia e apatia. Qual dos seguintes medicamentos deve ser evitado?

A. Fluoxetina.
B. Trazodona.
C. Imipramina.
D. Bupropiona.
E. Amitriptilina.

II.8 Uma mulher de 32 anos está tomando um medicamento (cujo nome não lembra) para sua condição psiquiátrica. Ela se queixa de sede excessiva e de urinar "o tempo todo". Qual das seguintes alternativas é o diagnóstico mais provável?

A. Transtorno bipolar.
B. Depressão maior.
C. Transtorno de pânico.
D. Esquizofrenia.
E. Fobia social.

II.9 Um homem de 29 anos, que às vezes "ouve vozes", queixa-se de febre e calafrios. Sua temperatura é de 38,9 °C sem constatação de infecção. Sua contagem de leucócitos é de 800 células/mm^3. Qual dos seguintes medicamentos tem maior probabilidade de ser responsável pelos sintomas?

A. Haloperidol.
B. Risperidona.
C. Clozapina.
D. Tioridazina.
E. Flufenazina.

II.10 Uma mulher de 38 anos é hospitalizada para histerectomia eletiva. No terceiro dia no hospital, ela tem alucinações auditivas e visuais, tremores e está agitada. Qual das seguintes alternativas seria a melhor terapia?

A. Um inibidor seletivo da recaptação de serotonina (ISRS).
B. Propranolol.

C. Imipramina.
D. Benzodiazepínico.
E. Antipsicótico atípico.

II.11 Uma mulher afro-americana de 35 anos com transtorno bipolar dá à luz um bebê do sexo masculino com espinha bífida. Qual das seguintes alternativas é a etiologia mais provável?
   A. Idade materna avançada.
   B. Medicamento estabilizador do humor.
   C. Excesso de folato.
   D. Etnicidade.
   E. Desnutrição materna.

II.12 Um homem de 39 anos tenta cometer suicídio ingerindo uma *overdose* de comprimidos de amitriptilina. Ele é levado às pressas para a sala de emergência, onde fracassa a tentativa de ressuscitação. Qual das seguintes opções provavelmente foi observada durante a tentativa de ressuscitação ou na autópsia?
   A. Oclusão maciça da artéria coronária.
   B. Estenose da válvula aórtica.
   C. Anormalidades na condução eletrocardiográfica.
   D. Tamponamento cardíaco.
   E. Embolia pulmonar maciça.

Combine as seguintes terapias (A a H) aos cenários clínicos listados (questões II.13 a II.18).
   A. Benzotropina.
   B. Propranolol.
   C. Amantadina.
   D. Dantroleno.
   E. Diálise.
   F. Flumazenil.
   G. Metilfenidato.
   H. Modafinil.

II.13 Um homem de 25 anos com transtorno bipolar tomou pílulas demais, teve duas convulsões e agora está em coma.

II.14 Uma mulher esquizofrênica de 38 anos sente-se inquieta e não consegue parar sentada; seu médico afirma que esse comportamento se deve ao medicamento que ela está tomando.

II.15 Uma mulher de 32 anos com transtorno de pânico e ansiedade tomou uma *overdose* de diazepam e foi levada à emergência do hospital com sonolência e hipoventilação.

II.16 Um homem de 30 anos em tratamento para esquizofrenia se queixa de tremores e marcha lenta.

II.17 Um adolescente de 14 anos em tratamento para TDAH se queixa de não conseguir dormir à noite.

II.18 Um homem de 56 anos que trabalha à noite se queixa de sonolência excessiva durante o dia.

RESPOSTAS

II.1 **B.** Doses elevadas de tioridazina estão associadas a pigmentação irreversível da retina, levando no início a sintomas de dificuldade na visão noturna e finalmente a cegueira.

II.2 **A.** É provável que esse priapismo seja provocado pela trazodona. Um tratamento possível é adrenalina injetada no corpo do pênis.

II.3 **D.** O mecanismo da hipotensão ortostática provocada por antidepressivos tricíclicos/heterocíclicos é o bloqueio alfa-adrenérgico.

II.4 **D.** Esse paciente provavelmente teve crise hipertensiva induzida pela interação entre o vinho e a fenelzina, um IMAO.

II.5 **C.** A disfunção sexual é um efeito colateral muito comum dos medicamentos ISRSs.

II.6 **A.** É provável que esse paciente tenha trocado um ISRS, sertralina, por um IMAO, como a fenelzina. Uma vez que ambos os agentes aumentam os níveis de serotonina, cinco semanas devem se passar entre a interrupção de um medicamento e o início do outro. O perigo é uma síndrome serotonérgica muito séria, que tem características semelhantes às da SNM.

II.7 **D.** Transtornos convulsivos e transtornos da alimentação são contraindicações para a bupropiona, devido a sua possível redução do limiar de convulsão e a seus efeitos anoréxicos.

II.8 **A.** Essa paciente tem sintomas de diabetes insípido, um efeito colateral do lítio usado no tratamento de doença bipolar.

II.9 **C.** Esse indivíduo tem febre neutropênica como resultado de agranulocitose, um efeito colateral do agente antipsicótico atípico clozapina.

II.10 **D.** Essa mulher provavelmente está em abstinência de álcool ou de um benzodiazepínico; nos dois casos, o tratamento seria com benzodiazepínicos.

II.11 **B.** Essa mulher provavelmente estava tomando ácido valproico, um estabilizador do humor usado para tratar o transtorno bipolar, que aumenta o risco de teratogenicidade (p. ex., defeito no tubo neural).

II.12 **C.** Uma *overdose* de antidepressivo tricíclico pode levar a aumento dos intervalos QT e, por fim, a arritmias cardíacas.

II.13 **E.** A diálise é utilizada para tratar intoxicação por lítio quando ela é grave e põe em risco a vida, como no caso em que provoca convulsões ou coma.

II.14 **B.** A acatisia (inquietude) pode ser tratada com propranolol.

II.15 **F.** Uma *overdose* de benzodiazepínico pode ser tratada com flumazenil, que é um antagonista benzodiazepínico.

CASOS CLÍNICOS EM PSIQUIATRIA   39

II.16 **C.** Os sintomas parkinsonianos dos agentes neurolépticos são tratados com amantadina ou levodopa.
II.17 **G.** Metilfenidato, um tratamento comum para TDAH, possui um efeito colateral comum: insônia. Por esse motivo, sua administração dificilmente é receitada para o fim da tarde ou início da noite.
II.18 **H.** Modafinil pode ser utilizado para o tratamento de sonolência diurna excessiva em trabalhadores noturnos.

DICAS CLÍNICAS

- Em geral, os efeitos colaterais dos agentes antidepressivos tricíclicos/heterocíclicos são efeitos anticolinérgicos, sedação, hipotensão ortostática, alterações no ritmo cardíaco e ganho de peso.
- Normalmente, os antidepressivos tricíclicos/heterocíclicos não provocam SEP. Uma exceção a essa regra é a amoxapina, um metabólito do antipsicótico loxapina.
- Os inibidores seletivos da recaptação de serotonina são os medicamentos mais utilizados para depressão, mas não devem ser usados em concomitância com IMAOs. Um medicamento deve ser descontinuado por pelo menos cinco semanas antes de o outro ser iniciado, para evitar a síndrome serotonérgica.
- A síndrome serotonérgica se caracteriza por **(em ordem de aparecimento) diarreia, inquietação, agitação extrema, hiper-reflexia, instabilidade autonômica, mioclonia, convulsões, hipertermia, rigidez,** *delirium,* **coma e morte.**
- Os efeitos colaterais mais comuns dos ISRSs são perturbação gastrintestinal e disfunção sexual.
- Os indivíduos medicados com IMAOs devem evitar queijos envelhecidos, vinho tinto, fígado e alimentos defumados (tiramina), para não correr o risco de sofrer uma crise hipertensiva aguda.
- A trazodona pode levar ao priapismo; uma ereção dolorosa prolongada induzida por trazodona é considerada como emergência e é tratada com uma injeção intracorporal de adrenalina ou drenagem de sangue do pênis.
- A bupropiona é usada para o abandono do hábito de fumar, mas deve ser evitada em pacientes com transtornos da alimentação ou convulsões.
- O lítio apresenta numerosos efeitos colaterais, incluindo tremor, poliúria/diabetes insípido, acne, hipotireoidismo, arritmias cardíacas, ganho de peso, edema e leucocitose.
- O lítio é depurado pelos rins e deve ser usado com cautela em pacientes mais velhos e indivíduos com insuficiência renal.
- O ácido valproico pode ser teratogênico e deve ser usado com cautela em mulheres em idade fértil (utilizar outro estabilizador do humor).
- Os agentes antipsicóticos produzem muitos efeitos adversos, incluindo SEP, sedação e hipotensão ortostática.
- A síndrome neuroléptica maligna pode ser provocada em qualquer momento por um agente antipsicótico. Ela inclui tipicamente transtorno do movimento (rigidez muscular, distonia, agitação) e sintomas autonômicos (febre alta, sudorese, taquicardia, hipertensão). Os níveis de leucócitos e creatina fosfoquinase (CPK) costumam ficar elevados.
- A clozapina pode provocar agranulocitose fatal, e, portanto, é obrigatório o monitoramento da contagem de leucócitos.
- A abstinência de benzodiazepínicos se assemelha à abstinência alcoólica e pode ser fatal.

Casos clínicos

SEÇÃO III

CASO 1

Um homem de 42 anos chega ao consultório de seu psiquiatra com queixa de humor deprimido, que afirma ser idêntico às depressões que teve anteriormente. Foi diagnosticado com depressão maior pela primeira vez há 20 anos. Na época, foi tratado com imipramina, até 150 mg/dia, com bons resultados. Durante um segundo episódio, ocorrido há 15 anos, foi tratado com imipramina, e seus sintomas voltaram a entrar em remissão após 4 a 6 semanas. Nega usar drogas ilícitas ou haver qualquer evento traumático recente. Afirma que, apesar de ter certeza de estar com nova depressão maior, gostaria de evitar a imipramina desta vez, pois provoca efeitos colaterais inaceitáveis, como boca seca, olhos secos e constipação.

▶ Qual é a melhor terapia?
▶ Quais são os efeitos colaterais da terapia proposta?

RESPOSTAS PARA O CASO 1
Depressão maior recorrente

Resumo: Um homem de 42 anos se queixa de sintomas de depressão maior idênticos aos de dois episódios que teve no passado. Anteriormente, foi tratado com sucesso com um antidepressivo tricíclico (ADT), embora essa classe de medicamentos produza com frequência efeitos colaterais anticolinérgicos, como boca seca, olhos secos e constipação, dos quais o paciente se queixa. A pergunta é qual medicamento deve ser usado para tratar a depressão maior recorrente quando os tricíclicos não são uma opção.

- **Melhor terapia:** Um inibidor seletivo da recaptação de serotonina (ISRS), como sertralina, paroxetina, citalopram, fluoxetina ou fluvoxamina, é uma das opções preferenciais de medicamento para esse paciente. Inibidores seletivos da recaptação de serotonina e noradrenalina (ISRSNs), como venlafaxina e duloxetina, também estão entre as principais opções de tratamento. Outras opções de antidepressivos são bupropiona e mirtazapina.
- **Efeitos colaterais comuns: Sintomas gastrintestinais** – dor de estômago, náusea e diarreia – ocorrem nos estágios iniciais do tratamento. Pequenas perturbações do sono – sedação ou insônia – podem ocorrer. Outros efeitos colaterais comuns incluem tremor, tontura, aumento na transpiração e **disfunção sexual masculina e feminina** (mais comumente ejaculação retardada nos homens e libido diminuída nas mulheres). **Bupropiona** é um dos poucos antidepressivos que não causam efeitos colaterais de natureza sexual.

ANÁLISE

Objetivos

1. Compreender o tratamento da depressão maior sem complicações e sem características psicóticas.
2. Ser capaz de aconselhar o paciente com relação aos efeitos colaterais comuns dos ISRSs, ISRSNs, bupropiona e mirtazapina.

Considerações

Embora o paciente tenha sido tratado com sucesso com um **ADT** (imipramina) duas vezes no passado, esses medicamentos já não são considerados tratamentos de primeira linha devido a seus **efeitos colaterais comuns e potencial letalidade de sua overdose** (arritmias cardíacas). Para um paciente como esse, seria possível considerar novamente o uso de imipramina. Entretanto, ele solicita de forma específica outro tipo de medicamento devido ao desconforto já sofrido com os efeitos colaterais. Os ISRSs, ISRSNs, bupropiona e mirtazapina, a atual abordagem terapêutica de primeira linha para pacientes com depressão maior, são, portanto, a escolha lógica; eles têm menos efeitos colaterais e são mais seguros.

O Quadro 1.1 lista os critérios para depressão maior recorrente.

CASOS CLÍNICOS EM PSIQUIATRIA   **45**

QUADRO 1.1 • Critérios diagnósticos para o episódio depressivo maior recorrente

Dois ou mais episódios de depressão maior diagnosticados pelos seguintes aspectos:
Cinco ou mais dos seguintes sintomas estiveram presentes durante a maior parte do tempo por pelo menos duas semanas:
- Humor deprimido
- Anedonia
- Mudança significativa de peso ou mudança no apetite
- Insônia ou hipersonia
- Agitação ou retardo psicomotor
- Fadiga ou perda de energia
- Sentimento de inutilidade ou culpa excessiva
- Redução da capacidade de concentrar-se ou indecisão
- Pensamentos de morte ou ideação suicida

Nunca houve um episódio maníaco, hipomaníaco ou misto.
Os sintomas causam sofrimento clinicamente significativo ou prejuízo no funcionamento.
Os sintomas não se devem a substância de abuso, medicamento ou condição clínica.
Os sintomas não são mais bem explicados por esquizofrenia, transtorno esquizoafetivo, transtorno delirante ou transtorno psicótico sem outra especificação.
Os sintomas não são mais bem explicados por luto (i. e., os sintomas persistem por mais de dois meses; acentuado prejuízo funcional, ideação suicida e/ou sintomas psicóticos são observados).

ABORDAGEM AO
Transtorno depressivo maior recorrente

DEFINIÇÕES

ANEDONIA: Perda do interesse ou prazer em atividades que antes eram prazerosas.

INIBIDOR SELETIVO DA RECAPTAÇÃO DE SEROTONINA: Um agente que bloqueia a recaptação de serotonina pelos neurônios pré-sinápticos sem afetar a recaptação de noradrenalina ou dopamina. Esses agentes são usados como antidepressivos e para tratar transtornos da alimentação, transtorno de pânico, transtorno obsessivo-compulsivo e transtorno da personalidade *borderline* (farmacoterapia voltada para sintomas).

INIBIDOR SELETIVO DA RECAPTAÇÃO DE SEROTONINA E NORADRENALINA: Um agente que bloqueia a recaptação de serotonina e noradrenalina. Esses agentes são usados como antidepressivos e para transtorno de ansiedade generalizada. A duloxetina também pode ser usada para neuropatia diabética dolorosa.

OUTROS ANTIDEPRESSIVOS

Bupropiona: Um agente que bloqueia a recaptação de noradrenalina e dopamina. Bupropiona é utilizada principalmente para depressão, ansiedade associada a depressão e abandono do hábito de fumar.

Mirtazapina: Um agente antidepressivo tetracíclico que supostamente atua através dos mecanismos noradrenérgicos e serotonérgicos. Não é inibidor de recaptação. A mirtazapina é utilizada para tratar depressão e transtornos de ansiedade, bem como para induzir sono.

ABORDAGEM CLÍNICA

A depressão maior é um problema corriqueiro. Nos Estados Unidos, cerca de um em cada sete indivíduos sofrerá desse transtorno em algum momento da vida. As mulheres são duas vezes mais afetadas do que os homens, sendo que a média de idade de ocorrência é de 40 anos. Uma hipótese comum referente à etiologia do transtorno depressivo maior envolve a alteração de aminas biogênicas, especialmente a noradrenalina e a serotonina. Estudos de famílias evidenciam a contribuição genética.

Considerando a frequência com que a depressão maior é queixa presente nos ambientes de atendimento primário, uma mnemônica é útil para lembrar os critérios para um episódio de depressão maior. Uma vez que a falta de energia é comum na maioria desses episódios, a mnemônica se propõe a "tratar" esse sintoma "prescrevendo cápsulas de energia" e é escrita em uma prescrição como **SIC: E**(nergia) **CAPS**. Cada letra representa um critério (exceto pelo humor deprimido) utilizado para diagnosticar o episódio de depressão maior:

S – (mudanças no) sono
I – interesse (diminuído)
C – culpa (excessiva)
E – energia (diminuída)
C – concentração (diminuída)
A – (mudanças no) apetite
P – (agitação ou retardo) psicomotor
S – (ideação) suicida

Alterações propostas para o DSM-5: O DSM-5 propõe o acréscimo de uma escala de avaliação de gravidade da doença. Se todos os critérios para episódio depressivo maior forem satisfeitos, deve-se especificar seu *status* clínico e/ou características atuais.

DIAGNÓSTICO DIFERENCIAL

É importante descartar outros transtornos que poderiam estar causando um estado deprimido, incluindo doenças clínicas (p. ex., hipotireoidismo ou esclerose múltipla), medicamentos (p. ex., anti-hipertensivos) ou substâncias (p. ex., uso de álcool ou abstinência de cocaína). Obter uma história completa, realizar um exame físico e solicitar testes de laboratório apropriados é decisivo na avaliação de qualquer novo início de depressão.

Muitas doenças psiquiátricas são caracterizadas por sintomas depressivos, incluindo transtornos psicóticos, transtornos de ansiedade e transtornos da personalidade. Uma distinção que se deve fazer, especialmente em episódios recorrentes de depressão, é entre o transtorno depressivo maior recorrente e o transtorno bipolar do tipo depressivo. Essa distinção é essencial não apenas para se fazer o diagnóstico correto, mas também para o tratamento adequado. As **terapias-padrão para depressão maior podem ser menos eficazes para os transtornos bipolares e podem mesmo piorá-los**. É necessário obter toda a história atual ou passada de episódios de mania, assim como a história familiar de transtorno bipolar.

AVALIAÇÃO DO RISCO DE SUICÍDIO

Uma das avaliações mais importantes que o médico deve fazer no caso de um indivíduo deprimido é sobre o risco de suicídio. A melhor abordagem é fazer perguntar diretamente ao paciente: "Você está pensando ou já pensou alguma vez em se suicidar?", "Você quer morrer?". O paciente com um plano específico de suicídio é ainda mais preocupante. O psiquiatra também deve estar atento a sinais de alerta, como o indivíduo ficar mais quieto e menos agitado que o habitual depois de expressar uma intenção suicida ou fazer um testamento e doar propriedades pessoais. Os fatores de risco para suicídio incluem idade avançada, dependência de álcool ou drogas, tentativas anteriores de suicídio, sexo masculino e história familiar de suicídio.

Adultos com transtorno depressivo maior sob tratamento com antidepressivos devem ser observados para identificar agravamento do humor deprimido e propensão ao suicídio, particularmente durante os meses iniciais do curso farmacoterapêutico e quando há alteração de dosagem (aumento ou redução).

Os resultados de um exame mental cuidadoso, fatores de risco, tentativas anteriores de suicídio e pensamentos e intenção suicidas devem todos ser considerados ao se avaliar o risco de suicídio.

DEPRESSÃO PÓS-PARTO

Cerca de 20 a 40% das mulheres norte-americanas relatam alguma perturbação emocional ou problemas de funcionamento cognitivo durante o período pós-parto. Muitas experimentam o que é conhecido como **depressão puerperal**, em que há **tristeza, fortes sentimentos de dependência, frequentes crises de choro e disforia**. Esses sentimentos, que não constituem depressão maior e, portanto, não devem ser tratados como tal, parecem decorrer da combinação das rápidas mudanças hormonais que ocorrem no período pós-parto, do estresse de dar à luz e da súbita responsabilidade de cuidar de outro ser humano. A depressão puerperal **em geral dura apenas alguns dias ou uma semana**. Em casos raros, a **depressão** pós-parto excede tanto a gravidade como a duração da melancolia pós-parto e é **caracterizada por qualidade suicida e sentimentos gravemente deprimidos**.

Mulheres com depressão pós-parto precisam ser tratadas como um paciente com depressão maior, tendo-se o cuidado de informá-las sobre os riscos de amamentar o bebê, uma vez que o antidepressivo aparece no leite. Não tratada, a depressão pós-parto pode piorar a ponto de a paciente ficar **psicótica**, caso em que também podem ser necessários medicamento antipsicótico e hospitalização.

TRATAMENTO

Nos indivíduos que sofrem um episódio de depressão maior, existe um **índice de recorrência de 50 a 85%**. O risco de recorrência aumenta não apenas com cada episódio subsequente, mas também com a ocorrência de sintomas residuais de depressão entre os episódios, transtornos psiquiátricos comórbidos e condições clínicas crônicas. Portanto, a meta é um tratamento adequado que resulte em remissão total. As opções de tratamento para episódios recorrentes de depressão maior não são significativamente diferentes das existentes para um primeiro episódio: farmacoterapia, psicoterapia (para sintomatologia leve ou moderada), uma combinação das duas ou **eletroconvulsoterapia** (ECT) na **depressão maior com características psicóticas ou quando é preciso uma resposta rápida**.

A farmacoterapia comum de primeira linha para esses episódios inclui ISRSs (como fluoxetina, fluvoxamina, sertralina, paroxetina e citalopram), ISRSNs (como venlafaxina e duloxetina), bupropiona e mirtazapina. Os efeitos colaterais variam entre os medicamentos específicos e incluem sedação ou agitação, ganho de peso, cefaleia, sintomas gastrintestinais, tremor, hipertensão (com venlafaxina em doses elevadas) e **disfunção sexual**, em especial com **ISRSs e venlafaxina**. Embora a eficácia seja essencialmente equivalente entre todas as classes de antidepressivos, **ADTs** como desipramina e nortriptilina costumam **não ser considerados agentes de primeira linha** porque seus **efeitos colaterais não são tão bem tolerados**, incluindo **efeitos anticolinérgicos, ortostase e efeitos cardíacos** que podem causar a morte em *overdose*. Os **inibidores da monoaminoxidase (IMAOs)** são utilizados com menos frequência devido a **interações medicamentosas** significativas e por exigirem **restrição dietética**.

Uma regra prática para lidar com episódios recorrentes de depressão maior é que o medicamento específico que levou à remissão em episódios passados provavelmente levará à remissão em episódios subsequentes, em geral na mesma dose. Os fatores adicionais a considerar na escolha do medicamento são os efeitos colaterais anteriores, as interações medicamentosas, o custo e as preferências do paciente.

QUESTÕES DE COMPREENSÃO

1.1 Uma mulher de 70 anos apresenta-se no posto de atenção primária à saúde queixando-se de fadiga nas últimas sete semanas. Refere ter dificuldade para adormecer, pouco apetite e perda de 4,5 kg, além de pensamentos sobre querer morrer. Reconhece ter tido sintomas semelhantes em várias ocasiões no passado, mas "nunca tão graves". Seus problemas clínicos incluem asma e nível elevado de colesterol. Utiliza um inalador com albuterol somente quando necessário. Qual dos seguintes sintomas deve estar presente para se fazer o diagnóstico de transtorno depressivo maior?

   A. Humor deprimido.
   B. Apetite diminuído.
   C. Culpa excessiva.

D. Fadiga.
E. Ideação suicida.

1.2 Uma mulher de 44 anos chega a seu consultório para uma consulta de acompanhamento. Ela recebeu recentemente um diagnóstico de transtorno depressivo maior e começou o tratamento com citalopram (um ISRS) há seis semanas. Afirma se sentir "feliz de novo", sem depressão, crises de choro ou insônia. Seu apetite melhorou e está conseguindo se concentrar no trabalho e passar bons momentos com a família. Embora tenha tido ocasionais dores de cabeça e fezes menos densas no início do tratamento, ela já não se queixa de efeitos colaterais. Qual é o próximo passo mais apropriado em seu tratamento?
    A. Considerar uma classe diferente de antidepressivo.
    B. Interromper o citalopram.
    C. Aumentar a dose de citalopram.
    D. Baixar a dose do citalopram.
    E. Manter a dose atual de citalopram.

1.3 Qual dos seguintes efeitos colaterais comuns aos ISRSs é mais provável que a mulher da questão 1.2 apresente no futuro?
    A. Anorgasmia.
    B. Dores de cabeça.
    C. Insônia.
    D. Náusea.
    E. Tremor.

1.4 A mulher das questões 1.2 e 1.3 reaparece um ano mais tarde para uma consulta de manutenção. Ela continuou com a mesma dose de citalopram e apresenta boa tolerância, mas está preocupada com o fato de "ter de estar constantemente sob medicação". Qual seu risco de recorrência caso interrompa a medicação com o antidepressivo?
    A. 0 a 10%.
    B. 10 a 25%.
    C. 25 a 50%.
    D. 50 a 85%.
    E. 85 a 100%.

RESPOSTAS

1.1 **A.** Embora mudança no apetite, energia diminuída, fadiga e ideação suicida sejam critérios utilizados para o diagnóstico de transtorno depressivo maior, um dos sintomas *deve* ser o humor deprimido ou a anedonia.

1.2 **E.** A estratégia adequada para lidar com um episódio de depressão maior que entrou recentemente em remissão é continuar o tratamento com a mesma dose, se ela for tolerada. A interrupção precoce do medicamento pode levar à recaída precoce. Uma regra geral prática é: "A dose que fez você melhorar vai lhe manter bem". O tempo razoável para manter o medicamento é de 6 a 9 meses.

1.3 **A.** Embora a agitação (causando insônia), os sintomas gastrintestinais (incluindo náusea) e o tremor sejam efeitos colaterais comuns dos ISRSs, apenas a disfunção sexual em geral ocorre mais tarde no decorrer do tratamento (depois de semanas ou meses).

1.4 **D.** A recomendação de terapia de manutenção para transtorno depressivo maior depende de cada caso. Contudo, a doença tende a seguir um curso crônico, sobretudo se o tratamento for interrompido. De fato, 50 a 85% dos indivíduos irão sofrer no mínimo mais um episódio, com probabilidade de ocorrência no período de 2 a 3 anos.

DICAS CLÍNICAS

▶ É importante descartar substâncias (p. ex., álcool e abstinência de cocaína), medicamentos (p. ex., anti-hipertensivos, esteroides) ou condições clínicas (p. ex., hipotireoidismo, esclerose múltipla) subjacentes como a causa da depressão, especialmente se o paciente não tiver história anterior de depressão.

▶ Mais de 50% dos pacientes que tiveram episódio de depressão maior terão episódios recorrentes.

▶ O risco de novos episódios de depressão maior aumenta com a quantidade de episódios anteriores, com a ocorrência de sintomas residuais de depressão entre os episódios e com doenças psiquiátricas ou clínicas crônicas comórbidas.

▶ O tratamento que teve sucesso em episódios anteriores de depressão maior apresenta maior probabilidade de levar a remissão em episódios futuros.

▶ Os inibidores seletivos da recaptação de serotonina, os inibidores seletivos da recaptação de serotonina e noradrenalina, bem como bupropiona e mirtazapina, são opções de tratamento de primeira linha para o transtorno depressivo maior.

O DSM-5 propõe o acréscimo de uma escala de avaliação de gravidade da doença. Se todos os critérios para episódio depressivo maior forem satisfeitos, deve-se especificar seu *status* clínico e/ou características atuais.

REFERÊNCIAS

American Psychiatric Association. Practice guidelines for the treatment of major depressive disorder. Disponível em: http://www.psych.org/guidelines/mdd2010. Acessado em 15 de novembro, 2010.

American Psychiatric Association DSM-5 Development. Major depressive disorder, recurrent. Disponível em: http://www.dsm5.org/ProposedRevisions/Pages/proposedrevision.aspx?rid=45. Acessado em 15 de novembro, 2010.

Sadock BJ, Sadock VA. *Kaplan and Sadock's Synopsis of Psychiatry*. 10th ed. Philadelphia, PA: Lippincott Williams & Wilkins; 2007:527-544, 1080-1086.

US Food and Drug Administration Center. Understandng antidepressant medication. Disponível em: http://www.fda.gov/ForConsumers/ConsumerUpdates/ucm095980.htm. Acessado em 2 de novembro, 2010.

CASO 2

Um homem de 21 anos é levado ao setor de emergência pela polícia depois de ter sido encontrado sentado no meio de uma rua de grande movimento. À guisa de explicação, o paciente fala: "Foram as vozes que mandaram". Relata que, no último ano, sentiu que "as pessoas não são quem elas dizem ser". Começou a isolar-se em seu quarto e largou a escola. Afirma que ouve vozes lhe dizendo para fazer "coisas erradas". Em geral existem 2 ou 3 vozes falando, e muitas vezes comentam entre si seu comportamento. Nega estar usando drogas ou álcool, embora relate ter fumado maconha ocasionalmente no passado. Diz que interrompeu o hábito nos últimos seis meses porque não tem mais dinheiro e que a maconha contribuía para as vozes. Nega qualquer problema clínico e não está tomando medicamento.

No exame do estado mental, foi observado que o paciente está sujo e desalinhado, com má higiene. Parece um pouco nervoso no ambiente e caminha em torno da sala de exame, sempre com as costas voltadas para uma parede. Afirma que seu humor está "OK". Seu afeto é congruente, apesar de embotado. Sua fala tem velocidade, ritmo e tom normais. Seus processos de pensamento são tangenciais, e algumas vezes se notam associações desorganizadas. Seu conteúdo de pensamento é positivo para delírios e alucinações auditivas. Ele nega qualquer ideação suicida ou homicida.

▶ Qual é o diagnóstico mais provável para esse paciente?
▶ Quais condições são importantes excluir antes de fazer o diagnóstico?
▶ Esse paciente deve ser hospitalizado?

RESPOSTAS PARA O CASO 2
Esquizofrenia paranoide

Resumo: Um homem de 21 anos é levado ao setor de emergência depois de exibir um comportamento bizarro e perigoso. Há pelo menos um ano apresenta delírios e alucinações auditivas. As alucinações consistem em várias vozes comentando seu comportamento e lhe dando ordens. Esses sintomas o levaram a ter um comportamento antissocial e irregular. Ele nega uso atual de drogas ou problemas clínicos. Um exame do estado mental evidencia diversas anormalidades. É observada negligência no cuidado com a aparência, na higiene e no comportamento (paranoia), e seu afeto é embotado. Por vezes, seus processos de pensamento são desorganizados, e ele relata alucinações auditivas e delírios.

- **Diagnóstico mais provável:** Esquizofrenia, provavelmente do tipo paranoide.
- **Condições importantes a excluir:** Para fazer um diagnóstico de esquizofrenia, deve-se descartar abuso de substâncias e condições clínicas gerais. Além disso, também devem-se excluir transtornos esquizoafetivos e do humor.
- **Esse paciente deve ser hospitalizado?** Sim. É evidente que ele representa um perigo para si mesmo (e potencialmente para outros, devido à natureza indefinida das "coisas erradas" que se sente obrigado a realizar), pois dá atenção às vozes e age segundo suas instruções de forma a comprometer seriamente sua integridade física (i. e., sentando-se no meio de uma rua movimentada).

ANÁLISE

Objetivos

1. Compreender os critérios diagnósticos de esquizofrenia.
2. Compreender que outras condições precisam ser excluídas antes que esse diagnóstico possa ser feito.
3. Compreender os critérios de hospitalização e saber quando um paciente deve ser hospitalizado.

Considerações

Esse paciente demonstra os dois principais critérios diagnósticos para esquizofrenia: **delírios** (pensa que as pessoas não são quem dizem ser) e **alucinações auditivas** (ver Quadro 2.1 para critérios diagnósticos.). As alucinações seguem o padrão das observadas na esquizofrenia, já que existem várias vozes falando entre si e há tanto comentários sobre o paciente como comandos. No exame do estado mental, também revela desorganização nas associações de pensamento. Ele satisfaz o critério de **disfunção social e/ou ocupacional**, pois abandonou a escola por completo e isolou-se socialmente. Tem o transtorno há pelo menos um ano. Nega sintomas de humor, abuso de

CASOS CLÍNICOS EM PSIQUIATRIA   **53**

drogas e problemas clínicos, embora essas questões sem dúvida tenham de ser mais bem investigadas por meio da obtenção de uma história mais completa, exame físico e testes de laboratório apropriados.

QUADRO 2.1 • Critérios diagnósticos para esquizofrenia

No mínimo dois dos seguintes sintomas de psicose devem estar presentes durante um mês:
- Delírios
- Alucinações
- Discurso desorganizado
- Comportamento desorganizado ou catatônico
- Sintomas negativos

Somente um dos sintomas acima é necessário quando os delírios são bizarros, as alucinações auditivas envolvem comentários sobre o paciente ou existem duas ou mais vozes conversando entre si.

Deve haver uma significativa disfunção social e/ou ocupacional.

Alguns sintomas precisam estar presentes por no mínimo seis meses; eles podem incluir apenas sintomas negativos ou sintomas positivos menos intensos.

O transtorno esquizoafetivo e o transtorno do humor com características psicóticas precisam ser descartados.

Os sintomas não podem ser causados por substância (de abuso ou medicação) nem por condição clínica geral.

ABORDAGEM À Esquizofrenia

DEFINIÇÕES

DELÍRIOS BIZARROS: Delírios totalmente implausíveis (p. ex., ter sido capturado por alienígenas).

DELÍRIOS: Crenças fixas e falsas que se mantêm apesar de evidências contrárias e que não são culturalmente sancionadas.

AFETO EMBOTADO: A ausência de um estado emocional perceptível (p. ex., ausência de expressão facial).

IDEIAS DE REFERÊNCIA: Crenças falsas de que, por exemplo, um apresentador de televisão ou rádio, uma música ou um artigo de jornal estejam se referindo à pessoa.

ASSOCIAÇÕES DESORGANIZADAS:* Pensamentos desconexos ou respostas ilógicas a perguntas.

---

* N. de R.T. Em português, encontramos os termos "afrouxamento das associações" e "desagregação do pensamento" ou, ainda, "afrouxamento dos enlaces associativos". Todas essas expressões se referem à perda da capacidade de fazer associações lógicas (entre o sujeito e o predicado, entre diferentes ideias ou palavras). O DSM-IV utiliza a expressão "discurso desorganizado".

TANGENCIALIDADE: Os pensamentos podem ter conexão, embora o paciente não volte ao ponto original nem responda à pergunta.

SINTOMAS NEGATIVOS DE ESQUIZOFRENIA: Afeto embotado, alogia (redução da fluência e espontaneidade da fala) e avolição (ausência de iniciativa ou de objetivos).

SINTOMAS POSITIVOS DE ESQUIZOFRENIA: Ideias de referência, fala ou comportamento extremamente desorganizados, delírios (como paranoia) e alucinações.

ABORDAGEM CLÍNICA

A esquizofrenia é definida como uma perturbação que persiste no mínimo por seis meses e inclui pelo menos um mês de sintomas em fase ativa (dois ou mais dos seguintes: delírios, alucinações, discurso desorganizado, comportamento amplamente desorganizado ou catatônico, associações desorganizadas). Existe a prevalência de 1% na população em geral, mas apenas cerca da metade daqueles afetados recebe tratamento. A idade média de início é de 18 a 25 anos nos homens e de 25 a 35 anos nas mulheres. As mulheres tendem a apresentar melhores resultados que os homens. Entre 20 e 40% dos indivíduos com esquizofrenia tentam o suicídio. Entre os fatores de risco específicos estão sintomas depressivos – sobretudo desesperança, idade abaixo de 45 anos, sexo masculino, desemprego e recente alta do hospital. Cerca de 10% dos sujeitos com esse transtorno farão uma tentativa bem-sucedida de suicídio. O curso da esquizofrenia é variável. Alguns indivíduos demonstram exacerbações e remissões, enquanto outros permanecem crônicos. A remissão total é pouco provável, e 40 a 60% dos pacientes têm prejuízos significativos durante a vida.

Existem cinco subtipos de esquizofrenia:

1. **Paranoide:** Caracterizada por preocupação com um ou mais delírios ou alucinações auditivas frequentes.
2. **Desorganizada:** Normalmente caracterizada por discurso e comportamento desorganizados e afeto embotado ou inadequado.
3. **Catatônica:** Caracterizada por dois ou mais dos seguintes sintomas: (a) imobilidade motora (catalepsia/torpor); (b) atividade motora excessiva sem propósito; (c) negativismo extremo (manutenção de postura rígida) ou mutismo; (d) peculiaridade dos movimentos voluntários como postura, movimentos estereotipados, maneirismos proeminentes ou esgares; e (e) ecolalia/ecopraxia.
4. **Indiferenciada:** Manifestada por dois ou mais dos seguintes sintomas: delírios, alucinações, discurso desorganizado, comportamento amplamente desorganizado e sintomas negativos; entretanto, o paciente não satisfaz os critérios para os outros subtipos desse transtorno.
5. **Residual:** Caracterizada pela ausência de delírios, alucinações, discurso desorganizado ou comportamento amplamente desorganizado/catatônico evidentes. Existem indícios contínuos da perturbação, indicados pela presença de sintomas negativos ou por dois ou mais critérios de forma atenuada.

Alterações propostas para o DSM-5: Não se espera alteração nos critérios diagnósticos para esquizofrenia; contudo, os subtipos (paranoide, indiferenciada, desorganizada, residual, catatônica) serão eliminados. Argumenta-se que os pacientes apresentam quadros clínicos diferentes em momentos diversos e que a estabilidade longitudinal dos subtipos é, na melhor das hipóteses, questionável.

DIAGNÓSTICO DIFERENCIAL

As **condições clínicas caracterizadas por sintomas psicóticos** como *delirium*, **demências, hipotireoidismo grave e hipercalcemia** são de extrema importância e devem de imediato ser consideradas no diagnóstico diferencial. Os indícios normalmente são fornecidos pela história do paciente ou pela apresentação (p. ex., nenhuma história psiquiátrica anterior, uma idade de início mais tardia, uma análise positiva dos sistemas). O exame físico e/ou os resultados de laboratório (p. ex., testes da função da tireoide, determinação dos níveis de eletrólitos, reagina plasmática rápida) auxiliam no estabelecimento do diagnóstico.

O álcool e as drogas ilícitas, quer durante a intoxicação (alucinógenos, cocaína, fenciclidina, metanfetamina), quer na abstinência (álcool, benzodiazepínicos), podem produzir sintomas psicóticos. A intoxicação com fenciclidina, em particular, pode apresentar sintomas idênticos aos da esquizofrenia. Uma história completa do uso de substâncias, exame físico incluindo avaliação dos sinais vitais, determinação da alcoolemia e *screening* toxicológico de urina revelam o uso de substâncias como um fator causal na maioria das situações.

Uma avaliação criteriosa dos medicamentos que o paciente está tomando, incluindo aqueles sem prescrição médica e suplementos fitoterápicos, também é importante, pois **muitos medicamentos (p. ex., esteroides e anticolinérgicos) podem causar estados psicóticos**. Distinguir a esquizofrenia de transtorno esquizoafetivo e de transtorno do humor com características psicóticas (como depressão maior ou transtorno bipolar) pode ser difícil. Os pacientes frequentemente relatam mal sua história devido aos seus sintomas psicóticos, o que torna imperativo colher informações de outras fontes – registros anteriores, membros da família ou companheiros –, porque uma história completa pode ajudar a esclarecer a questão. A Tabela 2.1 salienta essas diferenças. As distinções recém-mencionadas são importantes não apenas para o diagnóstico, mas também para determinar o tratamento e o prognóstico. Em geral, o transtorno do humor com características psicóticas tem um prognóstico melhor do que o transtorno esquizoafetivo, que, por sua vez, apresenta um prognóstico melhor do que a esquizofrenia.

TRATAMENTO

A base do tratamento da esquizofrenia é o uso de medicamentos **antipsicóticos atípicos** mais recentes, incluindo risperidona, paliperidona, olanzapina, quetiapina, ziprasidona e aripiprazol. Embora a **clozapina** seja benéfica, especialmente na esquizofrenia resistente a tratamento, sua possibilidade de causar **agranulocitose** a impede de estar entre as primeiras opções de fármaco. Os antipsicóticos atípicos têm diversas

TABELA 2.1 • Características da esquizofrenia e dos transtornos do humor		
Diagnóstico	Sintomas psicóticos	Transtorno do humor
Esquizofrenia	Presentes	Breve duração de sintomas do humor
Transtorno esquizoafetivo	Presentes com e na ausência de transtorno do humor	Presente apenas com sintomas psicóticos
Transtorno do humor com características psicóticas (p. ex., depressão maior com psicose)	Presentes apenas durante o transtorno do humor	Presente na ausência de sintomas psicóticos

vantagens em relação aos "típicos" mais antigos, como a clorpromazina e o haloperidol. Ambas as classes parecem ser igualmente eficazes no tratamento dos sintomas positivos. Os antipsicóticos típicos podem agravar os sintomas negativos. Embora se acreditasse que os antipsicóticos atípicos melhorassem os sintomas negativos, dados recentes sugerem que seu efeito sobre esses sintomas é mínimo. Síndrome metabólica, que consiste em obesidade, intolerância a glicose, hipertensão e dislipidemia, foi identificada como um fator significativo no tratamento com antipsicóticos atípicos. Clozapina e olanzapina tendem a ser os piores, enquanto ziprasidona e aripiprazol apresentam os problemas menos associados a síndrome metabólica.

Os **antipsicóticos mais antigos** apresentam maior probabilidade de provocar efeitos colaterais indesejados: **sintomas extrapiramidais** (distonias, sintomas parkinsonianos e acatisia), hiperprolactinemia (levando a impotência, amenorreia ou ginecomastia) e discinesia tardia. Sintomas agudos, como **reações distônicas e sintomas parkinsonianos, podem ser manejados reduzindo-se a dose ou acrescentando-se um fármaco anticolinérgico como a benzotropina**. Além disso, a **acatisia pode reagir a benzodiazepínicos ou a um betabloqueador, como o propranolol**. Infelizmente, a **discinesia tardia costuma ser uma condição permanente** e pode comprometer a aparência e ser incapacitante. A **síndrome neuroléptica maligna (SNM) é o efeito colateral potencial mais grave e pode ocorrer com qualquer antipsicótico em qualquer momento durante o tratamento**. O tratamento da SNM é basicamente assistencial, embora o uso de dantroleno ou bromocriptina também possa ser benéfico.

QUESTÕES DE COMPREENSÃO

2.1 Um morador de rua psicótico de 54 anos é levado ao setor de emergência pela polícia para avaliação médica após ser detido por comportamento agressivo e conduta inadequada. Ele apresenta história de alcoolismo e abuso de substância, além de não dispensar cuidados adequados às condições de diabetes e hipertensão. Quais dos sintomas a seguir são mais específicos para um diagnóstico de esquizofrenia em oposição a outras etiologias de psicose?

A. Alucinações auditivas.
B. Crença de ter o poder de uma espécie alienígena.

C. Sintomas catatônicos.
D. Depressão.
E. Afeto inadequado.

Combine o diagnóstico mais provável (A a E) com os seguintes cenários de caso (questões 2.2 a 2.4):

A. Depressão maior com características psicóticas.
B. Transtorno esquizoafetivo.
C. Esquizofrenia.
D. Psicose devida a uma condição médica geral.
E. Transtorno psicótico induzido por substância.

2.2 Um homem de 46 anos se apresenta com crença muito antiga de que seus pensamentos estão sendo tirados de sua cabeça e usados para criar um filme de muito sucesso. Tem certeza de que o governo está envolvido, pois este muitas vezes se comunica com ele por meio de um *microchip* que foi implantado em seu cérebro. Embora se sinta frustrado por estarem tirando vantagem dele, nega qualquer sintoma depressivo significativo e em geral consegue se divertir jogando cartas com seus companheiros no lar assistencial.

2.3 Um homem de 78 anos se apresenta com quatro semanas de depressão significativa posterior à morte súbita e prematura da mulher com quem estava casado há 35 anos. Relata dificuldade para dormir, perda de 4,5 kg, frequentes crises de choro e profunda culpa por ter vivido mais que ela. Nos últimos dias, convenceu-se de que seu corpo está literalmente se decompondo. Admite ter visto o rosto da esposa durante o dia, assim como ter ouvido sua voz lhe dizendo para se matar e se juntar a ela.

2.4 Uma mulher de 27 anos afirma que há cerca de seis meses acredita que Justin Bieber está apaixonado por ela. Insiste que ele declarou a intenção de se casar com ela por meio de mensagens em suas músicas. Escreveu várias cartas ao cantor e ficou rondando sua casa, o que resultou em algumas prisões. Está irritada porque, embora não queira se encontrar pessoalmente com ela, ele seguidamente chama seu nome pela janela quando não há pessoas por perto. Nas últimas semanas, tem dormido em torno de duas horas por noite, mas ainda tem energia suficiente para redecorar continuamente seu apartamento em preparação para seu casamento com o cantor. Admite sentir-se "nas nuvens" por ter sido escolhida por Justin Bieber e não consegue "falar em outra coisa".

RESPOSTAS

2.1 **B.** Ainda que todos esses sintomas possam ser observados em vários transtornos psicóticos, a presença de um delírio bizarro é mais específica da esquizofrenia. Apenas um sintoma psicótico é necessário para diagnosticar esquizofrenia quando existem delírios bizarros, alucinações auditivas comentando sobre o paciente ou duas ou mais vozes conversando entre si.

2.2 **C.** O diagnóstico mais provável para esse homem é esquizofrenia. Ele está sofrendo de sintomas psicóticos, incluindo delírios e alucinações auditivas, há mais de seis meses. Embora possa ter breves períodos de humor deprimido, não apresenta história de transtorno do humor de grande intensidade.

2.3 **A.** O diagnóstico mais provável para esse homem é depressão maior com características psicóticas. Estão presentes uma depressão significativa e sintomas neurovegetativos, assim como delírios e alucinações auditivas e visuais. Mesmo que apresente sintomas de humor e psicóticos, sua história é consistente com depressão maior, pois os sintomas de humor antecederam os psicóticos.

2.4 **B.** O diagnóstico mais provável para essa mulher é transtorno esquizoafetivo. Ela relata uma história de seis meses de ideias de referência, delírios e alucinações auditivas. Além disso, teve sintomas maníacos evidentes no último mês, incluindo humor elevado, necessidade diminuída de sono, aumento de energia e de atividades dirigidas para um objetivo e loquacidade. Embora seus sintomas sejam consistentes com esquizofrenia, ela também teve um episódio significativo de transtorno do humor durante sua doença psicótica. Seus sintomas psicóticos, que antecederam os sintomas de humor e ocorreram em sua ausência, tornam menos provável um transtorno do humor primário (mania) com características psicóticas.

DICAS CLÍNICAS

- ▶ Antes de diagnosticar esquizofrenia, lembre-se de excluir quaisquer abuso de substâncias, medicamentos ou condições clínicas que possam estar causando os sintomas psicóticos.
- ▶ A esquizofrenia é uma doença crônica, uma vez que seu diagnóstico requer mais de seis meses de sintomas psicóticos.
- ▶ Sintomas positivos de esquizofrenia incluem alucinações, delírios, ideias de referência, paranoia, fala ou comportamento amplamente desorganizados e afrouxamento das associações.
- ▶ Sintomas negativos de esquizofrenia incluem afeto embotado, alogia (redução na fluência e espontaneidade da fala) e avolição (ausência de iniciativa ou de objetivos).
- ▶ Em geral, a depressão maior com características psicóticas tem melhor prognóstico do que o transtorno esquizoafetivo, que, por sua vez, tem melhor prognóstico do que a esquizofrenia.
- ▶ A clozapina é benéfica, especialmente na esquizofrenia resistente a tratamento, mas apresenta um efeito adverso significativo, a possibilidade de causar agranulocitose.
- ▶ A síndrome neuroléptica maligna pode ocorrer com qualquer antipsicótico em qualquer momento do tratamento. O tratamento deve ser assistencial, com possível inclusão de dantroleno ou bromocriptina.

REFERÊNCIAS

American Psychiatric Association. Practice guidelines for treatment of schizophrenia. Disponível em: http://www.psychiatryonline.com/pracGuide/pracGuideTopic_6.aspx. Acessado em 28 de agosto, 2008.

Ebert M, Loosen P, Nurcombe B, eds. *Current diagnosis and treatment in psychiatry*. 2nd ed. New York, NY: McGrawHill. 2008:261-288.

Sadock BJ, Sadock VA. *Kaplan & Sadock's Synopsis of Psychiatry*. 10th ed. Philadelphia, PA: Lippincott Williams & Wilkins; 2007:456-491.

CASO 3

Uma mulher de 36 anos se apresenta no setor de emergência com a seguinte queixa principal: "Acho que estou enlouquecendo". Afirma que nos últimos três meses tem apresentado episódios repentinos de palpitações, sudorese, tremores, sensação de falta de ar, dor no peito, tontura e sensação de que vai morrer. A primeira vez ocorreu quando estava caminhando pela rua sem pensar em "nada em especial". O episódio durou aproximadamente 15 minutos, embora a paciente tenha a sensação de ter durado muito mais. Desde então, vem tendo episódios semelhantes uma ou duas vezes por dia que ocorreram inesperadamente em situações diversas. Tem, como consequência, uma preocupação quase constante com o momento em que terá o próximo ataque. Nega quaisquer outros sintomas. Esteve na emergência do hospital duas vezes nas últimas semanas, convencida de estar sofrendo um ataque cardíaco. Entretanto, os resultados de todos os seus exames físicos e de laboratório não apresentaram nada fora do comum. Nega uso de drogas e só bebe álcool "eventualmente". Sua ingestão de álcool diminuiu desde que os episódios começaram. Seu único problema clínico é uma história de um ano de hipotireoidismo, para o qual ela toma levotiroxina (Synthroid).

▶ Qual é o diagnóstico diferencial?
▶ Qual é o próximo passo diagnóstico?

RESPOSTAS PARA O CASO 3
Transtorno de pânico *versus* uso excessivo de hormônio para a tireoide

Resumo: Uma mulher de 36 anos chega à emergência do hospital com queixa principal e sintomas compatíveis com transtorno de pânico (sentir como se estivesse enlouquecendo ou fosse morrer, dor no peito, sensação de falta de ar, palpitações, sudorese, tremores e tontura). Esteve na emergência outras vezes com os mesmos sintomas, mas não foi encontrado problema físico. Os episódios ocorrem uma ou duas vezes por dia há vários meses e não parecem ser desencadeados por nada em especial. A paciente passa muito tempo entre os ataques se preocupando com quando terá o próximo. Os episódios duram aproximadamente 15 minutos. Ela nega abuso de álcool ou drogas, e seu único problema clínico é hipotireoidismo.

- **Dois diagnósticos principais no diferencial:** Transtorno de pânico *versus* transtorno de ansiedade induzido por medicamento (Synthroid).
- **Próximo passo diagnóstico:** Obter um perfil tireoidiano e investigar se existe um nível elevado de hormônio da tireoide que, se presente, possa explicar seus sintomas.

ANÁLISE
Objetivos

1. Ser capaz de diagnosticar corretamente transtorno de pânico em um paciente.
2. Estar ciente de que doenças clínicas (e algumas substâncias) podem causar ataques de pânico.
3. Ser capaz de descartar doença clínica ou uso de substância como causa de ansiedade ou pânico com exames apropriados.

Considerações

Essa mulher apresenta sintomas clássicos de um ataque de pânico. Os **ataques surgiram "do nada"** e ocorreram **uma ou duas vezes por dia, todos os dias, nos últimos meses**. Eles são breves, cada um dura apenas 15 minutos. A paciente passa muito tempo entre os ataques se preocupando com o próximo, uma característica clássica da doença. Ela não apresenta sintomas de outros transtornos psiquiátricos. Nega uso de drogas e bebe álcool de forma eventual (o que deve ser cuidadosamente quantificado). Tem hipotireoidismo, que está sendo tratado com levotiroxina (Synthroid), substância que pode causar ataques de pânico caso a dose seja alta demais. Os testes de tireoide devem ser feitos para descartar essa possibilidade. Se o nível de tiroxina estiver elevado, o diagnóstico da paciente será transtorno de ansiedade induzido por substância e não transtorno de ansiedade devido a hipertireoidismo, como se poderia cogitar. Se a paciente apresentar transtorno de pânico, deve ser tratada com uma combinação de um inibidor seletivo da recaptação de serotonina (ISRS) e curso de terapia cognitivo-comportamental. Pode-se acrescentar um benzodiazepínico de curta ação (alprazolam) para o controle imediato de seus sintomas, mas ele deve ser descontinuado após as primeiras semanas. Se ela apresentar transtorno de ansiedade induzido por substância (medicamento para a tireoide), a dose deve ser diminuída, e os sintomas de pânico devem necessariamente remitir.

ABORDAGEM AO Transtorno de pânico

DEFINIÇÕES

AGORAFOBIA: Ansiedade acerca de estar em locais ou situações de onde possa ser difícil (ou constrangedor) escapar ou onde o auxílio possa não estar disponível na eventualidade de ocorrer um ataque de pânico. Essas situações incluem estar fora de casa desacompanhado, estar em meio a uma multidão, estar em uma ponte ou viajando de ônibus, trem ou automóvel.

ATAQUE DE PÂNICO: Um período de medo intenso durante um intervalo de tempo delimitado, associado com pelo menos quatro dos sintomas listados no Quadro 3.1. Os critérios para o transtorno de pânico são descritos no Quadro 3.2.

ABORDAGEM CLÍNICA

O *Manual diagnóstico e estatístico de transtornos mentais*, 4ª edição (DSM-IV), requer que pelo menos um ataque de pânico seja seguido por **preocupação acerca de outro ataque, medo das implicações do ataque ou mudança de comportamento**

QUADRO 3.1 • Definição de ataque de pânico

O ataque de pânico consiste em episódios distintos de pelo menos quatro dos seguintes sintomas:
- Palpitações
- Sudorese
- Tremores
- Sensação de falta de ar
- Sensação de asfixia
- Dor no peito
- Náusea
- Tontura
- Desrealização ou despersonalização
- Medo de perder o controle ou enlouquecer
- Medo de morrer
- Amortecimento ou formigamento (parestesias)
- Calafrios ou ondas de calor

> **QUADRO 3.2** • Critérios diagnósticos para transtorno de pânico
>
> Ataques de pânico recorrentes, inesperados.
> Ataques seguidos por um mês de um dos seguintes sintomas: preocupação acerca de ter ataques adicionais, das consequências dos ataques ou mudança de comportamento como resultado dos ataques.
> Os ataques não se devem a abuso de substâncias, a medicamento ou a uma condição médica geral.
> Os ataques não são mais bem explicados por outro transtorno mental.
> Pode ocorrer com ou sem agorafobia.[a]
>
> [a] Nota no DSM-5: Propôs-se que agorafobia constitua um diagnóstico separado.

relacionada ao ataque. O DSM-IV estabeleceu dois critérios diagnósticos para esse transtorno: **transtorno de pânico com agorafobia** (ansiedade acerca de estar em locais ou situações de onde possa ser difícil escapar) e **sem agorafobia**. Supõe-se que a agorafobia tenha origem no medo de ter um ataque de pânico em um local de onde seja difícil escapar.

Frequentemente, o primeiro ataque de pânico que o indivíduo experimenta é espontâneo; todavia, também pode ocorrer após excitação, esforço ou evento emocional. O ataque inicia com um período de 10 minutos de sintomas que se intensificam com rapidez (extremo temor ou sensação de tragédia iminente) e pode durar até 20 ou 30 minutos. Os pacientes com agorafobia evitam ficar em situações nas quais possa ser difícil obter ajuda de amigos ou entes queridos. Esses indivíduos em geral necessitam estar acompanhados quando andam de ônibus ou estão em áreas fechadas (p. ex., túneis, elevadores). Alguns pacientes gravemente afetados são incapazes de sequer sair de casa.

Na população em geral, os índices de prevalência do transtorno de pânico variam de 1,5 a 5%. A média de idade de apresentação é em torno de 25 anos, sendo que as mulheres têm propensão 2 vezes maior que os homens. Cerca de um terço dos pacientes com transtorno de pânico também tem agorafobia.

DIAGNÓSTICO DIFERENCIAL

No topo da lista do diagnóstico diferencial para o transtorno de pânico estão as diversas condições clínicas que causam ataques de pânico. O Quadro 3.3 lista algumas delas. A intoxicação provocada por anfetaminas, cocaína ou alucinógenos e a abstinência de álcool ou de outros agentes sedativo-hipnóticos podem simular o transtorno de pânico. Medicamentos como esteroides, anticolinérgicos e teofilina também são conhecidos por produzir ansiedade. Distúrbios endócrinos subjacentes também devem ser considerados. Em casos de hipertensão de difícil manejo acompanhada por sintomas físicos como taquicardia, sudorese, nervosismo, cefaleia, tensão muscular, dor no peito e desconforto abdominal, deve-se suspeitar de feocromocitoma. Taquicardia, intolerância ao calor, perda de peso e ansiedade são aspectos de hipertireoidismo que podem ser confundidos com transtorno de ansiedade. Obter uma história completa (incluindo detalhes de uso de álcool e substâncias), realizar um exame físico e solicitar exames de laboratório adequados (p. ex., TSH, metanefrina plasmática) geralmente pode esclarecer a questão. Exceto por hipertensão arterial e pelo pulso acelerado encontrados nos estados ansiosos, nenhuma anormalidade é constatada no exame de indivíduos com transtorno de pânico. Qualquer situação anormal justifica uma busca de causas não psiquiátricas. Tratar as condições subjacentes, ajustar medicamentos e/ou iniciar um processo de desintoxicação provavelmente também resolvam os sintomas de ansiedade.

Distinguir o transtorno de pânico dos transtornos de ansiedade muitas vezes é difícil. Os ataques de pânico são observados em muitos outros estados de ansiedade e também na depressão. Na realidade, o transtorno depressivo maior tem um índice significativo de comorbidade com o transtorno de pânico. A **marca registrada do transtorno de pânico são os ataques de pânico *inesperados,* na ausência de qualquer estímulo específico**. Essa condição é distinta de outros transtornos de ansiedade, em que os ataques de pânico são o resultado da exposição a certo estímulo. Por exemplo, o barulho repentino do escapamento de um carro pode provocar um ataque de pânico em um paciente com transtorno de estresse pós-traumático, ou estar perto de um cachorro pode provocar um ataque de pânico em uma pessoa com uma fobia específica de cachorros. O outro aspecto importante a ter em conta é que, no transtorno de pânico, o *medo na verdade é de ter um ataque,* não de uma situação específica (medo de contaminação no caso do transtorno obsessivo-compulsivo ou do desempenho no caso da fobia social) ou de determinadas atividades (como no transtorno de ansiedade generalizada).

QUADRO 3.3 • Condições clínicas que provocam ataques de pânico

Doenças cardiovasculares
- Angina
- Arritmias
- Insuficiência cardíaca congestiva
- Infarto do miocárdio
- Prolapso da válvula mitral

Doenças endócrinas
- Doença de Cushing
- Doença de Addison
- Hipertireoidismo
- Hipoglicemia
- Hipoparatireoidismo
- Transtorno disfórico pré-menstrual

Doenças neoplásicas
- Carcinoide
- Insulinoma
- Feocromocitoma

Doenças neurológicas
- Transtorno convulsivo
- Vertigem
- Coreia de Huntington
- Enxaqueca
- Esclerose múltipla
- Ataques isquêmicos transitórios
- Doença de Wilson

Doenças pulmonares
- Asma
- Doença pulmonar obstrutiva
- Hiperventilação
- Embolia pulmonar

Outras doenças
- Anafilaxia
- Porfiria

TRATAMENTO

Antidepressivos como os inibidores seletivos da recaptação de serotonina (ISRSs), inibidores da recaptação de noradrenalina (ISRNs) (como venlafaxina) e antidepressivos tricíclicos são extremamente eficazes para tratar o transtorno de pânico. Há maior chance de melhores resultados quando a medicação é utilizada em conjunto com um curso de terapia cognitivo-comportamental (TCC). Conforme ocorre no caso de depressão, talvez só se observe um efeito terapêutico significativo dos medicamentos depois de algumas semanas. O tratamento com um **benzodiazepínico pode ser necessário a curto prazo para proporcionar alívio mais imediato**. Na realidade, alprazolam não é apenas eficaz, como também foi aprovado pela Food and drug administration (FDA) para o tratamento do transtorno de pânico. Devido ao potencial de dependência dos benzodiazepínicos, bem como à comorbidade significativa do abuso de álcool no transtorno de pânico, o objetivo deve ser usar a menor dose possível durante o menor período de tempo possível, com a intenção de interromper esse medicamento depois que o antidepressivo atingir seu efeito integral. A terapia cognitivo-comportamental explica o transtorno para o paciente, auxilia na redução ou eliminação dos medos principais e se volta especificamente para as restrições ao estilo de vida presentes nos indivíduos com essa condição.

QUESTÕES DE COMPREENSÃO

3.1 Um homem de 28 anos descreve medo persistente de falar em público. Embora não tenha dificuldade em situações nas quais precisa falar com apenas uma pessoa, fica extremamente ansioso ao proferir uma palestra, temendo passar vexame. Relata um episódio em que foi forçado a falar de última hora, o que resultou em sentimentos de pânico, tremores, cólicas abdominais e medo de defecar nas calças. Devido a esse problema, não tem sido promovido em seu local de trabalho. Qual das alternativas a seguir é o diagnóstico mais provável?
   A. Transtorno de ansiedade generalizada.
   B. Transtorno de pânico com agorafobia.
   C. Transtorno de pânico sem agorafobia.
   D. Fobia social.
   E. Fobia específica.

3.2 Uma mulher de 40 anos se apresenta com queixas de não ser capaz de sair de casa. Nos últimos cinco anos, tem sentido dificuldade cada vez maior de se afastar muito de casa. Preocupa-se constantemente com a possibilidade de não conseguir ajuda se "perder a cabeça". Na realidade, teve numerosos episódios não provocados de medo intenso, associado a dificuldade de respirar, dor no peito, diaforese e tontura, com duração de uns 20 minutos. Está convencida de que, caso se afaste muito de casa, terá um ataque e não conseguirá obter ajuda. Qual dos seguintes diagnósticos é o mais provável?

A. Transtorno de ansiedade generalizada.
B. Transtorno de pânico com agorafobia.
C. Transtorno de pânico sem agorafobia.
D. Fobia social.
E. Fobia específica.

3.3 Uma mulher de 25 anos descreve sua história de "pavor de altura desde sempre". Ela fica pouco à vontade em alturas superiores a três andares e, quando está viajando ou fazendo compras, se preocupa em saber a altura dos edifícios. Quando percebe que está a uma distância significativa do solo, tem graves sintomas de ansiedade, incluindo tremores, sensação de vertigem, amortecimento e formigamento, bem como medo de morrer. Qual dos seguintes diagnósticos é o mais provável?

A. Transtorno de ansiedade generalizada.
B. Transtorno de pânico com agorafobia.
C. Transtorno de pânico sem agorafobia.
D. Fobia social.
E. Fobia específica.

3.4 A principal queixa de um homem de 33 anos é: "Vou ter um ataque cardíaco como meu pai". Relata que o pai morreu de infarto de miocárdio aos 45 anos. Está convencido de estar tendo ataques de angina, caracterizados por nervosismo, sudorese, palpitações, rubor e amortecimento nas mãos durante vários minutos. Fica ansioso por ter esses sintomas e, apesar dos resultados negativos de um exame cardiológico, continua convencido de que sofrerá um ataque cardíaco. Sob outros aspectos, seu comportamento e estilo de vida não foram afetados. Qual dos seguintes diagnósticos é o mais provável?

A. Transtorno de ansiedade generalizada.
B. Transtorno de pânico com agorafobia.
C. Transtorno de pânico sem agorafobia.
D. Fobia social.
E. Fobia específica.

RESPOSTAS

3.1 **D.** O diagnóstico mais provável para esse homem é fobia social. Embora sofra ataques de pânico, eles não são espontâneos como no transtorno de pânico, pois ocorrem em resposta a falar em público. Seu medo não é de ter outros ataques, mas de se sentir constrangido ou passar vexame. No caso de transtorno de ansiedade generalizada, a ansiedade e a preocupação não se restringem a sentir-se envergonhado como na fobia social, mas envolvem ansiedade excessiva e preocupação com uma série de eventos ou atividades. Fobia específica se caracteriza por um temor excessivo despertado pela presença ou pela expectativa de um objeto ou situação específicos (p. ex., voar de avião, animais), em vez de por situações sociais ou de desempenho.

3.2 **B.** É provável que essa mulher tenha transtorno de pânico com agorafobia. Ela tem ataques de pânico espontâneos recorrentes e, entre os ataques, tem medo de sofrer novos ataques. Evita dirigir e se afastar de casa por medo de não ser capaz de obter ajuda no caso de um ataque.

3.3 **E.** Fobia específica é o diagnóstico mais provável para essa mulher. Embora tenha ataques de pânico, eles não são inesperados, pois resultam de estar em algum local elevado. Seu medo é de uma situação específica (altura), e não de ataques de pânico adicionais.

3.4 **C.** O diagnóstico mais provável para esse homem é transtorno de pânico sem agorafobia. Ele apresenta características específicas dos ataques de pânico, como episódios recorrentes de ansiedade associados a sintomas físicos. Esses episódios são espontâneos, e ele se preocupa com as consequências de ter um novo ataque, ou seja, um infarto do miocárdio. Contudo, ele não evita locais e, de resto, seu comportamento não é afetado.

DICAS CLÍNICAS

▶ O transtorno de pânico é caracterizado por ataques de pânico recorrentes e inesperados, associados à preocupação com ter ataques adicionais e com as consequências dos ataques, ou por mudança de comportamento como resultado dos ataques.
▶ Quaisquer condições clínicas, medicamentos ou uso de substâncias que possam provocar ataques de pânico devem ser descartados.
▶ Observa-se transtorno depressivo maior com frequência em pacientes com transtorno de pânico.
▶ Inibidores seletivos da recaptação de serotonina ou outros antidepressivos, em conjunto com terapia cognitivo-comportamental, são usados no tratamento farmacológico do transtorno de pânico. Se também forem administrados benzodiazepínicos, eles devem ser utilizados na dose mais baixa e durante o menor período de tempo possíveis.

REFERÊNCIAS

American Psychiatric Association. *Treatment guidelines for panic disorder*. Disponível em: http://www.psychiatryonline.com/pracGuide/pracguideChapToc_9.aspx. Acessado em 25 de fevereiro, 2011.

Ebert M, Loosen P, Nurcombe B, eds. *Current diagnosis and treatment in psychiatry*. New York, NY: McGrawHill. 2008:330-334.

RoyByrne PP, Craske MG, Stein MB, et al. A randomized effectiveness trial of cognitive-behavioral therapy and medication for primary care panic disorder. *Arch Gen Psychiatry*. 2005;62(3):290-298.

Sadock BJ, Sadock VA. *Kaplan & Sadock's Synopsis of Psychiatry*. 10th ed. Baltimore, MD: Lippincott Williams & Wilkins; 2007:586, 599-606.

CASO 4

Uma mulher de 55 anos se apresenta a um psiquiatra com queixa de ter o humor deprimido nos últimos três meses. Refere que seu humor tem sido consistentemente baixo e descreve seu estado recente como "eu não sou assim". Também percebeu uma redução de energia e um ganho de peso de uns 3 kg no mesmo período de tempo, embora seu apetite não tenha aumentado. Nunca consultou um psiquiatra antes e lembra-se de jamais ter se sentido assim deprimida por tanto tempo. Nega problemas clínicos e afirma que não está sob medicação. Sua história familiar é positiva para um caso de esquizofrenia em uma tia do lado materno.

No exame do estado mental, a paciente parece deprimida e cansada, embora tenha uma variação normal de afeto. Sua fala é um pouco lenta, mas fora isso não chama atenção. Seus processos de pensamento são lineares e lógicos. Não apresenta risco de suicídio ou de homicídio e não relata alucinações nem delírios. Sua cognição está inteiramente preservada. Seu discernimento e seu controle de impulsos não estão prejudicados.

O exame físico revela pressão arterial de 110/70 mmHg e temperatura de 36,7°C. Sua glândula tireoide está difusamente aumentada, mas não dolorosa. Seu coração bate em frequência e ritmo regulares. Ela apresenta cabelo áspero e quebradiço, mas nenhuma erupção.

▶ Qual é o diagnóstico mais provável?
▶ Qual é o próximo passo diagnóstico?

RESPOSTAS PARA O CASO 4
Hipotireoidismo com depressão

Resumo: Uma mulher de 55 anos se apresenta ao psiquiatra com humor deprimido, energia diminuída e ganho de peso. Ela jamais teve esses sintomas antes. Seu exame de estado mental é significativo para uma mulher com aparência deprimida, mas fora isso não chama atenção. O exame físico se destaca devido à glândula tireoide difusamente aumentada e ao cabelo áspero e quebradiço.

- **Diagnóstico mais provável:** Transtorno do humor devido a uma condição médica geral (hipotireoidismo).
- **Próximo passo diagnóstico:** Obter exames da tireoide para essa paciente, incluindo determinação dos níveis de tireotrofina (TSH), tri-iodotironina e tiroxina.

ANÁLISE

Objetivos

1. Reconhecer um transtorno do humor devido a uma condição médica geral.
2. Ser capaz de utilizar o diagnóstico mais provável para essa paciente visando orientar o(s) exame(s) de laboratório necessário(s) para confirmar o seu hipotireoidismo.

Considerações

Apesar de a história dessa paciente ser consistente com a de um episódio de depressão maior, dois elementos são atípicos. Observa-se ganho de peso em pacientes com depressão maior com características atípicas, mas essa condição normalmente é acompanhada pelo aumento do apetite. Ganho de peso na ausência de aumento de apetite é uma pista para as mudanças metabólicas causadas pelo hipotireoidismo dessa paciente. Ocasionalmente, as características clínicas do hipotireoidismo podem estar aparentes. Uma tireoide aumentada não é observada em pacientes com depressão maior, mas é um indício que orienta os exames específicos de laboratório escolhidos nesse caso.

ABORDAGEM AO
Transtorno do humor devido a uma condição médica geral

ABORDAGEM CLÍNICA

O diagnóstico desse transtorno requer perturbação do humor que cause sofrimento significativo ou prejuízo no funcionamento. Ele pode ser semelhante a um episódio de depressão (humor deprimido ou prazer diminuído) ou a um episódio de mania (humor elevado ou irritável). A história, o exame físico ou os achados de laboratoriais precisam demonstrar uma relação fisiológica causal entre a doença clínica e a mudança do humor. Em outras palavras, a depressão ou a mania não podem resultar apenas do estresse de ter uma condição clínica. Além disso, o episódio de humor também não pode ocorrer apenas durante *delirium*.

DIAGNÓSTICO DIFERENCIAL

O diagnóstico diferencial para transtorno do humor devido a uma condição médica geral é vasto em razão das numerosas condições clínicas e neurológicas que podem causar depressão ou mania. A Tabela 4.1 lista vários exemplos. Os transtornos do humor induzidos por substâncias, causados não apenas por álcool e drogas ilícitas (na intoxicação e na abstinência), mas também por uma enorme quantidade de medicamentos são importantes no diagnóstico diferencial. Veja o Quadro 4.1 para uma lista parcial de medicamentos que podem causar sintomas depressivos. Às vezes pode ser difícil fazer a distinção entre transtorno do humor primário (psiquiátrico) e secundário (induzido), especialmente porque um estressor, como a própria doença clínica, pode desencadear episódios tanto de depressão maior como de mania.

TRATAMENTO

O tratamento de um transtorno do humor devido a uma condição médica geral exige, se possível, tratar primeiro a condição clínica subjacente e, desta forma, obter melhora nos sintomas de humor. Por exemplo, neste caso, ao se descobrir que a mulher tem hipotireoidismo e ao tratá-la com suplementação da tireoide, ela provavelmente irá sentir uma melhora na depressão. Os sintomas de humor causados por condições clínicas ou neurológicas que são recorrentes, crônicas ou de outra forma intratáveis (p. ex., demências, acidentes vasculares cerebrais, tumores malignos) muitas vezes respondem a tratamentos psicofarmacológicos típicos, como inibidores seletivos da recaptação de serotonina, inibidores da recaptação de serotonina e noradrenalina, antidepressivos tricíclicos, estabilizadores do humor e eletroconvulsoterapia.

TABELA 4.1 • Condições clínicas que causam transtornos do humor

Condição clínica	Transtorno do humor
Doença de Parkinson	Depressão
Doença de Huntington	Depressão ou mania
Doença de Wilson	Mania
Acidente vascular cerebral	Depressão ou mania
Neoplasia cerebral	Depressão ou mania
Trauma cerebral	Depressão ou mania
Encefalite	Depressão ou mania
Esclerose múltipla	Depressão ou mania
Epilepsia de lobo temporal	Mania
Hipertireoidismo	Depressão ou mania
Hipotireoidismo	Depressão
Hiperparatireoidismo	Depressão
Hipoparatireoidismo	Depressão
Uremia	Depressão ou mania
Síndrome de Cushing	Depressão
Doença de Addison	Depressão
Lúpus eritematoso sistêmico	Depressão
Artrite reumatoide	Depressão
Deficiência de folato	Depressão
Deficiência de vitamina B_{12}	Depressão ou mania
Síndrome da imunodeficiência adquirida	Depressão

QUADRO 4.1 • Medicamentos que causam sintomas depressivos

Agentes anti-hipertensivos com efeitos catecolamínicos
- Clonidina
- Propranolol
- Reserpina
- Lidocaína
- Metildopa

Fármacos de motilidade gastrintestinal
- Metoclopramida

Sedativos e hipnóticos
- Barbitúricos
- Hidrato de cloral
- Benzodiazepínicos

Esteroides e hormônios
- Corticosteroides
- Contraceptivos orais
- Prednisona
- Triancinolona

Agentes neurológicos
- Amantadina
- Carbamazepina
- Levodopa
- Fenitoína

Metais pesados
- Mercúrio
- Chumbo

Analgésicos
- Indometacina
- Opiáceos

Antibióticos e anti-inflamatórios
- Ampicilina
- Clotrimazol
- Griseofulvina
- Metronidazol
- Sulfonamidas
- Tetraciclina
- Interferon

Inseticidas
- Organofosfatos

Agentes antineoplásticos
- Azatioprina
- Vincristina
- Bleomicina
- Trimetoprim
- Cicloserina
- Vimblastina
- Anfotericina B
- Procarbazina

Antagonistas dos receptores de histamina$_2$
- Cimetidina
- Ranitidina

QUESTÕES DE COMPREENSÃO

Para as seguintes vinhetas clínicas (questões de 4.1 a 4.5), escolha o diagnóstico mais provável (A a E):

A. Transtorno bipolar, episódio maníaco.
B. Depressão maior.
C. Transtorno do humor devido a uma condição médica geral.
D. Transtorno do humor induzido por substância.
E. Transtorno da adaptação com humor deprimido.

4.1 Um jovem de 18 anos se apresenta com três dias de humor irritável, sono diminuído, loquacidade, energia aumentada e distratibilidade. Ele não tem história psiquiátrica pessoal nem familiar e não apresenta nenhum problema clínico no momento. Em seu exame do estado mental destacam-se agitação psicomotora e afeto irritável. Está paranoide, mas nega delírios e alucinações. No exame físico, chamam atenção a pulsação e a pressão arterial elevadas, assim como midríase bilateral. Os resultados de seu *screening* toxicológico de urina são positivos para cocaína.

4.2 Uma mulher de 39 anos se apresenta com um mês de humor mais deprimido a cada dia, com sono aumentado, baixa energia e dificuldade para se concentrar, mas sem mudanças no apetite e no peso. Sua história médica é significativa para esclerose múltipla, mas atualmente não está usando medicamentos. Em seu exame do estado mental, destacam-se lentificação psicomotora e afeto deprimido e embotado. Seu exame físico demonstra muitos déficits sensórios e motores diferentes.

4.3 Um executivo de 52 anos se apresenta com um início de depressão, despertar matinal antecipado, energia diminuída, distratibilidade, anedonia, pouco apetite e perda de peso nos últimos três meses. Seus sintomas começaram logo depois de ter sofrido infarto do miocárdio. Embora não tenha sequelas significativas, sente-se menos motivado e pouco realizado em sua vida e em seu trabalho, acreditando estar agora "vulnerável". Em consequência disso, não se esforça como antes, e sua produtividade está começando a diminuir.

4.4 Uma mulher de 80 anos, sem história psiquiátrica, é examinada depois que um acidente vascular cerebral no lado esquerdo a deixou paralisada no lado direito. Desde a ocorrência desse problema, ela se queixa de ausência de prazer em tudo o que anteriormente apreciava. Descreve crises de choro frequentes, sono aumentado, redução do apetite com perda de peso e sentimentos de desesperança e impotência.

4.5 Um homem de 36 anos com história de um episódio depressivo maior é levado à emergência pela polícia depois de interromper o trânsito em uma via expressa anunciando ser o "messias". Ao ser contatada, sua esposa relata que há quatro noites ele anda pela casa, fala "sem parar" e começou a fazer vários consertos na casa, sem terminá-los. Ela acha que ele toma sertralina para depressão e propranolol para hipertensão arterial sistêmica. Seu nível de álcool no sangue é inferior a 10, e o exame toxicológico de urina é negativo.

RESPOSTAS

4.1 **D.** O diagnóstico mais provável para esse jovem é transtorno do humor induzido por substância (cocaína). Embora apresente sintomas maníacos clássicos (humor irritável, sono diminuído, etc.), não tem história psiquiátrica nem familiar de transtorno do humor. Seu exame físico revela várias constatações não necessariamente consistentes com mania: sinais vitais elevados (pulsação e pressão arterial) e midríase. O fator importante nesse caso é seu uso óbvio de cocaína, que pode produzir sintomas que imitam a mania aguda.

4.2 **C.** O diagnóstico mais provável nesse caso é transtorno do humor devido a uma condição médica geral: esclerose múltipla. Ainda que essa mulher apresente os sintomas característicos de um episódio de depressão maior (humor deprimido, sono aumentado, baixa energia), não exibe as mudanças de apetite e peso que costumam ser observadas nessa doença. Muitas vezes, esteroides causam sintomas de humor, como depressão ou mania, mas ela atualmente não está usando medicamentos. Os resultados de seu exame físico também são consistentes com uma reativação de sua esclerose múltipla e demonstram relação temporal com a depressão. Sabe-se que as lesões da massa branca do sistema nervoso central observadas em tomografias causam um estado depressivo.

4.3 **B.** O diagnóstico mais provável para esse homem é depressão maior. Ele tem sintomas típicos do transtorno, tanto o humor deprimido como os sintomas neurovegetativos, durante mais de duas semanas. Mesmo essa condição sendo precedida por um infarto agudo do miocárdio, isso não foi a causa fisiológica de sua depressão. Sua doença clínica (e o subsequente sentimento de vulnerabilidade) foi o estressor que provocou o episódio de depressão.

4.4 **C.** O diagnóstico mais provável nesse caso é transtorno do humor devido a uma condição médica geral, ou seja, um acidente vascular cerebral. A paciente tem sintomas óbvios de doença depressiva, incluindo anedonia. Esses sintomas também têm uma clara relação temporal com o acidente vascular que a deixou com déficits motores significativos. Sabe-se que eventos vasculares cerebrais resultam em depressão.

4.5 **D.** O diagnóstico mais provável para esse homem é o de transtorno do humor induzido por substância, em outras palavras, mania causada por tratamento antidepressivo. Ele apresenta sintomas e sinais clássicos de mania, como redução da necessidade de dormir, loquacidade, aumento de atividade, comportamento arriscado e delírios de grandeza. Apresenta uma história com episódio depressivo maior e está medicado com um antidepressivo que provavelmente causou a alteração para seu episódio maníaco atual. De acordo com o DSM-IV-TR, episódios de mania causados por tratamento antidepressivo são considerados como sendo induzidos por substância e não apontam para um diagnóstico de transtorno bipolar. Embora esteja sendo medicado com um betabloqueador para hipertensão, o fármaco seria a provável causa de um episódio depressivo em vez de maníaco.

> ### DICAS CLÍNICAS
>
> ▶ Uma história clínica completa, exame físico e testes laboratoriais de rotina, incluindo exames da tireoide, são essenciais no exame diagnóstico de um indivíduo que apresenta o primeiro episódio de transtorno do humor.
> ▶ Sintomas atípicos, como ganho de peso sem aumento de apetite, sugerem transtorno do humor devido a uma condição médica geral.
> ▶ Para diagnosticar um transtorno do humor devido a uma condição médica, esta precisa ter relação fisiológica causal com o episódio do humor.
> ▶ Acidentes vasculares cerebrais, em especial no lobo frontal esquerdo, costumam provocar episódios subsequentes de depressão.

REFERÊNCIAS

Hackett ML, Yapa C, Parag V, Anderson CS. Frequency of depression after stroke: A systematic review of observational studies. *Stroke*. 2005;36:1330-1340.

Sadock BJ, Sadock VA. *Kaplan & Sadock's synopsis of psychiatry*. 9th ed. Baltimore, MD: Lippincott Williams & Wilkins. 2007:738-739.

CASO 5

Um adolescente de 14 anos é trazido ao setor de emergência depois de ser encontrado no porão de sua casa pelos pais em pleno horário de aula. Os pais foram para casa após receber um telefonema da escola informando que seu filho não comparecia às aulas havia quatro dias. O menino estava trabalhando freneticamente em um projeto que, segundo ele, resolveria a crise de combustível. Começara a voltar para casa da escola depois que os pais saíam para o trabalho porque o professor de ciências não o deixava mais usar o laboratório após o horário escolar. O paciente discutira com o zelador da escola após este ter–lhe solicitado que fosse embora por ser muito tarde. O menino afirmava que o zelador era um espião estrangeiro que estava tentando impedir seu progresso.

Os pais se sentem muito orgulhosos do interesse do filho pela ciência, mas admitem que ultimamente tem sido mais difícil lidar com ele. O jovem não consegue parar de falar sobre seu projeto e não deixa ninguém interrompê-lo. Seu entusiasmo agora é palpável. Nas últimas semanas, tem lido até tarde da noite e dormido muito pouco. Apesar disso, parece ter muita energia e surpreende os amigos dos pais com planos detalhados de como vai salvar o mundo. Os amigos não aguentam mais esse seu crescente interesse pelo projeto. Sua linha de pensamento é difícil de acompanhar. Ele fica andando em torno da sala de exames, dizendo: "Estou ansioso para voltar ao meu projeto antes que seja tarde demais". Embora não tenha nenhum suspeito em particular, ele teme que sua vida possa estar em perigo devido à importância de seu trabalho.

▶ Qual é o diagnóstico mais provável?
▶ Qual é o melhor tratamento?

RESPOSTAS PARA O CASO 5
Transtorno bipolar (infantil)

Resumo: Um adolescente de 14 anos é levado ao setor de emergência pelos pais por estar faltando à aula para trabalhar freneticamente em um projeto que, segundo ele, vai salvar o mundo. O problema parece ter se acentuado nas últimas semanas. Ele não dorme, mas tem muita energia. Seus pensamentos são desordenados, e ele não percebe como está intrusivo ou como incomoda as pessoas com seu discurso excessivo e incessante. Está irritável e lábil e tem pensamentos paranoides e grandiosos.

- **Diagnóstico mais provável:** Transtorno bipolar I, primeiro episódio maníaco, com características psicóticas.
- **Melhor tratamento:** Agente estabilizador do humor (como ácido valproico ou lítio) e agente antipsicótico atípico. De acordo com as diretrizes da American Academy of Child and Adolescent Psychiatry (AACAP), a primeira linha de tratamento na ausência de psicose é monoterapia com estabilizadores do humor tradicionais, como lítio, valproato e carbamazepina, ou com os antipsicóticos atípicos olanzapina, quetiapina e risperidona. **A maioria dos consultores que elaboraram as diretrizes recomendou lítio ou valproato como primeira opção de medicação para mania não psicótica**. O lítio é o único estabilizador do humor com aprovação da FDA para o tratamento do transtorno bipolar em crianças a partir de 12 anos. Valproato é usado há anos para o tratamento de transtorno convulsivo em crianças mais jovens e apresenta um perfil de risco e segurança bem estabelecido, de forma que pode ser uma opção melhor no caso de crianças com menos de 12 anos. Considerando que este paciente apresenta sinais significativos de transtorno do pensamento e paranoia, deve-se iniciar a medicação com estabilizador do humor e antipsicótico atípico.

ANÁLISE
Objetivos

1. Compreender os critérios diagnósticos para o transtorno bipolar.
2. Compreender os critérios para o tratamento psiquiátrico desse transtorno com internação.
3. Compreender o plano inicial para o tratamento do transtorno bipolar.

Considerações

O paciente apresenta grandiosidade, autoestima inflada, paranoia, necessidade reduzida de sono, nível de energia aumentado, loquacidade e nível aumentado de atividade motora. Os sintomas parecem vir aumentando há algumas semanas. O adolescente não parece perturbado, e seus pais também não estavam até seu comportamento ficar mais problemático e seu desempenho escolar ser afetado. Não está claro se esse é o primeiro episódio deste paciente. Ainda que apresente mania eufórica clássica, vale lembrar que crianças com transtorno bipolar costumam apresentar um quadro misto ou disfórico caracterizado por breves períodos de labilidade de humor intensa e irritabilidade. Existe necessidade de hospitalização? Sim. O paciente não parece constituir perigo agudo para si mesmo nem para os outros, mas lidar com ele tem ficado cada vez mais difícil. Seus pais não estavam sabendo que ele saía da escola cedo e em que outras atividades poderia estar envolvido ou onde poderia ter estado. O jovem apresenta risco elevado de envolver-se em ações impulsivas com potencial para consequências dolorosas (leviandade sexual, consumo compulsivo ou outros comportamentos prazerosos, porém arriscados). Um ambiente de internação seria ideal para começar logo o tratamento com medicamentos e para titular sua eficácia. Sendo o paciente menor de idade, os pais podem decidir interná-lo em um hospital. Deve-se monitorar intensivamente o paciente após o início de sua medicação com estabilizador do humor e antipsicótico atípico. Se houver uma reação apenas parcial às doses terapêuticas dos medicamentos, seria indicado acrescentar outro estabilizador do humor. Caso não se observe uma reação, a melhor opção é trocar o estabilizador do humor.

ABORDAGEM AO Transtorno bipolar (infantil)

DEFINIÇÕES

TRANSTORNO BIPOLAR I: Síndrome com sintomas maníacos completos ocorrendo no curso do transtorno.

TRANSTORNO BIPOLAR II: Hipomania; caracterizado por depressão e episódios de mania que não satisfazem totalmente os critérios para síndrome maníaca. *Ver* Hipomania.

HIPOMANIA: Os sintomas são semelhantes aos da mania, embora não atinjam o mesmo nível de gravidade nem causem o mesmo grau de prejuízo social. Ainda que a hipomania seja com frequência associada a humor elevado e muito pouco *insight*, os pacientes não costumam exibir sintomas psicóticos, fuga de ideias ou agitação psicomotora acentuada.

CICLAGEM RÁPIDA: Ocorrência de pelo menos quatro episódios – tanto de depressão quanto de hipomania/mania – em um ano.

LÁBIL: Humor e/ou afeto que muda com rapidez de um extremo ao outro. Por exemplo, o paciente pode estar rindo e eufórico em um momento, o que é seguido por uma manifestação de intensa raiva e, depois, extrema tristeza nos próximos minutos da entrevista.

ABORDAGEM CLÍNICA

Os critérios para o diagnóstico de transtorno bipolar em crianças (ver Quadro 5.1) do *Manual diagnóstico e estatístico de transtornos mentais*, 4ª edição, texto revisado (DSM-IV-TR), são os mesmos usados para os adultos. O diagnóstico adequado de transtorno bipolar em crianças e adolescentes é uma das áreas mais controversas na psiquiatria. Alguns autores sugerem que muitos jovens com transtorno bipolar apresentam uma desregulação de humor grave com múltiplas alterações de humor prolongadas e intensas todos os dias, que consistem em períodos breves de euforia seguidos por períodos mais longos de irritabilidade. Essas crianças podem chegar a uma média de 3 ou 4 ciclos por dia. Como consequência, esses autores defendem que o médico deve diagnosticar transtorno bipolar em jovens que não satisfaçam os critérios do DSM-IV-TR, mas que apresentem essa desregulação de humor. Outros autores defendem que vários jovens que apresentam episódios explosivos e são emocionalmente lábeis na realidade têm problemas de temperamento como parte de um transtorno precoce da personalidade e que esses indivíduos são categorizados de forma equivocada como bipolares.

Em adultos, a prevalência geral de transtornos do humor é de cerca de 1% e aumenta com a idade. A prevalência do transtorno bipolar adolescente na população em geral também é de cerca de 1%. O fato de esses dois índices serem os mesmos causa preocupação, pois o transtorno bipolar é uma condição de toda a vida, e os índices de prevalência de modo geral em jovens deveriam ser mais baixos do que em adultos. Esse contexto também indica que algumas crianças diagnosticadas com transtorno bipolar na realidade apresentam problemas que são erroneamente atribuídos à doença. O transtorno bipolar é raro em crianças em idade pré-escolar. O índice de ocorrência de transtorno bipolar I é de 0,2 a 0,4% em crianças na pré-puberdade.

Estudos indicam que jovens diagnosticados com transtorno bipolar que não satisfazem os critérios do DSM-IV para mania (transtorno bipolar SOE) apresentam uma incidência maior de vários tipos de psicopatologia quando adultos, mas não um aumento na incidência de transtorno bipolar.

O ponto principal é que os médicos devem ser extremamente cautelosos ao diagnosticar transtorno bipolar em jovens e precisam sempre duvidar da precisão do diagnóstico caso tenha sido feito por outros, em especial se o paciente não satisfizer todos os critérios do DSM-IV-TR para transtorno bipolar. Os parâmetros para prática estabelecidos pela AACAP defendem que todos os critérios do DSM-IV-TR,

QUADRO 5.1 • Critérios diagnósticos de transtorno bipolar (episódio maníaco) em crianças*

Um período bem definido de humor anormal e persistentemente elevado, expansivo ou irritável e aumento persistente de energia com duração mínima de uma semana (ou qualquer duração, se a hospitalização for necessária).
Presença de três ou mais dos seguintes sintomas durante o período de perturbação do humor e aumento de energia:
• Autoestima inflada ou grandiosidade
• Redução da necessidade de sono
• Loquacidade maior que o habitual ou pressão por falar
• Fuga de ideias ou experiência subjetiva de que os pensamentos estão correndo
• Distratibilidade
• Aumento da atividade dirigida a objetivos ou agitação psicomotora
• Envolvimento excessivo em atividades prazerosas com um alto potencial de consequências dolorosas (compras consumistas, atividade sexual, investimentos insensatos)
Os sintomas não satisfazem os critérios para episódio misto.
A perturbação do humor é suficientemente grave para causar prejuízo no funcionamento normal.
Os sintomas não se devem aos efeitos de substância ou de condição médica.

* *O diagnóstico de transtorno bipolar do atual* Manual diagnóstico e estatístico de transtornos mentais *não apresenta qualquer modificação para o transtorno em crianças.*

incluindo o critério de uma semana de duração, devem ser seguidos ao se estabelecer um diagnóstico de mania ou hipomania em crianças ou em adolescentes.

Os transtornos do humor tendem a se agregar em famílias. Seu índice de ocorrência nos filhos de adultos com esses transtornos é no mínimo três vezes superior aos índices observados na população em geral, com risco de 15 a 45% ao longo da vida. A constatação de que gêmeos idênticos possuem um índice de concordância de 69% para transtorno bipolar em comparação a um índice de 19% para gêmeos bivitelinos indica um forte componente genético, mas também sugere um efeito de questões psicossociais no desenvolvimento de transtornos do humor.

O transtorno bipolar I raramente é diagnosticado antes da puberdade devido à ausência de episódios de mania. É comum o episódio de depressão maior preceder o de mania no adolescente com transtorno bipolar I. A mania é reconhecida por uma mudança definida de um estado preexistente e, em geral, acompanhada por delírios grandiosos e paranoides e fenômenos alucinatórios. **Na adolescência, os episódios de mania com frequência estão acompanhados de características psicóticas**, quase sempre sendo necessária a internação. A hipomania precisa ser diferenciada do transtorno de déficit de atenção/hiperatividade (TDAH), caracterizado por distratibilidade, impulsividade e hiperatividade presentes diariamente e de forma consistente desde antes de o paciente completar 7 anos. Crianças com TDAH costumam desenvolver transtorno desafiador de oposição (TDO), no qual o paciente se opõe de modo desafiador aos desejos de outros e desobedece a regras de menor importância, ou transtorno da conduta (TC), no qual o jovem desafiadoramente rompe as regras sociais mais importantes. **Um jovem que apresenta tanto TDAH como TDO ou TC pode ter um padrão de distratibilidade, agitação motora e explosões de raiva que podem ser confundidos com transtorno bipolar. A história do comportamento durante a idade pré-escolar passa a ser a principal fonte de informação, já que o transtorno bipolar é de extrema raridade nessa faixa etária, enquanto TDAH e TDO são bastante comuns. Com o lançamento do DSM-5, algumas crianças que anteriormente foram diagnosticadas com transtorno bipolar receberão o diagnóstico de transtorno de desregulação do temperamento com disforia.**

DIAGNÓSTICO DIFERENCIAL

A agitação psicomotora ou o aumento no nível de atividade associados ao transtorno bipolar precisam ser diferenciados com atenção dos sintomas do TDAH, sobretudo se a criança também apresentar TDO ou TC. Se o episódio que está ocorrendo for depressivo, outros transtornos do humor precisam ser descartados, incluindo a depressão maior ou um transtorno da adaptação com humor depressivo. Também precisam ser excluídos os transtornos do humor relacionados a intoxicação por substâncias, transtornos de ansiedade, efeitos colaterais de um medicamento ou uma condição médica geral.

TRABALHANDO COM CRIANÇAS E SUAS FAMÍLIAS

As diretrizes de tratamento da AACAP ressaltam que a família é essencial para se obter a história detalhada e as observações atuais necessárias para o estabelecimento de um diagnóstico preciso. No processo de obtenção da história, é fundamental levar em consideração se os pais ou outros membros da família foram diagnosticados com transtorno bipolar ou se os membros da família apresentam transtorno bipolar não diagnosticado ou sem tratamento. Em casos dessa natureza, assegurar-se de que os familiares estejam recebendo o tratamento adequado para sua doença pode surtir efeitos benéficos importantes no ambiente da criança. Por fim, é fundamental garantir que as famílias tenham total compreensão do que é o transtorno bipolar, seu curso clínico e como ele pode ser tratado de maneira eficiente, além da disponibilidade de grupos de apoio e discussão sobre esse transtorno.

TRATAMENTO

Os medicamentos desempenham um papel significativo no tratamento do transtorno bipolar, e deve-se consultar o conjunto de regras e procedimentos da AACAP ao tratar jovens com esse transtorno. Com frequência, **agentes estabilizadores do humor, como carbonato de lítio, carbamazepina e valproato** são úteis para impedir e tratar fases maníacas. O lítio é o único agente aprovado pela FDA para o tratamento do transtorno bipolar em jovens a partir de 12 anos. Deve-se monitorar os níveis séricos para garantir que a dosagem se mantenha na faixa terapêutica. As diretrizes de tratamento desenvolvidas pela AACAP indicam a ausência de dados válidos de pesquisa sobre o tratamento de jovens bipolares deprimidos, mas estabelecem que lítio pode ser recomendado como opção de tratamento em jovens com depressão bipolar. Inibidores seletivos da recaptação de serotonina (ISRSs) e bupropiona também podem ser considerados durante as fases depressivas do transtorno bipolar, com base nas diretrizes da AACAP, e lamotrigina e valproato também figuram como outras opções de tratamento. **Acredita-se que muitos antidepressivos desencadeiem ou "desmascarem" a mania**, de modo que devem ser usados com cuidado – e os pacientes precisam ser observados com atenção para identificar sintomas maníacos emergentes. Há necessidade de monitorar regularmente o funcionamento da tireoide e dos rins em pacientes medicados com lítio, sendo que os indivíduos medicados com carbamazepina requerem monitoração intensiva para anemia aplásica rara ou agranulocitose. Além de monitorar o funcionamento hepático e os níveis plaquetários quando o paciente está sendo medicado com valproato, uma série de estudos sugere um índice elevado de síndrome de ovário policístico em mulheres com epilepsia tratadas com esse fármaco, o que gera preocupação quanto ao uso de longo prazo em mulheres jovens com transtorno bipolar. Há evidências de que muitos estabilizadores do humor apresentam **efeitos teratogênicos**. Por essa razão, devem ser realizados testes de gravidez em todas as mulheres em idade fértil antes da prescrição desses fármacos. **Antipsicóticos atípicos, como olanzapina, risperidona e quetiapina, também são usados como monoterapia para controlar episódios de mania. Eles não apresentam os efeitos teratogênicos observados com lítio, valproato e carbamazepina.** Os pacientes medicados com antipsicóticos atípicos devem ser monitorados com atenção para o desenvolvimento de uma síndrome metabólica composta por ganho de peso, diabetes melito e hipercolesterolemia. **Discinesia tardia** é um possível efeito colateral desses antipsicóticos, e uma avaliação de movimentos anormais deve ser realizada antes do início da medicação e em intervalos regulares usando a Escala de Movimentos Involuntários Anormais (EMIA).

CASOS CLÍNICOS EM PSIQUIATRIA   81

O tratamento do transtorno bipolar na infância pode ser muito difícil. Há várias doenças psiquiátricas comórbidas, especialmente TDAH. Caso o tratamento seja adequado, mas não se dispense atenção aos transtornos psiquiátricos comórbidos, a criança continuará a apresentar prejuízo funcional e acadêmico. A ausência de identificação de alto grau de comorbidade pode conduzir a suposições errôneas sobre o sucesso do tratamento e a repetidas experiências desnecessárias com medicamentos.

O **tratamento do transtorno bipolar em crianças envolve tanto psicoterapia como psicofarmacoterapia**. A escola e a família devem ser incluídas no tratamento, pois as ramificações desse transtorno em um indivíduo podem ter efeitos de longo alcance. Em geral, a **terapia cognitiva** é um componente importante do tratamento, focalizando a **redução dos pensamentos negativos e o desenvolvimento da autoestima**. A **terapia familiar** pode ser indicada quando a dinâmica familiar é um fator que contribui para os sintomas.

QUESTÕES DE COMPREENSÃO

5.1 Qual dos seguintes medicamentos seria a melhor opção para tratar mania não psicótica em um garoto de 10 anos?
  A. Isotretinoína (Roacutan).
  B. Beclometasona.
  C. Lítio.
  D. Valproato.
  E. Risperidona.

5.2 Uma garota de 16 anos foi admitida com história de três semanas de irritabilidade repentina, compras impulsivas e desaparecimento à noite com homens mais velhos. Sua necessidade de sono diminuiu; apresenta fuga de ideias e pensamentos de grandiosidade sobre ser assessora de um candidato a presidente. Exames laboratoriais de rotina na admissão revelam que ela está grávida. Qual das seguintes alternativas é uma declaração que deve ser feita aos pais da menina?
  A. O tratamento com um antidepressivo ISRS é uma alternativa razoável aos estabilizadores do humor em uma menina grávida.
  B. Por estar grávida, ela deve ser mantida em separado, em uma unidade de internação, durante o primeiro trimestre de gravidez, sem medicamentos.
  C. Um antipsicótico atípico pode ser a melhor opção para tratar tanto os aspectos psicóticos quanto a perturbação de humor associada a seu transtorno bipolar, especialmente durante o primeiro trimestre.
  D. Psicoterapia tem uma importância menor no tratamento do transtorno bipolar da garota.
  E. Tanto lítio quanto valproato ou carbamazepina constituem uma primeira opção razoável de estabilizador do humor para essa paciente.

5.3 Os pais de um garoto de 10 anos percebem que seu filho se dá bem com a família até o momento em que não recebe permissão para fazer algo que deseje. Nessas ocasiões, ele se torna irritável, impulsivamente agressivo e agitado durante várias horas. Assim que se acalma ou quando consegue o que quer, fica feliz e volta a ser agradável. Na escola, ele não tem problemas de concentração, mas, se não quer fazer algo, começa a discutir. Qual das alternativas a seguir indica o diagnóstico mais provável?

A. Transtorno desafiador de oposição.
B. Transtorno bipolar, mania.
C. Transtorno de déficit de atenção/hiperatividade, tipo combinado.
D. Depressão maior.
E. Transtorno de ansiedade generalizada.

RESPOSTAS

5.1 **D.** Estabilizadores do humor são usados para o tratamento do transtorno bipolar. O lítio é o único fármaco que recebeu aprovação da FDA para o tratamento de transtorno bipolar em jovens com idade superior a 12 anos, mas valproato apresenta um perfil de segurança mais extenso em jovens devido a seu uso histórico para convulsões.

5.2 **C.** Antipsicóticos atípicos são boas opções para o controle de mania durante a gravidez devido aos fortes efeitos teratogênicos da maioria dos estabilizadores do humor. Os ISRSs simplesmente irão agravar a mania. A paciente necessitará psicoterapia dedicada a ajudá-la a identificar como se sente em relação à gravidez.

5.3 **A.** O padrão descrito se encaixa melhor na definição de transtorno desafiador de oposição, já que o paciente se acalma e se torna agradável após conseguir o que deseja. Pode-se observar esse tipo de explosão em uma criança com transtorno bipolar, mas a desregulação do humor continua mesmo depois que ela "consegue o que quer". As crianças em meio a um episódio bipolar nunca "se acalmam e se tornam agradáveis". As crianças deprimidas também apresentariam uma mudança persistente no humor. Os sintomas de desatenção e distratibilidade não estão presentes, portanto o paciente não tem TDAH. Não há sinais de ansiedade.

DICAS CLÍNICAS

▶ Os parâmetros de prática da AACAP estabelecem que devem ser seguidos todos os critérios do DSM-IV-TR, incluindo o critério de duração de uma semana, ao se diagnosticar mania ou hipomania em crianças ou adolescentes.
▶ A maioria da comissão que estabeleceu as diretrizes de tratamento da AACAP recomendou lítio ou valproato como primeira opção de medicamento para mania não psicótica.
▶ Existe um alto grau de comorbidade psiquiátrica no transtorno bipolar na infância.
▶ Os agentes estabilizadores do humor apresentam um risco significativo de teratogênese.

REFERÊNCIAS

American Academy of Child and Adolescent Psychiatry. Practice parameter for the assessment and treatment of children and adolescents with bipolar disorder. *J Am Acad Child Adolesc Psychiatry*. 2007;46(1):107-125.

Kowatch RA, Fristad M, Birmaher B, Wagner KD, Findling RL, Hellander M; AACAP Child Psychiatric Workgroup on Bipolar Disorder. Treatment guidelines for children and adolescents with bipolar disorder. *J Am Acad Child Adolesc Psychiatry*. 2005; 44(3):213-235.

Sadock BJ, Sadock VA, eds. Mood disorders and suicide in children and adolescents. In: *Kaplan & Sadock's synopsis of psychiatry*. 10th ed. Philadelphia, PA: Lippincot Williams & Wilkins; 2007:1258-1269.

CASO 6

Um homem de 36 anos procura seu clínico geral queixando-se de estar "estressado" desde que mudou de emprego há dois meses. Afirma que estava se saindo bem em seu trabalho, desenvolvendo *softwares*. Então, foi informado de que sua função seria extinta e que precisaria mudar para o departamento de vendas se quisesse continuar na empresa. O paciente concordou, pois não queria perder os benefícios do seguro e o plano de aposentadoria, mas agora relata que "não suporta todas aquelas pessoas". Comenta que seu trabalho anterior lhe permitia ficar sozinho a maior parte do tempo. A nova função exige uma interação quase constante com colegas e clientes, algo que ele detesta. Diz que quase não tem amigos, exceto um primo de quem é íntimo desde a infância, e que nunca teve um relacionamento afetivo nem relação sexual significativos, mas não sente falta dessa experiência nem de ter amigos. Acrescenta que adora ficar horas "navegando" na internet ou jogando sozinho no computador. Nunca consultou um psiquiatra e não vê motivo para fazê-lo.

No exame do estado mental, parece bastante desinteressado e distante em relação ao examinador e dificilmente o olha nos olhos. Seu humor é descrito como "estressado", mas seu afeto não é congruente com essa impressão – parece calmo, sem modulação emocional. Não são observados outros sintomas de destaque durante esse exame.

- Qual é o diagnóstico mais provável?
- Qual é o melhor tratamento inicial?

RESPOSTAS PARA O CASO 6
Transtorno da personalidade esquizoide

Resumo: Um homem de 36 anos se consulta com seu clínico geral com crescente estresse após ser transferido para um trabalho que requer muito mais contato interpessoal do que sua atividade anterior. Os resultados do exame mental do paciente são essencialmente normais, com exceção de uma modulação afetiva restrita.

- **Diagnóstico mais provável:** Transtorno da personalidade esquizoide.
- **Melhor tratamento inicial:** Embora a psicoterapia de longo prazo possa ser útil para esse paciente, sua condição é egossintônica, e é provável que ele não esteja motivado a se submeter a esse tratamento. A melhor estratégia para diminuir seu estresse é buscar um emprego que exija pouca interação interpessoal.

ANÁLISE

Objetivos

1. Reconhecer o transtorno da personalidade esquizoide em um paciente.
2. Saber que os pacientes com esse transtorno tendem a se sair mal em ambientes que requerem muita interação interpessoal.

Considerações

É provável que esse paciente tenha transtorno da personalidade esquizoide. Estudos recentes indicam que a prevalência desse transtorno pode chegar a 3% nos Estados Unidos, sendo distribuído de forma igual entre homens e mulheres. Os indivíduos com transtorno da personalidade esquizoide podem apresentar maior tendência ao uso de álcool ou de outras substâncias. Um transtorno da personalidade é uma maneira inflexível de pensar sobre si mesmo ou sobre o ambiente, o que provoca dificuldades sociais ou ocupacionais. A vida do paciente, embora socialmente muito isolada, parece adequada para suas necessidades, pois ele jamais buscou qualquer tipo de tratamento psiquiátrico e agora só está perturbado porque não consegue tolerar a interação pessoal que seu trabalho exige. A ausência de sintomas psicóticos (alucinações ou delírios), conforme revelada pelo exame do estado mental, também é consistente. A consulta ao clínico geral provavelmente é uma das poucas maneiras pelas quais esses pacientes interagem com funcionários da área da saúde (com exceção de relatar outras queixas físicas, como na população em geral).

ABORDAGEM AO
Transtorno da personalidade esquizoide

DEFINIÇÕES

DEFESAS ALOPLÁSTICAS: Defesas empregadas por pacientes que reagem ao estresse tentando mudar o ambiente externo, por exemplo, ameaçando ou manipulando outros.

DEFESAS AUTOPLÁSTICAS: Defesas empregadas por pacientes que reagem ao estresse mudando seus processos psicológicos internos.

EGODISTÔNICO: Descreve um déficit de caráter percebido pelo paciente como indesejável, perturbador e estranho ao *self*.

EGOSSINTÔNICO: Descreve um déficit de caráter percebido pelo paciente como aceitável, inquestionável e parte do *self*. O paciente culpa os outros por problemas que ocorrem. Os transtornos da personalidade são egossintônicos.

INTELECTUALIZAÇÃO: Um mecanismo de defesa por meio do qual o indivíduo lida com estressores emocionais internos ou externos utilizando excessivamente o pensamento abstrato ou fazendo generalizações para controlar ou minimizar sentimentos perturbadores. Está presente como um pensamento pessimista em que os eventos são remoídos de maneira contínua, distante, abstrata, emocionalmente árida.

TRANSTORNO DA PERSONALIDADE: Padrões persistentes de perceber, relacionar-se com e pensar sobre o ambiente e sobre si mesmo que **são inflexíveis, desadaptativos e provocam um prejuízo significativo no funcionamento social ou ocupacional.** Eles não são causados pelos efeitos fisiológicos diretos de uma substância ou outra condição médica geral e não são consequência de outro transtorno mental. Estão presentes durante o **funcionamento estável da pessoa**, e não apenas durante o estresse agudo.

TRAÇOS DE PERSONALIDADE: Padrões persistentes de perceber, relacionar-se com e pensar sobre o ambiente e sobre si mesmo. Eles são exibidos em uma ampla gama de contextos sociais e pessoais importantes. Todas as pessoas têm traços de personalidade.

PROJEÇÃO: Um mecanismo de defesa por meio do qual o indivíduo lida com o conflito ao atribuir falsamente a outrem seus sentimentos, impulsos ou pensamentos inaceitáveis. Ao culpar os outros por seus sentimentos e ações, o foco é removido da pessoa que está fazendo a acusação. Por exemplo, o paciente que está zangado com seu terapeuta de repente acusa o profissional de estar zangado com ele.

FANTASIA ESQUIZOIDE: Um mecanismo de defesa por meio do qual a fantasia é usada como um escape e como um meio de gratificação, para que outras pessoas não sejam necessárias à realização emocional. O próprio refúgio na fantasia funciona como um meio de se distanciar dos outros.

GRUPOS DE TRANSTORNOS DA PERSONALIDADE: Três categorias em que esses transtornos são classificados em termos gerais: A, B e C (Tab. 6.1).

GRUPO A: Caracterizado por comportamento estranho ou excêntrico. Os transtornos da personalidade esquizoide, esquizotípica e paranoide integram esse grupo.

GRUPO B: Caracterizado por comportamento dramático ou emocional. Os transtornos da personalidade histriônica, narcisista, antissocial e *borderline* fazem parte desse grupo.

GRUPO C: Caracterizado por comportamento ansioso ou temeroso. Inclui os transtornos da personalidade obsessivo-compulsiva, esquiva e dependente.

> **DICA CLÍNICA**
>
> ▶ Esses grupos podem ser lembrados pelas palavras *mad* (*louco*, transtornos do grupo A, em que os pacientes apresentam comportamento estranho ou excêntrico); *bad* (*mau*, transtornos do grupo B, em que os pacientes apresentam comportamento dramático ou emocional); e *sad* (*triste*, transtornos do grupo C, em que os pacientes apresentam comportamento ansioso ou temeroso).

TABELA 6.1 • Classificação dos transtornos da personalidade

Grupo A: *Mad* (louco) – estranho e excêntrico	Esquizoide: Solitário, distanciado, afeto embotado, emoções restritas, geralmente indiferente a relacionamentos interpessoais externos ao núcleo familiar	Esquizotípica: Estranho, excêntrico, pensamento mágico, paranoide, não psicótico Defesa: projeção, regressão, fantasia	Paranoide: Desconfiança e suspeita; afeto constrito Defesa: projeção	
Grupo B: *Bad* (mau) – dramático e errático	Histriônica: Excessivamente emocional, busca atenção Defesa: formação reativa	Narcisista: Considera-se importante, precisa de admiração, desconsidera os sentimentos dos outros	Antissocial: Não tem empatia, fingido, agressivo, precisa ter satisfeito os critérios de transtorno da conduta quando criança	*Borderline*: Impulsivo, instabilidade emocional e interpessoal Defesa: dissociação, projeção
Grupo C: *Sad* (triste) – ansioso e tímido	Obsessivo-compulsiva: Perfeccionismo, necessidade de sentir-se no controle, concentração exacerbada em organização Defesa: formação reativa	Esquiva: Hipersensível a críticas, desconforto social, busca relacionamentos interpessoais, mas com grande dificuldade	Dependente: Submisso, "gruda-se" nas pessoas, precisa ser cuidado, procura outras pessoas que possam tomar decisões por ele	

ABORDAGEM CLÍNICA

Critérios diagnósticos

Os pacientes com transtorno da personalidade esquizoide apresentam um padrão dominante de indiferença a relacionamentos sociais e uma restrição da expressão e da experiência emocional. Eles têm dificuldade para expressar hostilidade e vivem em seu próprio mundo, alheios de si. Como regra, evitam contatos pessoais íntimos. Podem parecer muito distantes. Geralmente, funcionam bem no trabalho, desde que este não exija muito contato interpessoal. Parecem indiferentes tanto a elogios quanto a críticas.

DIAGNÓSTICO DIFERENCIAL

Os pacientes com transtorno da personalidade esquizoide em geral não têm parentes esquizofrênicos e podem apresentar uma história profissional bem-sucedida, sobretudo se seu trabalho for realizado em um ambiente isolado. Os indivíduos com esquizofrenia e transtorno da personalidade esquizotípica, em contrapartida, normalmente têm parentes com esquizofrenia e não apresentam uma carreira profissional de sucesso. Os pacientes com transtorno da personalidade esquizotípica costumam empregar pensamento mágico ou semidelirante. Os pacientes com transtorno da personalidade paranoide tendem a ser mais hostis verbalmente e a projetar seus sentimentos nos outros. Embora os pacientes com transtorno da personalidade obsessivo-compulsiva e da personalidade esquiva possam parecer igualmente constritos em termos emocionais, encaram a solidão de forma egodistônica. Também não costumam apresentar uma vida tão rica em fantasias. Os pacientes com transtorno da personalidade esquiva desejam intensamente relacionamentos com os outros, mas têm medo de buscá-los. Já aqueles com transtorno da personalidade esquizoide não sentem necessidade alguma de relacionamentos.

No momento, uma reestruturação de grande porte e talvez controversa na conceitualização dos transtornos da personalidade está sendo examinada pelo **Grupo de Trabalho para Personalidade e Transtornos da Personalidade do DSM-5**. Essa reformulação de avaliação e diagnóstico da psicopatologia da personalidade inclui "a proposta de uma categoria geral revisada de transtorno da personalidade e a provisão para médicos para classificar as dimensões dos traços de personalidade, um conjunto limitado de tipos de personalidade e a gravidade geral da disfunção da personalidade". O Grupo de Trabalho considera a remoção desse transtorno como um tipo específico, o qual passaria, então, a ser descrito como prejuízo fundamental no funcionamento da personalidade, identificado por traços da personalidade patológicos específicos, que podem ser: retraimento social, distanciamento social, esquiva de intimidade e afeto restrito.

DICAS PARA INTERAGIR COM PACIENTES ESQUIZOIDES

Os pacientes com transtorno da personalidade esquizoide precisam de privacidade e não gostam de interações interpessoais. Essas necessidades devem ser respeitadas.

O médico deve empregar uma abordagem discreta e técnica (não uma abordagem "familiar e amigável") ao lidar com eles.

QUESTÕES DE COMPREENSÃO

6.1 Uma mulher de 48 anos se consulta com um psicoterapeuta. A paciente tem uma vida bastante isolada, e grande parte de seu tempo é ocupada pelo trabalho noturno como guarda de segurança e pelos cuidados com sua mãe idosa. Ela reclama de se sentir sozinha e está ciente de que tem dificuldades em se relacionar com outras pessoas. Qual das seguintes condições faria a maior distinção entre seus problemas e uma pessoa com transtorno da personalidade esquizoide?
   A. História familiar de um primo com esquizofrenia.
   B. Desejo de ter relacionamentos interpessoais.
   C. Ausência de alucinações ou pensamento delirante.
   D. O fato de ser mulher.
   E. História de abstinência de álcool.

6.2 Um paciente com transtorno da personalidade esquizoide procura seu clínico geral com a queixa principal de poliúria e polidipsia. Descobre-se que ele tem diabetes dependente de insulina. Qual das seguintes intervenções por parte do médico provavelmente será mais bem recebida por esse paciente?
   A. Pedir ao paciente que traga um parente para que o médico possa descrever o regime de tratamento para ambos ao mesmo tempo.
   B. Encaminhar o paciente a um terapeuta para que este explique a natureza problemática do diagnóstico.
   C. Dar ao paciente informações detalhadas por escrito sobre a doença e dizer-lhe que o médico estará disponível para responder suas perguntas.
   D. Encaminhar o paciente a um grupo de ajuda para informar-se sobre o diabetes e para lidar melhor com a doença.
   E. Marcar consultas frequentes com o paciente para que todos os detalhes do tratamento possam ser explicados individualmente.

6.3 Uma mulher com transtorno da personalidade esquizoide se envolveu em um acidente de automóvel em que outro carro bateu em sua traseira. O motorista do outro carro se recusou a assumir a responsabilidade pelo acidente e contratou um advogado para defendê-lo. A mulher passa horas, todos os dias, remoendo os detalhes do acidente, incluindo a cor dos carros envolvidos e que roupa cada pessoa estava usando. Qual dos seguintes mecanismos de defesa, comuns nos pacientes com esse transtorno, essa mulher está empregando?
   A. Sublimação.
   B. Anulação.
   C. Projeção.
   D. Intelectualização.
   E. Introjeção.

RESPOSTAS

6.1 **B.** A característica fundamental do transtorno da personalidade esquizoide é o distanciamento e a falta de interesse em relacionamentos sociais. Evidentemente, a paciente está preocupada com a falta de relacionamentos sociais em sua vida.

6.2 **C.** Os pacientes com transtorno da personalidade esquizoide em geral preferem que a interação social seja mínima. Eles lidam bem com informações técnicas.

6.3 **D.** A intelectualização é caracterizada pela ruminação repetitiva dos eventos.

DICAS CLÍNICAS

- Os pacientes com transtorno da personalidade esquizoide demonstram um padrão dominante e estável de desinteresse por relacionamentos interpessoais, associado a uma vida rica em fantasias. Eles parecem emocionalmente distantes.
- O transtorno da personalidade esquizoide faz parte do grupo A, o grupo *mad* (louco).
- Os pacientes com esse transtorno podem ser diferenciados daqueles com transtorno da personalidade esquiva pela total ausência de interesse por relacionamentos interpessoais. Os pacientes com transtorno da personalidade esquiva anseiam por relacionamentos pessoais, mas se sentem confusos e perturbados por esse desejo.
- Os pacientes com transtorno da personalidade esquizoide podem ser diferenciados daqueles com transtorno da personalidade esquizotípica pela ausência de uma história de esquizofrenia na família, ausência de pensamento mágico e por suas carreiras profissionais em geral bem-sucedidas (ainda que isoladas). Os pacientes com transtorno da personalidade esquizotípica demonstram um comportamento mais evidentemente estranho, como dedicação a ocultismo, a feitiçaria e a eventos paranormais.
- Convém que o médico lide com esses pacientes empregando uma abordagem discreta e técnica.
- A terapia não costuma funcionar bem com esses pacientes, já que não têm motivação para se submeter ao tratamento. Seu transtorno é egossintônico, como todos os transtornos da personalidade.
- O DSM-5 provavelmente irá alterar drasticamente a categorização de transtornos da personalidade, com vistas a sua simplificação e avaliação funcional.

REFERÊNCIAS

American Psychiatric Association webpage, DSM-5. Development: Personality and personality disorders. http://www.dsm5.org/ProosedRevisions/Pages/PersonalityandPersonalityDisorders.aspx. Acessado em 19 de março, 2011.

Ebert M, Loosen P, Nurcombe B, eds. *Current diagnosis and treatment in psychiatry*. New York, NY: McGrawHill; 2008:456-457.

Grant BF, Hasin DS, Stinson FS, et al. Prevalence, correlates, and disability of personality disorders in the United States: Results from the national epidemiologic survey on alcohol and related conditions. *J Clin Psychiatry*. 2004;65(1):948-958.

Sadock BJ, Sadock VA. *Kaplan & Sadock's synopsis of psychiatry*. 10th ed. Baltimore, MD: Lippincott Williams & Wilkins; 2007:1121-1125.

CASO 7

Um homem de 79 anos é levado ao setor de emergência pela família. Embora o paciente esteja essencialmente calado, os membros da família relatam que ele tem uma longa história de episódios de depressão, o último há seis anos. Na época, foi hospitalizado e tratado com sertralina. Foi hospitalizado quatro vezes por episódios depressivos, mas a família nega qualquer tratamento para mania. O único medicamento atual do paciente é hidroclorotiazida – que ele tem se recusado a tomar nos últimos dois dias.

O episódio atual de depressão, semelhante aos anteriores, começou três semanas antes da ida ao setor de emergência. O paciente tem tido frequentes crises de choro e se queixado de uma diminuição de energia. Perdeu cerca de 7 kg nessas três semanas e, nos últimos dois dias, recusou-se completamente a comer. Há três dias, disse à família: "Lamento toda a dor e o sofrimento que estou causando a vocês" e "Seria melhor se eu não estivesse mais aqui". Há dois dias parou de falar e comer e, nas últimas 24 horas, recusou-se a ingerir o que quer que seja, incluindo água. Após reidratação no setor de emergência, foi internado na ala psiquiátrica. Os resultados de seu exame físico foram normais, embora sua pressão arterial fosse de 150/92 mmHg e ele apresentasse lentificação psicomotora. O paciente recusou todas as tentativas de alimentação oral. Quando questionado sobre estar pensando em suicídio, fez que sim com a cabeça, gesto que repetiu quando lhe perguntaram: "Você está ouvindo vozes?".

▶ Qual é o diagnóstico mais provável?
▶ Qual é o melhor plano de ação para esse paciente?

RESPOSTAS PARA O CASO 7
Depressão maior em pacientes idosos

Resumo: Um homem de 79 anos é trazido pela família após se recusar a ingerir líquidos por 24 horas. Nas últimas três semanas, apresentou sinais e sintomas cada vez piores de depressão maior (energia reduzida, crises de choro, ideação suicida, anorexia com perda de peso e culpa), culminando na recusa a comer ou beber. Ele continua se recusando a comer ou beber, está em risco de suicídio e provavelmente tendo alucinações auditivas. Teve episódios semelhantes no passado, embora não tenham sido descritos episódios de mania.

- **Diagnóstico mais provável:** Depressão maior recorrente com características psicóticas.
- **Melhor plano de ação:** Observação intensiva no hospital, hidratação intravenosa e consideração de eletroconvulsoterapia (ECT) devido à gravidade e à urgência associadas ao episódio de depressão.

ANÁLISE
Objetivos

1. Diagnosticar um episódio de depressão maior com características psicóticas com base nos sintomas apresentados.
2. Compreender que a depressão maior apresentada por esse paciente é grave e envolve risco à vida.
3. Compreender que a ECT é um tratamento seguro e eficaz para depressão maior grave em paciente geriátrico.

Considerações

A história do paciente (contada pela família) fornece um diagnóstico direto de depressão maior. Não há evidências de problemas clínicos que possam estar causando esses sintomas. O fato de o paciente ter tido episódios de depressão maior no passado ajuda a fazer o diagnóstico de depressão recorrente (Quadro 7.1). A leve hipertensão apresentada por ele é esperada, com base em sua história e no fato de não ter tomado o medicamento por alguns dias; de qualquer forma, ela não contribui para que seja feito o diagnóstico. A recusa do paciente a comer ou beber algo, assim como seus sintomas psicóticos e sua ideação suicida, o tornam um candidato perfeito para a ECT. Será necessária uma observação atenta no hospital porque ele está em risco de suicídio – depois que seu nível de energia melhorar com a ECT, talvez ele tenha energia para tentar o suicídio caso ainda esteja sentindo impotência, desesperança ou culpa excessiva.

> **QUADRO 7.1** • Critérios diagnósticos para transtorno depressivo maior recorrente com características psicóticas
>
> Ocorrência de dois ou mais episódios de depressão maior.
> Os episódios de depressão maior não são mais bem explicados por transtorno esquizoafetivo nem estão sobrepostos a outro transtorno psicótico.
> Nenhuma história de episódios maníacos, hipomaníacos ou mistos.
> Presença de delírios ou alucinações.

ABORDAGEM À Depressão maior com características psicóticas em pacientes idosos

DEFINIÇÕES

ELETROCONVULSOTERAPIA (ECT): Um tratamento que envolve a indução de convulsões generalizadas. Para que esse tratamento seja eficaz, as convulsões precisam durar no mínimo 25 segundos. Após o paciente receber anestesia geral, é induzida uma convulsão ao ser passada uma corrente elétrica através do cérebro com o uso de eletrodos unilaterais ou bilaterais na testa. Terminado o procedimento, o paciente é acordado. Esse procedimento é repetido 2 ou 3 vezes por semana até um total de 6 a 12 aplicações. O efeito colateral mais comum é a perda da memória anterógrada e retrógrada. **A eletroconvulsoterapia é um dos tratamentos mais seguros e eficazes disponíveis para depressão.** Ela passou a ser amplamente aceita desde o acréscimo da anestesia moderna ao procedimento. Além do consentimento informado, o tratamento requer uma autorização médica completa. Acredita-se que a indução de convulsões resulte em alterações nos receptores de neurotransmissores e sistemas mensageiros secundários no encéfalo, criando um efeito semelhante ao dos medicamentos antidepressivos. A ECT em geral é uma opção de tratamento importante para pacientes mais idosos com dificuldade para tolerar antidepressivos e nos casos que contraindicam seu uso. Não há contraindicações definitivas para ECT, mas aconselha-se cautela em se tratando de pacientes com pressão intracraniana elevada, angina instável, infarto recente do miocárdio e desequilíbrio de eletrólitos. A taxa de mortalidade é equivalente à associada à anestesia geral.

ABORDAGEM CLÍNICA

A depressão é muito comum na população geriátrica, em consequência de deterioração da saúde, perda do cônjuge ou dos amigos, perda da autonomia e/ou da função cognitiva. A mnemônica **SIC:E**(nergia) **CAPS** é útil (ver Caso 1). Cada letra representa um critério (exceto para humor deprimido) utilizado para diagnosticar um episódio de depressão maior.

Alterações propostas para o DSM-5: Nenhuma.

DIAGNÓSTICO DIFERENCIAL

Embora o transtorno depressivo maior seja comum na população idosa, o início de uma doença depressiva deve levantar suspeitas particularmente de uma causa subjacente não psiquiátrica, como um medicamento ou uma condição clínica. Muitos fármacos podem causar sintomas depressivos, e os pacientes geriátricos são mais sensíveis a esses efeitos colaterais. Várias condições clínicas também estão associadas à depressão. Veja o Caso 4 (Tab. 4.1 e Quadro 4.1) para uma lista de diversos medicamentos e doenças clínicas que criam estados depressivos. Considerando que os pacientes idosos tendem a se concentrar em suas queixas somáticas quando sofrem de um transtorno depressivo, é fundamental obter uma história completa, um exame físico e testes laboratoriais apropriados a essa população de pacientes.

Ao desenvolver um diagnóstico diferencial, outra condição a ser considerada, exclusiva desse grupo, é a demência, como a doença de **Alzheimer**, que também está associada a sintomas depressivos. Existem vários aspectos que podem ajudar a distinguir o transtorno depressivo maior em idosos (*pseudodemência*) da demência. Os pacientes com **depressão** tendem a manifestar **prejuízos cognitivos temporários**, que são reversíveis com o tratamento. Ao fazer um teste cognitivo, eles praticamente não se esforçam durante o exame, enquanto os indivíduos com demência costumam se empenhar mais. Os pacientes com depressão têm um *insight* considerável sobre suas dificuldades intelectuais, o que não acontece com os demenciados. Além disso, o transtorno depressivo maior não se caracteriza pelos sinais corticais ou neurológicos observados na demência.

Por fim, ao fazer o diagnóstico diferencial, deve-se considerar transtorno da adaptação com humor deprimido, luto e períodos gerais de tristeza, pois a população geriátrica está exposta a muitos estressores significativos.

TRATAMENTO

As opções de tratamento para depressão maior em pessoas idosas são as mesmas das mais jovens. Incluem inibidores seletivos da recaptação de serotonina (ISRSs), inibidores seletivos da recaptação de serotonina e noradrenalina, antidepressivos tricíclicos (ADTs), inibidores da monoaminoxidase (IMAOs) e ECT, assim como várias psicoterapias. É importante ter em mente várias questões farmacológicas. **Indivíduos mais velhos podem precisar de doses menores para atingir níveis terapêuticos** em razão de redução no metabolismo e na depuração. Os pacientes geriátricos são mais sensíveis aos efeitos colaterais, sobretudo aos sintomas de hipotensão ortostática (resultante do bloqueio de alfa1) e anticolinérgicos. O ditado "devagar e sempre" deve ser aplicado nesse contexto. Por último, esses indivíduos geralmente já estão usando alguns medicamentos, de modo que o médico precisa estar atento a interações medicamentosas.

O tratamento do transtorno depressivo maior com características psicóticas merece atenção especial. Os pacientes com esse transtorno precisam de medicamento antidepressivo e antipsicótico *ou* de ECT. **A ECT é uma opção eficaz e segura** para pacientes idosos, especialmente quando não há tolerância a medicamentos. Também é a opção ideal quando é necessária uma resposta rápida, como no caso dos pacientes que apresentam risco de suicídio iminente, catatônicos ou que se recusam a comer e beber.

QUESTÕES DE COMPREENSÃO

7.1 Um homem de 80 anos é submetido a uma avaliação para demência *versus* depressão. A pessoa que cuida do paciente descreve uma história de humor deprimido e confusão crescentes, pouco apetite, perda de peso, descuido consigo mesmo e irritabilidade. Em seu exame cognitivo, ele está alerta e orientado quanto a pessoa e lugar, mas não quanto a tempo. Sua concentração está prejudicada, bem como sua memória de curto prazo, apesar de ser capaz de evocar lembranças adequadamente. Seu esforço geral é insatisfatório, e ele responde sempre às perguntas dizendo: "Não sei". Qual das seguintes características é mais compatível com doença depressiva do que com demência?
   A. Concentração insatisfatória.
   B. Esforço insatisfatório durante a entrevista.
   C. Autocuidado insuficiente.
   D. Memória de curto prazo prejudicada.
   E. Pouco apetite.

7.2 Uma mulher de 76 anos com história de transtorno depressivo maior recorrente se apresenta ao médico de família com uma história de quatro meses de depressão crescente, associada a insônia terminal, diminuição de apetite, perda de 7 kg, fadiga, dificuldade de concentração e sentimento de desamparo. Ela nega ideação suicida, alucinações e delírios. Acha que esses sintomas são semelhantes aos que teve no passado. Seu último episódio foi há 30 anos, quando recebeu tratamento bem-sucedido à base de nortriptilina, mas não usou qualquer psicotrópico desde aquela época. Ela tem hipertensão, diabetes e hiperlipidemia, mas nenhuma outra queixa física. Os exames físico e laboratoriais não indicam nada especial. Depois de muita persuasão, concorda em retomar o tratamento com nortriptilina. Ao comparar a situação com o tratamento do último episódio de depressão maior, qual das afirmativas seguintes é mais precisa quanto à gestão de medicamentos deste episódio?
   A. Ela terá menos efeitos colaterais.
   B. Ela precisará de doses mais elevadas.
   C. Ela precisará de níveis sanguíneos mais baixos.
   D. Há potencial para mais interações medicamentosas.
   E. Haverá maior possibilidade de resistência ao tratamento.

7.3 A paciente da questão 7.2 retorna depois de duas semanas. Apesar de seguir o tratamento com nortriptilina, seus sintomas depressivos agravaram-se, com o surgimento de ideação suicida sem planejamento. Após mais algumas perguntas, ela admite achar que desconhecidos a estão seguindo e que alucinações auditivas chamam seu nome e a insultam. Considera-se experimentar ECT. Qual das alternativas a seguir é a melhor indicação para o uso de ECT com essa paciente?

A. Problemas clínicos múltiplos.
B. Sintomas psicóticos.
C. Episódios recorrentes.
D. Ideação suicida sem um plano.
E. Sintomas neurovegetativos significativos.

7.4 Você é consultado para avaliar uma viúva de 84 anos na ala clínica. Ela apresenta história de transtorno depressivo maior recorrente e foi internada com episódio de síncope; está extremamente desnutrida, hipotensa e com falência renal aguda. Há meses não toma seu medicamento antidepressivo. Ela relata todos os sintomas neurovegetativos de depressão e que há semanas não ingere nada. Ao ser questionada sobre a razão do jejum, admite sua intenção de "morrer de fome", pois acredita que Deus a está punindo por ser responsável direta pelos ataques terroristas de 11 de setembro de 2001. Na realidade, ela vem "seguindo as instruções de Deus", as quais ordenam que se mate em expiação. Depois da estabilização clínica, qual dos tratamentos a seguir seria o mais apropriado para essa paciente?

A. Apenas antidepressivo.
B. Apenas antipsicótico.
C. Apenas eletroconvulsoterapia.
D. Apenas psicoterapia.
E. Psicoterapia e antidepressivo.

RESPOSTAS

7.1 **B.** A dificuldade de concentrar-se, a falta de cuidado consigo mesmo, pouco apetite e os déficits de memória de curto prazo são observados tanto na depressão maior como na demência em pacientes idosos. Entretanto, durante o exame cognitivo, os pacientes com depressão normalmente não se esforçam muito e percebem suas dificuldades com bastante clareza, enquanto aqueles com demência costumam empenhar-se consideravelmente, mas com confabulação e pouco *insight* de seus erros.

7.2 **D.** Em geral, os pacientes geriátricos estão usando múltiplos medicamentos e, portanto, é maior a probabilidade de serem afetados por interações medicamentosas. É mais provável que sofram efeitos colaterais significativos com os fármacos. Embora os *níveis* do fármaco necessários para a eficácia sejam semelhantes aos requeridos pelos mais jovens, são necessárias doses mais baixas para atingir os mesmos níveis, devido à depuração e ao metabolismo reduzidos observados nos pacientes idosos. A eficácia dos antidepressivos permanece semelhante em pacientes idosos.

7.3 **B.** O tratamento mais apropriado para um paciente com transtorno depressivo maior com características psicóticas (idoso ou não) continua sendo a ECT ou uma combinação de antidepressivo e antipsicótico. Outra indicação para ECT é quando há necessidade de uma resposta rápida, como no caso de um paciente com risco de suicídio iminente, de paciente catatônico ou que não esteja ingerindo alimentos ou líquidos de forma adequada. Nem episódios recorrentes nem a presença de sintomas neurovegetativos são indicadores da necessidade de ECT.

7.4 **C.** A história e a apresentação dessa paciente são mais compatíveis com depressão maior grave com características psicóticas. A melhor opção de tratamento para essa doença é ECT *ou* uma combinação de antidepressivo e antipsicótico. Considerando-se a urgência clínica nesse caso e que a medicação levaria várias semanas até surtir efeito significativo, o preferível é utilizar ECT. Antidepressivos e antipsicóticos usados *isoladamente* não seriam tão eficazes em um episódio de depressão psicótica, e psicoterapia com ou sem medicação não seria apropriada para alguém com depressão grave como nesse caso.

DICAS CLÍNICAS

▶ Na população geriátrica, é importante descartar qualquer substância, medicamento ou condição clínica subjacente como causa da depressão, sobretudo se o paciente não tem história desse transtorno.

▶ Os pacientes idosos com depressão podem se sair mal em testes cognitivos; em geral, têm melhor percepção de suas dificuldades e se esforçam menos durante o exame cognitivo em comparação a pacientes com demência.

▶ As opções de tratamento para depressão maior em pacientes geriátricos são as mesmas dos mais jovens, embora as doses de medicamento utilizadas costumem ser menores, e os efeitos colaterais, maiores.

▶ A eletroconvulsoterapia é o tratamento ideal para depressão maior com características psicóticas ou quando é preciso uma resposta rápida – quando o paciente está em perigo iminente ou apresenta um estado inadequado de nutrição/hidratação. Ela pode ser especialmente útil em pacientes idosos, que podem não tolerar medicamentos antidepressivos e seus efeitos colaterais.

REFERÊNCIAS

American Psychiatric Association. Practice guidelines for the treatment of major depressive disorder. Disponível em: http://www.psychiatryonline.com/pracGuide/pracGuideTopic_7.aspx. Acessado em 12 de novembro, 2008.

Sadock BJ, Sadock VA. *Kaplan & Sadock's synopsis of psychiatry*. 10th ed. Baltimore, MD: Lippincott Williams & Wilkins; 2007:1138-1144, 1324, 1332-1333.

CASO 8

Um homem de 35 anos procura um psiquiatra por sentir uma ansiedade devastadora devido a uma palestra que precisa fazer. Relata que recentemente foi promovido a uma posição em sua empresa que requer que fale diante de cerca de 100 pessoas. Diz que a primeira dessas palestras será em duas semanas e que sua preocupação o impede de dormir. Sabe que seu medo é desproporcional, mas não consegue controlá-lo. Explica que sempre teve problemas para falar em público, pois teme "fazer alguma burrice" ou de alguma maneira se colocar em uma situação constrangedora. No passado, evitava ao máximo falar em público ou só falava para grupos de menos de 10 pessoas. Como sabe que precisa fazer a apresentação em duas semanas ou não poderá continuar nesse emprego, procurou o psiquiatra esperando encontrar uma solução para o problema.

▶ Qual é o diagnóstico mais provável?
▶ Quais são as opções de tratamento existentes para esse paciente?

RESPOSTAS PARA O CASO 8
Fobia social

Resumo: Um homem de 35 anos tem uma longa história de medo de falar em público. Costuma lidar com seu medo evitando essa atividade ou mantendo ao mínimo o tamanho da audiência. Como precisa fazer uma apresentação diante de um grande público a curto prazo, ficou extremamente ansioso, a ponto de não conseguir dormir. Tem medo de passar vexame diante do público. Não conseguir falar diante desse público terá um impacto muito negativo sobre seu emprego.

- **Diagnóstico mais provável:** Fobia social.
- **Opções de tratamento:** A terapia comportamental ou cognitivo-comportamental é o tratamento mais indicado. Um regime típico de tratamento envolve o treino de relaxamento seguido por dessensibilização progressiva. As intervenções farmacológicas incluem benzodiazepínicos ou betabloqueadores a curto prazo. Atualmente, duas classes de antidepressivos são consideradas como tratamento mais prolongado de fobia social. Elas incluem inibidores seletivos da recaptação de serotonina (ISRSs), como sertralina ou fluoxetina, e inibidores da recaptação de serotonina e noradrenalina (IRSNs), como venlafaxina.

ANÁLISE

Objetivos

1. Reconhecer a fobia social em um paciente.
2. Ser capaz de prescrever tratamentos apropriados para esse transtorno.

Considerações

Há muito tempo, esse paciente tem **dificuldade de falar em público**. Acredita que parecerá bobo ou de alguma forma criará uma situação de constrangimento para si mesmo. Costuma lidar com esse medo evitando falar em público ou falando apenas para grupos pequenos. Desde que foi promovido, está apavorado com a ideia de falar para um público de 100 pessoas, embora essa seja uma exigência de sua nova posição. Não tem conseguido dormir devido a sua ansiedade. Sabe que esse nível de ansiedade por falar em público é anormal, mas não consegue dominar seu medo. Essa situação é compatível com fobia social (Quadro 8.1).

QUADRO 8.1 • Critérios diagnósticos para fobia social

Medo acentuado e persistente de pelo menos uma situação social ou de desempenho em que o indivíduo é exposto a pessoas estranhas ou a possível avaliação por terceiros. O indivíduo teme agir de um modo (ou mostrar sintomas de ansiedade) que seja vexatório ou constrangedor.

A exposição à(s) situação(ões) temida(s) invariavelmente provoca ansiedade, que pode assumir a forma de um ataque de pânico.

A pessoa reconhece que o medo é irracional.

A esquiva, a antecipação ansiosa ou o sofrimento na(s) situação(ões) temida(s) interferem na rotina normal da pessoa, ou existe ansiedade acentuada por ter a fobia.

O temor ou a esquiva não estão relacionados a substâncias nem a uma condição médica geral. Se estiver presente uma condição médica geral, o medo no primeiro critério não está relacionado a ela (p. ex., o medo de gaguejar ou de tremer no paciente com doença de Parkinson).

ABORDAGEM À Fobia social

DEFINIÇÕES

FOBIA: Medo persistente, irracional, exagerado e patológico de uma situação ou um estímulo específico, que resulta em evitar de forma consciente a circunstância temida.

TREINO DE RELAXAMENTO: Exercícios para reduzir os níveis de ansiedade e aumentar o senso de controle da pessoa; inclui relaxamento muscular progressivo e técnicas de imaginação para obter essa redução durante a vigília.

FOBIA SOCIAL: Pavor de ficar constrangido em público, medo de falar em público ou medo de comer em público.

FOBIA ESPECÍFICA: Pavor de determinado objeto ou situação, como acrofobia (altura), agorafobia (espaços abertos), algofobia (dor), claustrofobia (espaços fechados), xenofobia (estranhos) e zoofobia (animais).

ABORDAGEM CLÍNICA

As fobias são os transtornos mentais mais comuns nos Estados Unidos e afetam de 5 a 10% da população. As fobias específicas são mais comuns do que as fobias sociais, e **as mulheres são afetadas com maior frequência** em ambas as categorias. A genética pode predispor os indivíduos a esses transtornos. Os pacientes com fobia social podem se beneficiar de uma série de tipos de psicoterapia. A terapia cognitivo-comportamental tanto em sessões em grupo como individuais tem sido a forma mais estudada para o tratamento de fobia social. Estudos de grande porte demonstraram que esta é uma das melhores alternativas para um resultado favorável. **As fobias específicas em geral são tratadas com terapia de exposição**, um tipo de terapia comportamental em que **o indivíduo é lentamente dessensibilizado com "doses" controladas do estímulo temido.** Estudos de neuroimagem funcional mostram que há mais atividade na amígdala e na ínsula em pacientes com fobia social (também conhecida por transtorno de ansiedade social).

DIAGNÓSTICO DIFERENCIAL

Os indivíduos com fobia social sofrem por sentir medo, têm **ansiedade e reconhecem que seu medo é irracional.** Os mais proeminentes transtornos a descartar também fazem parte do grupo dos transtornos de ansiedade. O transtorno de pânico com agorafobia e a agorafobia sem ataques de pânico são **mais generalizados** e não se concentram apenas em situações em que é possível ser avaliado publicamente. O transtorno de ansiedade generalizada é mais global, e o foco do medo não é apenas o desempenho público. Se não forem satisfeitos todos os critérios para um transtorno de ansiedade específico, pode-se usar o transtorno de ansiedade sem outra especificação. Por fim, a ansiedade associada a outra doença mental importante, a ansiedade de desempenho, o pavor de palco ou a timidez precisam ser considerados antes do estabelecimento do diagnóstico.

Há algumas alterações propostas para fobia social no DSM-5. Dentre elas, a mudança do nome de fobia social para *transtorno de ansiedade social*, além de outras alterações secundárias nos critérios. Tais alterações incluem ampliação da duração para elevar o limiar de gravidade; novos especificadores concentrados na ansiedade relacionada ao desempenho; e também mutismo relacionado apenas a situações sociais.

TRATAMENTO

A **psicoterapia** é útil no tratamento da fobia social e normalmente envolve a combinação de terapia comportamental e cognitiva, com **dessensibilização** à situação temida, **ensaio** durante as sessões e tarefas de casa em que o paciente é solicitado a se colocar em situações públicas de maneira gradual. Em alguns casos, a **psicofarmacoterapia** para fobia social grave foi bem-sucedida com o uso de **inibidores seletivos da recaptação de serotonina (ISRSs), benzodiazepínicos, venlafaxina e buspirona.** Comprovou-se que a buspirona associada a um ISRS aumenta a eficácia do tratamento desse transtorno. Tratar a **ansiedade associada a situações de desempenho** envolve o uso de **antagonistas do receptor beta-adrenérgico logo antes da situação temida. Atenolol e propranolol** demonstraram ser úteis nesses casos e são os mais utilizados. Recentemente, uma metanálise investigou a eficácia de antidepressivos de segunda geração no tratamento de fobia social. Esse estudo mostrou maior eficácia com escitalopram, paroxetina e sertralina do que nos grupos de placebo.

QUESTÕES DE COMPREENSÃO

8.1 Qual sintoma é mais provável em um paciente com ataques de pânico relacionados à fobia social em comparação a um com transtorno de pânico primário?
   A. Parestesias.
   B. Desrealização.
   C. Respiração curta.
   D. Expectativa de um evento iminente.
   E. Palpitações.

8.2 Qual das seguintes opções é o tratamento mais indicado para fobia social?
   A. Terapia comportamental.
   B. ISRSs.
   C. Eletroconvulsoterapia.
   D. Psicanálise.
   E. Valproato de sódio (Depakote).

8.3 Em que aspecto a fobia social é diferente da fobia específica?
   A. Enfoque ou natureza do temor.
   B. Duração da doença.
   C. Ausência de ataques de pânico.
   D. Grau de esquiva da situação.
   E. Natureza recorrente do temor.

RESPOSTAS

8.1 **D. Ataques de pânico podem ocorrer tanto em pacientes com fobia social quanto em pacientes com transtorno de pânico.** Contudo, no caso de pacientes com fobia social, esses ataques ocorrem associados a situações sociais específicas e já são esperados nesse contexto. No entanto, no caso de transtorno de pânico, os ataques podem ocorrer a qualquer momento.

8.2 **A.** A terapia comportamental é o tratamento mais indicado para fobia social. Podem ser usados benzodiazepínicos para reduzir a ansiedade associada. Um betabloqueador como o propranolol também ajuda a reduzir a hiperatividade autonômica que ocorre em ambientes sociais. Alguns ISRSs também podem ser úteis.

8.3 **A.** A fobia social também poderia ser considerada uma fobia específica em algumas circunstâncias e apresenta bastante semelhança no que se refere a duração, progressão, sintomas e esquiva do paciente. A verdadeira diferença é a natureza do temor – na fobia social ela é caracterizada pelas situações sociais.

> **DICAS CLÍNICAS**
>
> ▶ A fobia social é um dos transtornos de ansiedade mais comuns e afeta cerca de 3% da população em geral. O início costuma ocorrer no final da infância ou no começo da idade adulta, e o curso é quase sempre crônico.
> ▶ Os transtornos de ansiedade têm alto grau de comorbidade.
> ▶ A terapia cognitivo-comportamental, uma forma de psicoterapia, é o tratamento mais indicado para fobia social.
> ▶ Betabloqueadores como o propranolol e o atenolol são os agentes mais indicados para o tratamento da ansiedade provocada por situações de desempenho. Os ISRSs e IRSNs também podem ser úteis para o tratamento de longo prazo.
> ▶ Ataques de pânico podem fazer parte da apresentação da fobia social, o que não significa que o indivíduo sofra de transtorno de pânico.

REFERÊNCIAS

Ebert M, Loosen P, Nurcombe B, eds. *Current diagnosis and treatment in psychiatry*. New York, NY: McGrawHill. 2008:334-347.

Hansen RA, Gaynes BN, Gartlehner G, Moore CG, Twari R, Lohr KN. Efficacy and tolerability of second-generation antidepressants in social anxiety disorder. *Int Clin Psychopharmacol*. 2008 May; 23(3):170-179.

Jorstad-Stein, EC, Heimberg RG. Social phobia: an update on treatment. *Psychiatr Clin North Am*. 2009;32:642-663

Sadock BJ, Sadock VA. *Kaplan & Sadock's synopsis of psychiatry*. 10th ed. Baltimore, MD: Lippincott Williams & Wilkins. 2007:674-677.

CASO 9

Um jovem de 18 anos é levado ao setor de emergência depois de ter se tornado agressivo em uma festa, gritando e dando socos nos outros convidados. No setor de emergência, mostra-se incapaz de fornecer qualquer história e está tão agitado, paranoide e hostil que é colocado em uma contenção de couro de quatro pontos. Um de seus amigos afirma que ele costuma ser "um cara muito legal" e que seu atual comportamento é completamente fora do habitual.

O exame do estado mental é limitado em virtude da extrema hostilidade e falta de cooperação do paciente. Ele luta de modo feroz contra as contenções, sua fala é um pouco arrastada e parece apresentar nistagmo vertical. Recusa-se a responder às perguntas sobre seu humor, embora pareça estar extremamente zangado. É impossível avaliar seu processo ou conteúdo de pensamento.

▶ Qual é o diagnóstico mais provável para esse paciente?
▶ Qual é o melhor tratamento?

RESPOSTAS PARA O CASO 9
Intoxicação por fenciclidina

Resumo: Um jovem de 18 anos é levado ao setor de emergência depois de possivelmente ter ingerido uma substância desconhecida em uma festa. Ele está agressivo, paranoide, hostil e violento e precisa ser colocado sob contenção de tiras de couro. Sua fala está arrastada, e ele tem nistagmo vertical.

- **Diagnóstico mais provável:** Intoxicação por fenciclidina (PCP).
- **Melhor tratamento:** Deve ser pedido um teste de urina para presença de PCP a fim de confirmar o diagnóstico. A internação hospitalar é necessária para o monitoramento médico de intoxicação grave e também para proporcionar um ambiente seguro. Os antipsicóticos podem piorar os sintomas devido a seus efeitos colaterais anticolinérgicos, mas mesmo assim podem ser necessários para controlar o comportamento violento. Os benzodiazepínicos costumam ser considerados uma primeira opção mais segura nos casos em que psicose não é tão manifesta.

ANÁLISE

Objetivos

1. Reconhecer a intoxicação por PCP em um paciente.
2. Compreender o tratamento de emergência para esse transtorno.

Considerações

Esse paciente se tornou hostil, paranoide e violento depois de ingerir uma substância desconhecida em uma festa. Esse comportamento não é característico dele. A **disartria** e o **nistagmo** observados são típicos da **intoxicação por PCP**.

ABORDAGEM À
Intoxicação por fenciclidina

DEFINIÇÕES

ATAXIA: Perturbação no andar; o paciente não consegue permanecer em pé em equilíbrio.

DISARTRIA: Perturbação na fala, que parece arrastada, truncada ou confusa.

HIPERACUSIA: Acuidade auditiva especialmente aumentada.

NISTAGMO: Movimento rítmico e oscilante dos olhos. Esse movimento de um lado para outro em geral é involuntário e pode ocorrer no plano vertical ou horizontal.

FENCICLIDINA: Às vezes conhecida como "pó de anjo", "tranquilizante de cavalo" ou "folha feliz" nas ruas, a PCP é uma piperidina semelhante à quetamina, originalmente desenvolvida como um agente anestésico. Ela é muito potente, de ação prolongada e provoca efeitos tóxicos comportamentais, fisiológicos e neurológicos acentuados no ser humano, incluindo agitação, desorientação, alucinações e *delirium*. Seus efeitos são semelhantes aos do ácido lisérgico dietilamida (LSD), e é usada com frequência em conjunto com outras drogas de abuso, como maconha (à qual pode ser acrescentada), heroína e cocaína. A PCP pode ser fumada ou injetada por via intravenosa e é sintetizada e distribuída com facilidade.

ABORDAGEM CLÍNICA

Critérios diagnósticos

A intoxicação por **fenciclidina** é considerada uma emergência psiquiátrica devido ao potencial de psicose e comportamento destrutivo. Os efeitos de curto prazo duram até seis horas, mas o efeito completo da substância pode persistir por vários dias. As manifestações comportamentais são imprevisíveis; o indivíduo pode ficar sociável e cooperativo em um momento e hostil e extremamente violento no seguinte. São comuns alucinações auditivas e visuais, assim como pensamentos confusos e desorganizados. Constatações comuns no exame físico incluem hipertensão, hipertermia e nistagmo, além de rigidez muscular. Os critérios para intoxicação por PCP estão listados no Quadro 9.1.

DIAGNÓSTICO DIFERENCIAL E TRATAMENTO

As evidências de laboratório (um teste de PCP) podem confirmar o diagnóstico, mas nesse meio tempo precisam ser considerados outros diagnósticos possíveis, como transtornos psicóticos, como um episódio maníaco do transtorno bipolar, uma des-

---

QUADRO 9.1 • Critérios para intoxicação por fenciclidina

Uso recente de fenciclidina (PCP) ou substância similar.
Comportamentos perturbados, como hostilidade e violência, impulsividade e agitação psicomotora após ingestão de PCP.
Dois ou mais dos seguintes sinais no período de uma hora após a ingestão:
- Nistagmo
- Hipertensão ou taquicardia
- Amortecimento
- Ataxia
- Disartria
- Rigidez muscular
- Convulsões ou coma
- Hiperacusia

Os sintomas não são devidos a uma condição médica geral ou a alguma outra doença mental.

compensação psicótica em esquizofrenia ou um breve episódio de psicose. A intoxicação causada por outros sedativos, estimulantes ou narcóticos também deve ser investigada, em especial a produzida por alucinógenos, anfetaminas e quetamina.

O tratamento da intoxicação por PCP deve ser direcionado para os numerosos aspectos de seus efeitos. A lavagem gástrica é controversa ao se levar em consideração o risco de desequilíbrio de eletrólitos, vômito e aspiração. O paciente deve ser mantido em uma sala com o mínimo possível de estimulação, isto é, no escuro e longe da confusão característica do setor de emergência. Contenções físicas devem ser evitadas devido ao risco de rompimento muscular, mas costumam ser necessárias nos estágios iniciais do tratamento.

Há a preferência por benzodiazepínicos como primeira opção de tratamento em pacientes não psicóticos para lidar com os espasmos musculares, as convulsões e a sedação. Caso agitação e psicose estejam acentuadas, medicação antipsicótica pode ser indicada, mas também pode ser problemática, devido ao risco potencial de aumentar a hipertemia induzida por PCP, distonia, reações anticolinérgicas e redução do limiar convulsivo. Desse modo, antipsicóticos típicos de baixa potência devem ser evitados. O haloperidol ainda é usado com frequência, mas os antipsicóticos atípicos estão se tornando cada vez mais populares.

A hipertensão pode ser tratada com medicamentos anti-hipertensivos por via intravenosa. A acidificação da urina (p. ex., com suco de oxicoco [*cranberry*], ácido ascórbico ou cloreto de amônio) para promover a excreção da PCP não é mais recomendada. De extrema importância: o paciente pode necessitar hospitalização durante vários dias, até passar o risco de violência ou de complicações para o sistema nervoso central.

QUESTÕES DE COMPREENSÃO

9.1 Um homem de 39 anos se apresenta no setor de emergência a pedido de sua namorada, a qual relata que ele não dorme há três dias. O paciente fala de forma muito rápida e muda de assunto com tamanha frequência que chega a ser incompreensível. Seu afeto é alegre e elevado, mas se irrita rapidamente e se torna agressivo quando sofre um encontrão acidental com uma enfermeira. Qual dos seguintes sinais ou sintomas distingue melhor a apresentação deste paciente de uma intoxicação com PCP?
A. Pensamentos desorganizados.
B. Comportamento violento ou hostil.
C. Nistagmo.
D. Alucinações.
E. Pressão por falar.

9.2 Um adolescente de 15 anos é levado ao setor de emergência pela polícia devido a comportamento violento e psicótico. Confirma-se intoxicação por fenciclidina por meio de exame toxicológico de urina. Qual das intervenções de tratamento a seguir está associada a risco mais baixo de complicações adversas?

A. Agentes antipsicóticos tradicionais de baixa potência para tratar alucinações.
B. Cloreto de amônio para acidificar a urina e intensificar a depuração da droga.
C. Benzodiazepínicos para agitação.
D. Lavagem gástrica para remoção do excesso da droga que não foi absorvido.
E. Contenção total com tiras de couro para impedir que se machuque ou atinja outras pessoas.

9.3 Uma jovem embotada é descoberta pela polícia sentada no meio da rua e em seguida levada para o setor de emergência. Ela é incapaz de verbalizar sua história. Qual dos seguintes conjuntos de sintomas é mais indicativo de intoxicação por PCP?
A. Nistagmo, rigidez muscular, canabinoides presentes no exame toxicológico de urina.
B. Pupilas dilatadas, bradicardia, secreção nasal.
C. Pupilas contraídas, taquicardia, hipotensão ortostática.
D. Paralisia do nervo ocular, arritmias cardíacas, paralisia pseudobulbar.
E. Alucinações, bloqueio cardíaco, fraqueza dos membros inferiores.

RESPOSTAS

9.1 **C.** Indivíduos com mania e com intoxicação por PCP podem ter alucinações, manifestar hostilidade e apresentar pensamentos desorganizados; o nistagmo está comumente associado ao uso de PCP, mas não à mania.

9.2 **C.** Antipsicóticos tradicionais de baixa potência podem agravar a síndrome de intoxicação pelos efeitos colaterais anticolinérgicos. Descobriu-se que a acidificação da urina é ineficaz e aumenta o risco de necrose tubular aguda devido à mioglobinúria na rabdomiólise. A lavagem estomacal é contraindicada devido ao risco de vômito e aspiração, sendo que a contenção por tiras pode levar a rompimento muscular.

9.3 **A.** A tríade nistagmo, rigidez muscular e amortecimento é um forte indício de intoxicação por PCP. Outros sintomas que podem ocorrer incluem hipertensão ou taquicardia; ataxia; disartria; convulsões ou coma; e hiperacusia. A PCP costuma ser fumada com maconha. **B** seria compatível com abstinência de opioide.

DICAS CLÍNICAS

▶ A intoxicação por fenciclidina é uma emergência; quando cogitada, o médico deve tomar precauções para proteger tanto o paciente como a equipe de um possível comportamento violento.
▶ O paciente pode ter ingerido a PCP sem saber; essa substância às vezes é acrescentada a cigarros de maconha.
▶ O nistagmo está comumente associado à intoxicação por PCP.
▶ Os indivíduos intoxicados por PCP em geral exibem força física extraordinária.

REFERÊNCIAS

Bey T, Patel A. Phencyclidine. intoxication and adverse effects: a clinical and pharmacological review of an illicit drug. *Cal J Emerg Med*. 2007 February;8(1):9-14.

Sadock BJ, Sadock VA. Substance related disorders. *Kaplan & Sadock's Synopsis of Psychiatry: Behavioral Sciences/Clinical Psychiatry*. 10th ed. Philadelphia, PA: Lippincott Williams & Wilkins; 2007:381-466.

CASO 10

Um homem de 32 anos chega ao psiquiatra com a queixa principal de estar deprimido desde que rompeu com a namorada há duas semanas. Explica que, embora a ame, terminou o namoro porque sua mãe não a aprova e não permitiria o casamento. Diz que não consegue ir contra a mãe porque ela "cuidou de mim todos esses anos". Afirma que jamais seria capaz de cuidar sozinho de si mesmo sem a mãe e oscila entre ficar com raiva dela e sentir que "talvez ela saiba o que é melhor". Morou toda a vida em casa, exceto durante um semestre que passou na universidade. Voltou para casa no final do semestre por não aguentar a saudade e não retornou mais. Não relata perda de apetite, de concentração nem de energia.

O paciente afirma que seu desempenho profissional é "adequado" e que não tem problemas relacionados ao trabalho. Está empregado em uma empresa de contabilidade há vários anos, mas continua em um cargo em nível de iniciante. Diz que recusou promoções no passado porque sabe que "não conseguiria supervisionar ninguém nem tomar decisões por outras pessoas". Tem dois amigos íntimos desde a infância, com os quais conversa quase todos os dias por telefone e sem os quais "se sente perdido". Os resultados de seu exame do estado mental são normais, exceto por revelar humor deprimido (embora o afeto tenha a variação completa).

▶ Qual é o diagnóstico mais provável?
▶ Qual é o melhor tratamento?

RESPOSTAS PARA O CASO 10
Transtorno da personalidade dependente

Resumo: O paciente é um homem de 32 anos que está deprimido desde que rompeu com a namorada há duas semanas. Não apresenta sinais nem sintomas vegetativos de depressão maior. Depende excessivamente da mãe para tomar decisões importantes e ainda mora em casa. Embora se saia bem no trabalho, tem recusado posições melhores porque exigiriam que assumisse responsabilidade por outras pessoas. Também parece ser muito dependente de alguns amigos íntimos.

- **Diagnóstico mais provável:** Transtorno da personalidade dependente.
- **Melhor tratamento:** Em geral, terapias orientadas para o *insight* ajudam. Terapia comportamental, treinamento da assertividade, terapia familiar e terapia de grupo também se mostraram úteis para determinados pacientes. Farmacoterapia pode ser usada para tratar sintomas específicos, como ansiedade e depressão, conforme surgirem. Contudo, indivíduos com esse diagnóstico raramente seguem tratamento porque o transtorno em si é egossintônico.

ANÁLISE

Objetivos

1. Reconhecer o transtorno da personalidade dependente em um paciente.
2. Familiarizar-se com as recomendações de tratamento apropriadas para os pacientes que sofrem desse transtorno.

Considerações

Esse paciente apresenta o que parece ser um **padrão global** de uma necessidade excessiva de ser cuidado. Precisa que os outros assumam a responsabilidade por ele e não discorda deles por medo de perder seu apoio. Sente-se desconfortável e "perdido" quando está sozinho e não acredita que seja capaz de se cuidar. Falta-lhe autoconfiança e não inicia atividades. Teme ser obrigado a cuidar de si mesmo.

ABORDAGEM AO
Transtorno da personalidade dependente

DEFINIÇÕES

IDEALIZAÇÃO: Mecanismo de defesa pelo qual o indivíduo lida com conflitos emocionais ou estressores atribuindo aos outros qualidades positivas exageradas. Por exemplo, uma mulher abusada e negligenciada pelo marido afirma enfaticamente: "Ele é a melhor coisa que já me aconteceu".

FORMAÇÃO REATIVA: Mecanismo de defesa pelo qual o indivíduo lida com conflitos emocionais ou estressores substituindo comportamentos, pensamentos ou sentimentos inaceitáveis para ele por outros totalmente opostos. Por exemplo, uma mulher que está muito zangada com o marido por ter tido um caso extraconjugal prepara-lhe um delicioso jantar e age de maneira carinhosa.

SOMATIZAÇÃO: A expressão de dificuldades psicológicas como queixas físicas. A somatização é considerada uma forma de regressão, pois ser capaz de verbalizar os problemas em vez de transformá-los em queixas físicas é considerado um passo progressivo. Por exemplo, uma mulher que está perturbada pela morte de seu gato desenvolve uma dor de cabeça intratável.

Alterações propostas para o DSM-5: O DSM-5 propõe uma nova definição dos transtornos da personalidade e como eles são classificados. O grupo de trabalho recomendou a revisão de níveis de funcionamento, tipos de personalidade e traços de personalidade. Os traços de personalidade mais importantes no transtorno da personalidade dependente serão subserviência, ansiedade e insegurança da separação.

ABORDAGEM CLÍNICA

Os pacientes com transtorno da personalidade dependente têm uma necessidade dominante de ser cuidados por outras pessoas e contar com elas para receber apoio emocional. São dependentes e submissos e não se sentem bem sozinhos. Temem ser deixados sozinhos, pois não se acreditam capazes de cuidar de si mesmos, e isso leva a um comportamento de "grudar-se" a outras pessoas. Preferem fazer coisas para os outros e têm dificuldade de iniciar projetos próprios e de discordar dos demais.

A dependência é um fator evidente em vários transtornos da personalidade, incluindo os transtornos da personalidade histriônica e *borderline*. Entretanto, nesses transtornos, os indivíduos em geral dependem de uma série de pessoas. Os pacientes com transtorno da personalidade dependente tendem a "grudar" em uma única pessoa, como um dos pais ou o cônjuge, em uma relação de longo prazo. Também têm tendência a ser menos lábeis e evidentemente manipuladores do que aqueles com transtorno da personalidade histriônica ou *borderline*. Os indivíduos com agorafobia podem ser dependentes, mas o comportamento dependente não costuma começar antes de se iniciarem os ataques de pânico ou a ansiedade – portanto, não existe um padrão global e vitalício de dependência.

O transtorno da personalidade dependente, como todos os transtornos da personalidade, é difícil de tratar. Os pacientes podem reagir bem a grupos de apoio psicossocial diante da perda de seus sistemas habituais de apoio. A psicoterapia psicodinâmica de longo prazo pode ajudar, mas a maioria deles não tem nem a motivação nem o *insight* necessários para o sucesso no tratamento.

QUESTÕES DE COMPREENSÃO

10.1 Uma mulher de 37 anos é encaminhada a seu consultório para psicoterapia. Ela está preocupada, achando que o marido vai deixá-la e que ficará sozinha sem ninguém para cuidar dela. Sente-se triste e sem esperanças quando está sozinha, não tem autoconfiança e apresenta grande dificuldade em tomar decisões. Você acredita que ela sofra de um transtorno da personalidade. Qual grupo apresenta maior probabilidade de diagnóstico?

   A. Grupo A.
   B. Grupo B.
   C. Grupo C.
   D. Grupo D.
   E. Grupo E.

10.2 Você é consultado para avaliar uma mulher de 45 anos, casada, que foi admitida para cirurgia de apendicectomia há dois dias. O procedimento correu bem, mas ela ficou chorosa, afirmando que "queria estar morta". Ao obter mais detalhes de sua história, ela se revela cooperativa e fala sem problemas. Quando indagada sobre seu comentário anterior, responde "acho que queria atenção". O fato de não estar acompanhada pelo marido no hospital a deixa angustiada; ela "nunca se desgrudou dele" durante tanto tempo desde que começaram a namorar quando tinha 16 anos. Sente-se impotente e tem dificuldade para manter-se ativa nos cuidados consigo mesma. As instruções de alta e de cuidados pós-cirúrgicos a deixam assoberbada, e as enfermeiras ficam frustradas com a necessidade constante de "tranquilizá-la". Embora não contenha algumas lágrimas durante a entrevista, nega sintomas anteriores ou recentes de depressão dominante ou neurovegetativos e não está ativamente suicida. Qual das alternativas a seguir constitui a abordagem mais adequada a essa paciente?

   A. Encorajá-la a saber mais sobre sua cirurgia e se tornar mais proativa quanto a cuidar de si mesma.
   B. Persuadi-la a ser menos dependente do marido.
   C. Persuadir o marido a passar mais tempo com ela no hospital.
   D. Passar períodos curtos e regulares de tempo com a paciente para falar sobre os planos para a alta e cuidados pós-cirúrgicos.
   E. Transferi-la para a unidade psiquiátrica.

10.3 Qual seria o tratamento psiquiátrico mais adequado para a paciente na questão 10.2?

   A. Ansiolíticos.
   B. Antidepressivos.
   C. Antipsicóticos.
   D. Eletroconvulsoterapia.
   E. Psicoterapia de grupo.

RESPOSTAS

10.1 **C.** O grupo C também pode ser lembrado como o grupo "triste" (ver Caso 6). Ele inclui os transtornos da personalidade dependente, esquiva e obsessivo-compulsiva. Os grupos podem ser lembrados pelas palavras *mad* ("louco", grupo A – caracterizado por comportamento estranho ou excêntrico), *bad* ("mau", grupo B – caracterizado por comportamento dramático ou emocional) e *sad* ("triste", grupo C – caracterizado por comportamento ansioso ou temeroso).

10.2 **D.** Essa paciente exibe características compatíveis com transtorno da personalidade dependente. A abordagem mais eficaz ao tratar um paciente com esse transtorno é respeitar sua necessidade de apego e marcar consultas limitadas, porém regulares. Os indivíduos com essa doença desejam ser cuidados, e, portanto, não serão proativos para cuidar de si mesmos; em circunstâncias como essas, é benéfico quando o médico é mais ativo. Encorajar a paciente a ser menos dependente em seu relacionamento principal não apenas *não* ajuda como pode ser nocivo, já que ela pode se sentir rejeitada e ficar mais introspectiva, angustiada e impotente. Encorajar o marido a passar mais tempo no hospital apenas contribui para o ciclo de "receber cuidados" e não facilita o envolvimento da paciente nos cuidados pós-cirúrgicos.

10.3 **E.** Psicoterapias, como as voltadas para o *insight*, família, comportamental e terapia de grupo, podem auxiliar pacientes com transtorno da personalidade dependente. Medicação para depressão, ansiedade e/ou psicose ou eletroconvulsoterapia (ECT) seriam indicadas apenas caso existisse uma doença psiquiátrica comórbida, o que não está evidente na paciente da questão 10.2.

DICAS CLÍNICAS

▶ Os pacientes com transtorno da personalidade dependente têm uma necessidade dominante de serem cuidados pelos outros. São dependentes e submissos e não se sentem bem quando estão sozinhos, pois não acreditam que sejam capazes de cuidar de si mesmos.

▶ Os médicos devem tranquilizá-los, colocando-se à disposição, mas precisam estabelecer limites quanto à frequência com que podem entrar em contato com eles. Devem ter cuidado para não rejeitar o paciente ao se sentirem esgotados por sua extrema dependência, se for esse o caso.

▶ A dependência é um fator evidente em vários transtornos da personalidade, incluindo os transtornos da personalidade histriônica e *borderline*. Os pacientes com transtorno da personalidade dependente tendem a "grudar-se" na pessoa que cuida deles, como um dos pais ou o cônjuge, em um relacionamento de longo prazo, e tendem a ser menos manipuladores.

▶ Os pacientes com agorafobia podem ser dependentes, mas, em geral, o comportamento dependente só começa depois que se iniciam os ataques de pânico ou a ansiedade – portanto, não existe padrão vitalício de dependência.

REFERÊNCIAS

American Psychiatric Association DSM-5. Development personality and personality disorders. Disponível em: http://www.dsm5.org/ProposedRevisions/Pages/PersonalityandPersonalityDisorders.aspx. Acessado em 26 de setembro, 2010.

Black DW, Andreason NC. *Introductory textbook of psychiatry*. 5th ed. Arlington, VA: American Psychiatric Publishing; 2010:285-295, 312-314.

Sadock BJ, Sadock VA. *Kaplan & Sadock's synopsis of psychiatry*. 10th ed. Philadelphia, PA: Lippincott Williams & Wilkins. 2007:527-544, 1080-1086.

CASO 11

Uma mulher de 28 anos chega a seu clínico com a queixa principal de tensão muscular. Afirma que, durante toda sua vida, sempre sentiu uma considerável tensão muscular, mas que isso piorou nos últimos sete meses. Descreve-se como alguém que se preocupa muito e, desde que teve seu primeiro filho, no ano anterior, sua preocupação aumentou. Não consegue parar de se preocupar, mesmo quando se esforça ativamente para fazê-lo. Preocupa-se com uma série de coisas – as relações dos Estados Unidos com outros países, se ela e o marido conseguirão pagar a faculdade do filho, a saúde do marido e o mercado de ações. Também relata sintomas de inquietude e insônia. Adormece sem dificuldade, mas acorda no meio da noite e não consegue voltar a dormir. Descreve seu humor como "OK" e nega qualquer uso de substância, fora um copo de vinho eventual no fim de semana. Ela e o marido são advogados. A paciente relata ter dificuldade para concentrar-se no trabalho desde o nascimento do filho.

▶ Qual é o diagnóstico mais provável?
▶ Qual é o melhor tratamento?

RESPOSTAS PARA O CASO 11
Transtorno de ansiedade generalizada

Resumo: Uma paciente de 28 anos se apresenta com sintomas de ansiedade crônica, que incluem preocupar-se com uma série de problemas que não se encaixam em uma categoria específica. Seus sintomas físicos incluem tensão muscular, insônia e inquietude. A ansiedade está interferindo em seu trabalho, e ela se sente incapaz de controlá-la.

- **Diagnóstico mais provável:** Transtorno de ansiedade generalizada (TAG).
- **Melhor tratamento:** Os inibidores seletivos da recaptação de serotonina (ISRSs) ou inibidores seletivos da recaptação de serotonina e noradrenalina (ISRSNs) são as melhores opções de tratamento, pois são eficazes no caso de TAG e não causam dependência. É importante tratar o paciente com psicoterapia cognitivo-comportamental junto com a medicação, já que os ISRSs/ISRSNs podem levar de 2 a 3 semanas para surtir efeito. Em casos raros, esses medicamentos podem aumentar a ansiedade com um efeito colateral semelhante a acatisia. Buspirona, um agonista 5HT1A, também constitui um tratamento eficaz. Deve-se evitar benzodiazepínicos, se possível. Os pacientes se acostumam ao alívio imediato que sentem após tomar um benzodiazepínico. Quando passam a ser medicados com um ISRS/ISRSN ou buspirona e não obtêm o mesmo alívio imediato, reclamam que a medicação não está funcionando e podem desistir do fármaco antes que ele surta efeito. Os pacientes desenvolvem rapidamente tolerância a benzodiazepínicos e podem sofrer abstinência ou ansiedade rebote quando o tratamento é interrompido. A ansiedade rebote é um fenômeno no qual os pacientes experimentam novamente os sintomas iniciais, mas em maior grau, o que apenas aumenta a resistência do paciente a parar de tomar benzodiazepínicos. Em consequência, muitos ficam dependentes; portanto, esse tipo de fármaco deve ser usado apenas durante um período de tempo brevíssimo e com frequência não é necessário se o paciente for medicado com um ISRS/ISRSN ou buspirona em conjunto com terapia cognitivo-comportamental semanal.

ANÁLISE

Objetivos

1. Compreender os critérios diagnósticos para TAG (ver Quadro 11.1).
2. Estar ciente dos medicamentos usados para tratar o TAG e dos problemas associados a cada um.

Considerações

Essa paciente tem uma longa história de preocupações, e elas aumentaram nos últimos sete meses, após o nascimento de seu filho. Preocupa-se com muitos problemas

> **QUADRO 11.1** • Critérios diagnósticos para transtorno de ansiedade generalizada
>
> Ansiedade excessiva ou incontrolável persistente durante pelo menos seis meses.
> A pessoa luta para controlar a preocupação.
> Presença de três destes seis critérios:
> - Inquietação ou sensação de estar com os nervos à flor da pele
> - Cansaço fácil
> - Dificuldade de concentração ou sensações de "branco" na mente
> - Irritabilidade
> - Tensão muscular
> - Perturbação do sono
>
> O foco da ansiedade não está relacionado a um outro transtorno do Eixo I, como o transtorno de somatização.
> A ansiedade precisa causar sofrimento clinicamente significativo ou prejuízo no funcionamento.
> A ansiedade não é causada pelos efeitos diretos de uma substância de abuso ou medicamento.

em múltiplas categorias. Apresenta sintomas cognitivos (preocupação) e físicos (inquietude, insônia, tensão muscular). Não consegue controlar sua preocupação, o que está interferindo em seu trabalho. Ela nega problemas de uso/abuso de substâncias e problemas clínicos. Esse quadro é clássico no TAG.

ABORDAGEM AO
Transtorno de ansiedade generalizada

DEFINIÇÕES

ANSIEDADE: Preocupação ou nervosismo que se manifestam como perturbações cognitivas (como dificuldade para se concentrar), estados emocionais (como irritabilidade) e sintomas somáticos (como tensão muscular, inquietude, fadiga ou problemas de sono).

BUSPIRONA (BUSPAR): Um agente ansiolítico não sedativo e não benzodiazepínico aprovado pela Food and Drug Administration para o tratamento dos transtornos de ansiedade que age como um agonista sobre os receptores de serotonina do tipo 1A. São necessárias de 2 a 4 semanas para um efeito terapêutico bem-sucedido, e os efeitos adversos incluem inquietude, insônia e nervosismo. A buspirona é tão eficaz quanto o diazepam no tratamento de ansiedade. A buspirona não suprime a respiração em indivíduos com doença pulmonar e apneia do sono, como ocorre com benzodiazepínicos.

ABORDAGEM CLÍNICA

O transtorno de ansiedade generalizada pode ser definido como ansiedade e preocupação com vários eventos e atividades, ocorrendo na maioria dos dias durante

um período de seis meses. A ansiedade e a preocupação associadas ao TAG podem ser distinguidas da ansiedade normal por sua natureza excessiva, pela dificuldade de controlá-las e por sua interferência na vida cotidiana. Para estabelecer um diagnóstico de TAG, precisam ser investigadas outras etiologias da ansiedade, incluindo hipertireoidismo, abuso de substâncias e até mesmo doença cardiovascular. Portanto, é imprescindível obter toda a história médica do paciente e solicitar exames completos.

O transtorno de ansiedade generalizada é **mais comum nas mulheres** do que nos homens. A idade de início muitas vezes é difícil de calcular, pois a maioria dos pacientes relata uma história típica de preocupação excessiva durante toda a vida. As queixas somáticas podem ser destaque, e os pacientes podem apresentar sintomas de tensão motora, hiperatividade autonômica e hipervigilância. Os sintomas de tensão motora incluem tremores, inquietude e cefaleia. Os indivíduos com hiperatividade autonômica podem apresentar queixas gastrintestinais, pulmonares ou cardiovasculares, enquanto aqueles com hipervigilância são quase sempre irritáveis e ficam facilmente "em frangalhos". A etiologia do TAG é desconhecida, mas é provável que seja gerado por meio da interação de fatores biológicos e psicossociais.

O curso do TAG é variável. Em geral, esse transtorno é considerado uma **condição crônica** que piora com situações estressantes e ocorrência de eventos negativos. Cerca de 50 a 90% dos pacientes com TAG têm um transtorno mental associado, como depressão maior, transtorno de pânico e transtorno distímico. Estudos sugerem que o início do TAG costuma ocorrer antes do início de depressão maior e que ela pode ser decorrente do estresse crônico do TAG. Também sugerem que pacientes com TAG que receberam tratamento farmacológico para esse transtorno apresentam apenas 30% de chance de desenvolver depressão maior em comparação com aqueles que não receberam tratamento farmacológico. Embora o TAG seja uma doença psiquiátrica comum, somente um terço dos pacientes busca tratamento. Outros buscam ajuda para algum componente somático dessa doença com outros médicos, como cardiologistas, clínicos gerais e gastrenterologistas.

Alterações propostas para o DSM-5: Há várias alterações nos critérios diagnósticos propostos para o DSM-5. O intervalo de tempo será reduzido de 6 para 3 meses. Além disso, os únicos sintomas físicos necessários serão ou inquietação ou tensão muscular. Outros critérios são: evitar situações nas quais há possibilidade de desfecho negativo, adiamentos devidos a preocupações, busca contínua de tranquilização e tempo e esforço acentuados gastos para preparar-se para possíveis desfechos negativos. Condições clínicas e uso de substância precisam ser descartados como causas.

DIAGNÓSTICO DIFERENCIAL

É importante distinguir o TAG de outros transtornos de ansiedade, depressão com ansiedade comórbida e ansiedade devida a condições médicas ou ao uso de substâncias. Uma história estruturada de forma minuciosa e um exame toxicológico de urina devem distinguir essas condições dos transtornos de ansiedade. Várias **condições** clínicas são caracterizadas por sintomas de ansiedade: **doença de Graves, embolia pulmonar, hipertireoidismo, síndrome de Sjögren e determinados tipos de convulsões**. De modo geral, devem ser solicitados testes sanguíneos habituais, eletrocardiograma e testes da função da tireoide.

TRATAMENTO

Os indivíduos com TAG costumam buscar inicialmente tratamento com médicos clínicos. Os tratamentos comprovados para esse transtorno incluem farmacoterapia e terapia cognitivo-comportamental. Os **quatro principais agentes** usados no tratamento do TAG são **ISRSs ou ISRSNs, buspirona e benzodiazepínicos**; também são prescritos bloqueadores beta-adrenérgicos e antidepressivos tricíclicos. A duração do tratamento varia desde 6 a 12 meses até o final da vida.

Os ISRSs/ISRSNs são eficazes, mas levam de 2 a 3 semanas para surtir efeito. A administração de qualquer uma dessas duas categorias de fármacos deve ser combinada com terapia cognitivo-comportamental. A buspirona (BuSpar) é eficaz na maioria dos casos de TAG (60 a 80%), mas leva de 2 a 3 semanas para surtir efeito. Ela pode não ser benéfica quando instituída *depois* do uso de benzodiazepínicos, porque os pacientes tendem a associar o alívio imediato dos benzodiazepínicos ao alívio dos sintomas. Os benzodiazepínicos têm eficácia imediata, mas não surtem efeito em 25 a 30% dos pacientes. Visto que frequentemente são desenvolvidas tolerância e dependência aos benzodiazepínicos, deve-se escolher um desses fármacos de meia-vida intermediária, administrado na dose mais baixa, durante o período mais breve de tempo possível.

A terapia cognitivo-comportamental (TCC), que consiste em métodos para ajudar o paciente a identificar e mudar crenças negativas juntamente com relaxamento ou *biofeedback*, revelou benefícios de curto e de longo prazos. A terapia psicodinâmica tem como objetivo descobrir as razões inconscientes da ansiedade, como **conflitos e medos**; existem evidências de pesquisa indicando que essa forma de terapia é eficaz para promover um melhor domínio da ansiedade.

QUESTÕES DE COMPREENSÃO

11.1 Uma contadora de 41 anos que há vários anos apresenta sintomas moderados, mas perturbadores, recebeu o diagnóstico de TAG. Ela tem intensos sentimentos negativos a respeito de tomar qualquer medicamento psicotrópico, mesmo depois de ter sido informada sobre as opções de tratamento farmacológico. Qual das seguintes alternativas seria a melhor opção terapêutica?
 A. Apenas terapia cognitivo-comportamental.
 B. Apenas psicanálise.
 C. Apenas psicoeducação.
 D. Apenas psicoterapia de apoio.
 E. Terapia cognitivo-comportamental com um ISRS, venlafaxina ou buspirona.

11.2 Um homem de 38 anos sem história médica anterior consulta seu médico de família com a queixa principal "Estou com úlceras". Sua história, no entanto, não parece compatível com gastrite, úlceras ou refluxo. Depois de uma investigação mais aprofundada, relata cefaleias constantes há oito meses, junto com dificuldade para dormir. Embora negue a existência de estressores específicos ou recentes, admite "sempre ter sido pessimista" e fica apreensivo com vários aspectos de sua vida. Quando solicitado a descrever seu humor na maior parte do tempo, responde "Passei toda minha vida deprimido". Automedica-se com ranitidina conforme julga necessário. Bebe 1 a 2 copos de vinho 1 ou 2 dias por semana e nega uso de drogas. Com base em seu provável diagnóstico, qual dos transtornos psiquiátricos a seguir também pode estar presente neste paciente?
   A. Transtorno da personalidade antissocial.
   B. Transtorno distímico.
   C. Transtorno factício.
   D. Esquizofrenia.
   E. Transtorno de somatização.

11.3 Uma mulher de 45 anos é alcoolista, mas agora está sóbria e é encaminhada a seu consultório. Ela recebeu o diagnóstico de TAG e recentemente foi medicada com um benzodiazepínico por um médico clínico. Qual dos seguintes tratamentos é o mais indicado para ela?
   A. Continuar o benzodiazepínico e um ISRS.
   B. Monoterapia de buspirona.
   C. Continuar com o benzodiazepínico.
   D. Monoterapia com um inibidor seletivo da recaptação de serotonina.
   E. Alterar para um benzodiazepínico de ação prolongada.

11.4 Uma mulher de 26 anos com uma história de transtorno depressivo maior e transtorno de ansiedade generalizada se apresenta ao departamento de emergência acompanhada do marido com a queixa de ansiedade, dificuldade em respirar, palpitações e "sensação de que vou morrer". Seus sintomas começaram no início do dia, mas ao longo das últimas 2 horas se agravaram significativamente. Ela não possui história clínica anterior significativa, fuma meio maço de cigarros por dia, e os únicos medicamentos que toma são anticoncepcionais orais e venlafaxina. Ao ser examinada, ela fala em frases curtas e parece diaforética. Seus batimentos cardíacos são de 160 por minuto, pressão de 104/64 mmHg, e frequência respiratória de 32 respirações por minuto. Um ECG mostra taquicardia sinusal. Qual a medida mais adequada a ser tomada?
   A. Administrar lorazepam.
   B. Iniciar buspirona.
   C. Solicitar uma tomografia computadorizada (TC) de alta resolução do tórax.
   D. Dizer a ela que está tendo um ataque de pânico e que seria bom se fizesse TCC.
   E. Indagar sobre estressores sociais do momento.

RESPOSTAS

11.1 **E.** Uma vez que os sintomas da paciente são moderados e ela tem sentimentos tão negativos a respeito do medicamento, a melhor opção é a TCC, a psicoterapia mais estudada a partir de evidências. Outras intervenções, como psicoterapia voltada para o *insight* e psicoterapia de apoio, têm menor probabilidade de surtir efeito. A terapia deve ser combinada com medicação para ansiedade que não gere dependência.

11.2 **B.** Esse paciente parece sofrer de transtorno de ansiedade generalizada. Há um alto índice de comorbidade nessa doença, especialmente com outros transtornos de ansiedade, como o de pânico e fobias. Os transtornos distímico e depressivo maior também são condições associadas frequentes. Os transtornos por uso de substância também são comuns em pacientes com TAG.

11.3 **D.** Os ISRSs são o tratamento mais indicado para TAG. Medicamentos com potencial de dependência, como benzodiazepínicos, devem ser evitados em indivíduos com história de dependência de substâncias. A buspirona não é tão eficaz em pacientes já expostos a benzodiazepínicos.

11.4 **C.** Esta mulher de 26 anos apresenta sinais clássicos de embolia pulmonar (taquicardia, hipotensão e taquipneia). Além disso, seu uso de cigarros e anticoncepcionais orais a colocam em situação maior de risco de EP do que a população em geral. Embora ela apresente história psiquiátrica, relegar suas queixas como sendo um ataque de pânico caracterizaria negligência. Lorazepam não irá auxiliar o diagnóstico e pode resultar em deterioração do quadro clínico. Indagar sobre estressores sociais não é adequado no contexto de instabilidade hemodinâmica. Indica-se uma TC de alta resolução do tórax.

DICAS CLÍNICAS

▶ O transtorno de ansiedade generalizada é quase sempre acompanhado por outro transtorno mental; o médico deve perguntar sobre sintomas de depressão, estressores traumáticos, ataques de pânico e abuso de substâncias.
▶ Muitas condições clínicas podem simular o TAG, de modo que é obrigatória uma avaliação física completa em qualquer investigação de transtornos de ansiedade.
▶ Nos transtornos de ansiedade, a predisposição genética e o ambiente são fatores etiológicos; tanto a explicação biológica como a psicológica são pertinentes para compreendermos essa condição.
▶ ISRSs/ISRSNs, buspirona e benzodiazepínicos são os quatro medicamentos mais indicados para tratar o TAG.

REFERÊNCIAS

Sadock BJ, Sadock VA. Generalized anxiety disorder. In: Sadock BJ, Sadock VA, eds. *Kaplan & Sadock's synopsis of psychiatry*. 10th ed. Philadelphia, PA: Lippincott Williams and Wilkins; 2007:622-627.

Schatzburg AF, Cole JO, DeBattista C. Antianxiety agents. In: *Manual of clinical psychopharmacology*. 6th ed. Washington: American psychiatric Press; 2007:337-394.

Weisberg RB. Overview of generalized anxiety disorder: epidemiology, presentation, and course. *J Clin Psychiatry*. 2009;70(suppl 2):4-9.

CASO 12

Um homem de 27 anos é levado ao setor de emergência pelos amigos e pelo colega de quarto. Eles relatam que o paciente não tem dormido nas últimas 3 ou 4 semanas e que perceberam que ele fica acordado à noite, limpando o apartamento. Adquiriu um novo computador e um aparelho de DVD, embora o colega de quarto afirme que ele não tem dinheiro para comprar esse tipo de coisa. O paciente também tem se vangloriado para os amigos de que dormiu com três mulheres diferentes na última semana, mas esse não é seu comportamento habitual, e tem estado muito irritável e explosivo. Tem bebido "um monte de álcool" nas duas últimas semanas, o que não é característico. Os amigos referem não tê-lo visto usar drogas e acreditam que não tenha problema de saúde nem tome qualquer medicamento que precise de receita. Não estão a par de história familiar de distúrbios clínicos nem de transtornos psiquiátricos. Informam que ele é estudante de serviço social.

Em um exame do estado mental, o paciente se mostra alternadamente irritável e exaltado. Está usando uma camisa laranja forte e uma calça vermelha, e suas meias não formam par. Fica caminhando pela sala e recusa-se a sentar quando convidado pelo examinador. Sua fala é rápida e alta, e é difícil interrompê-lo. Diz que seu humor está "ótimo" e está muito zangado com os amigos por tê-lo obrigado a vir ao setor de emergência. Fala que eles provavelmente tenham insistido porque "estão com inveja do meu sucesso com as mulheres". Afirma que está destinado a algo grandioso. Seus processos de pensamento são tangenciais. Nega qualquer ideação suicida ou homicida, alucinações ou delírios.

▶ Qual é o próximo passo diagnóstico?
▶ Qual é o diagnóstico mais provável?
▶ Qual é o melhor tratamento inicial?

RESPOSTAS PARA O CASO 12
Transtorno bipolar, episódio maníaco (adulto)

Resumo: Um homem de 27 anos comparece ao setor de emergência com sinais e sintomas clássicos de mania. Tem abusado do álcool, mas o abuso parece ter começado *depois* do início dos sintomas maníacos. Não se sabe se está usando drogas; portanto, isso precisa ser descartado para que se possa estabelecer definitivamente um diagnóstico de mania.

- **Próximo passo diagnóstico:** Deve ser solicitada uma análise de urina para substâncias de abuso e uma determinação da alcoolemia.
- **Diagnóstico mais provável:** Transtorno bipolar, episódio maníaco.
- **Tratamento inicial mais adequado:** Deve ser recomendada a internação hospitalar, embora não esteja claro se o paciente está doente a ponto de ser internado contra sua vontade. Pelo menos, precisará ser tratado com um estabilizador do humor (lítio, carbamazepina, ácido valproico) e talvez também com antipsicótico (risperidona).

ANÁLISE

Objetivos

1. Reconhecer os sinais e/ou sintomas de mania.
2. Perceber que o uso de substâncias e/ou álcool dever ser descartado antes que possa ser feito um diagnóstico de mania.
3. Compreender os critérios de internação de um paciente com mania.
4. Compreender os critérios de internação involuntária de um paciente psiquiátrico.

Considerações

A história desse paciente oferece uma descrição bastante direta do comportamento maníaco, e os resultados de seu exame do estado mental também são bastante clássicos. A ausência de uso significativo de álcool (pelo menos de acordo com os amigos) e de problemas clínicos torna mais provável o diagnóstico de mania. O uso de substâncias, embora negado pelos amigos, precisa ser descartado por meio de um *screening* toxicológico de urina. Considerando a irritabilidade do paciente e a ausência de *insight* em relação à doença, provavelmente será impossível convencê-lo a se internar por vontade própria, e ele não está doente o bastante para ser hospitalizado sem seu consentimento. Nesse estágio, também é improvável que concorde em tomar medicamento.

ABORDAGEM AO
Transtorno bipolar maníaco (adulto)

DEFINIÇÕES

Internação involuntária: Embora as leis variem, todos os estados norte-americanos dispõem de algum tipo de mecanismo para internar um paciente em um hospital psiquiátrico no caso de uma doença mental incontrolável ou iminentemente perigosa. Em geral, o paciente precisa representar um perigo imediato para si mesmo (qualidade suicida) ou para os outros (qualidade homicida ou comportamento extremo, violento, de atuação) ou estar incapaz de cuidar de si mesmo (p.ex., sair nu no inverno, caminhar pelo meio do trânsito). A internação hospitalar envolve a assinatura de papéis de baixa por um médico. O paciente deve então comparecer a um tribunal, após um número especificado de dias, para se determinar se a internação deve continuar ou se ele deve receber alta.*

ABORDAGEM CLÍNICA

Os **transtornos bipolares** são transtornos do humor com episódios de **depressão e mania ou depressão e hipomania**. Estima-se que o transtorno bipolar I tenha faixa de prevalência de 2,4%, e o bipolar II, de 0,3 a 4,8%. A prevalência é igual entre homens e mulheres. A idade de início varia entre 5 e 50 anos ou mais (em casos raros), com uma média de 30 anos. Normalmente, o transtorno bipolar se manifesta primeiro com um episódio de depressão.

O **transtorno bipolar I** consiste em **episódios de depressão e episódios de mania plenos**. A mania é indicada por um humor elevado, expansivo ou irritável que se desvia do humor normal do paciente. Este fica impulsivo, grandioso e distraído e apresenta comportamentos de risco. O *Manual diagnóstico e estatístico de transtornos mentais*, 4ª edição (DSM-IV), lista diagnósticos distintos para um episódio único de mania e para um tipo específico de episódio recorrente, com base nos sintomas do episódio mais recente (i.e., transtorno bipolar I, episódio maníaco mais recente) (ver Quadro 12.1).

O **transtorno bipolar II** é caracterizado por episódios de depressão e **episódios de hipomania** (os sintomas são mais leves e breves e não satisfazem todos os critérios para a mania). Para ambos os transtornos, o episódio mais recente pode ser descrito com alguns aspectos especificadores, como "com características psicóticas",

---

* N. de R. T. No Brasil, a Lei nº 10216/2001 estabelece as regras para internação psiquiátrica, que pode ser voluntária, involuntária ou compulsória. A internação involuntária deverá ser autorizada por médico registrado no CRM do Estado onde se localiza o estabelecimento e deverá ser comunicada ao Ministério Público no prazo de 72 horas, bem como a alta. A solicitação da internação deve ser feita por familiar ou responsável. A internação compulsória é determinada por juiz.

"com características melancólicas", "com características atípicas" ou "com características catatônicas". Outra classificação é a **ciclagem rápida**, que indica que o paciente teve pelo menos **quatro episódios em um período de 12 meses**. Além disso, os pacientes com transtorno bipolar podem apresentar um "estado misto", com elementos tanto de depressão como de mania ou hipomania (p. ex., humor deprimido com irritabilidade e insônia). Os transtornos bipolares I e II devem ser diferenciados dos transtornos ciclotímicos.

É comum o transtorno bipolar I começar com um episódio de depressão e ser um transtorno recorrente. Após cerca de cinco episódios, o tempo entre eles se estabiliza em 6 a 9 meses. O prognóstico é pior para esse transtorno do que para o depressivo maior. Ele tem um curso crônico em cerca de um terço dos pacientes, que apresentam declínio social significativo. O curso e o prognóstico do transtorno bipolar II estão sendo estudados atualmente. Pacientes do tipo bipolar II apresentam tendência a episódios depressivos.

Alterações propostas para o DSM-5: Não há alterações significativas nos critérios para mania ou depressão bipolar. O especificador "episódio misto" pode ser substituído por um especificador "características mistas".

DIAGNÓSTICO DIFERENCIAL

O diagnóstico diferencial para mania é bastante direto, mas pode ser difícil estabelecer o diagnóstico em si. Por exemplo, apresentações clínicas idênticas podem resultar de um transtorno do humor **induzido por substâncias**, do transtorno do humor devido a uma condição médica geral e de mania; por isso, **drogas ilícitas ou com prescrição médica precisam ser descartadas**, assim como condições mé-

---

QUADRO 12.1 • Critérios diagnósticos para transtorno bipolar, episódio maníaco (adulto)

O paciente precisa apresentar humor elevado ou irritável de maneira contínua e anormal durante pelo menos uma semana ou período inferior caso ocorra hospitalização.
Durante o período de perturbação do humor, o paciente precisa apresentar três ou mais dos seguintes sintomas:
- Autoestima inflada ou grandiosidade
- Redução da necessidade de sono
- Mais loquacidade do que o habitual
- Experiência subjetiva de que os pensamentos estão correndo
- Distratibilidade

Aumento das atividades voltadas a objetivos
- Envolvimento excessivo em atividades prazerosas com alto potencial de consequências dolorosas (como esbanjar dinheiro ou leviandade sexual)

Os sintomas não satisfazem os critérios para um episódio misto.
O funcionamento social e/ou ocupacional está prejudicado.
Os sintomas não se devem a uma substância nem a uma condição médica geral.

dicas. Fármacos, como **corticosteroides e levodopa**, e estimulantes, como **cocaína**, também causam comportamento semelhante ao maníaco. Condições médicas gerais, como perturbações metabólicas provocadas por hemodiálise, infecções, doenças neoplásticas e convulsões também produzem esse tipo de comportamento. A **esquizofrenia** deve constar na lista diferencial e precisa ser descartada por meio da análise de aspectos secundários, como história familiar, nível de funcionamento pré-mórbido ou história de sintomas maníacos, se as características clínicas em si não a excluem. O **transtorno esquizoafetivo** pode ser caracterizado por **comportamento psicótico e características maníacas** e precisa ser diferenciado pelo curso temporal de cada transtorno. Os pacientes com transtorno esquizoafetivo podem exibir sintomas de humor, mas os sintomas psicóticos precedem os de humor e/ou continuam depois que o humor retornou à eutimia.

TRATAMENTO

Os pacientes com transtorno bipolar devem ser tratados em um ambiente calmo e estruturado. O paciente e sua família devem ser informados sobre a doença e o tratamento. Os pacientes devem ser tratados com estabilizadores do humor, tanto de forma isolada como em combinação com um antipsicótico atípico ou de segunda geração. Em geral, **estabilizadores do humor** como **lítio e ácido valproico são a primeira opção. Carbamazepina ou oxcarbazepina são a segunda opção para estabilizar o humor. Em pacientes com transtorno bipolar com depressão, um estabilizador do humor mais eficaz é a lamotrigina. Antipsicóticos atípicos também podem ser usados tanto na fase aguda como na fase de manutenção. Um benzodiazepínico pode ser utilizado por um breve período** até que o estabilizador do humor e o antipsicótico surtam efeito. Na depressão bipolar, **podem-se acrescentar antidepressivos ao estabilizador do humor caso a depressão não responda ao estabilizador isolado; contudo, o uso a longo prazo de antidepressivos para transtorno bipolar não é recomendado, já que eles podem precipitar guinadas na polaridade.** A terapia de apoio ou orientada para o *insight* também é útil depois que a condição do paciente se estabiliza e ele começa a lidar com a devastação que esse transtorno normalmente causa em sua vida.

QUESTÕES DE COMPREENSÃO

12.1 Um homem de 62 anos procura seu médico clínico por insistência da esposa. O homem afirma que não há nada de errado consigo, mas que não tem dormido tanto como costumava, muitas vezes sentindo necessidade de apenas duas horas de sono à noite. A esposa observa que ele tem estado excessivamente irritável, tem gastado muito usando os cartões de crédito do casal e falado em correr uma maratona, embora jamais tivesse expressado tal desejo antes. O paciente não tem história prévia psiquiátrica nem clínica. Nega o uso de drogas ou álcool. Qual dos seguintes passos o médico deve adotar primeiro?

A. Interná-lo no hospital.
B. Pedir um *screening* toxicológico de urina para uso de substâncias.
C. Solicitar exame físico completo.
D. Tratá-lo com estabilizador do humor.
E. Tratá-lo com antipsicótico.

12.2 Um jovem de 18 anos é levado ao setor de emergência pelos amigos depois de ter iniciado uma briga com um deles e ficado inconsciente com um soco recebido. Ao recuperar a consciência, afirma que estava brigando pela "liberdade do mundo" e que "as vozes em sua cabeça" lhe disseram que os amigos tinham a chave para vencer essa batalha. Está irritável e inquieto e perambula pelo setor de emergência. É incapaz de ficar sentado ao ser entrevistado, preferindo ficar em pé e de costas para a porta enquanto conversa com o médico. Seus amigos afirmam que tem estado distante deles e das tarefas escolares nos últimos 18 meses e que anda "estranho". Relatam que seu humor ficou irritável somente nos últimos dias. Mencionam, ainda, que ele guarda muitos papeizinhos no quarto e que suas notas baixaram de forma drástica nos últimos seis meses. Os resultados de um *screening* toxicológico são negativos, assim como os do exame físico, embora este último tenha sido limitado devido a sua pouca cooperação. Qual dos seguintes diagnósticos é o mais provável para esse paciente?
A. Transtorno bipolar, episódio maníaco.
B. Transtorno do humor devido a uma condição médica geral.
C. Transtorno esquizoafetivo.
D. Esquizofrenia.
E. Transtorno do humor induzido por substância.

12.3 Uma mulher de 24 anos com um diagnóstico de transtorno bipolar, episódio maníaco, é tratada com um estabilizador do humor (lítio) e haloperidol, um antipsicótico. Qual desses medicamentos deve ser interrompido primeiro quando sua condição se estabilizar?
A. Ambos devem ser interrompidos simultaneamente depois que a condição da paciente se estabilizar.
B. O haloperidol, devido ao risco de efeitos colaterais extrapiramidais.
C. O haloperidol, devido ao risco de dependência.
D. O lítio, devido ao risco de lesão renal.
E. O lítio, devido ao risco de ganho de peso.

12.4 Uma mulher de 33 anos com transtorno bipolar está grávida de 22 semanas. Ela tem tomado ácido valproico para seus sintomas. É mais provável que um exame de ultrassom mostre qual das seguintes anormalidades em razão dos efeitos do estabilizador do humor?
A. Defeito na parede abdominal fetal.
B. Microcefalia fetal.

C. Displasia renal fetal.
D. Espinha bífida fetal.
E. Tetralogia de Fallot fetal.

RESPOSTAS

12.1 **C.** Em um paciente dessa idade, sem história clínica ou psiquiátrica, condições médicas gerais responsáveis por esse comportamento devem ser descartadas antes de se considerar um episódio bipolar de mania. Embora a internação no hospital possa ser necessária para controlar o comportamento destrutivo, a preocupação principal é, antes de tudo, estabelecer o diagnóstico. Tanto um estabilizador do humor como um antipsicótico (em conjunto ou separados) podem ser necessários, mas se insiste aqui que, se o problema de humor for devido a uma condição médica geral, tratar essa condição pode resolver os sintomas psiquiátricos.

12.2 **D.** Esse paciente está apresentando um típico episódio de psicose, que parece ter aumentado recentemente com o surgimento de paranoia (ficar em pé com suas costas para a porta enquanto fala com o médico) e irritabilidade extrema, o que pode ser confundido com sintomas de mania. Entretanto, ele tem história de funcionamento pré-mórbido perturbado que antecede os sintomas de humor em 18 meses. Também está na idade mais comum para o início da esquizofrenia, o que faz com que esse seja o diagnóstico mais provável.

12.3 **B.** Como a discinesia tardia é irreversível e o risco de seu aparecimento aumenta com o uso contínuo, os antipsicóticos devem ser interrompidos assim que os sintomas psicóticos do paciente remitirem e não devem ser retomados enquanto sua condição permanecer estável.

12.4 **D.** O uso materno de ácido valproico está associado com 1 a 2% de risco de defeitos de tubo neural, como a espinha bífida.

DICAS CLÍNICAS

▶ Os pacientes em meio a um episódio de mania frequentemente são bastante irritáveis e têm pouco *insight* de sua doença, o que dificulta a adesão ao tratamento.
▶ O transtorno esquizoafetivo pode ser diferenciado da mania aguda pela obtenção de uma história de toda a vida e pela presença de psicose na ausência de sintomas de humor, o que confirma esse transtorno.
▶ Muitas vezes, estabilizadores do humor como lítio e ácido valproico são a primeira opção de fármacos para tratar esse transtorno. A psicoterapia ou outros agentes (antidepressivos ou antipsicóticos) só devem ser usados depois de ser atingido um nível terapêutico do estabilizador do humor.
▶ Durante o curso de um episódio de mania aguda, o paciente quase sempre requer um antipsicótico além de um estabilizador do humor, pelo menos durante um curto período de tempo.

REFERÊNCIAS

Andreasen N, Black D. *Introductory textbook of psychiatry*. 4th ed. Arlington, VA: American Psychiatric Publishing; 2006:149, 151, 154-155.

Hirschfeld RMA. *Guideline Watch: Practice Guideline for the Treatment of Patients with Bipolar Disorder*. 2nd ed. Arlington, VA: American Psychiatric Association; 2005. Disponível em: www.psychiatryonline.com/content.aspx?aID=148430&searchStr=bipolar+disorder. Acessado em 15 de maio, 2011.

Sadock BJ, Sadock VA. *Kaplan & Sadock's synopsis of psychiatry*. 10th ed. Phila-delphia, PA: Lippincott Williams & Wilkins. 2007:529, 550-552.

CASO 13

Uma adolescente de 13 anos é levada ao psiquiatra pela mãe. A jovem relata que nos últimos seis meses tem tomado longos banhos, de até cinco horas. Diz que não consegue evitar esse comportamento, embora isso a perturbe e esteja deixando sua pele ferida e sangrando. Relata que os sintomas começaram depois que passou a ter pensamentos recorrentes de estar suja ou impura. Tais pensamentos ocorrem várias vezes por dia, e ela vai ficando cada vez mais ansiosa até poder se lavar. Refere que o tempo que passa no banho está aumentando porque precisa se lavar em uma ordem específica para evitar que a "espuma limpa" do sabonete se misture com a "espuma suja", pois, quando isso acontece, precisa repetir todo o procedimento desde o início. Diz que sabe que "deve estar louca", mas não consegue evitar o comportamento. Sua mãe confirma o relato. Conta que a filha sempre foi popular na escola e que tem muitos amigos. Enfatiza que ela jamais usou drogas ou álcool. O único problema clínico da paciente é uma história de asma, tratada com inalador de albuterol. Não é encontrada anormalidade no exame do estado mental além das citadas.

▶ Qual é o diagnóstico mais provável para essa paciente?
▶ Qual seria a melhor psicoterapia para essa condição?
▶ Qual seria a melhor farmacoterapia para essa paciente?

RESPOSTAS PARA O CASO 13
Transtorno obsessivo-compulsivo (infantil)

Resumo: Uma jovem de 13 anos tem uma história de seis meses de lavar-se excessivamente, até cinco horas por vez. Esses banhos são precedidos por pensamentos recorrentes de estar suja ou impura. Enquanto não toma banho, sua ansiedade aumenta em virtude desses pensamentos. Precisa seguir uma ordem especial para se lavar ou tem de começar tudo de novo. A paciente está ciente da natureza anormal de seus pensamentos e comportamentos, e isso a deixa perturbada.

- **Diagnóstico mais provável:** Transtorno obsessivo-compulsivo (TOC).
- **Melhor psicoterapia:** Terapia comportamental envolvendo exposição e prevenção de resposta.
- **Melhor farmacoterapia:** Um inibidor seletivo da recaptação de serotonina (ISRS).

ANÁLISE

Objetivos

1. Compreender os critérios diagnósticos do transtorno obsessivo-compulsivo.
2. Saber qual o tratamento psicoterapêutico mais indicado para esse transtorno.
3. Saber qual o tratamento farmacológico mais indicado para esse transtorno.

Considerações

Essa paciente tem uma história clássica de TOC. Começando com pensamentos recorrentes de estar suja ou impura (obsessões), ela precisa tomar banho (compulsão) ou vai ficando cada vez mais ansiosa. Os pensamentos que tem não são simplesmente preocupações excessivas sobre problemas da vida real. Ela tem tentado ignorá-los, mas não consegue, e eles a perturbam. (Observe que a capacidade de perceber que as obsessões e/ou compulsões são irracionais é um pré-requisito para o diagnóstico nos adultos, mas não em crianças.) Não há evidências de que a paciente abuse de drogas ou álcool, nem história clínica capaz de causar seus sintomas.

ABORDAGEM AO
Transtorno obsessivo-compulsivo (infantil)

DEFINIÇÕES

CLOMIPRAMINA: Um inibidor do neurotransmissor dopaminérgico e de serotonina da classe dos agentes tricíclicos e tetracíclicos, eficaz no tratamento do TOC. Os principais efeitos adversos são sedação, efeitos colaterais anticolinérgicos e, em níveis tóxicos, arritmias cardíacas. (Devido aos efeitos colaterais, muitos médicos usam ISRSs para esse transtorno; são necessárias doses mais elevadas do que as utilizadas para depressão.)

COMPULSÕES: Comportamentos ou atos mentais repetitivos, os quais a pessoa se sente compelida a realizar em resposta a uma obsessão ou segundo uma série de regras rígidas. Esses comportamentos ou atos mentais têm por objetivo impedir ou reduzir o sofrimento ou evitar um evento ou situação temidos. Normalmente, não existe conexão realista entre o evento ou a situação temidos e o comportamento ou ato mental.

EXPOSIÇÃO: Expor o paciente ao objeto ou à situação temidos. Essa exposição, associada ao treino de relaxamento e à prevenção da resposta, constitui um programa de modificação de comportamento bem-sucedido em pacientes com TOC.

OBSESSÕES: Pensamentos ou imagens recorrentes e persistentes, que são tidos como intrusivos e inadequados e provocam ansiedade ou sofrimento acentuados. Não são apenas preocupações excessivas com problemas da vida real.

PANDAS – *Pediatric autoimmune neuropsychiatric disorders associated with streptococcal infections* [Transtornos neuropsiquiátricos autoimunes pediátricos associados a infecções por estreptococo]: um grupo de transtornos, incluindo o transtorno obsessivo-compulsivo, que comprovadamente ocorrem após infecção por estreptococo.

ABORDAGEM CLÍNICA

De acordo com o *Manual diagnóstico e estatístico de transtornos mentais*, 4ª edição, texto revisado, (DSM-IV-TR), a principal característica do **TOC** são as obsessões e/ou compulsões recorrentes (ver Quadro 13.1). As obsessões são persistentes na percepção consciente da pessoa, que costuma reconhecê-las como absurdas e irracionais e muitas vezes deseja resistir a elas. Todavia, metade dos pacientes oferece pouca resistência às compulsões. De modo geral, o TOC é um transtorno incapacitante, perturbador, que consome tempo e interfere na rotina normal da pessoa, em sua função profissional, nas atividades sociais e/ou nos relacionamentos.

A prevalência do TOC é de aproximadamente 2 a 3% em todas as etnias. Ele é responsável por até 10% das consultas psiquiátricas, o que faz com que seja o quarto diagnóstico psiquiátrico mais comum depois das fobias, dos transtornos relacionados ao abuso de substâncias e do transtorno depressivo maior. Homens e mulheres são igualmente afetados; entretanto, os adolescentes do sexo masculino são em geral mais afetados do que os do sexo feminino. A média de idade de surgimento é 20 anos. O início pode ocorrer na infância, e relatos de caso descrevem crianças de apenas 2 anos com o transtorno. Os indivíduos afetados pelo TOC costumam apresentar transtornos psiquiátricos adicionais: transtorno depressivo maior, fobia social, transtorno de ansiedade generalizada, transtornos por uso de álcool, fobia específica, transtorno de pânico e transtornos da alimentação. Curiosamente, 20 a 30% dos indivíduos com TOC apresentam história de tiques, sendo que o transtorno de

> **QUADRO 13.1** • Critérios diagnósticos para transtorno obsessivo-compulsivo
>
> Presença de obsessões ou compulsões.
> A pessoa reconhece que as obsessões ou compulsões são excessivas e irracionais; essa exigência não se aplica a crianças.
> As obsessões ou compulsões causam sofrimento acentuado, consomem tempo ou interferem de modo significativo na rotina normal da pessoa.
> Se outra doença mental estiver presente, o conteúdo das obsessões ou compulsões não está restrito a ela.

Tourette é comórbido em 5 a 7% dos pacientes. Um estudo funcional sobre pacientes com TOC e transtorno depressivo maior (TDM) também comprovou que a neurotransmissão glutamatérgica cingulada anterior alterada pode contribuir para a patogênese do TOC e do TDM. Um estudo recente também demonstrou que pacientes pediátricos com TOC apresentaram alterações no exame de imagem por ressonância magnética (IRM) nas áreas dorsolateral pré-frontal e parietal que normalizaram após a conclusão bem-sucedida de um curso de terapia cognitivo-comportamental.

Considerações para o DSM-5: Muito se debateu sobre incluir ou não o TOC e síndromes relacionadas na categoria mais abrangente de transtornos de ansiedade. Na esfera prática, trata-se de uma ideia um pouco controversa, embora por enquanto o transtorno seguirá na categoria mais ampla de transtornos de ansiedade, provavelmente sob a rubrica **transtornos obsessivo-compulsivos e transtornos relacionados.** Os transtornos relacionados irão incluir hábitos como dermatilomania e colecionismo. Estas podem ou não se tornar subcategorias distintas do TOC.

Acréscimo de um especificador relacionado a tiques: as evidências científicas disponíveis proporcionam amplo respaldo empírico para a inclusão de um especificador relativo a tiques. Essa variante do TOC é uma condição extremamente familiar com características clínicas específicas (início precoce, predominância masculina) e um alto índice de obsessões com simetria e exatidão e compulsões por ordenação e organização, assim como fenômenos sensoriais. Embora os dados não sejam conclusivos, indivíduos caracterizados por esse especificador também parecem se beneficiar de forma diferente da intensificação neuroléptica caso o tratamento com um ISRS não resulte na redução satisfatória dos sintomas.

DIAGNÓSTICO DIFERENCIAL

O diagnóstico diferencial do TOC precisa incluir outros transtornos de ansiedade que podem levar um indivíduo a se comportar fora de seus padrões normais. As pessoas com transtorno da personalidade obsessivo-compulsiva não satisfazem os critérios para o transtorno, e seu grau de prejuízo é menor. Os pacientes com fobias (específica ou social) podem tentar evitar o objeto temido, mas não ficam pensando de modo obsessivo sobre ele a menos que tenham contato direto. Aqueles com transtorno de ansiedade generalizada preocupam-se em excesso, e sua ansiedade se difunde para muitas áreas, não apenas para o aspecto da obsessão. Eles também não desenvolvem compulsões. Deve-se ter cuidado para descartar alguma condição médica geral ou uso de substâncias com efeitos que poderiam simular sintomas do TOC. Deve-se estar atento sobretudo a uma história recente de infecções por estreptococo. O início infantil de TOC foi associado a essas infecções e é referido como transtorno neuropsiquiátrico autoimune pediátrico associado a infecção por estreptococo (PANDAS). Os pensamentos e o comportamento devem ser avaliados criteriosamente para garantir que não sejam exageradamente bizarros nem psicóticos e, assim, indicar que o paciente sofre de um transtorno psicótico, como esquizofrenia.

TRATAMENTO

O tratamento do TOC em crianças e adolescentes pode envolver intervenções psicoterapêuticas e psicofarmacológicas. Ambas se mostraram úteis em experimentos clínicos controlados. Observa-se maior eficácia quando a psicoterapia é combinada a um ISRS. O tratamento psicoterapêutico principal envolve a terapia cognitivo-comportamental conhecida como **exposição/prevenção da resposta**. Nesse tipo de tratamento, o terapeuta e o paciente desenvolvem uma lista de elementos desencadeantes do comportamento compulsivo. Os itens dessa lista são organizados de forma hierárquica, o que é a chave do tratamento. A **criança é exposta primeiro ao desencadeante menos provocador de ansiedade e depois, com o uso de técnicas que reduzem a ansiedade, passa gradualmente para níveis mais elevados** da hierarquia, até desenvolver tolerância. A exposição repetida aos desencadeantes é associada à diminuição da ansiedade. Esse tipo de tratamento exige um bom relacionamento com o terapeuta, assim como um grau de motivação de moderado a alto por parte do paciente. Além disso, foi comprovado que a terapia cognitivo-comportamental familiar para o transtorno obsessivo-compulsivo proporciona alívio de longo prazo com eficácia idêntica à observada em terapia individual e de grupo.

O segundo tipo de tratamento que se revelou eficiente para o TOC em experiências clínicas é a intervenção psicofarmacológica. Os medicamentos mais eficazes incluem **ISRSs**. O primeiro fármaco usado foi o **agente não seletivo clomipramina**. Em doses apropriadas, esse fármaco se revelou bem superior ao placebo na redução dos sintomas do TOC. Podem ser necessárias algumas semanas de uso para haver efeito em doses apropriadas. Os **ISRSs** mais recentes e específicos (**fluoxetina, sertralina e fluvoxamina**) se mostraram capazes de reduzir de modo significativo as obsessões e compulsões em crianças e adolescentes, comparados a placebo.*

---

* N de R. T. Outros medicamentos inibidores seletivos da recaptação de serotonina, como a paroxetina e o citalopram, tiveram sua eficácia comprovada na redução dos sintomas do TOC.

QUESTÕES DE COMPREENSÃO

13.1 Um estudante de 17 anos do último ano do ensino médio é encaminhado a um psiquiatra pelo orientador da escola devido a dificuldades acadêmicas. Embora sempre tenha sido ótimo aluno, no último ano suas notas caíram com rapidez, sobretudo em matemática. Ao ser questionado, ele revela o recente início de "superstições" envolvendo números. Quando é apresentado a determinados números, sente-se obrigado a contar de forma progressiva até o número e então regressivamente. Fica ansioso por não completar a tarefa, ainda que não consiga especificar uma consequência. Caso seja interrompido, precisa iniciar tudo de novo. Ele percebe que "não há um bom motivo" para esse comportamento, mas não consegue interrompê-lo. Por isso, não apenas se sente "torturado", mas pode chegar a repetir de ano na escola. Nega história psiquiátrica anterior. Sofreu uma apendicectomia aos 15 anos e não está sob medicação. Não ingere álcool nem consome tabaco ou substâncias ilícitas. Qual alternativa a seguir demonstrou eficácia ao tratar essa condição?
   A. Terapia cognitivo-comportamental.
   B. Terapia cognitivo-comportamental individual e familiar junto com farmacoterapia.
   C. Apenas farmacoterapia.
   D. Terapia familiar.
   E. Psicoterapia psicodinâmica em conjunto com farmacoterapia.

13.2 O paciente da questão 13.1 inicia o tratamento para sua condição. No desenrolar do tratamento, os pais informam que ele teve um episódio de glomerulonefrite com antibióticos várias semanas antes de desenvolver esses sintomas. Que outra questão pode estar relacionada a seus sintomas atuais?
   A. Coreia de Sydenham.
   B. Síndrome de Asperger.
   C. Transtorno da personalidade passivo-agressiva.
   D. Transtornos neuropsiquiátricos autoimunes pediátricos associados a infecções por estreptococo.
   E. Doença de Huntington.

13.3 O paciente das questões 13.1 e 13.2 passa a tomar fluoxetina. Qual efeito colateral potencial é classificado pela Food and Drug Administration (FDA) como um problema "tarja preta"?
   A. Síndrome neuroléptica maligna.
   B. Ideações suicidas.
   C. Discinesia tardia.
   D. Síndrome serotonérgica.
   E. Síndrome de Stevens-Johnson.

CASOS CLÍNICOS EM PSIQUIATRIA   **139**

RESPOSTAS

13.1 **B.** Esse indivíduo sofre de TOC com suas obsessões, compulsões, ansiedade significativa e interferência em seu funcionamento acadêmico. Embora terapia comportamental e fármacos como clomipramina e ISRSs auxiliem no tratamento do TOC, há evidências de que uma combinação dos dois proporciona maior eficácia. Não há estudos que documentem melhora no TOC somente com psicoterapia psicodinâmica.

13.2 **D.** Transtornos neuropsiquiátricos autoimunes pediátricos associados a infecções por estreptococo, PANDAS, foram associados de forma específica ao desenvolvimento ou exacerbação do TOC em crianças e adolescentes. Os sintomas se desenvolvem temporariamente após uma infecção por estreptococo comprovada.

13.3 **B.** A FDA exige que um alerta especial, denominado "tarja preta", seja aplicado ao uso de antidepressivos para crianças e adolescentes. Esse aviso é o alerta mais grave nos rótulos farmacêuticos. Nesse alerta está escrito: "indica que antidepressivos podem aumentar o risco de pensamentos e comportamento suicidas em algumas crianças e adolescentes".

DICAS CLÍNICAS

▶ Algumas crianças com TOC não compreendem que seus sintomas são irracionais porque ainda não alcançaram a maturidade necessária.
▶ A terapia cognitivo-comportamental individual e familiar se mostrou eficaz para o tratamento do TOC.
▶ ISRSs como fluvoxamina, sertralina e fluoxetina são habitualmente usados para intervenção farmacológica no TOC infantil. Além disso, embora possa haver mais efeitos colaterais, clomipramina também foi usada com eficácia.
▶ A combinação de medicamentos com terapia comportamental pode proporcionar os melhores resultados no tratamento do TOC.

REFERÊNCIAS

Barrett P, Farrell L, Dadds M, Boulter N. Cognitive-behavioral family treatment of childhood obsessive-compulsive disorder: long-term follow-up and predictors of outcome. *J Am Acad Child Adolesc Psychiatry*. 2005;44(10):1005-1014.

Garcia AM, Sapyta JJ, Moore PS, et al. Predictors and moderators of treatment outcome in the Pediatric Obsessive Compulsive Treatment Study (POTS I). *J Am Acad Child Adolesc Psychiatry*. 2010 Oct;49(10):1024-1033.

Huyser C, Veltman DJ, Wolters LH, de Haan E, Boer F. Functional magnetic resonance imaging during planning before and after cognitive-behavioral therapy in pediatric obsessive-compulsive disorder. *J Am Acad Child Adolesc Psychiatry*. 2010 Dec;49(12):1238-1248.

Leslie DL, Kozma L, Martin A, et al. Neuropsychiatric disorders associated with streptococcal infection: a case-control study among privately insured children. *J Am Acad Child Adolesc Psychiatry*. October, 2008;47(10);1166-1172.

Rosenberg DR, Mirza Y, Russell A, et al. Reduced anterior cingulate glutamatergic concentrations in childhood OCD and major depression versus healthy controls. *J Am Acad Child Adolesc Psychiatry*. 2004;43(9):1146-1153.

Sadock BJ, Sadock VA. *Kaplan & Sadock's synopsis of psychiatry*. 10th ed. Baltimore, MD: Lippincott Williams & Wilkins. 2007:616-623.

CASO 14

Um homem casado de 45 anos procura seu clínico geral com a queixa principal de fadiga nos últimos nove meses. Ele afirma que adormece com facilidade, mas acorda várias vezes durante a noite. Diz que o problema começou quando sofreu uma lesão no trabalho há nove meses. Ao providenciar mais detalhes, relata humor deprimido, especialmente no que se refere a ser incapaz de exercer suas funções profissionais. Afirma que seu consumo de álcool é de 6 a 12 cervejas por dia, assim como algumas doses de destilados para "amainar a dor". Revela que agora precisa de mais álcool do que antes para "relaxar". O paciente teve vários *blackouts* provocados pela bebida nos últimos dois meses e admite que muitas vezes a primeira coisa que faz pela manhã é beber para não sentir tremores. Apesar de ter recebido várias reprimendas no trabalho por atraso e mau desempenho, além da ameaça da esposa em abandoná-lo, não conseguiu parar de beber.

No exame do estado mental, está alerta e orientado para pessoa, lugar e tempo. Parece abatido, mas sua higiene é boa. Sua fala tem ritmo e tom normais, e ele coopera com o médico. Seu humor é percebido como deprimido, e seu afeto é congruente, embora com variação completa. Fora isso, nenhuma anormalidade é percebida.

▶ Qual é o diagnóstico mais provável para esse paciente?
▶ Quais são algumas das complicações médicas resultantes desse transtorno?

RESPOSTAS PARA O CASO 14
Dependência de álcool

Resumo: Um homem de 45 anos procura seu médico com a queixa principal de fadiga. Devido ao consumo intenso de bebida, recebeu várias advertências no emprego e sua esposa ameaçou abandoná-lo. Bebe de 6 a 12 cervejas por dia, mais algumas doses de destilados. Relata *blackouts*, incapacidade de parar de beber, tolerância ao álcool e possíveis sintomas de abstinência. Tentou parar de beber algumas vezes, mas não conseguiu.

- **Diagnóstico mais provável:** Dependência de álcool.
- **Complicações clínicas frequentemente associadas:** Convulsões por abstinência, *delirium tremens*, síndrome de Wernicke-Korsakov, degeneração cerebelar, neuropatia periférica, síndrome alcoólica fetal (baixo peso ao nascer, retardo mental, anormalidades faciais e cardíacas), encefalopatia hepática, síndromes de má absorção, pancreatite, cardiomiopatia, anemia macrocítica (aumento no volume corpuscular médio) e um aumento na incidência de traumas (todos os tipos).

ANÁLISE

Objetivos

1. Reconhecer a dependência de álcool em um paciente.
2. Familiarizar-se com as diversas complicações clínicas que podem ser causadas pelo uso excessivo de álcool.

Considerações

Um homem de 45 anos procura seu médico com a queixa principal de fadiga. Não dorme bem há meses, e o padrão que descreve é característico de dependência alcoólica. Sua esposa ameaçou abandoná-lo e seu emprego está em risco; mesmo assim, não consegue parar de beber. Ingere de 6 a 12 cervejas por dia, mais algumas doses de destilados. Relata *blackouts*, incapacidade de parar de beber, tolerância (é necessária maior quantidade de álcool para "relaxá-lo") e sintomas de abstinência (tremores).

ABORDAGEM À
Dependência de álcool

DEFINIÇÕES

DELIRIUM TREMENS: *Delirium* caracterizado por desorientação, flutuação do nível de consciência, sinais vitais elevados e tremores resultantes de redução repentina ou interrupção do uso excessivo de álcool por um longo período de tempo.

SÍNDROME DE KORSAKOV (PSICOSE): Na verdade não é um estado psicótico, mas amnésia, tanto anterógrada quanto retrógrada, com confabulação, que se desenvolve após o uso crônico de álcool. Costuma ser **irreversível** e também causada por **deficiência de tiamina.**

ENCEFALOPATIA DE WERNICKE: Encefalopatia aguda, muitas vezes **reversível**, resultante de **deficiência de tiamina** e caracterizada pela **tríade** *delirium***, oftalmoplegia (normalmente do nervo VI) e ataxia.**

ABORDAGEM CLÍNICA

Nos Estados Unidos, os transtornos relacionados ao álcool são a terceira principal causa de morte (depois da doença cardíaca e do câncer) e os transtornos mais comuns relacionados a substâncias. Além disso, o álcool está associado a altos índices de câncer, doenças cardíaca e hepática. Nesse país, mais de 40% dos adultos tiveram pelo menos um problema relacionado ao álcool (p.ex., episódios de perda de consciência seguidos de amnésia, dirigir embriagado, absenteísmo no trabalho, acidentes de automóvel). O risco vitalício de dependência de álcool é de aproximadamente 3 a 5% para mulheres e 10 a 15% para homens. Estudos envolvendo gêmeos e pessoas adotadas indicam uma base genética; o risco de dependência de álcool é 4 vezes maior em parentes próximos de pessoas com dependência alcoólica.

Alcoolistas apresentam uma prevalência muito mais elevada de transtornos psiquiátricos comórbidos. A depressão costuma estar presente e deve ser avaliada com atenção. O álcool está associado a 50% de todos os homicídios e 25% dos suicídios. Anualmente, 200 mil mortes são atribuídas ao abuso de álcool. O uso de álcool também tem forte ligação com o uso de drogas ilícitas.

A dependência de álcool se caracteriza por diferentes padrões de consumo. Por exemplo, alguns indivíduos requerem uma grande quantidade de álcool todos os dias, outros só bebem muito no fim de semana, e alguns o fazem durante alguns dias e então cessam totalmente a ingestão alcoólica por outros tantos. Essa dependência também está vinculada a comportamentos como a incapacidade de diminuir ou parar o consumo, repetidas tentativas de controlar o beber ("ficar abstêmio"), farras (beber o dia inteiro por no mínimo dois dias), episódios de amnésia (*blackouts*) e beber apesar de saber da existência de um distúrbio clínico que piora com a ingestão de álcool (ver Quadro 14.1). Os indivíduos com dependência de álcool são prejudicados em suas funções sociais e profissionais. Esse comportamento pode ser manifestado por violência em relação aos outros, absenteísmo no trabalho, dificuldades legais (dirigir embriagado, comportamento com sinais de embriaguês) e, por fim, relacionamentos tensos com amigos e família.

DIAGNÓSTICO DIFERENCIAL

Uma distinção importante é a diferença entre dependência e abuso de álcool. De acordo com o DSM-IV-TR, o abuso de álcool (como o abuso de todas as substâncias)

> **QUADRO 14.1** • Critérios diagnósticos para dependência de álcool*
>
> Presença de três ou mais dos seguintes sintomas:
> - Tolerância ao álcool
> - Sintomas de abstinência (p.ex., sinais vitais elevados, tremores, *delirium tremens*, convulsões)
> - Álcool ingerido em quantidades maiores ou por um período de tempo mais prolongado do que o pretendido
> - Desejo persistente ou esforços malsucedidos de diminuir ou controlar o uso de álcool
> - Muito tempo gasto em atividades necessárias para obter álcool, usar álcool ou se recuperar dos seus efeitos
> - Importantes atividades sociais, profissionais ou recreativas são abandonadas ou têm sua frequência reduzida em virtude do uso de álcool
> - O uso de álcool continua, apesar da consciência de que ele causa ou piora problemas físicos ou psicológicos (p. ex., úlcera gástrica, depressão)
>
> * Convém observar que esses são os mesmos critérios gerais para todas as substâncias de abuso.

se caracteriza por um padrão de uso que resulta em pelo menos um dos seguintes sintomas:[a]

1. Incapacidade de cumprir as obrigações no trabalho, na escola ou em casa
2. Uso continuado em situações perigosas (p.ex., dirigir embriagado, operar maquinaria pesada)
3. Problemas legais relacionados ao álcool (p.ex., dirigir sob a influência de álcool)
4. Problemas sociais ou interpessoais (p.ex., discussões e brigas sobre o álcool, abuso do cônjuge)

TRATAMENTO

O tratamento essencial da dependência de álcool é o paciente controlar o uso. Normalmente, a melhor maneira de conseguir isso é por meio da abstinência total e da prevenção de recidiva. Programas de 12 passos, como o defendido pelos Alcoólicos Anônimos (AA), são de extrema utilidade, pois tratam de questões importantes necessárias para a recuperação. Essas questões incluem a negação de ter uma dependência (prevalente em todos os transtornos de dependência), sentimentos de responsabilidade e culpa, desencorajar o comportamento facilitador dos entes queridos, estabelecer um sistema de apoio social (por meio de um padrinho) e o senso de esperança no seio de uma comunidade. A participação nesses grupos é livre; eles muitas vezes têm encontros diários e existem por todos os Estados Unidos.

O dissulfiram (Antietanol) é um medicamento que bloqueia a enzima acetaldeído desidrogenase. O propósito de tomar esse fármaco é impedir o paciente de con-

---

[a] Observe que as alterações propostas para o DSM-5 incluem a combinação de abuso e dependência em um transtorno, por exemplo, transtorno do uso de álcool.

sumir álcool, pois o uso concomitante de álcool (ou de produtos que o contenham, como alimentos e loção pós-barba) causa sintomas físicos muito desconfortáveis (e, em doses elevadas, potencialmente fatais). Por essa razão, o paciente precisa estar motivado, ser responsável e não apresentar déficits cognitivos significativos, para assegurar a adesão às instruções do tratamento.

Outra opção farmacológica é naltrexona, um antagonista opioide ao qual se credita a redução do desejo por álcool através do bloqueio dos caminhos dopaminérgicos (de recompensa) no cérebro. A naltrexona pode ser administrada via oral ou injetável de longa duração. Metanálises revelaram que ela é mais eficaz que placebo na promoção de abstinência, na redução de dias de consumo intenso de álcool e na diminuição dos índices de recidiva.

O terceiro fármaco é o menos estudado, o acamprosato (Campral). O mecanismo exato é desconhecido, mas acredita-se que estabilize o funcionamento glutamatérgico. O acamprosato se mostrou promissor para melhorar a abstinência, especialmente ao ser usado em conjunto com regimes de tratamento psicológico e comportamental.

O uso crônico de álcool resulta na depleção de muitas vitaminas, em especial a **tiamina**. Essa depleção ocorre devido à absorção diminuída e à má nutrição observada com frequência em indivíduos com dependência de álcool. Portanto, é importante que o indivíduo que apresenta padrões de consumo intenso e crônico dessa substância receba suplementos vitamínicos. **A depleção aguda de tiamina provoca a encefalopatia de Wernicke, e acredita-se que a depleção crônica cause a síndrome de Korsakov.** A encefalopatia de Wernicke não é uma apresentação rara no setor de emergência dos hospitais. Caso haja suspeita, deve-se administrar tiamina a todos os pacientes antes da administração intravenosa de glicose, já que ministrar dextrose em um estado deficiente de tiamina irá exacerbar o processo de morte celular e agravar a condição.

QUESTÕES DE COMPREENSÃO

14.1 Um homem de 28 anos apresenta uma história de 12 anos de uso regular de álcool. Embora tenha conseguido manter seu emprego como motorista de caminhão, muitas vezes dirige mesmo "alto" a fim de cumprir seus prazos. Foi repreendido em diversas ocasiões por não realizar o trabalho de forma adequada, o que tem levado a crescentes conflitos com a esposa. Nega aumento recente de ingestão ou sintoma de abstinência, mas admite não "ficar tão bêbado como costumava" após consumir a mesma quantidade de álcool. Qual dos seguintes fatores em sua história é o **mais específico** de *dependência* de álcool?

A. Dirigir embriagado.
B. Conflitos conjugais.
C. Não ficar intoxicado tão facilmente como no passado.
D. Problemas profissionais.
E. História de 12 anos de uso regular de álcool.

14.2 Uma mulher de 24 anos afirma que seu consumo de álcool é de 2 taças de vinho ou *margaritas* 3 vezes por semana e 5 drinques com vodca nas noites de sexta-feira e sábado. Esse padrão foi estabelecido há quase um ano. Ela nega prejuízos no trabalho como resultado da bebida. Afirma que é "sociável" e sai com frequência à noite. No decorrer da entrevista, revela episódios de falta de memória durante o consumo alcoólico que ocorreram cinco vezes nos últimos oito meses. Descreve esses eventos como "não me lembro de sair de um bar e ir para outro". Qual das seguintes perguntas é a mais específica para identificar dependência de álcool nessa paciente?

    A. Você alguma vez já tentou diminuir a bebida?
    B. Com que frequência você bebe?
    C. Quanto você bebe por dia?
    D. Quando você começou a beber regularmente?
    E. Você consome destilados ou apenas cerveja e vinho?

14.3 Uma mulher de 48 anos é levada ao setor de emergência. Ela não responde a perguntas, tropeça pela sala e está agitada. No exame físico, você percebe que ela cheira a álcool e não coopera durante o exame. A administração de qual medicamento seria o tratamento inicial mais apropriado?

    A. Benzodiazepínico.
    B. Dissulfiram.
    C. Glicose.
    D. Tiamina.
    E. Antipsicótico.

14.4 Um homem de 60 anos é levado ao setor de emergência por sua esposa porque está "confuso". Com relutância, confidencia à equipe que ele é um "bebedor inveterado" e que chega a consumir quase um engradado de cerveja praticamente todos os dias nos últimos 30 anos. Embora não tenha alterado de modo significativo sua ingestão alcoólica, no último ano ele come menos e prefere álcool em vez de grandes refeições. Ela percebeu uma perda de peso gradativa como consequência. A última vez que bebeu foi no mesmo dia. Qual dos seguintes sintomas é mais provável de ser revelado durante o exame do estado mental desse paciente?

    A. Confabulação.
    B. Delírios.
    C. Afeto elevado.
    D. Consciência flutuante.
    E. Associações desconexas.

RESPOSTAS

14.1 **C.** Embora dirigir embriagado, conflitos conjugais e problemas profissionais sejam todos critérios para abuso de álcool, apenas o não ficar intoxicado tão facilmente como no passado é um critério para a dependência de álcool. A tolerância ao álcool (ter o mesmo efeito com quantidade maior ou efeito menor com a mesma quantidade), a abstinência de álcool e a incapacidade de controlar seu uso são as características dessa dependência.

14.2 **A.** Mesmo que perguntas referentes a frequência específica, tipo de bebida, quantidade e uso inicial do álcool sejam importantes para estabelecer uma história e o padrão de abuso, somente a pergunta sobre *tentativas de reduzir o consumo* é específica para a dependência de álcool, pois trata da incapacidade de controlar o uso. O questionário CAGE foi validado como uma triagem para dependência de álcool. Ele usa a mnemônica **CAGE**. Uma resposta "sim" a duas ou mais das seguintes perguntas é um indicador sensível para diagnosticar a dependência de álcool.

Você alguma vez sentiu que devia diminuir (*Cut down*) a bebida?
Você alguma vez ficou aborrecido (*Annoyed*) por alguém criticar seu consumo de álcool?
Você alguma vez se sentiu culpado (*Guilty*) por beber?
Você alguma vez precisou de uma bebida de manhã antes de mais nada (*Eye opener*)?

14.3 **D.** O tratamento mais apropriado é a administração de tiamina. Essa paciente apresenta encefalopatia de Wernicke, caracterizada pela tríade *delirium*, ataxia e oftalmoplegia. A tiamina deve ser administrada *antes* da glicose quando se desconfia de que o paciente sofra desse transtorno.

14.4 **A.** Esse paciente apresenta uma longa história de uso regular e intenso de álcool e possível desnutrição. Uma sequela comum dessa condição é deficiência crônica de tiamina, o que resulta em síndrome de Korsakov. Essa síndrome se caracteriza por amnésia anterógrada; esse prejuízo na memória costuma ser (mal) compensado pela confabulação do paciente ou pelo preenchimento das memórias ausentes com informações falsas.

> ### DICAS CLÍNICAS
>
> ▶ O abuso de álcool caracteriza-se pelo recorrente uso inadequado de álcool, o que resulta em problemas profissionais, acadêmicos, interpessoais ou legais ou uso em situações potencialmente perigosas.
> ▶ A dependência de álcool caracteriza-se pela recorrente dependência física ou psicológica de álcool, o que resulta em tolerância ao álcool, abstinência de álcool ou *incapacidade de controlar o uso de álcool*.
> ▶ Considera-se que as síndromes de Wernicke e Korsakov sejam causadas por deficiência de tiamina. A síndrome de Wernicke apresenta a clássica tríade encefalopatia, ataxia e oftalmoplegia. A marca registrada da síndrome de Korsakov é a amnésia, em particular a anterógrada.
> ▶ Em um paciente com suspeita de encefalopatia de Wernicke, a tiamina deve ser administrada por via intravenosa *antes* da glicose.

REFERÊNCIAS

American Psychiatric Association. *Treatment Guidelines for Substance Use Disorders*. 2nd ed. Disponível em: http://www.psychiatryonline.com/pracGuide/pracguideChapToc_5.aspx. Acessado em 1º de março, 2011.

Dhalla S, Kopec J. The CAGE Questionnaire for Alcohol Misuse: A review of reliability and validity studies. *Clin Invest Med*. 2007;30(1):33-41.

Ebert M, Loosen P, Nurcombe B, eds. *Current diagnosis and treatment in psychiatry*. New York, NY: McGraw-Hill, 2008:233-259.

Ewing JA. Detecting alcoholism: The CAGE questionnaire. *JAMA*. 1984;252:1905-1907.

Sadock BJ, Sadock VA. *Kaplan & Sadock's synopsis of psychiatry*. 9th ed. Baltimore, MD: Lippincott Williams & Wilkins. 2007:412-441.

CASO 15

Uma mulher de 24 anos é admitida no setor obstétrico para o parto de um bebê do sexo masculino. Um dia após o parto, o serviço obstétrico solicita uma consulta com o psiquiatra de plantão para "descartar esquizofrenia".

O psiquiatra entrevista a paciente e descobre que a gravidez resultou de um estupro sofrido há nove meses. Ela planeja dar o bebê para adoção. Diz que jamais procurou um psiquiatra e que nunca sentiu necessidade de fazê-lo. Fala de forma detalhada como o estupro estava "escrito nas estrelas" para todos verem; ela é apaixonada por astrologia. Nega ter qualquer pensamento ou pesadelo recorrente sobre o estupro. Diz que tem poucos amigos íntimos, que prefere estudar astrologia e projeção astral, em casa, sozinha. Acredita profundamente em reencarnação, embora saiba que sua família acha essa crença estranha. Fala que trabalhou esporadicamente como "vidente com bola de cristal", mas jamais teve emprego fixo remunerado, de tempo integral.

Durante o exame do estado mental, a paciente está sentada ereta em sua cama hospitalar, usando três camisolas do hospital e um manto, que está vestido ao contrário. Seu cabelo está bem penteado, mas um lado está trançado e o outro não. Coopera com o entrevistador. Afirma que seu humor é bom, e seu afeto é congruente, ainda que constrito. Seus processos de pensamento são tangenciais e apresenta ideias de referência, mas nenhuma ideação suicida ou homicida, nem alucinações ou delírios.

▶ Qual é o diagnóstico mais provável?
▶ Quais recomendações devem ser fornecidas ao setor obstétrico?

RESPOSTAS PARA O CASO 15
Transtorno da personalidade esquizotípica

Resumo: Uma mulher de 24 anos, que acabou de dar à luz, é encaminhada ao psiquiatra pelo setor obstétrico porque os membros da equipe pensam que talvez ela seja esquizofrênica. A paciente apresenta crenças e pensamentos excêntricos, ideias de referência e afeto constrito. Também se veste de maneira peculiar. Não tem amigos íntimos. Seu pensamento é tangencial, mas o conteúdo do pensamento está dentro de limites normais.

- **Diagnóstico mais provável:** Transtorno da personalidade esquizotípica (TPE).
- **Recomendações ao setor obstétrico:** Acompanhamento psiquiátrico sem internação. A paciente não tem esquizofrenia. Embora possam ocorrer episódios psicóticos temporários em reação ao estresse em pacientes com TPE, ela não apresenta sintomas psicóticos no momento. Suas crenças excêntricas e seu pensamento mágico devem ser explicados como **transtorno do pensamento não psicótico ou perda parcial do teste de realidade**. Se ela desenvolver uma psicose aguda (alucinações, desorganização dos pensamentos, afrouxamento das associações), então se recomenda o tratamento com antipsicóticos típicos ou atípicos no hospital. Caso contrário, não se inicia medicação no hospital na ausência de psicose aguda porque a paciente dificilmente irá aderir a ela, a menos que tenha um bom relacionamento terapêutico com um psiquiatra.

Em uma situação ideal, o psiquiatra que irá acompanhá-la na consultoria fará uma consulta breve antes da alta para aumentar a probabilidade de adesão ao tratamento. Uma vez que um relacionamento terapêutico tenha sido desenvolvido, há evidências crescentes sugerindo que um neuroléptico de baixa dosagem pode afetar o pensamento mágico e as crenças excêntricas. Estudos revelam que apenas 10% dos pacientes com TPE foram medicados com antipsicóticos. Os mesmos estudos mostram que, em toda a vida, esses pacientes passam cerca de 44 meses envolvidos com psicoterapia, o que contraria a crença de que eles não buscam tratamento.

ANÁLISE

Objetivos

1. Reconhecer o transtorno da personalidade esquizotípica em um paciente.
2. Compreender a relação entre o transtorno da personalidade esquizotípica e a esquizofrenia.

Considerações

Essa paciente é vista pelos membros da equipe obstétrica como excêntrica, mas ela não se vê dessa maneira. Apesar de se observarem algumas anormalidades em seu exame do estado mental, incluindo ideias de referência (não delírios de referência), crenças incomuns, pensamento não convencional, afeto constrito e uma aparência esquisita, não há sinal de psicose verdadeira. **Ela não tem alucinações nem delírios fixos**; portanto, seus sintomas não satisfazem os critérios para esquizofrenia. Não parece ter sequelas psicológicas resultantes do estupro (nenhum sintoma de transtorno de estresse pós-traumático), embora de fato pareça ter incorporado o seu significado a suas crenças incomuns sobre o mundo.

Atualmente encarado como tendo base biológica e relacionado a esquizofrenia, o TPE é um transtorno mais moderado no espectro esquizofrênico. Estudos de famílias e adoção sugerem uma prevalência maior de TPE nos parentes de pacientes com esquizofrenia que na população em geral. Chama atenção o fato de não se evidenciar de forma consistente uma prevalência maior de esquizofrenia crônica nos parentes de pacientes com TPE. Acredita-se que isso signifique que os genes de suscetibilidade para psicose são menos prevalentes na família de indivíduos com TPE que na daqueles com esquizofrenia. Aparentemente, há pelo menos dois conjuntos de fatores genéticos herdados nesse transtorno: um relacionado ao pensamento bizarro (transtorno do pensamento não psicótico) e outro relacionado ao isolamento social e ao fato de não se sentir à vontade com outras pessoas observados em indivíduos com TPE.

ABORDAGEM AO
Transtorno da personalidade esquizotípica

DEFINIÇÕES

NEGAÇÃO: Mecanismo de defesa pelo qual o indivíduo lida com estressores ou conflitos emocionais se recusando a reconhecer algum aspecto doloroso da realidade externa ou de experiência subjetiva que é evidente para outros. O termo "negação psicótica" é usado quando existe um prejuízo inaceitável do teste de realidade.

DESREALIZAÇÃO: Sentimento de que o mundo, ou a realidade, mudou. O ambiente parece irreal ou estranho.

DISFORIA: Estado de humor desagradável, muitas vezes triste.

IDEALIZAÇÃO: Mecanismo de defesa em que o indivíduo lida com estressores ou conflitos emocionais atribuindo qualidades positivas exageradas aos outros. O uso desse mecanismo pode se alternar com a desvalorização, o seu oposto.

PENSAMENTO MÁGICO: Modo de pensar semelhante ao observado em crianças pequenas no qual os pensamentos do paciente, suas palavras ou ações têm poder sobre eventos externos (p. ex., meu time ganha sempre que torço usando minha camisa da sorte).

ABORDAGEM CLÍNICA

Critérios diagnósticos

Os pacientes com transtorno da personalidade esquizotípica apresentam déficit em sua capacidade de manter relacionamentos interpessoais e **peculiaridades de ideação, aparência e comportamento**. Existe um padrão de desconforto agudo quando em relacionamentos íntimos, distorções cognitivas ou perceptuais e **excentricidades no comportamento**. Em geral, eles **não têm amigos íntimos**. Tais pacientes podem ter ansiedade, depressão e outros estados de humor disfóricos e ser desconfiados ou paranoides. Sob estresse, podem ficar **temporariamente psicóticos**. A ocorrência de TPE atinge aproximadamente 3% da população e é diagnosticada com frequência em mulheres com síndrome do cromossomo X frágil.

Alterações propostas para o DSM-5: O DSM-5 propõe uma nova definição dos transtornos da personalidade e como eles são classificados. O grupo de trabalho recomendou a revisão de níveis de funcionamento, tipos de personalidade e traços de personalidade. O transtorno da personalidade esquizotípica será reformulado como o tipo esquizotípico.

DIAGNÓSTICO DIFERENCIAL

Embora tanto os indivíduos esquizoides quanto os com TPE não se sintam à vontade em relacionamentos interpessoais, os pacientes com TPE podem ser diferenciados daqueles com transtorno da personalidade esquizoide por seus comportamento, pensamento e discurso peculiares. Os indivíduos com personalidade paranoide agem como se o mundo fosse um local hostil e desconfiam que outros irão tirar vantagem deles, mas sua desconfiança nunca assume uma qualidade de delírio, e não apresentam o comportamento excêntrico observado no TPE. Os indivíduos com TPE não são abertamente psicóticos (i. e., não apresentam delírios nem alucinações), exceto talvez temporariamente quando ficam sob estresse, o que os diferencia dos pacientes com esquizofrenia. Mais de 50% dos indivíduos com TPE têm pelo menos um episódio na vida de depressão maior, que deve ser tratado com antidepressivos quando ocorre com TPE.

TRATAMENTO

Apesar de esses pacientes muitas vezes exibirem discurso, crenças ou comportamento bizarros, é importante que os médicos não ridicularizem suas crenças nem as critiquem, o que pode romper a aliança que deve ser constituída. Baixas doses de agentes antipsicóticos podem ser úteis se surgir psicose transitória. A terapia de grupo às vezes ajuda a aliviar a ansiedade e a falta de desenvoltura no meio social comuns a esses pacientes. Psicoterapia individual de apoio pode ser benéfica.

QUESTÕES DE COMPREENSÃO

15.1 Qual dos seguintes é um transtorno associado na história familiar de pacientes com transtorno da personalidade esquizotípica?
   A. Dependência de álcool.
   B. Transtorno bipolar.
   C. Hipocondria.
   D. Transtorno de pânico.
   E. Esquizofrenia.

15.2 Qual das seguintes características precisa estar presente na história de um paciente para que se possa diagnosticar um transtorno da personalidade esquizotípica?
   A. Uso ativo de substância.
   B. Alucinações auditivas.
   C. Distorções cognitivas e perceptuais.
   D. Amizades intensas, de curta duração.
   E. Ideação suicida.

15.3 Um homem de 25 anos com transtorno da personalidade esquizotípica procura seu psiquiatra com a queixa principal de humor deprimido. Relata que tem estado deprimido e incapaz de dormir desde que perdeu seu emprego como astrólogo. Afirma que embora seu humor em geral seja baixo (4 de um possível 10), ultimamente tem sido um 2 constante. O paciente também reconhece problemas de concentração e de nível de energia e tem tido crises de choro. Descreve premonições de que determinados alimentos podem curá-lo e vem preparando "poções mágicas" e comendo "alimentos mágicos". Um exame do estado mental revela um homem vestido de forma excêntrica, com afeto constrito, ideias de referência, crenças incomuns e uma leve paranoia. Qual dos seguintes medicamentos mais provavelmente vai ajudá-lo?
   A. Zolpidem (Stilnox) para a insônia.
   B. Valproato de sódio para a perturbação de humor.
   C. Escitalopram para os sintomas depressivos.
   D. Risperidona para a paranoia.
   E. Ziprasidona para as ideias de referência.

RESPOSTAS

15.1 **E.** Existe uma maior associação de casos de transtorno da personalidade esquizotípica entre os parentes biológicos de pacientes com esquizofrenia do que entre os controles. Os outros transtornos enumerados não estão associados a índices elevados de transtornos da personalidade.

15.2 **C.** A qualidade bizarra da maneira pela qual esses pacientes percebem o mundo e pensam sobre ele é um dos critérios diagnósticos para o transtorno da personalidade esquizotípica. As respostas A, B e E são sintomas de diversos transtornos do eixo I, mas não indicam qualquer transtorno da personalidade específico.

A resposta D é uma característica observada em pacientes com transtorno da personalidade *borderline*, embora não seja um critério diagnóstico em si.

15.3 **C.** Escitalopram é um inibidor seletivo da recaptação de serotonina (ISRS) útil no tratamento de depressão. Os pacientes com transtorno da personalidade esquizotípica com um componente depressivo em sua doença ou uma depressão maior sobreposta secundária (como pode ser o caso desse paciente) devem ser tratados com antidepressivos. Ziprasidona (Geodon) e risperidona (Risperdal) são antipsicóticos atípicos que seriam eficazes se o paciente apresentasse um episódio psicótico transitório, o que não ocorre. Valproato de sódio é um antiepiléptico usado como estabilizador do humor para tratar condições como mania.

DICAS CLÍNICAS

▶ Os pacientes com transtorno da personalidade esquizotípica apresentam um padrão dominante e estável de déficits sociais e interpessoais, uma capacidade reduzida para relacionamentos interpessoais, com os quais não se sentem à vontade; distorções cognitivas ou perceptivas e comportamento excêntrico.

▶ Atualmente, encara-se o transtorno da personalidade esquizotípica como um transtorno de base biológica relacionado a esquizofrenia, mas é um transtorno mais moderado no espectro da esquizofrenia.

▶ Os pacientes com esse transtorno podem ser diferenciados dos com transtorno da personalidade paranoide pelo fato de que o segundo tipo de indivíduo encara o mundo como um lugar hostil e desconfia de que outros irão se aproveitar dele, mas sua desconfiança nunca adquire uma qualidade delirante.

▶ Os pacientes com esse transtorno podem ser diferenciados dos com transtorno da personalidade esquizoide por sua história familiar de esquizofrenia, carreira profissional raramente bem-sucedida e comportamento, discurso e crenças excêntricos.

▶ Os médicos lidarão melhor com esses pacientes se não externarem julgamentos ou críticas sobre o discurso, as crenças e os comportamentos excêntricos destes.

REFERÊNCIAS

American Psychiatric Association DSM-5 Development. *Personality and Personality Disorders*. Disponível em: http://www.dsm5.org/ProposedRevisions/Pages/PersonalityandPersonalityDisorders.aspx. Acessado em 26 de setembro, 2010.

Ebert MH, Loosen PT, Nurcombe B, Leckman JF. *Current diagnosis and treatment: psychiatry*. 2nd ed. New York, NY: McGraw-Hill Companies, Inc.; 2008:519-521.

Herpertz SC, Zanarini M, Schulz CS, Siever L, Lieb K, Moller HJ. WFSBP task force on personality disorders. World Federation of Societies of Biological Psychiatry guidelines for biological treatment of personality disorders. *World J Biol Psychiatry*. 2007;8(4):231-232.

Sadock BJ, Sadock VA. *Kaplan & Sadock's synopsis of psychiatry*. 10th ed. Philadelphia, PA: Lippincott Williams & Wilkins; 2007:796-797.

CASO 16

Uma mulher de 29 anos é levada ao setor de emergência pela polícia depois de ter sido surpreendida tentando arrombar uma mercearia. Quando a prenderam, os policiais perceberam que ela suava muito, suas pupilas estavam bastante dilatadas e que parecia "ligada". A paciente afirma que "se dopou" todos os dias durante a maior parte do ano que passou e perdeu 13,5 kg nos últimos seis meses. Diz que seu hábito agora lhe custa mais de $100 por dia – quando começou, apenas $20 "davam o mesmo barato". Reconhece que, quando não está dopada, sente fissura pela droga, fica muito sonolenta, deprimida e com um enorme apetite. Diz que quando usa essa droga sente-se "realmente bem" e tem muita energia. A paciente relata que tentou parar em várias ocasiões, chegando a se internar em certo momento, mas que sempre volta a usar drogas em seguida. Ela era secretária de meio expediente, mas perdeu o emprego porque tinha o hábito de se atrasar e roubava dinheiro para pagar o fornecedor da droga. Admite que estava tentando roubar a mercearia para "pagar minhas dívidas".

▶ Quais são os diagnósticos mais prováveis?

RESPOSTAS PARA O CASO 16

Intoxicação por cocaína e dependência de cocaína

Resumo: Uma mulher de 29 anos foi presa ao tentar roubar uma mercearia. Ela perdeu o emprego por estar sempre atrasada e por roubar do patrão para sustentar seu vício. A paciente vem precisando de doses cada vez maiores da sua droga preferida para ficar "ligada" e sente fissura, sonolência, depressão e hiperfagia quando não consegue obtê-la. Sob efeito da droga, percebe um sentimento de euforia e energia aumentada. Ela tentou parar, mas não conseguiu. Na consulta exibe midríase, diaforese e perdeu 13,5 kg em um curto intervalo de tempo.

- **Diagnósticos mais prováveis:** Intoxicação por cocaína e dependência de cocaína.

ANÁLISE

Objetivos

1. Reconhecer a dependência de droga em um paciente.
2. Ser capaz de identificar a droga que está sendo utilizada com base na história do paciente e no exame físico.

Considerações

Essa paciente exibe os sinais clássicos de dependência de substância – ela tem tolerância à droga (precisa de maior quantidade para atingir o mesmo efeito) e sintomas de abstinência sem ela, sinais característicos de dependência física. Também demonstra dependência psicológica, já que tentou parar de usar cocaína, mas não conseguiu, apesar dos efeitos negativos que a droga exerce em sua vida. Durante a intoxicação, sente-se eufórica e cheia de energia, com midríase, diaforese e redução do apetite. Durante a abstinência, sente-se deprimida, com fome e sono.

ABORDAGEM À

Dependência de cocaína

ABORDAGEM CLÍNICA

Os critérios para dependência de cocaína são os mesmos que para todas as dependências de substâncias (ver Quadro 14.1). (Observe que as alterações propostas para o DSM-5 incluem a combinação de todos os tipos de abuso de substância e de dependência em um único transtorno, por exemplo, transtorno do uso de cocaína.) A intoxicação por cocaína pode produzir várias mudanças comportamentais e físicas (Quadro 16.1). Repare que elas também são observadas no uso e intoxicação por anfetamina. Os indivíduos também podem desenvolver alucinações (tanto auditivas como visuais), paranoia, delírios e comportamentos de risco (incluindo promiscuidade e violência). Vários riscos sérios à saúde física estão associados a uso e dependência de cocaína, incluindo infartos cerebrais, isquemias transitórias, convulsões (incluindo *status epilepticus*), infartos do miocárdio e cardiomiopatias.

A **abstinência de cocaína** pode durar de 2 a 4 dias e até mais tempo em usuários que se drogam sempre. A **crise aguda** é comumente acompanhada por **disforia**, irritabilidade, ansiedade, aumento do apetite e hipersonia. Os pacientes podem desenvolver sintomas depressivos acentuados com ideação suicida e precisar de internação. É comum uma forte fissura pela droga durante o período de abstinência.

DIAGNÓSTICO DIFERENCIAL

Muitas condições psiquiátricas podem ocorrer em associação à dependência de cocaína. Alguns transtornos, entre eles os de ansiedade, da personalidade antissocial e do déficit de atenção/hiperatividade, podem anteceder o desenvolvimento da dependência de cocaína. Os indivíduos com dependência de cocaína também podem apresentar transtorno depressivo maior, transtorno bipolar, ciclotimia ou vários transtornos de ansiedade. Uma vez que a cocaína também produz sintomas de depressão (durante a abstinência), euforia, agressividade, irritabilidade, labilidade do humor, ansiedade e até mesmo psicóticos, o diagnóstico de um transtorno primário do humor ou psicótico pode ser difícil quando o indivíduo está usando a droga ativamente. Portanto, pode ser necessário um período de abstinência com duração de vários meses antes de se poder fazer um diagnóstico preciso de outros transtornos. Além disso, a dependência de cocaína é muitas vezes acompanhada por outros transtornos do uso de substância, em especial os associados a opioides e a álcool. Estas últimas substâncias em geral são usadas para amenizar a irritabilidade e a hipervigilância que podem seguir à intoxicação e à abstinência de cocaína.

QUADRO 16.1 • Mudanças comportamentais e físicas associadas ao uso de cocaína

As mudanças comportamentais incluem:
- Euforia ou embotamento de sentimentos
- Hipervigilância ou hipersensibilidade
- Ansiedade aumentada ou irritabilidade/raiva
- Julgamento prejudicado

As mudanças físicas na intoxicação por cocaína podem incluir:
- Pupilas dilatadas
- Sinais de instabilidade autonômica, como hipertensão arterial, taquicardia ou bradicardia
- Calafrios ou sudorese
- Náusea/vômitos
- Lentificação ou agitação psicomotora
- Dor no peito/arritmias
- Confusão, convulsões, estupor ou coma
- Perda de peso

TRATAMENTO

Visto que a cocaína produz uma intensa sensação de bem-estar, a maioria dos usuários não busca tratamento de forma voluntária até que o padrão comportamental resulte em um prejuízo significativo do funcionamento (perdas profissionais e de relacionamentos, consequências legais) ou problemas de saúde. Em geral, a fissura por cocaína é tão intensa que o indivíduo inicialmente pode precisar de tratamento hospitalar ou internação domiciliar para conseguir abstinência da droga.

O tratamento pode ser multidisciplinar, incluindo estratégias médicas, psicológicas e sociais para ajudar o paciente a estabelecer e manter a abstinência. Frequentes *screenings* toxicológicos de urina, não agendados, são essenciais nos tratamentos de curto e longo prazo para dependência de cocaína, pois a negação é um aspecto de destaque em *todas* as dependências. Terapias individuais e de grupo podem se concentrar no apoio, na informação e na redução da negação, assim como no desenvolvimento de habilidades para evitar o futuro uso da droga. Os Narcóticos Anônimos têm uma terapia de grupo bastante conhecida, gratuita e de ampla disponibilidade, que oferece todos os componentes citados. *Pelo menos um estudo demonstrou que aconselhamento individual em conjunto com aconselhamento de grupo foi* **superior** *tanto à psicoterapia tradicional quanto ao aconselhamento de grupo, sendo que uma proporção maior de usuários manteve a abstinência.* A terapia familiar também pode ser útil para confrontar tanto o paciente com os efeitos de seu comportamento relacionado à droga, como a família com as maneiras pelas quais permite ou reforça o comportamento de adicção. Intervenções sociais podem incluir programas de moradia centrados na abstinência e treinamento vocacional. Ao contrário do que ocorre com adicção de álcool e opioides, não foi comprovado de modo definitivo que tratamentos somáticos (p. ex., antidepressivos, estabilizadores do humor, agonistas de dopamina e acupuntura) reduzam a fissura de cocaína; pesquisas nessa área continuam. Contudo, psicotrópicos como antidepressivos, ansiolíticos ou estabilizadores do humor são indicados para o tratamento de outras doenças psiquiátricas comórbidas em pacientes com dependência de cocaína.

QUESTÕES DE COMPREENSÃO

16.1 Um sem-teto veterano de guerra de 50 anos é levado ao setor de emergência pela polícia devido a seu comportamento tumultuador. Durante o exame de estado mental ele se mostra evidentemente eufórico, mas também com agitação psicomotora e um pouco paranoide; afirma que se "sente fantástico", mas fica desconfiado quando solicitado a responder perguntas, irritando-se com facilidade. No exame físico, exibe pressão arterial e pulso moderadamente elevados. É provável que ele esteja intoxicado com qual substância?

A. Álcool.
B. Barbitúricos.
C. Benzodiazepínicos.
D. Cocaína.
E. Opioides.

16.2 Qual das seguintes complicações tem maior probabilidade de ocorrer no paciente da questão 16.1?
A. Bradicardia.
B. Dores no peito.
C. *Delirium*.
D. Hipotermia.
E. Depressão respiratória.

16.3 O paciente das questões 16.1 e 16.2 é então admitido em uma unidade de desintoxicação no hospital. Depois que sua euforia e paranoia se resolvem, ele consegue fornecer uma história mais completa. Relata uma história de cinco anos de uso quase diário de *crack*, sem períodos de sobriedade mais longos que 7 a 10 dias, durante os quais se sente "deprimido", com aumento de apetite, perturbação do sono, dificuldade em se concentrar e fadiga. Nega uso de álcool ou de outras drogas, e sua revisão psiquiátrica de sistemas, afora essa condição, é negativa. Qual dos seguintes é o tratamento inicial mais adequado para esse paciente?
A. Antidepressivo.
B. Antagonista de dopamina.
C. Agonista de dopamina.
D. Estabilizador do humor.
E. Narcóticos Anônimos.

RESPOSTAS

16.1 **D.** Intoxicação por cocaína (ou por outros estimulantes, como anfetamina) pode levar a euforia, irritabilidade, ansiedade, sintomas psicóticos como paranoia e também sinais vitais elevados. Em contrapartida, intoxicação por álcool, barbitúricos, benzodiazepínicos e opioides geralmente causa depressão, sonolência e sinais vitais deprimidos.

16.2 **B.** Intoxicação por cocaína causa várias complicações físicas, incluindo dores no peito (devido ao vasoespasmo coronário), taquicardia, diaforese, hipertensão e midríase. Em caso de *overdose* grave ou em combinação com outras substâncias, ela pode causar convulsões; contudo, *delirium* ou depressão respiratória não costumam ser observados na intoxicação.

16.3 **E.** A abordagem mais benéfica para adicção de cocaína sem psicopatologia adicional é enfatizar a abstinência e prevenir a recaída. Os encontros dos Narcóticos Anônimos são de fácil acesso, receptivos e proporcionam apoio de grupo e individual contínuos. Nenhuma medicação teve sua eficácia no combate à fissura e à recaída de cocaína comprovada de forma sistemática. Embora o paciente admita sintomas de depressão durante a interrupção do uso da droga, esses sintomas são bastante comuns (e autolimitantes) durante a abstinência, e também o período de tempo não é típico de um transtorno depressivo maior. Depois de 4 a 6 semanas abstinente, caso os sintomas depressivos continuem presentes, o paciente deve ser reavaliado para se considerar o início de tratamento com um antidepressivo.

DICAS CLÍNICAS

▶ A cocaína atua como estimulante, causando euforia, ansiedade, aumento da energia/atividade e sintomas psicóticos, bem como sinais vitais elevados, midríase, perda de peso, dor no peito e convulsões.
▶ A negação é mais a regra do que a exceção no que se refere ao paciente ter consciência e reconhecer o uso da cocaína.
▶ Em média, a cocaína é eliminada do corpo em um período de 72 horas; portanto, é necessário um período de três dias de espera após o uso para que o *screening* toxicológico de urina do paciente produza resultados negativos.

REFERÊNCIAS

American Psychiatric Association. *Treatment Guidelines for Substance Use Disorders*. 2nd ed. Disponível em: http://www.psychiatryonline.com/pracGuide/pracguideChapToc_5.aspx. Acessado em 22 de março, 2011.

Crits-Christoph P, Siqueland L, Blaine J, et al. Psychosocial treatments for cocaine dependence: National Institute on Drug Abuse Collaborative Cocaine Treatment Study. *Arch Gen Psych*. 1999;56(6): 493-502.

Withers NW, Pulvirenti L, Koob GF, Gillin JC. Cocaine abuse and dependence. *J Clin Psychopharmacol*. 1995;15:63-65.

CASO 17

Um psiquiatra é chamado para atender um sujeito de 64 anos que começou a gritar que havia homens desconhecidos em seu quarto de hospital. O paciente fora submetido a uma cirurgia de revascularização miocárdica três dias antes e parecia estar se recuperando sem complicações. Afirma que, na noite anterior, viu vários homens parados perto das janelas de seu quarto. Diz que eles não lhe dirigiram a palavra, mas que "tinha certeza de que iriam machucá-lo". Nunca enxergara nada de incomum antes, e não apresenta história anterior de dificuldades psiquiátricas. As anotações das enfermeiras do turno da noite indicam que ele estava agitado e inquieto, embora em alguns momentos durante a noite também estivesse desorientado e torporoso. Essa condição não foi observada nas noites anteriores. Em um exame do estado mental, o paciente estava alerta e orientado para pessoa e lugar, mas achava que a data era vários meses antes da data real. Fora isso, os resultados de seu exame do estado mental eram normais. Não foram observados alucinação nem delírio no momento do exame.

▶ Qual é o diagnóstico mais provável para esse paciente?
▶ Qual é o próximo passo em seu tratamento?

RESPOSTAS PARA O CASO 17
Delirium

Resumo: O paciente é um homem de 64 anos que se submeteu a uma cirurgia três dias antes. Na noite anterior à consulta psiquiátrica, teve alucinações visuais e paranoia, além de ficar alternadamente desorientado e torporoso. No exame da manhã seguinte, está orientado para pessoa e lugar, mas não para tempo. Fora isso, os resultados de seu exame do estado mental são normais. Não tem história anterior de doença psiquiátrica.

- **Diagnóstico mais provável:** *Delirium*.
- **Próximo passo no tratamento:** Deve ser investigada uma causa para o *delirium*. Deve-se executar um exame físico. É preciso examinar a lista de medicamentos do paciente. Causas iatrogênicas frequentes incluem benzodiazepínicos, anticolinérgicos, anti-histamínicos e narcóticos. Devem ser feitos testes laboratoriais e radiográficos para avaliar outras causas frequentes de *delirium*, como desequilíbrio de eletrólitos, hipo/hiperglicemia, pneumonia, infecção do trato urinário, hipercapnia e hipoxia. Além disso, a família do paciente deve ser indagada sobre o uso de álcool e a possibilidade de abstinência.

ANÁLISE

Objetivos

1. Reconhecer e diagnosticar *delirium* em um paciente.
2. Familiarizar-se com os passos a serem seguidos no caso de *delirium* de início recente.

Considerações

Esse paciente, que não tem história de psicose, começou a ter alucinações visuais e paranoia três dias depois de se submeter a uma cirurgia de revascularização miocárdica. Unidades de terapia intensiva e/ou procedimentos cirúrgicos maiores são fatores de risco para *delirium*, sobretudo em pacientes geriátricos. Ele também teve flutuações no nível da consciência e ficou desorientado. A maior parte dos sintomas se resolve durante o dia e presumivelmente se agrava na noite seguinte (*sundowning*). A natureza de curto prazo do evento e as flutuações de cognição e consciência observadas são compatíveis com *delirium* (Quadro 17.1).

> **QUADRO 17.1** • Critérios diagnósticos para *delirium**
>
> Perturbação da consciência com uma capacidade reduzida de concentrar-se, manter ou direcionar a atenção.
> Alteração na cognição (tal como déficit de memória, desorientação, perturbação da linguagem) ou uma perturbação perceptual que não é mais bem explicada por demência.
> A perturbação desenvolve-se ao longo de um curto período de tempo (horas ou dias), com tendência a flutuações no decorrer do dia.
> Existem evidências, a partir da história do paciente, do exame físico ou de resultados de laboratório, de que a perturbação é causada por condição médica geral, intoxicação ou abstinência de substância, medicamento ou múltiplas etiologias.

* Observe que os critérios são em essência os mesmos, independentemente da etiologia.

ABORDAGEM AO
Delirium

DEFINIÇÕES

HIPOXIA: Condição definida por um baixo suprimento de oxigênio.

ORTOSTASE: Diminuição da pressão arterial sistólica de 20 mmHg em uma mudança de posição.

TORPOROSO: Estado de prontidão ou consciência reduzidos.

SUNDOWNING: Agravamento de *delirium* à noite.

ABORDAGEM CLÍNICA

Conforme indicado, **a marca registrada do *delirium* é a flutuação no nível de consciência.** Qualquer processo de doença, abuso de substância ou medicamento que afete o sistema nervoso central pode produzir *delirium*, em especial nos indivíduos idosos, doentes, que tomam vários medicamentos, que sofreram cirurgia recente ou demenciados. O Quadro 17.2 lista muitas das causas de *delirium*. Convém lembrar que é muito comum estarem simultaneamente presentes várias causas potenciais de *delirium* no mesmo paciente. Junto com a flutuação no nível de consciência, costumam haver desorientação e/ou perturbações na percepção, em geral na forma de alucinações visuais ou paranoia, o que resulta em problemas comportamentais que interferem no cuidado do paciente, que pode gritar, agitar-se, perambular e arrancar tubos intravenosos.

Alterações propostas para o DSM-5: Nenhuma.

DIAGNÓSTICO DIFERENCIAL

Ter demência aumenta o risco de desenvolver *delirium*, mas o *delirium* não pode ser diagnosticado se a condição for mais bem explicada pela demência. Essa dificuldade

QUADRO 17.2 • Causas de *delirium*

Porfiria intermitente aguda
Doenças cardiovasculares: Arritmias, insuficiência cardíaca congestiva, infarto do miocárdio
Disfunções do sistema nervoso central: Trauma encefálico, epilepsia, infecções, neoplasias, acidente vascular cerebral, hematoma subdural, vasculite
Substâncias de abuso (em intoxicação ou abstinência): Álcool, barbitúricos, benzodiazepínicos, narcóticos
Desequilíbrio eletrolítico
Disfunções endócrinas: Insuficiência adrenal, hipoglicemia, disfunção da paratireoide
Encefalopatia hepática
Medicamentos: Anticolinérgicos, anticonvulsivantes, agentes anti-hipertensivos, agentes antiparkinsonianos, cimetidina, digitálicos, ranitidina, esteroides, anti-histamínicos, narcóticos, benzodiazepínicos
Disfunções pulmonares: Hipercarbia, hipoxemia
Septicemia
Privação do sono
Uremia
Vasculite
Deficiências de vitamina: B_{12}, ácido fólico, tiamina

é complexa, pois tanto o *delirium* como a demência podem exibir sintomas muito semelhantes (p. ex., prejuízo de memória, perturbações cognitivas e problemas comportamentais). Algumas características ajudam a distinguir entre esses dois transtornos: o início do **delirium é agudo** (horas ou dias), enquanto o da **demência é mais arrastado** (meses ou anos); **o curso do *delirium* flutua** ao longo do dia, enquanto **o da demência permanece relativamente estável**; o nível de consciência fica alterado no *delirium*, mas não na demência; o *delirium* em geral é reversível, enquanto a demência costuma ser irreversível (Tab. 17.1).

Outras doenças no diagnóstico diferencial para o *delirium* incluem transtornos psicóticos como esquizofrenia e mania aguda. Entretanto, os indivíduos com *delirium* apresentam nível de consciência flutuante, e os pacientes com esquizofrenia e mania normalmente mantêm um nível alerta de consciência. Os pacientes com *delirium* costumam ter alucinações visuais, mas os transtornos psicóticos primários são caracterizados com mais frequência por alucinações auditivas e delírios.

TABELA 17.1 • Características do *delirium* e da demência

Característica	*Delirium*	Demência
Início	Agudo	Arrastado
Curso	Flutuante	Estável
Nível de alerta	Hipoativo, hiperativo, misto	Estável
Prognóstico	Reversível	Irreversível

TRATAMENTO

A base do tratamento do *delirium* é a identificação e a correção da anormalidade subjacente. Essa abordagem resulta na reversão do estado delirante, normalmente em alguns dias até uma semana. Contudo, é relativamente comum que pacientes apresentem sinais sutis de *delirium* durante meses após a alta hospitalar. O controle farmacológico das perturbações comportamentais pode ser obtido com uma baixa dose de antipsicóticos de alta potência (como droperidol ou haloperidol), devido a sua incidência mais baixa de ortostase e efeitos colaterais anticolinérgicos, os quais podem agravar a condição do paciente. Antipsicóticos atípicos (como risperidona, olanzapina e quetiapina) também são utilizados como agentes terapêuticos para controlar perturbações do comportamento. Contudo, em 2005, a Food and Drug Administration (FDA) emitiu um alerta "tarja preta" com base na elevada mortalidade de idosos demenciados associada ao uso de antipsicóticos atípicos. Em 2008, esse alerta se estendia a todos os antipsicóticos. Uma dose baixa de benzodiazepínico de ação breve, como o lorazepam, também pode ser útil nos casos em que o *delirium* é causado por abstinência de benzodiazepínicos ou álcool (*delirium tremens*); do contrário, benzodiazepínicos devem ser evitados. Abordagens não farmacológicas envolvem estratégias que ajudam o paciente a se orientar, como um calendário ou relógio, acesso a uma janela durante o dia, um aparelho de televisão ou rádio funcionando durante o dia, fotos da família, regulação do ciclo do sono e rostos conhecidos, como de parentes e amigos.

QUESTÕES DE COMPREENSÃO

17.1 Uma mulher de 71 anos com história de doença de Alzheimer precoce está hospitalizada com pneumonia. Durante o curso da hospitalização, sua família e o médico percebem um agravamento distinto em sua memória e estado de alerta. Qual dos procedimentos a seguir seria o mais sensível para o diagnóstico do *delirium*?
   A. Radiografia do tórax.
   B. Tomografia computadorizada do encéfalo.
   C. Eletrocardiograma.
   D. Eletroencefalograma (EEG).
   E. Contagem diferencial total de sangue.

17.2 Um homem de 52 anos está hospitalizado devido a ponte de safena tripla e desenvolve *delirium*. Sua história inclui um traumatismo craniano com perda de consciência e também abuso de álcool no passado, mas ele está sóbrio há sete anos. Qual dos fatores a seguir tem maior probabilidade de responder pelo desenvolvimento de seu *delirium*?
   A. Idade.
   B. Hospitalização.
   C. Estado após a cirurgia cardíaca.
   D. História de traumatismo craniano.
   E. História de abuso de álcool.

17.3 Um homem de 82 anos com história de demência vascular é levado ao hospital devido a aumento na agitação e infecção do trato urinário. Qual das características a seguir distingue melhor o *delirium* da demência?
A. Nível de consciência alterado.
B. Perturbações comportamentais.
C. Déficits cognitivos.
D. Desorientação.
E. Presença de alucinações.

17.4 No caso anterior, determinou-se que o paciente apresenta *delirium* devido a infecção, sobrejacente a sua demência. Qual é a abordagem de tratamento mais importante para tratar seu *delirium*?
A. Detecção e correção da anormalidade subjacente.
B. Estratégias ambientais para ajudar a orientação.
C. Tratamento com um antipsicótico para as alucinações.
D. Contenção física para proteger o paciente de lesões.
E. Tratamento com um benzodiazepínico para reduzir a agitação.

RESPOSTAS

17.1 **D.** Embora os outros exames sejam todos úteis para determinar a etiologia do *delirium*, apenas o EEG é sensível para o diagnóstico desse transtorno. Em quase todos os casos de *delirium*, o EEG mostra lentificação generalizada. Nos casos em que a abstinência de álcool ou de sedativo-hipnóticos está causando o *delirium*, esse exame pode mostrar atividade rápida de baixa voltagem. Na encefalopatia hepática, o EEG apresenta como característica ondas delta trifásicas. Os resultados do eletroencefalograma normalmente permanecem normais no início do curso da doença de Alzheimer.

17.2 **C.** A idade avançada é um dos principais fatores de risco, sendo que 60% dos moradores de casas de repouso com mais de 75 anos têm episódios repetidos de *delirium*. Dentre todos os pacientes hospitalizados com doenças clínicas, 10 a 30% exibem *delirium*. No entanto, alguns estudos indicam que 90% dos pacientes que sofreram cardiotomia experimentam *delirium*. Outros fatores que podem contribuir para a condição são dano cerebral preexistente, história anterior de *delirium*, dependência alcoólica, diabetes, câncer, prejuízo sensorial e desnutrição.

17.3 **A.** Tanto o *delirium* como a demência podem resultar em perturbações comportamentais, déficit cognitivo e desorientação. Entretanto, em todos os casos de *delirium* existe uma alteração (redução) no nível de consciência, enquanto na demência (nos primeiros estágios) existe um nível alerta e estável de consciência.

17.4 **A.** Ainda que as estratégias ambientais e as intervenções farmacológicas e físicas possam ser úteis e necessárias para ajudar a orientar o paciente ou protegê-lo de lesões, a abordagem de tratamento mais crucial em todos os casos de *delirium* é detectar e corrigir a causa subjacente do transtorno. A ocorrência de um episódio de *delirium* é em si um mau prognóstico, já que esses pacientes têm uma incidência futura significativamente elevada de mortalidade. Em idosos, agentes antipsicóticos devem ser utilizados com cautela devido ao aumento no risco de mortalidade, e os benzodiazepínicos podem causar desinibição, supersedação ou excitação paradoxal.

DICAS CLÍNICAS

- ▶ A marca registrada do *delirium* é a flutuação no nível de consciência.
- ▶ Medicamentos constituem uma causa significativa de *delirium*.
- ▶ O EEG é bastante sensível para a detecção de *delirium*.
- ▶ A abordagem de tratamento mais importante para um paciente com *delirium* é detectar e corrigir a condição subjacente. O controle comportamental pode ser obtido com uma baixa dose de antipsicótico de alta potência ou um benzodiazepínico de ação breve.

REFERÊNCIAS

Ebert M, Loosen P, Nurcombe B, Leckman JF, eds. *Current diagnosis and treatment in psychiatry*. 2nd ed. New York, NY: McGraw-Hill. 2008: 190-196.

Sadock BJ, Sadock VA. *Kaplan & Sadock's synopsis of psychiatry*. 10th ed. Philadelphia, PA: Lippincott Williams & Wilkins; 2007:319-370.

CASO 18

Uma estudante de 16 anos é levada ao setor de emergência por seus pais. Ela afirma que nas últimas seis semanas sente que "não aguenta mais a pressão na escola". Ela rompeu o namoro há seis semanas e desde então não tem conseguido dormir mais de 3 ou 4 horas por noite. Perdeu cerca de 7 kg, e seu apetite diminuiu. Diz que nada a interessa e que não consegue se concentrar o tempo suficiente nem para ler uma revista, muito menos os livros didáticos. Seu nível de energia é muito baixo. Ela não convive com seus amigos como costumava e diz que quando está com eles "não é mais divertido como costumava ser". Tende a ficar irritável e fica brava com as mínimas provocações.

Em um exame do estado mental, observa-se que é uma adolescente bem vestida, com boa higiene. Ela comenta que seu humor está muito deprimido, 2 em uma escala de 1 a 10. Seu afeto é disfórico e constrito. Admite que ouve uma voz dizendo que ela "não presta". Tem ouvido essa voz diariamente na última semana. Reconhece que, nos últimos dias, pensou muitas vezes em suicídio, mas afirma que não transformará esses pensamentos em atos porque seria "pecado". Não tem plano de suicídio. Não está presente qualquer delírio, e está alerta e orientada para pessoa, lugar e tempo.

▶ Qual é o diagnóstico mais provável?
▶ Qual é o próximo passo?

RESPOSTAS PARA O CASO 18
Depressão maior com características psicóticas

Resumo: Uma garota de 16 anos tem um humor deprimido com anedonia, anergia, insônia e apetite diminuído, com perda de peso, desde que o namorado terminou com ela há seis semanas. Também tem energia diminuída, ideação suicida e **alucinações auditivas congruentes com o humor**. No entanto, mesmo com esses sintomas, está bem vestida e tem boa higiene. Seu humor e afeto são disfóricos, e ela percebeu aumento em sua irritabilidade. Tem risco de suicídio, mas não tem intenção ou plano específico.

- **Diagnóstico mais provável:** Depressão maior com características psicóticas (alucinações auditivas).
- **Melhor alternativa de tratamento:** Deve ser **sugerida a hospitalização psiquiátrica**, pois sua depressão maior é grave. Embora não possa ser hospitalizada contra sua vontade, ainda pode ser internada por seus pais por ser menor de idade. Deve-se medicá-la com um inibidor seletivo da recaptação de serotonina (ISRS) e um antipsicótico atípico. Depois de estabilizada, a paciente deve ser observada semanalmente durante pelo menos quatro semanas pelo médico ou profissional qualificado da área da saúde mental para avaliar se houve aumento da ideação suicida, conforme o alerta atual da Food and Drug Administration (FDA) para o uso de antidepressivos em crianças.

ANÁLISE

Objetivos

1. Reconhecer a depressão maior em um paciente.
2. Compreender os critérios de hospitalização para um paciente que sofre de depressão maior com características psicóticas.

Considerações

Essa paciente tem depressão maior com características psicóticas bem definida. Embora a depressão pareça ter sido desencadeada pelo rompimento do namoro, a combinação de **sintomas vegetativos, ideação suicida** e alucinações auditivas indica depressão maior. É provável que um transtorno da adaptação não apresentasse todas essas características. Crianças e adolescentes com depressão maior costumam descrever seu humor como zangado ou furioso, ao contrário de triste ou deprimido. Essa paciente obviamente está bastante deprimida, relata ideação suicida e alucinações auditivas; portanto, a hospitalização é uma escolha racional. Todavia, ela não parece ser um perigo iminente nem para si mesma nem para os outros, tampouco há evidências de que seja incapaz de cuidar de si mesma; assim, não pode ser internada contra sua vontade. Contudo, um menor de idade pode ser hospitalizado com a permissão dos pais, o que deve ser tentado. No caso dessa paciente, a descrição do transtorno é depressão maior *grave com características psicóticas* (Quadro 18.1).

QUADRO 18.1 • Critérios diagnósticos para depressão maior com características psicóticas

O paciente precisa apresentar cinco ou mais dos seguintes sintomas, que devem estar presentes por um período de duas semanas; esse quadro sintomático deve ser significativamente diferente do funcionamento habitual do paciente:
- Humor deprimido quase todos os dias, na maior parte do dia
- Diminuição significativa do prazer ou interesse em atividades habituais durante a maior parte do dia, durante vários dias
- Diminuição ou aumento significativos do apetite; perda de peso (sem fazer dieta) ou ganho de peso (mais de 5% do peso corporal)
- Insônia ou hipersonia quase todos os dias
- Lentificação (retardo) ou agitação psicomotora
- Energia reduzida ou ausente na maior parte do dia, durante vários dias
- Sentimento de inutilidade ou sentimentos incomuns de culpa na maior parte do dia, quase todos os dias
- Capacidade de concentração diminuída ou pensamento lento
- Pensamentos sobre a morte (não apenas medo da morte) ou sobre suicídio

Os sintomas não são de um episódio misto de transtorno bipolar.

Os sintomas precisam causar sofrimento considerável ou prejuízo no funcionamento (vida social, emprego, atividades da vida cotidiana).

Os sintomas não se devem aos efeitos de uma doença clínica ou de uma substância (drogas ou medicamentos).

Os sintomas não são parte de um luto normal após uma perda.

ABORDAGEM AO
Transtorno depressivo maior com características psicóticas

DEFINIÇÕES

ANEDONIA: Perda do sentimento subjetivo de prazer.

DELÍRIOS OU ALUCINAÇÕES CONGRUENTES COM O HUMOR: O conteúdo dos delírios ou alucinações reflete a natureza da doença. Por exemplo, na depressão maior, os delírios e as alucinações geralmente têm a ver com ser imperfeito, ineficiente, doente ou culpado e merecedor de punição.

PSICOSE: Síndrome caracterizada por alucinações e/ou delírios (crenças fixas e falsas). A capacidade do indivíduo de avaliar a realidade está prejudicada.

DELÍRIOS SOMÁTICOS: Falsas crenças sobre o próprio corpo; na depressão, essas crenças referem-se a doenças; por exemplo, imaginar que tem câncer e está próximo da morte.

SINTOMAS VEGETATIVOS: Sintomas de depressão fisiológicos ou relacionados a funções corporais, como sono, apetite, energia e interesse sexual. Outras categorias de sintomas para depressão são a cognitiva (má concentração, baixa autoestima) e a emocional (crises de choro).

ABORDAGEM CLÍNICA

Diagnóstico diferencial

Estudos sugerem que a prevalência de depressão maior é de 0,3% em alunos da pré-escola, 3% em alunos do ensino fundamental e de 6 a 7% em adolescentes. Fatores genéticos, perda de um progenitor em uma idade muito precoce (antes dos 11 anos) e experiências de vida adversas são preditores significativos para depressão maior na infância e na idade adulta. **Jovens deprimidos normalmente chegam ao pediatra com queixas de início súbito de raiva e irritabilidade, ausência de interesse em atividades divertidas, diminuição da energia, repentina baixa das notas escolares** (causadas pela redução da capacidade de concentração), ficar acordado até tarde (com a desculpa de assistir TV, mas na verdade porque tem dificuldade em pegar no sono) e isolamento da companhia de amigos e da família. Nesse momento, é importante indagar sobre sintomas psicóticos e pensamento suicida. O suicídio é a terceira principal causa de morte em adolescentes. O índice é de 18,25/100.000 no sexo masculino e 3,48/100.000 no sexo feminino. Meninas fazem tentativas com maior frequência, mas meninos utilizam métodos mais letais. O índice de suicídio na faixa etária dos 5 aos 19 anos diminuiu de forma gradativa de 1988 até 2003, o que se deve, em grande parte, à identificação crescente de depressão na juventude e consequente disponibilidade de tratamento. Curiosamente, embora a maior parte das pessoas deprimidas que cometem suicídio procure ajuda profissional no mês anterior à tentativa, em sua maioria essas pessoas não estão sendo medicadas com antidepressivos no momento do suicídio, indicando que o fato de não implementar um tratamento eficiente é um problema gravíssimo. O diagnóstico costuma ser complexo, já que existem vários transtornos comórbidos, como os de ansiedade, do comportamento diruptivo ou por abuso de substância, que podem deixar o quadro confuso. De forma semelhante, muitos transtornos da personalidade podem ter início na adolescência e também precisam ser considerados. Diversas condições clínicas e substâncias também podem causar transtornos do humor (ver Tab. 4.1 e Quadro 4.1 para uma lista das doenças clínicas gerais e substâncias que podem causar sintomas de humor).

Outros transtornos do humor, como a doença bipolar e a distimia, podem ser difíceis de diferenciar da depressão maior. **Às vezes, um paciente com transtorno bipolar tem vários episódios de depressão antes do primeiro episódio de mania**; examinar as histórias familiar e médica pregressa registradas minuciosamente pode despertar no clínico a suspeita de um transtorno bipolar. Também um paciente pode ter um episódio de depressão maior sobreposto a uma distimia vitalícia, o que dificulta o diagnóstico. O transtorno esquizoafetivo inclui tanto sintomas depressivos quanto psicóticos; o conhecimento da história e do curso da doença geralmente é necessário para se fazer o diagnóstico. Os pacientes com esquizofrenia podem ter episódios de depressão, mas eles costumam se desenvolver mais tarde no decorrer da doença, e o quadro predominante é o de psicose e sintomas negativos. Uma dependência ativa de substância dificulta o diagnóstico de depressão, pois sintomas depressivos e psicóticos acompanham o uso de muitas substâncias (como álcool e cocaína) – esses sintomas podem ser indistinguíveis da depressão maior. Muitas vezes, o paciente deve se abster da substância por várias semanas antes de ser confirmado o diagnóstico.

No luto normal, sobretudo durante os primeiros dois meses após a perda de um companheiro, o indivíduo pode ter sintomas de depressão maior. Entretanto, eles diminuem de forma gradual com o passar do tempo. Indicações de que uma pessoa de luto pode estar desenvolvendo uma depressão maior incluem a preocupação com culpa, o sentimento de que a pessoa causou a morte do ente querido e pensamentos suicidas. É importante lembrar que é normal crianças e adolescentes em luto apresentarem fenômenos alucinatórios em que veem ou ouvem o falecido, em geral com mensagens tranquilizadoras e reconfortantes. Esses não costumam ser sinais de depressão psicótica. As alucinações com acusações hostis são mais características de depressão maior com aspectos psicóticos.

TRATAMENTO

Em outubro de 2004, a Food and Drug Administration (FDA) emitiu um alerta de "tarja preta" sobre um possível risco aumentado de suicídio conforme comprovação de um aumento de duas vezes no comportamento suicida na população pediátrica que não se encontrava ativamente suicida no momento em que os antidepressivos foram receitados. O debate sobre essa constatação continua, sendo que as opiniões variam: há quem defenda que essa constatação é o resultado de dosagem inadequada de antidepressivos, que permite que a depressão progrida; ou que se trata do resultado de um efeito adverso de acatisia; ou, ainda, que há uma alteração causada pelos medicamentos da depressão para um estado misto bipolar. O efeito do alerta foi acentuado no meio médico e no público em geral. Gibbons e colaboradores descobriram que, de 2003 a 2005, o uso de antidepressivos diminuiu em toda a população sob tratamento, com uma redução de 20% em crianças até os 14 anos. O índice de suicídios entre jovens da faixa etária dos 5 aos 19 anos aumentou 14% de 2003 a 2004. Atualmente, a maioria dos psiquiatras defende que os jovens com depressão maior devem receber tratamento antidepressivo, mas sob monitoração intensificada.

A American Academy of Child and Adolescent Psychiatry (AACAP) desenvolveu parâmetros para a prática do tratamento do transtorno depressivo maior. De acordo com a AACAP, esse paciente deve ser medicado inicialmente com um ISRS e um neuroléptico atípico, junto com psicoterapia de apoio para ajudar a estabilizá-lo. As doses de cada um dos medicamentos devem ser aumentadas de forma gradativa até que seja alcançada uma resposta terapêutica; até uma dose máxima para o tamanho do corpo sem que resposta seja atingida; ou até o paciente começar a apresentar efeitos colaterais. Assim que o paciente estiver estável, deve-se utilizar um curso de psicoterapia cognitivo-comportamental junto com medicação. Se a depressão não apresentar resposta ou se obtiver apenas uma resposta parcial a uma tentativa adequada do primeiro ISRS, deve-se administrar um ISRS alternativo. Caso ainda assim não se obtenha uma resposta, deve-se considerar trocar a classe do antidepressivo. De modo semelhante, se um antipsicótico atípico não controlar os sintomas psicóticos com a dosagem adequada, deve-se levar em consideração a troca para outro antipsicótico.

Se uma criança que sofre de depressão maior com características psicóticas responder à combinação de antidepressivo e antipsicótico atípico, este último deve ser ministrado durante três meses e então ter sua dosagem reduzida até sua suspensão. O antidepressivo deve ser ministrado durante 6 a 12 meses e então reduzido ao longo de 2 a 3 meses.

QUESTÕES DE COMPREENSÃO

18.1 Uma menina de 10 anos é levada a tratamento pelo pai após a morte da mãe, ocorrida seis semanas antes devido a um ataque cardíaco repentino. O pai está preocupado porque a criança não está dormindo bem, perdeu mais de 3 kg por falta de apetite, parece estar cansada grande parte do tempo e fica absorta pensando na mãe. Ele observa que ela não consegue se concentrar em seus programas favoritos de televisão e perdeu o interesse em muitas de suas atividades sociais anteriores. A paciente diz que sente uma profunda falta da mãe, mas também sorri ao lembrar de momentos agradáveis que passaram juntas. Qual dos seguintes diagnósticos é o mais provável?
   A. Transtorno da adaptação com humor depressivo.
   B. Depressão maior.
   C. Luto normal.
   D. Transtorno do sono.
   E. Transtorno distímico.

18.2 Um aluno brilhante de 17 anos é levado ao setor de emergência pelos pais. No último bimestre acadêmico, suas notas despencaram de repente, ele se irrita facilmente com os amigos e a família, não tem energia, não consegue dormir antes da 1h da madrugada e está com falta de apetite. Ele também tem alucinações auditivas em que uma voz masculina o insulta de "filho da mãe preguiçoso" e diz que sua família "estaria melhor se ele morresse". Qual dos seguintes seria o tratamento farmacológico inicial mais apropriado?
   A. Benzodiazepínico.
   B. Medicamentos antidepressivo e antipsicótico.
   C. Medicamento antidepressivo.
   D. Medicamentos antipsicótico e benzodiazepínico.
   E. Medicamento antidepressivo e lítio.

18.3 Uma depressão psicótica é diagnosticada em um garoto de 14 anos, e ele é tratado com um agente antipsicótico, risperidona e um antidepressivo. Três meses mais tarde, seus sintomas de humor estão resolvidos, e ele não está mais psicótico. Qual das seguintes alternativas descreve melhor o próximo passo?

A. Ambos os medicamentos devem ser interrompidos gradualmente.
B. O medicamento antipsicótico deve ser interrompido gradualmente.
C. O medicamento antidepressivo deve ser interrompido gradualmente.
D. Ambos os agentes devem ser mantidos durante 6 a 9 meses.
E. O medicamento antipsicótico deve ser interrompido imediatamente.

RESPOSTAS

18.1 **C.** Luto normal. Os sintomas dessa paciente satisfazem os critérios para depressão maior, mas está nos primeiros estágios do luto, quando esse comportamento é considerado normal. Seus problemas de sono fazem parte do luto. Se seus sintomas não diminuírem nos quatro meses seguintes, o médico deve fazer uma reavaliação para depressão maior.

18.2 **B.** Esse paciente, que tem depressão maior com sintomas psicóticos, precisa de antidepressivo combinado com agente antipsicótico. Os benzodiazepínicos não tratam nem os sintomas depressivos nem os psicóticos. O lítio é um agente de potencialização que pode ser levado em consideração mais tarde, se necessário.

18.3 **B.** O agente antipsicótico deve ser interrompido, pois os sintomas psicóticos desapareceram. O antidepressivo deve ser continuado de 6 a 9 meses em um paciente com um primeiro episódio de depressão maior e por mais tempo (talvez indefinidamente) em um paciente com depressão recorrente.

DICAS CLÍNICAS

▶ Sintomas psicóticos indicam depressão grave e devem suscitar seriamente a possibilidade de hospitalização.
▶ Crianças e adolescentes com depressão maior costumam relatar seu humor como zangado ou furioso, ao contrário de triste ou deprimido.
▶ Os pacientes com depressão ficam aliviados quando o médico pergunta sobre possibilidades de cometer suicídio; perguntar sobre pensamento suicidas não aumenta o risco de o paciente se matar. O índice de suicídio na faixa etária dos 15 aos 19 anos quadruplicou nas últimas quatro décadas e normalmente está entre as 3 ou 4 principais causas de morte de adolescentes. Sempre indague sobre suicídio com crianças ou adolescentes deprimidos (Alguma vez você quis morrer? Já pensou ou tentou se matar?).
▶ De acordo com os parâmetros de prática da AACAP, jovens que sofrem de depressão maior com psicose devem ser medicados inicialmente com um ISRS e um neuroléptico atípico, sendo que as doses de ambos devem aumentar de forma gradativa até que se obtenha uma resposta terapêutica; até alcançar a dosagem máxima para o tamanho do corpo sem que haja resposta; ou até que o paciente apresente efeitos colaterais.
▶ Se a criança que sofre de depressão maior com características psicóticas responder à combinação de antidepressivo e antipsicótico atípico, este último deve ser usado por apenas três meses e então diminuído gradualmente até sua suspensão. O antidepressivo deve ser continuado durante 6 a 12 meses e então ter sua dosagem reduzida ao longo de 2 a 3 meses.

REFERÊNCIAS

AACAP. Practice parameter for the assessment and treatment of children and adolescents with depressive disorders. *J Am Acad Child Adolesc Psychiatry.*2007;46(11):1503-1526.

Emslie GJ, HughesCW, Crismon ML, et al. A feasibility study of the childhood depression medication algorithm project (CMAP). *J Am Acad Child Adolesc Psychiatry.* 2004;43(5):519-527.

Gibbons RD, Hendricks B, Hur K, et al. Early evidence on the effects of regulators' suicidality warnings on SSRI prescriptions and suicide in children and adolescents. *Am J Psychiatry.* 2007;164(9):1356-1363.

CASO 19

Uma menina de 15 anos é levada ao psiquiatra pelos pais, preocupados que ela possa estar deprimida. Eles não tinham queixa até 2 ou 3 anos atrás. As notas da paciente baixaram porque ela está matando aula. Tem se envolvido em brigas, e os pais afirmam que ela anda com "a turma errada"; algumas noites só volta para casa bem depois do horário combinado.

A paciente diz que não há "nada de errado" com ela e quer que os pais "larguem do seu pé". Alega que está dormindo e comendo bem. Confirma que mata aula para ficar com os amigos e admite que eles roubam comida de uma loja de conveniência com frequência e se reúnem na casa de um deles para ver filmes. Relata que só briga para provar que é tão durona quanto os amigos, mas reconhece que muitas vezes atormenta os alunos mais jovens. Não está preocupada com suas notas e quer que os pais "deem um tempo" e a deixem curtir sua juventude. Nega o uso de drogas ou álcool exceto ocasionalmente, em festas. Sua alcoolemia é zero, e os resultados de uma análise de urina são negativos para drogas.

▶ Qual é o diagnóstico mais provável?
▶ Qual tratamento precisa ser começado?

RESPOSTAS PARA O CASO 19
Transtorno da conduta

Resumo: Uma menina de 15 anos está se envolvendo em brigas, intimidando os outros, roubando, matando aula (o que resultou em notas mais baixas) e desrespeitando regularmente o horário noturno para estar de volta em casa. Ela não manifesta nenhum remorso por seu comportamento. Nega ter qualquer sintoma depressivo, como perturbações de sono ou apetite, e diz que se sente muito bem consigo mesma. Não relata nenhum pensamento suicida nem homicida.

- **Diagnóstico mais provável:** Transtorno da conduta (TC).
- **Melhor tratamento:** A abordagem de tratamento multissistêmico (TMS) com envolvimento dos pais e professores. O tratamento para TC é muito difícil. Há poucos estudos que investigam TC de forma sistemática e exploram diversas técnicas de tratamento. Nos últimos anos, uma série de novos estudos começou a investigar como se deve tratar esse transtorno. Em termos de intervenções comportamentais, as abordagens terapêuticas multissistêmicas são bastante úteis. Essas abordagens combinam um plano bem coordenado a fim de ajudar os pais a desenvolverem novas habilidades em casa, como treinamento de interação entre pais e filhos, para auxiliar no relacionamento entre os pais/responsáveis e a criança. Além disso, convém ensinar habilidades sociais em aula, instituir programas de comportamento no pátio de recreio e facilitar e encorajar a comunicação entre professores e pais. As intervenções psicofarmacológicas também são promissoras. Muitas crianças com TC apresentam diagnóstico comórbido de transtorno de déficit de atenção/hiperatividade (TDAH), que precisa ser identificado e tratado. Mesmo se a criança não satisfizer todos os critérios diagnósticos para TDAH, existem evidências de que o TC responde ao tratamento com estimulantes – frequentemente levando a menor agressão e impulsividade. Embora ainda não existam medicamentos aprovados para o uso em crianças com TC, há cada vez mais evidências de que neurolépticos atípicos podem ser úteis para ajudar a controlar a agressividade que costuma estar associada a esse diagnóstico. O uso de risperidona, especificamente, parece ser proveitoso, mas olanzapina, quetiapina e aripiprazol também podem ser úteis.

ANÁLISE

Objetivos

1. Compreender os critérios diagnósticos para TC.
2. Compreender quando se deve usar medicamento em TC.

Considerações

Essa paciente apresenta padrão de agressão, vadiagem, mentiras, roubo e sérias violações das regras do comportamento esperado para sua idade que satisfazem os critérios para transtorno da conduta (Quadro 19.1). Esse comportamento data de 2 ou 3 anos e parece acontecer, pelo menos em parte, por pressão do grupo. Embora os pais temam que ela esteja deprimida, parece envolvida e impassível. É importante coletar também informações sobre uso ou abuso de substâncias. Meninas com TC apresentaram baixa inteligência em geral e desempenho mais fraco nas áreas visuoespacial, de funcionamento executivo e de realização acadêmica. O desempenho e o planejamento escolares devem sempre ser avaliados, o que normalmente exige coleta de informações a partir de fontes que não a criança, como professores, pais, irmãos e assim por diante. Convém destacar que o TC é uma doença mental que responde a tratamento. Alguns estudos demonstraram que meninos com TC e TDAH comórbido apresentam anormalidades encefálicas nas áreas frontolímbicas que costumam ser observadas em adultos com comportamento antissocial. Sem tratamento, uma grande porcentagem dessas crianças irá desenvolver transtorno da personalidade antissocial, correndo risco de possível prisão. O tratamento durante a infância reduz essa probabilidade.

ABORDAGEM AO
Transtorno da conduta

DEFINIÇÕES

TRANSTORNO DA PERSONALIDADE ANTISSOCIAL: Padrão global de desrespeito e violação dos direitos dos outros que começa em torno dos 15 anos.

WRAPAROUND: Estrutura com objetivo de organizar serviços para crianças com doença mental com necessidades elevadas envolvendo uma série de valores básicos, incluindo abordagens de sensibilidade cultural, enfoque nas características positivas, criatividade, apoios naturais e trabalho em equipe.

QUADRO 19.1 • Critérios diagnósticos para transtorno da conduta

Padrão repetitivo e persistente de comportamento, no qual são violados direitos básicos dos outros ou regras sociais importantes adequadas à faixa etária. Esse padrão manifesta-se pela presença de pelo menos três dos seguintes sintomas nos últimos 12 meses, sendo que pelo menos um deles tenha ocorrido nos últimos 6 meses. As categorias dos sintomas são:
• Agressão a pessoas ou a animais
• Destruição de propriedade
• Fraude ou roubo
• Uma violação grave de regras
A pessoa pode ter mais de um sintoma em uma categoria.
A perturbação causa prejuízo clinicamente significativo.
Caso o paciente seja maior de 18 anos, os critérios do transtorno da personalidade antissocial não são satisfeitos.

ABORDAGEM CLÍNICA

Diagnóstico diferencial

O **transtorno desafiador de oposição (TDO)** também é caracterizado pelo padrão de comportamentos negativos; entretanto, os problemas de conduta **não costumam causar dano significativo aos outros** ou envolver violações de normas importantes da sociedade. Os comportamentos não ocorrem apenas no contexto de um episódio de mania nem como reação a algum estressor (caso em que é diagnosticado o transtorno da adaptação com perturbação da conduta). Por fim, o **transtorno da personalidade antissocial** é diagnosticado quando os sintomas surgem **depois dos 18 anos.** Diversos médicos têm a abordagem pragmática de encarar o TDO como precursor do TC, que, por sua vez, é precursor do transtorno da personalidade antissocial.

Considerações para o DSM-5: Não há alterações sendo consideradas. Chegou-se e a cogitar um modificador, que foi abandonado.

TRABALHANDO COM CRIANÇAS E SUAS FAMÍLIAS

O transtorno da conduta é uma doença de difícil tratamento e exige a participação de uma série de sistemas envolvidos com a criança. As intervenções recomendadas requerem um considerável empenho e mudança por parte dos pais, que em geral estão frustrados e desesperançosos. Quando a família procura avaliação, muitos anos de comportamento desadaptativo e de reação dos pais já se passaram. **Os pais perderam o controle do lar e da criança, e um grande esforço será necessário para haver um impacto sobre a situação.** A criança também aprendeu que, mesmo os pais mudando por um tempo, é provável que a mudança não vá durar. Ela **pode apenas resistir por mais tempo do que duram os esforços dos pais** ou "forçar a barra" com relação ao comportamento problemático. Contudo, é importante indicar que, com intervenções comunitárias adequadas e apoio, como os programas *wraparound* ou TMS, o resultado do tratamento desse transtorno pode ser promissor. Mais do que qualquer outra doença psiquiátrica na infância, o prognóstico está diretamente ligado ao grau de organização de uma intervenção voltada para a comunidade.

QUESTÕES DE COMPREENSÃO

19.1 A família de uma garota de 14 anos a leva para tratamento contra sua vontade. A família relata que a menina se irrita com muita facilidade, discute diariamente com os pais e os professores, se recusa a fazer o que lhe é solicitado em casa e na escola e costuma culpar seus professores ou os pais pelo comportamento que demonstra. Nega estar deprimida, ansiosa ou qualquer outro sintoma psicótico. Com base nessas informações, qual seria o melhor diagnóstico?

A. Transtorno da personalidade antissocial.
B. Transtorno da personalidade *borderline*.
C. Transtorno desafiador de oposição.
D. Transtorno da conduta.
E. Transtorno de estresse pós-traumático.

19.2 Ao longo dos dois anos seguintes, essa paciente continua a se rebelar e é presa por vadiagem, violência física e posse de artefatos para consumo de drogas. A partir dessas informações, o que se pode dizer sobre pacientes com esse diagnóstico, de modo geral?
A. É mais provável que os pacientes tenham pais com história de esquizofrenia.
B. É mais provável que os pacientes sejam do sexo feminino.
C. É mais provável que os pacientes tenham pais com transtorno da personalidade antissocial e dependência de álcool.
D. A presença dessa patologia independe da classe socioeconômica.
E. Essa doença tem curso temporário, e a paciente provavelmente irá superá-la.

19.3 Qual dos seguintes tratamentos é o mais indicado para tratar os sintomas depressivos comórbidos de um adolescente com TC?
A. Terapia multissistêmica.
B. Participação em terapia de grupo.
C. Medicamento antidepressivo.
D. Tratamento da família, para tratar as razões subjacentes da depressão.
E. Ajudar o adolescente a mudar de escola.

RESPOSTAS

19.1 **C.** A paciente ainda não satisfaz os critérios para transtorno da conduta, que pode incluir outros sinais, como agressão a pessoas ou animais, destruição de propriedade, roubo ou violação de regras significativa. As duas condições causam prejuízo no funcionamento social, familiar e acadêmico.

19.2 **C.** Essa paciente agora satisfaz os critérios para transtorno da conduta. Esse transtorno é mais comum em filhos de pais com transtorno da personalidade antissocial e dependência de álcool do que na população em geral.

19.3 **C.** Se forem satisfeitos os critérios para uma condição comórbida, esse transtorno deve ser o primeiro alvo da intervenção psicofarmacológica.

> **DICAS CLÍNICAS**
>
> ▶ O transtorno da conduta pode ser precursor do transtorno da personalidade antissocial.
> ▶ O transtorno desafiador de oposição pode ser precursor do transtorno da conduta.
> ▶ O tratamento do transtorno da conduta é muito difícil e em geral envolve uma abordagem de tratamento voltada para a comunidade e extremamente organizada.
> ▶ Quando existem condições psiquiátricas comórbidas, elas devem ser o alvo das intervenções psicofarmacológicas.
> ▶ O transtorno da conduta pode ser diagnosticado antes dos 18 anos, enquanto o da personalidade antissocial só pode ser diagnosticado depois dos 18 anos.

REFERÊNCIAS

Ebert M, Loosen P, Nurcombe B, eds. *Current diagnosis and treatment in psychiatry*. New York, NY: McGraw-Hill. 2008:570-576.

Findling RL. Atypical antipsychotic treatment of disruptive behavior disorders in children and adolescents. *J Clin Psychiatry*. 2008:69(suppl 4):9-14.

Huebner T, Vloet TD, Marx I, et al. Morphometric brain abnormalities in boys with conduct disorder. *J Am Acad Child Adolesc Psychiatry*. 2008;47(5):540-547.

Pajer K, Chung J, Leininger L, Wang W, Gardner W, Yeates K. Neuropsychological function in adolescent girls with conduct disorder. *J Am Acad Child Adolesc Psychiatry*. 2008;47(4):416-425.

Sadock BJ, Sadock VA. *Kaplan & Sadock's synopsis of psychiatry*. 10th ed. Baltimore, MD: Lippincott Williams & Wilkins; 2007:1205-1209.

CASO 20

Um homem de 36 anos é encaminhado à agência de assistência aos empregados por ter dificuldade em tomar decisões oportunas e ter o costume de demorar para finalizar trabalhos importantes. O paciente, zangado, concordou em procurar atendimento, embora não acredite que haja algo de errado consigo. Descreve-se como "tão dedicado ao meu trabalho que faço os outros parecerem preguiçosos", acreditando que esse foi o motivo de ter atraído atenção. Diz que trabalha para a companhia há quatro anos e que, durante esse período, dedicou de 10 a 12 horas por dia ao emprego. Admite que muitas vezes não consegue cumprir prazos, mas afirma que "são prazos inadequados para a qualidade do trabalho que eu ofereço". Em suas palavras: "Se mais pessoas neste país fossem como eu, se faria muito mais – há muita gente preguiçosa e pessoas que não seguem as regras". Salienta que seu escritório está sempre perfeitamente organizado e diz: "Eu sei para onde foi cada dólar que já gastei na vida".

No exame do estado mental, o paciente não revela nenhuma anormalidade no humor, processos de pensamento ou conteúdo do pensamento. Seus modos chamam atenção pela rigidez e obstinação.

▶ Qual é o diagnóstico mais provável?
▶ Com que outro transtorno psiquiátrico essa condição muitas vezes é confundida, e como se pode detectar a diferença?

RESPOSTAS PARA O CASO 20
Transtorno da personalidade obsessivo-compulsiva

Resumo: Um homem de 36 anos se preocupa com regras, trabalho, ordem e uma economia que chega a ser avareza. Mesmo assim, tem problemas no trabalho porque não cumpre prazos e tem dificuldade em tomar decisões. Ele não percebe que é a causa dos próprios problemas – e culpa os outros. Passa a impressão de ter modos rígidos e obstinados.

- **Diagnóstico mais provável:** Transtorno da personalidade obsessivo-compulsiva.
- **Diagnóstico diferencial:** Transtorno obsessivo-compulsivo (TOC). Quando estão presentes obsessões ou compulsões recorrentes (rituais de verificação, lavar as mãos repetidamente, etc.), o TOC deve ser diagnosticado no Eixo I. Além disso, o diagnóstico de transtorno de Asperger deve ser considerado. Trata-se de uma condição que, além dos comportamentos ou interesses repetitivos restritos, faz o indivíduo apresentar prejuízos acentuados na área de afinidades sociais.

ANÁLISE

Objetivos

1. Reconhecer o transtorno da personalidade obsessivo-compulsiva.
2. Compreender a diferença entre o transtorno da personalidade obsessivo-compulsiva e o TOC.

Considerações

As dificuldades desse paciente se encaixam em um transtorno da personalidade, pois ele é inflexível em seu pensamento ou comportamento, o que causa problemas em ambientes sociais ou no trabalho. Esse homem foi parar no programa de assistência aos empregados devido a problemas que estava tendo no trabalho: rigidez, obstinação e dificuldade em tomar decisões e cumprir prazos. Tipicamente (como nesse caso), o transtorno do paciente é egossintônico; isto é, ele não reconhece seus problemas como originários de si mesmo, mas culpa os outros no mundo exterior. Também é avarento com seu dinheiro, embora trabalhe muitas horas por semana. Parece um tanto moralista em relação aos outros e aos hábitos de trabalho destes, em especial quando os compara aos seus. Não se observam **obsessões (pensamentos intrusivos, repetitivos) nem compulsões (comportamentos ritualistas)** típicos do **TOC**. Os resultados de seu exame do estado mental são normais em outros aspectos. A presença desse tipo de obsessões recorrentes é o que diferencia o transtorno obsessivo-compulsivo do transtorno da personalidade obsessivo-compulsiva.

ABORDAGEM AO
Transtorno da personalidade obsessivo-compulsiva

DEFINIÇÕES

COMPULSÃO: Necessidade patológica de agir em função de um impulso. Se a ação não for realizada, surge ansiedade. É normal a compulsão não ter qualquer finalidade prática em si, a não ser impedir a ocorrência de um desastre imaginado. Por exemplo, um paciente tem uma obsessão de estar sujo, e a compulsão associada é lavar-se de forma ritualista.

MECANISMOS DE DEFESA: Termo psicodinâmico que define diversos meios pelos quais um indivíduo pode lidar psicologicamente com uma situação difícil. Esses mecanismos variam desde uma forma madura, como a comicidade, até formas imaturas, como as que costumam ser observadas no transtorno da personalidade *borderline*. Eles podem incluir mecanismos como desvalorização, idealização, projeção, identificação projetiva e dissociação. Os mecanismos de defesa em geral utilizados no caso de transtorno da personalidade obsessiva são intelectualização, racionalização, anulação retroativa e isolamento do afeto.

INTELECTUALIZAÇÃO: Mecanismo de defesa pelo qual o indivíduo lida com conflitos emocionais ou estressores empregando excessivamente o pensamento abstrato para controlar ou minimizar sentimentos perturbadores. Por exemplo, um homem se envolve em um acidente de carro que o deixa paralisado. Passa horas no hospital repassando os detalhes do acidente e o tratamento recebido no hospital, mas faz isso de forma insensível.

ISOLAMENTO DO AFETO: Mecanismo de defesa pelo qual o indivíduo lida com conflitos emocionais ou estressores separando ideias dos sentimentos originalmente associados a elas. O indivíduo perde contato com os sentimentos associados à ideia (p. ex., o evento traumático) enquanto permanece consciente de seus elementos cognitivos (p. ex., detalhes descritivos). Por exemplo, um homem encontra sua mulher na cama com outro. Mais tarde, descrevendo a situação para um amigo, é capaz de relatar detalhes específicos da cena, mas parece emocionalmente indiferente a todo o evento.

OBSESSÃO: Pensamento intrusivo e repetitivo que ocorre de modo espontâneo e não pode ser eliminado da consciência por esforço nem lógica. Geralmente produz ansiedade.

TRANSTORNO DA PERSONALIDADE: Padrão persistente de experiência interior e comportamento que se desvia de forma acentuada das expectativas da cultura do indivíduo; é dominante e inflexível; tem início na adolescência ou no começo da idade adulta; se estabiliza com o tempo; e leva a sofrimento ou prejuízo.

RACIONALIZAÇÃO: Mecanismo de defesa pelo qual o indivíduo lida com conflitos emocionais ou estressores escondendo a verdadeira motivação de pensamentos, ações ou sentimentos, criando explicações tranquilizadoras ou convenientes para si mesmo, mas que estão incorretas. Por exemplo, uma mulher rouba um casaco de uma loja de departamentos, embora tenha dinheiro para comprá-lo. Ela diz a si mesma: "Tudo bem – essa loja de departamentos tem muito dinheiro e não vai sentir falta de um casaco".

ANULAÇÃO RETROATIVA: Mecanismo de defesa pelo qual o indivíduo lida com conflitos emocionais ou estressores por meio de palavras ou comportamentos destinados a negar ou de maneira simbólica desculpar pensamentos, sentimentos ou ações inaceitáveis. A anulação retroativa pode estar associada ao conflito de modo realista ou mágico e serve para reduzir a ansiedade e controlar o impulso subjacente. Um exemplo é visto no jogo infantil em que se evita pisar nos vãos da calçada para impedir "que aconteça algo de ruim".

ABORDAGEM CLÍNICA

Critérios diagnósticos

A característica essencial dessa condição é um padrão global de perfeccionismo e inflexibilidade. Os pacientes com esse transtorno são emocionalmente constritos. Eles são organizados e obstinados de modo excessivo e quase sempre têm dificuldade para tomar decisões devido a seu perfeccionismo. É comum não serem espontâneos e parecerem muito sérios. Muitas vezes, são avarentos em seus gastos e não conseguem jogar fora objetos velhos ou inúteis, mesmo quando não têm valor sentimental. Tendem a se dedicar de maneira excessiva ao trabalho, em detrimento de atividades de lazer e amizades.

DIAGNÓSTICO DIFERENCIAL

Os pacientes com TOC têm obsessões e compulsões repetitivas, enquanto indivíduos com transtorno da personalidade obsessivo-compulsiva tendem a ser rígidos, obstinados e preocupados com detalhes. Esses indivíduos podem remoer insultos ou ofensas imaginados, o que poderia ser interpretado como obsessão, mas eles não realizam atos compulsivos para reduzir a ansiedade, tal como lavar as mãos de forma ritualista, que caracterizam as pessoas com TOC. Às vezes também é difícil diferenciar os indivíduos com traços de personalidade obsessivo-compulsiva daqueles com o transtorno diagnosticável. Como resultado dessa condição, a vida profissional ou social das pessoas com esse transtorno da personalidade fica prejudicada de modo significativo – a questão é em que grau.

O grupo de trabalho do DSM-5 encarregado da personalidade e dos transtornos da personalidade sugeriu alterações significativas no diagnóstico e avaliação dos transtornos da personalidade. Essa reformulação irá levar em conta três áreas da personalidade. A primeira irá incluir uma avaliação do nível de funcionamento da personalidade; a segunda área irá categorizar o tipo de personalidade do paciente e características regidas pela personalidade; e a terceira e última área inclui evidências de que esses traços são relativamente estáveis ao longo do tempo. O "tipo obsessivo-compulsivo" nesta nova categorização é o que melhor descreve o caso em questão.

DICAS DE ENTREVISTA E DE TRATAMENTO

Os indivíduos com esse transtorno apresentam melhores resultados quando são tratados com uma abordagem científica e recebem evidências e detalhes documentados. Eles podem estar entre os pacientes com maior adesão ao tratamento, pois sua meticulosidade pode ser aproveitada para automonitorar qualquer condição que esteja sendo observada (p. ex., um paciente com transtorno da personalidade obsessivo--compulsiva e diabetes dependente de insulina pode ser solicitado a automonitorar seu nível de glicose sanguínea em horas exatas do dia, e o médico pode ter certeza de que isso será feito).

Poucos tratamentos baseados em evidências se mostraram eficazes em transtornos como esse. No entanto, o tratamento definitivo mais tradicional para o transtorno da personalidade obsessivo-compulsiva é a psicoterapia psicodinâmica de longo prazo, voltada para o *insight*, mas, como acontece com todos os pacientes com transtornos da personalidade, normalmente estão ausentes o *insight* e a motivação, impossibilitando o tratamento. Às vezes, intervenções cognitivas podem ser bem recebidas e levar à redução de algum comportamento desadaptativo. Por exemplo, um paciente pode ser confrontado com uma crença central do tipo: "Eu preciso ter o controle perfeito de tudo em todos os momentos", e essa suposição pode então ser discutida, bem como caminhos podem ser criados para refutá-la.

QUESTÕES DE COMPREENSÃO

20.1 Uma mulher de 24 anos é chamada ao escritório central da agência em que trabalha. Ela é informada de que seu atraso habitual para concluir as tarefas fará com que seja demitida caso não modifique esse comportamento. A paciente realmente adora seu trabalho, e essa notícia é um grande golpe para ela. Naquela noite, em casa, conta ao namorado todos os detalhes da reunião e passa a noite falando sobre seu trabalho. O namorado comenta que ela não "parece" chateada. Qual dos seguintes mecanismos de defesa está sendo usado por essa mulher?

A. Anulação retroativa.
B. Deslocamento.
C. Intelectualização.
D. Racionalização.
E. Dissociação.

20.2 Um estudante de medicina de 23 anos faz uma lista de todas as tarefas que precisa cumprir a cada dia. Ele passa horas estudando e recusa-se a sair com os colegas, mesmo fora da época de provas, preferindo usar o tempo para examinar espécimes no laboratório. Durante a aula, faz anotações de maneira meticulosa e prefere assistir a todas as palestras, sem confiar nos colegas para tomarem notas por ele. Ele tem bom desempenho na faculdade e uma namorada que também estuda medicina. Qual dos seguintes transtornos esse estudante provavelmente tem?

A. Transtorno obsessivo-compulsivo (TOC).
B. Transtorno da personalidade obsessivo-compulsiva.
C. Traços obsessivo-compulsivos.
D. Transtorno da personalidade esquizoide.
E. Transtorno da personalidade paranoide.

20.3 Uma mulher de 26 anos procura seu psiquiatra porque anda tomando banhos de 6 a 7 horas por dia. Ela explica: "Tudo começa quando eu acordo. Tenho certeza de que estou coberta de germes e de que se não tomar banho ficarei doente. Se não me lavar, fico paralisada de ansiedade. Quando estou no banho, preciso me lavar em uma ordem específica. Se não fizer isso, preciso recomeçar, e isso leva horas e horas. A minha pele está ferida e sangrando por eu passar tantas horas na água". Qual dos seguintes transtornos essa paciente provavelmente tem?

A. Transtorno obsessivo-compulsivo.
B. Transtorno da personalidade obsessivo-compulsiva.
C. Traços obsessivo-compulsivos.
D. Transtorno da personalidade paranoide.
E. Transtorno da personalidade esquizoide.

20.4 Para a paciente descrita na questão 20.3, qual dos seguintes tratamentos é a melhor opção?

A. Lítio.
B. Psicoterapia interpessoal.
C. Buspirona.
D. Prevenção a resposta por meio de terapia cognitivo-comportamental (TCC).
E. Treinamento de autoafirmação para os pais.

RESPOSTAS

20.1 **C.** A intelectualização é um mecanismo de defesa pelo qual o indivíduo lida com conflitos emocionais ou estressores empregando de modo excessivo o pensamento abstrato para controlar ou minimizar sentimentos perturbadores. Uma vez que a defesa contra os estressores teve sucesso neste caso, a paciente não parece chateada.

20.2 **C.** Embora esse estudante demonstre claramente alguns traços do comportamento obsessivo-compulsivo, ambos os funcionamentos social e profissional são bons, o que descarta o transtorno da personalidade.

20.3 **A.** Essa paciente demonstra as obsessões clássicas, seguidas por compulsões, do TOC.

20.4 **D.** A abordagem farmacológica habitual ao tratamento do TOC é prescrever um inibidor seletivo da recaptação de serotonina (ISRS) ou clomipramina, mas essas não são a melhor opção. A melhor alternativa psicoterapêutica envolveria expor a paciente de forma gradativa à circunstância que causa ansiedade e ensiná-la como lidar com ela por meio de técnicas de TCC.

> ### DICAS CLÍNICAS
>
> ▶ Os pacientes com transtorno da personalidade obsessivo-compulsiva são caracterizados por rigidez, obstinação e perfeccionismo, o que muitas vezes leva a dificuldade em cumprir prazos no trabalho ou em fazer escolhas. Eles tendem a ser centrados no trabalho, em detrimento de atividades sociais ou tempo de lazer. Em geral, são avarentos com o dinheiro e acumulam excesso de posses. Não demonstram obsessões e compulsões evidentes.
> ▶ Os médicos devem usar a preocupação com regras e ordem demonstrada por esses pacientes para ensiná-los a automonitorar sua própria condição. Esses indivíduos podem ser extremamente obedientes. Eles precisam conhecer os detalhes de sua condição em linguagem científica.
> ▶ Os pacientes com TOC têm obsessões e compulsões evidentes que alternadamente criam ansiedade e a reduzem (por meio do comportamento compulsivo).
> ▶ Os pacientes com transtorno da personalidade obsessivo-compulsiva apresentam padrões globais de comportamento que incluem rigidez e perfeccionismo, mas não obsessões e compulsões verdadeiras.
> ▶ Os pacientes com traços de personalidade obsessivo-compulsiva frequentemente se parecem com aqueles que apresentam o transtorno da personalidade. A diferença consiste no grau e no prejuízo de funcionamento. Os indivíduos significativamente prejudicados podem exibir sintomas que satisfazem as condições necessárias para o transtorno da personalidade.
> ▶ Os mecanismos de defesa incluem racionalização, intelectualização, anulação retroativa, isolamento do afeto e deslocamento.

REFERÊNCIAS

Ebert M, Loosen P, Nurcombe B, eds. *Current diagnosis and treatment in psychiatry*. New York, NY: McGraw-Hill, 2008:482-484.

Sadock BJ, Sadock VA. *Kaplan & Sadock's synopsis of psychiatry*. 10th ed. Baltimore, MD: Lippincott Williams & Wilkins. 2007:805-806.

CASO 21

Uma mulher de 34 anos procura um psiquiatra com a queixa principal de humor deprimido. Afirma que foi estuprada há um ano por um desconhecido no estacionamento de um supermercado e, desde então, "as coisas nunca mais foram as mesmas". Diz que fica irritada e zangada com o marido sem razão aparente e se sente emocionalmente desconectada dele. Seu sono é inquieto, e está tendo dificuldade de concentração em seu trabalho como técnica de laboratório. Tem pesadelos sobre o estupro, nos quais o fato volta a acontecer. A paciente contou a poucas pessoas o que ocorreu e se esforça ao máximo para "não pensar no assunto". Evita se aproximar do local onde ocorreu o evento.

No exame do estado mental, sua aparência, seu comportamento e seu discurso são normais. Seu humor é descrito como deprimido, e seu afeto é congruente e restrito. Seu processo de pensamento é linear e lógico. Nega sintomas psicóticos ou ideação suicida ou homicida, embora diga que gostaria que seu agressor "sofresse uma morte horrível". Sua cognição está praticamente intacta. Seus discernimento e controle de impulsos não foram prejudicados.

▶ Qual é o diagnóstico mais provável?
▶ Essa paciente deve ser hospitalizada?

RESPOSTAS PARA O CASO 21
Transtorno de estresse pós-traumático

Resumo: Uma mulher de 34 anos sofreu um evento traumático há um ano. Desde então, tem estado deprimida, irritável, zangada e emocionalmente desconectada. Tem dificuldade para dormir e para se concentrar. Tem pesadelos sobre o estupro, tenta não pensar sobre o evento e evita se aproximar do local onde aconteceu. No exame do estado mental, revela um humor deprimido congruente com seu afeto, que também é restrito. Tem fantasias de violência em relação a seu agressor, mas sem ideação suicida nem homicida manifestas.

- **Diagnóstico mais provável:** Transtorno de estresse pós-traumático (TEPT).
- **Essa paciente deve ser hospitalizada?** Não. Embora apresente ideação homicida passiva (que é bastante típica nesse tipo de circunstância), ela não tem intenção ou plano específico de "fazer alguma coisa terrível acontecer" e não conhece seu agressor nem sua localização. Essa paciente não pode ser internada contra sua vontade. A hospitalização também não deve ser sugerida em termos voluntários, pois ela provavelmente terá bons resultados em um tratamento sem internação.

ANÁLISE

Objetivos

1. Reconhecer o TEPT em uma paciente.
2. Compreender as indicações para internação emergencial no caso de pacientes com TEPT.

Considerações

Essa paciente apresenta vários dos sinais e sintomas característicos do TEPT. Após um evento traumático significativo, ela se percebe respondendo emocionalmente (depressão, raiva, irritabilidade) e se afastando das pessoas de quem gosta. Revive o evento por meio de pesadelos e pensamentos intrusivos recorrentes sobre o ocorrido. Tenta não pensar sobre o assunto (tirando-o da mente) e evita o lugar onde foi estuprada. Tem dificuldade para dormir e para se concentrar, o que está interferindo em sua capacidade de trabalho. Os resultados do exame do estado mental também combinam com esse quadro.

ABORDAGEM AO
Transtorno de estresse pós-traumático

DEFINIÇÃO

Transtorno de estresse pós-traumático: Síndrome que se desenvolve depois que a pessoa testemunha, vivencia ou é confrontada com um evento traumático. A pessoa reage com sentimentos de impotência, medo e horror e apresenta sintomas continuados de revivência, esquiva de tudo que a faz relembrar a experiência e exibe sintomas de aumento da excitabilidade.

ABORDAGEM CLÍNICA

A identificação do TEPT envolve compreender o evento traumático e as características do paciente. O trauma em si pode ter sido um único evento ou podem ser múltiplos eventos que ocorrem ao longo de semanas, meses ou até anos (como em casos de violência doméstica). O contexto do trauma também é importante. A experiência de um acidente de carro é bastante diferente da experiência de tortura ou de um estupro. Se o trauma ocorrer quando o indivíduo for muito jovem ou muito velho, os efeitos podem ser mais graves. Para os indivíduos expostos a um trauma, os fatores de risco para desenvolver o TEPT incluem sexo feminino, doença psiquiátrica anterior, nível de instrução mais baixo e classe socioeconômica mais baixa. A resistência (ou resiliência, capacidade de lidar melhor com situações adversas) diante do trauma é aumentada pela presença de forte apoio social e pelo enfrentamento adequado de eventos traumáticos prévios.

DIAGNÓSTICO DIFERENCIAL

O transtorno de estresse pós-traumático é muitas vezes acompanhado por uma condição comórbida, como depressão maior, outro transtorno de ansiedade ou dependência de substância; o que se precisa ter em conta quando se elabora o diagnóstico diferencial (ver Quadro 21.1). Os pacientes podem sofrer lesões durante eventos traumáticos, sendo que sintomas e sequelas de lesões na cabeça, especialmente convulsões complexas parciais, podem imitar os sintomas do TEPT. Se o paciente não for questionado sobre a ocorrência de um trauma ou sobre memórias intrusivas, outros sintomas do TEPT podem se parecer com os de ansiedade generalizada ou transtorno de pânico. O retraimento e o distanciamento social apresentados por alguns indivíduos com TEPT podem ser confundidos com sintomas depressivos. Os pacientes com transtorno da personalidade *borderline* também podem apresentar história de trauma, em especial trauma relacionado a eventos ocorridos no início da infância, e podem exibir sintomas pós-traumáticos, como memórias intrusivas e hiperexcitabilidade. Muitos indivíduos com transtornos dissociativos também apresentam uma história de trauma e podem ter sintomas pós-traumáticos. Entretanto, estes descrevem e/ou apresentam sintomas dissociativos evidentes, como episódios de amnésia. Um indivíduo com intoxicação aguda ou em abstinência pode apresentar muitos dos sintomas do TEPT. Além disso, essas condições podem exacerbar sintomas crônicos do TEPT. A simulação é rara, mas quando existe alguma compensação, é possível haver falsas afirmações de doença.

TRATAMENTO

O **tratamento do TEPT** normalmente é **multidisciplinar, incluindo farmacoterapia, psicoterapia e intervenções sociais.** Inibidores seletivos da recaptação de serotonina (ISRSs), como **sertralina e paroxetina**, e inibidores da recaptação de serotonina e noradrenalina (IRSNs) têm se mostrado muito eficazes na redução dos agrupamentos de sintomas do TEPT (revivência, esquiva, hiperexcitabilidade), especialmente em casos de TEPT não relacionados a guerra; além disso, antidepressivos tricíclicos e inibidores da monoaminoxidase (IMAOs) também são eficazes, especialmente para tratar os sintomas de revivência. Os ISRSs costumam ser administrados primeiro em uma dose baixa e titulados até uma dose máxima, conforme tolerado pelo paciente. Percebe-se alguma reação nas primeiras 2 a 4 semanas, mas uma resposta completa ao medicamento pode levar até 24 semanas. No início, um medicamento hipnótico (como trazodona) pode ser usado à noite para facilitar o sono.

Os antagonistas adrenérgicos alfa 1, como prazosina, também são bastante eficazes no combate aos agrupamentos de sintomas do TEPT. Os antipsicóticos atípicos ou de segunda geração podem ser úteis para intensificar o tratamento com ISRSs

---

QUADRO 21.1 • Critérios diagnósticos para transtorno de estresse pós-traumático

O indivíduo foi exposto a uma situação em que testemunhou, vivenciou ou foi confrontado com um ou mais eventos que envolveram morte ou grave ferimento, reais ou ameaçados, ou uma ameaça à integridade física própria ou de outros.

O indivíduo revive persistentemente o evento na forma de recordações aflitivas e repetidas, incluindo imagens, pensamentos, percepções, sonhos e/ou pesadelos ou *flashbacks*. Ele pode sentir um sofrimento intenso quando exposto a alusões ou indícios que o fazem lembrar do trauma original, e essas reações podem assumir a forma de fortes respostas fisiológicas.

O indivíduo evita repetidamente tudo o que lembre o evento traumático (incluindo pessoas, lugares e atividades), evita pensar sobre o evento e pode ser incapaz de recordar certos aspectos dele. Além disso, pode apresentar entorpecimento ou interesse diminuído por atividades normais e sentir-se afastado ou distanciado das outras pessoas. Pode exibir um afeto restrito e o sentimento de que seu futuro será abreviado.

O indivíduo tem sintomas persistentes de hiperexcitabilidade, como insônia (dificuldade para conciliar ou manter o sono), irritabilidade ou explosões de raiva, dificuldade de concentração, hipervigilância e/ou resposta de sobressalto exagerada.

Os sintomas causam sofrimento significativo ou prejuízo no funcionamento social ou profissional.

A síndrome de estresse pós-traumático é considerada aguda se a duração dos sintomas for inferior a três meses, e crônica se for superior a três meses.

ou IRSNs ou em pacientes com sintomas psicóticos. Os benzodiazepínicos, embora possam melhorar o sono, não auxiliam na redução dos sintomas desse transtorno.

As psicoterapias que têm tido mais sucesso no TEPT incluem várias formas de terapia cognitivo-comportamental (TCC). Alguns exemplos de TCC usadas nesse caso são a terapia de processamento cognitivo e a terapia de exposição prolongada; em sua maioria, essas terapias envolvem tanto exposição, em que o paciente é encorajado a reviver o(s) evento(s) traumático(s) em sua imaginação, como terapia cognitiva, em que vários pensamentos e crenças gerados pelo trauma são explorados e reestruturados. Esses tipos de terapia têm vários pontos em comum, mas exigem uma formação específica e só devem ser conduzidos por terapeutas experientes.

As intervenções sociais podem ter importância significativa após um evento traumático: proporcionar abrigo, comida, roupas e moradia constitui o primeiro passo a ser dado. Devolver um sentimento de segurança é crucial após um evento traumático; por exemplo, aumentar o apoio social a indivíduos e grupos que sofreram um desastre natural ou acidental é prioridade. Muitos indivíduos também são beneficiados ao participar de um grupo de apoio com outros sobreviventes de situações semelhantes (estupro, guerra).

QUESTÕES DE COMPREENSÃO

21.1 Um executivo de 36 anos que sobreviveu a um acidente automobilístico grave há quatro meses reclama de nervosismo ao dirigir até o trabalho e agora utiliza o transporte público devido a sua ansiedade. Percebe que às vezes se desliga totalmente, olhando para o vazio durante vários minutos, e tem dificuldade de se concentrar no que está fazendo. Sente-se "triste" na maior parte do tempo, tem problemas para dormir à noite, perdeu quase 2 kg por falta de apetite e admite que seu desempenho profissional está decaindo. Qual diagnóstico a seguir é o mais provável?

A. Transtorno depressivo maior.
B. Transtorno de pânico.
C. Fobia social.
D. Fobia específica.
E. Epilepsia do lobo temporal.

21.2 O paciente da questão 21.1 é encaminhado a um terapeuta para iniciar psicoterapia para seu TEPT. Qual dos seguintes provou ser o tratamento mais eficaz para sua condição?

A. Terapia cognitivo-comportamental.
B. Terapia dialético-comportamental.
C. Hipnoterapia.
D. Terapia voltada para o *insight*.
E. Psicanálise.

21.3 Apesar do curso de psicoterapia, o paciente das questões 21.1 e 21.2 continua sofrendo pesadelos recorrentes, *flashbacks*, hipervigilância e embotamento emocional. Qual dos seguintes medicamentos, em monoterapia, provavelmente vá ajudá-lo?
- A. Buspirona.
- B. Risperidona.
- C. Alprazolam.
- D. Prazosina.
- E. Ácido valproico.

RESPOSTAS

21.1 **A.** Esse paciente exibe as características da depressão maior, que costuma ocorrer com TEPT. Também apresenta dois dos três grupos de sintomas do TEPT, e seus sintomas foram claramente precedidos por um evento traumático. É improvável que este paciente desenvolva um transtorno de ansiedade repentino, como transtorno de pânico, fobia social ou fobia específica. Embora os períodos de "desligamento" possam ser episódios de dissociação como consequência do trauma, também deve ser considerada uma possível lesão neurológica, em especial devido a sua história e à mudança em seu desempenho profissional. O paciente também pode estar usando álcool para ajudá-lo a dormir ou para diminuir a hipervigilância que se desenvolveu desde o acidente.

21.2 **A.** Embora se tenha demonstrado que modalidades diferentes de psicoterapia são eficazes para o TEPT, diversas formas de terapia cognitivo-comportamental foram as mais estudadas e de maior utilidade. A terapia dialético-comportamental é uma técnica específica desenvolvida para o tratamento do transtorno da personalidade *borderline*. Hipnoterapia e psicanálise não foram estudadas de forma adequada para o tratamento de pacientes com TEPT.

21.3 **D.** Os indivíduos com TEPT não raro respondem aos ISRSs ou IRNSs. Além disso, antagonistas alfa 1, como prazosina, demonstraram eficácia ao reduzir significativamente os agrupamentos de sintomas do transtorno. No entanto, buspirona, antipsicóticos de segunda geração ("atípicos"; como risperidona), benzodiazepínicos e estabilizadores do humor (como ácido valproico) não são recomendados como monoterapia para o tratamento desse transtorno. Ainda que o alprazolam possa ajudar a diminuir a ansiedade geral, a incidência de abuso de substância é alta entre indivíduos com TEPT; portanto, medicamentos de uso contínuo devem ser evitados para esses pacientes.

> **DICAS CLÍNICAS**
>
> ▶ Os sintomas de estresse ocorrem em um *continuum*. As formas mais leves exigem apenas a passagem do tempo para serem resolvidas; os sintomas que persistem além de três meses após o trauma provavelmente não se resolverão sem tratamento.
> ▶ Estabelecer a segurança deve ser a primeira intervenção terapêutica nos transtornos relacionados a trauma.
> ▶ Um diagnóstico de TEPT depende da exposição a um evento associado a morte ou ferimentos graves, reais ou ameaçados, bem como de sintomas dos três agrupamentos de sintomas: revivência do evento, esquiva e sofrimento em relação ao acontecido e aumento de excitabilidade, como insônia ou hipervigilância.
> ▶ Os inibidores seletivos da recaptação de serotonina são muito benéficos no tratamento do TEPT, e antagonistas adrenérgicos alfa 1 também demonstraram eficácia na redução dos sintomas.

REFERÊNCIAS

American Psychiatric Association. Treatment guidelines for patients with acute stress disorder and posttraumatic stress disorder. Disponível em: http://www.psychiatryonline.com/pracGuide/pracGuideTopic_11.aspx. Acessado em 1º de março, 2011.

Foa EB, Keane TM, Friedman MJ, eds. *Effective treatments for PTSD*. New York, NY: Guilford Press. 2000:135-164.

Taylor FB, Martin P, Thompson C, et al. Prazosin effects on objective sleep measures and clinical symptoms in civilian trauma posttraumatic stress disorder: A placebo-controlled study. *Biol Psychiatry*. 2008; 63:629-632.

CASO 22

Um homem de 34 anos procura um psiquiatra com a queixa principal de humor deprimido, que existe, segundo suas palavras, "desde que consigo lembrar". O paciente afirma que nunca sentiu seu humor como bom. Ele o avalia em 4 numa escala de 1 a 10 (10 sendo o melhor que já sentiu). Relata que não dorme bem, mas tem um nível de energia "razoável". Nos últimos anos, seu apetite vem sofrendo oscilações, porém não perdeu peso. Sente-se constantemente desatento e tem dificuldade em tomar decisões em seu trabalho como técnico em informática. Sente que sua autoestima está baixa, embora negue pensamentos de suicídio. Informa que foi hospitalizado há cinco anos por depressão maior e tratado, com sucesso, com um antidepressivo, mas não lembra qual. Indica ainda que se sente deprimido há pelo menos 10 anos e que o sentimento é constante e estável. Nega sintomas maníacos, psicóticos e abuso de drogas ou álcool. Não apresenta problemas clínicos.

▶ Qual é o diagnóstico mais provável para esse paciente?
▶ Esse paciente deve receber algum medicamento?

RESPOSTAS PARA O CASO 22
Transtorno distímico

Resumo: Um homem de 34 anos sofreu de depressão maior no passado e, segundo sua história, passou por um período de 10 anos de humor deprimido com insônia, oscilação de apetite, capacidade reduzida de concentração e baixo nível de energia. Ele também percebe que sua autoestima está baixa. Não tem ideação suicida, sintomas psicóticos nem perda de peso e tem conseguido trabalhar. Nega outros sintomas psiquiátricos e problemas clínicos.

- **Diagnóstico mais provável:** Transtorno distímico.
- **Melhor terapia médica:** Inibidores seletivos da recaptação de serotonina (ISRSs), inibidores seletivos da recaptação de noradrenalina (ISRNs) e outros antidepressivos, como bupropiona, podem ser úteis em pacientes com esse transtorno. Embora outros antidepressivos, como os tricíclicos (TCAs) e os inibidores da monoaminoxidase (IMAOs), possam ser eficazes, os ISRSs e ISRNs têm perfil com melhores efeitos colaterais e normalmente constituem a melhor alternativa.

ANÁLISE
Objetivos

1. Compreender os critérios diagnósticos para o transtorno distímico (Quadro 22.1).
2. Estar ciente das opções de tratamento farmacológico existentes para esse transtorno.

Considerações

Esse paciente tem história de pelo menos 10 anos de humor deprimido; essa duração satisfaz a **exigência de dois anos** para o diagnóstico de transtorno distímico. Embora

---

QUADRO 22.1 • Critérios diagnósticos para transtorno distímico

Humor deprimido subjetivo ou objetivo na maior parte do dia por pelo menos dois anos; em crianças e adolescentes pode ser de apenas um ano.

Presença de dois ou mais sintomas depressivos, como mudança de apetite; alterações do sono; baixo nível de energia; baixa autoestima; má concentração ou dificuldade para tomar decisões; ou sentimentos de desesperança.

Durante o período de dois anos, a pessoa jamais esteve sem os sintomas depressivos por mais de dois meses.

Os critérios para depressão maior não são satisfeitos durante os primeiros dois anos da perturbação do humor.

Nunca estiveram presentes episódios maníacos, hipomaníacos ou mistos, nem transtorno ciclotímico. Não está relacionado exclusivamente a um transtorno psicótico.

Os sintomas não se devem a substâncias ou a uma condição médica geral e precisam causar prejuízo clinicamente significativo.

tenha oscilação de apetite e insônia, nenhuma delas parece grave (o paciente é capaz de continuar trabalhando e não perdeu peso). Ele se queixa de outros sintomas consoantes com o transtorno distímico, como má concentração, baixo nível de energia e baixa autoestima. **Não tem sintomas psicóticos nem ideação suicida**, qualquer dos quais indicaria um transtorno mais grave. Teve depressão maior no passado, mas atualmente não satisfaz os critérios, além do fato de o episódio anterior não ter ocorrido durante os primeiros dois anos do transtorno distímico. Nega abuso de álcool, drogas ou problemas clínicos, todos os quais podem simular o transtorno distímico; contudo, devem ser obtidos sua história completa, um exame físico e exames laboratoriais.

ABORDAGEM AO Transtorno distímico

ABORDAGEM CLÍNICA

O **transtorno distímico** é bastante comum, afetando cerca de 5 a 6% da população. Enquanto a depressão maior é tipicamente caracterizada por episódios distintos, é comum a distimia ser crônica e não episódica. Outros transtornos mentais coexistem muitas vezes com a distimia: transtorno depressivo maior, transtornos de ansiedade (em especial o de pânico), abuso de substância e transtorno da personalidade *borderline*.

Alterações propostas para o DSM-5: O DSM-5 propõe renomear o transtorno distímico como *transtorno depressivo crônico*, e os critérios não irão exigir a exclusão de um **episódio depressivo maior**.

DIAGNÓSTICO DIFERENCIAL

Como em todos os transtornos afetivos, é necessário excluir abuso de substâncias (como o álcool), medicamentos (como betabloqueadores) e condições clínicas (como o hipotireoidismo) como causas potenciais dos sintomas depressivos. Muitas vezes, a distinção mais difícil de fazer é entre o transtorno distímico e o depressivo maior (Tab. 22.1). Embora exista uma **significativa sobreposição entre os dois**, há diferenças importantes. **O transtorno distímico tende a ter um início mais precoce** (na adolescência e no início da idade adulta) e um **curso mais crônico** do que o depressivo maior, que tende a ser mais episódico. Em outras palavras, **o transtorno distímico pode ser visto como uma doença depressiva menos intensa, de maior duração**, se comparada ao transtorno depressivo maior. Quando um indivíduo com transtorno distímico desenvolve um episódio de depressão maior (depois de dois anos nos adultos), com frequência a condição é referida como "depressão dupla", que tem um prognóstico pior do que cada uma das duas doenças de forma isolada.

TABELA 22.1 • Características de vários transtornos afetivos	
Transtorno	Critérios
Depressão maior	Cinco ou mais critérios SIC:E CAPS por no mínimo duas semanas
Transtorno bipolar I (maníaco)	Satisfaz os critérios para **mania** (três ou mais critérios durante pelo menos uma semana, causando **prejuízo acentuado ou psicose**), com ou sem depressão (se presente, maior)
Transtorno bipolar II (hipomania)	Satisfaz os critérios para **hipomania** (três ou mais critérios durante pelo menos quatro dias, **não** causando prejuízo acentuado ou psicose) com ou sem depressão (se presente, maior)
Distimia	Humor deprimido na maior parte do dia, na maioria dos dias, durante dois anos (um ano para adolescentes e crianças), nenhuma mania ou hipomania, nenhuma depressão maior durante os primeiros dois anos
Ciclotimia	Vários episódios de hipomania e distimia durante dois anos (um ano para adolescentes e crianças)

SIC:E CAPS: Sono, Interesse, Culpa, Energia, Concentração, Apetite, retardo Psicomotor, ideação Suicida.

TRATAMENTO

Embora os medicamentos psicotrópicos fossem vistos anteriormente como ineficazes em indivíduos com transtorno distímico, pesquisas mais recentes demonstram um benefício significativo dos antidepressivos. Como ocorre no transtorno depressivo maior, **ISRSs, ISRNs, bupropiona, ADTs e IMAOs podem ajudar no tratamento do transtorno distímico.** Devido a sua natureza crônica, um efeito terapêutico significativo pode levar até oito semanas, e o tratamento muitas vezes dura anos ou é mantido por toda a vida. Outras modalidades úteis para tratar esse transtorno incluem várias psicoterapias. Embora a **terapia cognitivo-comportamental** seja a mais estudada, a terapia orientada para o *insight* e a terapia interpessoal também podem ser benéficas. Devido à natureza abrangente dessa doença, é comum que os pacientes sejam tratados de forma simultânea com farmacoterapia e psicoterapia. Essa combinação pode ser mais eficaz do que qualquer dos dois tratamentos de modo isolado.

QUESTÕES DE COMPREENSÃO

22.1 Uma mulher de 22 anos é encaminhada a seu consultório pelo médico da família para avaliação de "depressão". O médico não tem certeza se ela sofre de transtorno distímico ou de transtorno depressivo maior. Qual das seguintes características é mais compatível com transtorno distímico do que com depressão maior?
   A. Curso episódico.
   B. Grande quantidade de sintomas neurovegetativos.
   C. Presença de sintomas psicóticos.
   D. Prejuízo grave no funcionamento.
   E. Baixa intensidade dos sintomas.

22.2 A paciente da questão 22.1 recebe avaliação completa, e determina-se que ela apresenta transtorno distímico. Qual medicamento a seguir é o mais apropriado como primeira opção no caso dela?
   A. Desipramina.
   B. Lítio.
   C. Lorazepam.
   D. Fenelzina.
   E. Sertralina.

22.3 A paciente das questões 22.1 e 22.2 volta a seu consultório para reavaliar a medicação. Há quatro meses começou a tomar sertralina. A dose foi aumentada duas vezes, e ela está tomando 200 mg há dois meses. A paciente não sente alívio dos sintomas com a medicação, mas sua tolerância é boa. Qual o próximo passo?
   A. Intensificação com o acréscimo de outro medicamento.
   B. Interrupção e início de um antidepressivo tricíclico (ADT).
   C. Interrupção e início de outro inibidor seletivo da recaptação de serotonina (ISRS).
   D. Esperar um pouco mais para que o fármaco surta efeito.
   E. Aumentar a dose.

RESPOSTAS

22.1 **E.** Embora a distinção entre os transtornos distímico e depressivo maior possa ser difícil (especialmente se a doença depressiva maior for crônica e/ou recorrente), pacientes com transtorno distímico tendem a apresentar um início precoce de sintomas de menor intensidade, um curso mais crônico, menos sintomas neurovegetativos, ausência de psicose e menor prejuízo psicossocial ou profissional em comparação a indivíduos com depressão maior.

22.2 **E.** Os ISRSs (como sertralina), os ISRNs e a bupropiona demonstraram eficácia no tratamento de distimia. Embora ADTs e IMAOs também sejam benéficos, novos antidepressivos, como ISRSs ou ISRNs, apresentam melhor tolerância e segurança no caso de *overdose*. Lítio e lorazepam não são indicados para transtorno distímico.

22.3 **C.** Os ISRSs geralmente são mais bem tolerados pelos pacientes e costumam ser benéficos no tratamento de distimia. Um total de 200 mg de sertralina constitui a dose máxima, e o período de 6 a 10 semanas é considerado uma tentativa adequada, de forma que outro ISRS deve ser experimentado antes de trocar a classe do medicamento. A intensificação costuma ser realizada quando o paciente apresenta uma reação parcial ao medicamento inicial.

DICAS CLÍNICAS

▶ Os pacientes com transtorno distímico podem continuar funcionando em sua vida normal relativamente bem, mas têm sintomas subjetivos de humor deprimido e leves sintomas vegetativos.
▶ Pode-se diagnosticar esse transtorno em crianças se elas forem sintomáticas por um período superior a um ano (ao invés dos dois anos necessários para os adultos).
▶ O transtorno distímico pode ser tratado, com sucesso, com antidepressivos, psicoterapia ou uma combinação de ambos.
▶ O DSM-5 propõe renomear o transtorno distímico como *transtorno depressivo crônico*, e os critérios não irão exigir a exclusão de um episódio depressivo maior.

REFERÊNCIAS

American Psychiatric Association DSM-5 Development. Dysthymic disorder. Disponível em: http://www.dsm5.org/ProposedRevisions/Pages/proposedrevision.aspx?rid=46. Acessado em 26 de setembro, 2010.

Ebert M, Loosen PT, Nurcombe B, Leckman JF. *Current diagnosis and treatment in psychiatry.* New York, NY: McGraw-Hill; 2008:326-330.

Sadock BJ, Sadock VA. *Kaplan & Sadock's Synopsis of Psychiatry.* 10th ed. Baltimore, MD: Lippincott Williams & Wilkins; 2007:562-566.

CASO 23

Um homem de 69 anos é levado a seu clínico geral pela esposa, que se queixa de que a memória dele tem falhado nos últimos meses. Ela afirma que o marido esquece os nomes de amigos e membros da família, se perde ao voltar do mercado e, de modo geral, não consegue se lembrar de novas informações. Costumava ser "meticuloso" para lembrar seus compromissos e tomar sua medicação. Agora, precisa ser sempre lembrado pela esposa. Ela informa que o comportamento do paciente está bem mais desorganizado – recentemente ele pôs o telefone celular no *freezer* e os sapatos na banheira. Seus problemas clínicos no momento incluem hipertensão, que está sob controle com medicamentos.

Em um exame do estado mental, o paciente está alerta, mas orientado apenas para pessoa e lugar. Ele não lembra o nome de seu médico, embora esteja se tratando com ele há mais de três anos. Observa-se uma leve afasia, e ele só consegue lembrar um de três objetos ao longo de cinco minutos.

▶ Qual é o diagnóstico mais provável para esse paciente?
▶ Qual é o próximo passo?

RESPOSTAS PARA O CASO 23
Demência

Resumo: Um homem de 69 anos com história de pressão alta vem tendo problemas de memória e um comportamento desorganizado nos últimos meses. Anteriormente, funcionava em um nível muito superior ao atual. No exame do estado mental, observam-se afasia e prejuízo de memória.

- **Diagnóstico mais provável:** Demência.
- **Próximo passo:** Deve-se descartar causas reversíveis de demência.

ANÁLISE

Objetivos

1. Reconhecer demência em um paciente.
2. Identificar as etapas no exame clínico de um paciente com demência.
3. Especificar as opções de tratamento de demência.

Considerações

O paciente é um senhor de idade razoavelmente saudável. Ele está passando pelo início furtivo de problemas com sua memória e sua capacidade de organização, que se agravaram bastante ao longo dos últimos meses. Antes (segundo sua história), o paciente funcionava em um nível bem superior. Uma leve afasia e o prejuízo de memória, observados no exame do estado mental, dão maior credibilidade ao diagnóstico. Veja o Quadro 23.1 para os critérios diagnósticos.

ABORDAGEM À
Demência

DEFINIÇÕES

AGNOSIA: Incapacidade de reconhecer ou identificar objetos, apesar da função sensorial intacta.

AFASIA: Prejuízo da linguagem.

APRAXIA: Capacidade prejudicada de executar atividades motoras, apesar da função motora intacta.

FUNCIONAMENTO EXECUTIVO: Planejamento, organização, sequenciamento, abstração.

TABELA 23.1 • Critérios diagnósticos para demência*

Múltiplos déficits cognitivos manifestados por
- Prejuízo da memória e
- Um ou mais dos seguintes
  - Afasia
  - Apraxia
  - Agnosia
  - Perturbação no funcionamento executivo (i. e., planejamento, organização, sequenciamento, abstração)

Os déficits não são o resultado de uma condição médica ou do uso de substância.
Os déficits cognitivos provocam um prejuízo significativo no funcionamento, que representa um declínio considerável a partir do nível anterior de funcionamento.
O curso se caracteriza pelo início gradual e deterioração contínua.
Os déficits não ocorrem exclusivamente no curso de um *delirium*.
Os déficits não podem ser explicados por outra condição do eixo I.

* Observe que os critérios para demência são em essência os mesmos, independentemente das diferentes etiologias, exceto quando existem evidências, a partir da história, do exame físico ou de constatações laboratoriais, indicando uma causa específica (p. ex., vascular, induzida por substância, a partir de uma condição médica geral).

ABORDAGEM CLÍNICA

As características essenciais da demência **são o prejuízo de memória associado a pelo menos um outro déficit cognitivo, como afasia, apraxia, agnosia ou perturbação no funcionamento executivo**. Na maioria dos casos, o desenvolvimento da demência é **gradativo**, ocorrendo ao longo de meses ou anos. Infecções (como em um caso de meningite) podem ocorrer com um início mais rápido. A **causa mais comum da demência é a doença de Alzheimer**, seguida por demência vascular (antigamente referida como demência multi-infarto). Embora a demência não seja diagnosticada em um paciente delirante, muitas das mesmas doenças subjacentes podem criar ambas as condições. O Quadro 23.2 lista algumas etiologias da demência.

A suspeita de demência em um paciente requer uma avaliação completa e minuciosa. Esse processo inclui obter uma história detalhada (utilizando fontes colaterais) e realizar um exame físico (com avaliação neurológica completa), um exame do estado mental (incluindo testagem cognitiva) e testes laboratoriais apropriados. Tomografia computadorizada (TC) ou imagens por ressonância magnética (RM) devem ser levadas em consideração em caso de início recente de demência, de modo especial em pacientes com sintomas ou sinais que sugiram lesão no sistema nervoso central (SNC), sinais neurológicos focais e assim por diante (Fig. 23.1). As constatações típicas no caso de demência irreversível incluem atrofia cortical e ventrículos aumentados (na doença de Alzheimer), atrofia frontotemporal (na doença de Pick) e infartos lacunares profundos na substância branca (na demência vascular). Existem vários testes cognitivos que podem ser aplicados, sendo que um dos mais comuns é o Miniexame do Estado Mental (MMSE). O Quadro 23.3 mostra o teste completo. A pontuação final varia de 0 a 30. Uma pontuação inferior a 25 sugere demência e

QUADRO 23.2 • Causas da demência	
Doença de Alzheimer Vascular (doença cerebrovascular) Doença de Parkinson Trauma cerebral Doença de Pick (demência frontotemporal) Esclerose múltipla Abuso de álcool e de outras substâncias Vírus da imunodeficiência adquirida Hidrocefalia com pressão normal Hipotireoidismo Deficiência de niacina Toxicidade por metais pesados (chumbo, mercúrio) Hematoma subdural	Coreia de Huntington Deficiência de ácido fólico Deficiência de vitamina B_{12} (Neuro)sífilis terciária Meningite granulomatosa crônica (tuberculose, fúngica) Neoplasias Doença de Creutzfeldt-Jakob Estados pós-anóxicos Paralisa supranuclear progressiva Doença de Wilson Hiperparatireoidismo Infecções do SNC Encefalopatia (urêmica ou hepática) Sífilis terciária

inferior a 20 indica um prejuízo cognitivo significativo. O MMSE é útil não apenas como um instrumento de triagem, mas também como um meio de monitorar mudanças, isto é, a melhora ou o agravamento do processo demencial. Ao estabelecer a pontuação do MMSE, deve-se levar em conta o nível de educação do paciente.

Alterações propostas para o DSM-5: O DSM-5 propõe que o termo "demência" seja substituído por *transtorno neurocognitivo maior*. Os diferentes tipos de demência atuais serão reclassificados sob essa rubrica mais abrangente. As áreas da cognição nas quais os déficits serão divididos são: atenção, aprendizado e memória, capacidades visuoespaciais, funcionamento executivo, linguagem e cognição social.

DIAGNÓSTICO DIFERENCIAL

Tanto a demência como os transtornos amnésticos apresentam déficit de memória, mas alguns fatores podem ser usados para distinguir as duas condições. Um dos mais importantes é que a demência requer não apenas um prejuízo de memória, mas também um ou mais déficits cognitivos, como afasia, apraxia, agnosia ou dificuldade no funcionamento executivo. Os pacientes com transtorno amnéstico não apresentam esses problemas. Além disso, **as demências geralmente são doenças progressivas de indivíduos mais velhos**, enquanto os transtornos amnésticos muitas vezes são condições agudas que surgem em pacientes de todas as faixas etárias. Episódios de amnésia em geral seguem-se a trauma físico ou ao uso de substância psicoativa.

As demências também podem ser confundidas com *delirium*, pois ambos podem resultar em prejuízo cognitivo acentuado. Porém, exceto nos estágios finais da doença, os pacientes com demência mantêm um nível alerta de consciência, enquanto, no *delirium*, **os pacientes sempre demonstram oscilação no nível de consciência**. O curso da demência em geral varia de meses a anos, enquanto o início do *delirium* costuma ocorrer em horas ou dias. A maioria das demências é uma condição irreversível, mas os estados delirantes normalmente são reversíveis.

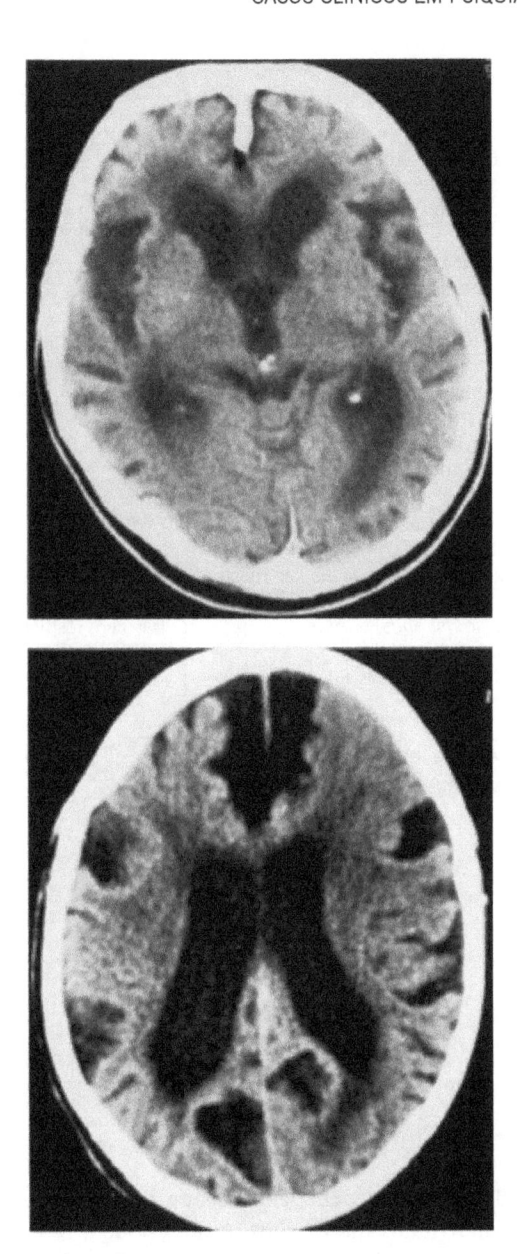

Figura 23.1 TC do encéfalo de um paciente com demência. *Acima*: Doença de Alzheimer. Seção axial de TC demonstra atrofia cortical cerebral grave generalizada e aumento ventricular de gravidade moderada. *Abaixo*: Doença de Pick. Atrofia seletiva pronunciada nos lobos frontal e temporal. (Reproduzidas, com permissão, de Lee SH, Rao KCVG, Zimmerman RA. *Cranial MRI and CT*. New York, NY: McGraw-Hill; 1992.)

QUADRO 23.3 • Miniexame do Estado Mental*

Orientação (10 pontos)
- Ano, estação, data, dia da semana, mês
- Estado, município ou cidade
- Hospital ou clínica, pavimento

Registro (3 pontos)
- Nomear três objetos: maçã, mesa, moeda
- Cada um deve ser falado de forma distinta e com uma breve pausa
- O paciente repete todos os três (1 ponto para cada)
- Repetir o processo até que todos os três objetos tenham sido aprendidos
- Registrar o número de tentativas necessárias para aprender os três objetos

Atenção e cálculo (5 pontos)
- Soletrar WORLD (MUNDO) de trás para a frente: DLROW (ODNUM)
- São dados pontos até a primeira letra mal colocada. Exemplo: DLORW (ODUNM) recebe apenas 2 pontos
- Recordação (3 pontos)

Dizer os três objetos memorizados no Registro
- Linguagem (9 pontos)
- O paciente nomeia dois objetos que lhe são mostrados. Exemplo: lápis e relógio (1 ponto cada)
- Repetir uma frase: *No ifs, ands, or buts* (Sem prós, contras nem restrições)
- Seguir uma ordem de três estágios:
  1. Pegue um papel com a mão direita
  2. Dobre-o ao meio
  3. Coloque-o no chão
- Ler e obedecer a seguinte instrução: "Feche os olhos".
- Escrever uma frase completa
- Copiar o desenho

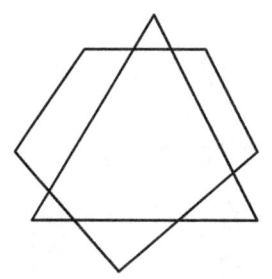

*Total de 30 pontos

As doenças demenciais podem ser vistas de forma equivocada como doenças depressivas em indivíduos mais velhos. Ambas podem resultar em declínio no funcionamento geral e nos cuidados consigo mesmo. Entretanto, durante o exame cognitivo, os pacientes com demência quase sempre se empenham para minimizar sua incapacidade, enquanto os deprimidos têm a característica de se esforçar muito pouco, ficar frustrados com facilidade e se queixar amargamente dos déficits que percebem em si mesmos.

TRATAMENTO

Nos casos em que a demência é reversível (p. ex., hipotireoidismo, infecção, hidrocefalia com pressão normal), a abordagem é tratar a condição subjacente. Medicamentos podem retardar (mas não interromper) a progressão de demências como a doença de Alzheimer. Na demência de Alzheimer, a acetilcolina é o neurotransmissor mais afetado, e **inibidores da acetilcolinesterase** são usados para aumentar os níveis de acetilcolina no sistema nervoso central em casos leves a moderados. Esses agentes (entre eles donepezil, galantamina, rivastigmina e tacrina) atuam como inibidores reversíveis não acetiladores da acetilcolinesterase, a enzima que cataboliza a acetilcolina. Os efeitos colaterais incluem náusea, vômitos, diarreia e perda de peso. Embora a tacrina tenha sido o primeiro desses agentes, seus efeitos hepatotóxicos e posologia fizeram com que ela fosse amplamente substituída como primeira opção de medicamento pelos outros agentes. Memantina (um antagonista dos receptores de N-metil--D-aspartato [NMDA]) é indicada em demência de Alzheimer de moderada a grave, de modo geral em conjunto com inibidores da acetilcolinesterase.

Outras intervenções farmacológicas tratam das dificuldades comportamentais que complicam a vida dos pacientes com demência, de suas famílias e das pessoas encarregadas de cuidá-los. Uma baixa dose de antipsicótico de alta potência ou atípico pode diminuir a agitação e a agressividade que ocorrem com frequência. Ainda que esses fármacos tenham a vantagem de não causar um grau muito elevado de ortostase, supersedação e de não piorar a cognição como os antipsicóticos de potência mais baixa, podem agravar os transtornos do movimento ou causar efeitos extrapiramidais em certas demências, especialmente as de Parkinson e corpos de Lewy. Além dos efeitos colaterais habituais (sintomas extrapiramidais [SEPs], ortostase, sedação, discinesia tardia, síndrome metabólica), há a preocupação do aumento de risco de eventos cerebrovasculares adversos (p. ex., acidente vascular) em pacientes demenciados tratados com antipsicóticos. Uma alternativa é uma baixa dose de benzodiazepínico de curta ação, como o lorazepam, mas o potencial de desinibição e a violência mais acentuada precisam ser monitorados atentamente.

Tão importante quanto o tratamento farmacológico é a provisão de uma estrutura adequada, estímulo e atendimento médico de apoio para os pacientes, assim como informações e apoio empático para os membros da família, que em geral ficam sobrecarregados no âmbito financeiro, físico e emocional ao cuidar desses pacientes.

QUESTÕES DE COMPREENSÃO

23.1 Um homem de 75 anos é levado pela filha a um psiquiatra para uma avaliação. No decorrer do último ano, ele ficou cada vez mais esquecido, deixando de cumprir compromissos com os filhos e netos. Também não consegue lembrar o caminho para chegar aos lugares e se perde quando sai dirigindo sozinho. Não possui história psiquiátrica, embora a esposa tenha morrido há 14 meses. Sua história médica é significativa para uma hipertensão controlada de forma inadequada. Qual das seguintes características adicionais é necessária para o diagnóstico de demência?

A. Agitação.
B. Oscilação de consciência.
C. Constatações radiográficas.
D. Alucinações.
E. Um outro déficit cognitivo.

23.2 Devido à perda da esposa sofrida pelo paciente da questão 23.1, cogita-se um transtorno depressivo no diagnóstico diferencial como causa de seus problemas de memória (pseudodemência). Qual seria a previsão de desempenho desse paciente na testagem cognitiva caso ele apresente demência em vez de uma doença depressiva?

A. Esforço diminuído com *insight* fraco.
B. Esforço diminuído com bom *insight*.
C. Ausência de esforço com *insight* fraco.
D. Esforço aumentado com *insight* fraco.
E. Esforço aumentado com bom *insight*.

23.3 Uma imagem de ressonância magnética do encéfalo do paciente da questão 23.1 revela vários pequenos infartos ao longo das estruturas profundas da substância branca. Qual alternativa oferece a melhor descrição da provável progressão de sua doença?

A. Nenhuma mudança.
B. Melhora gradativa.
C. Agravamento gradativo.
D. Deterioração em etapas.
E. Progressão rápida.

23.4 Conforme a demência do paciente da questão 23.1 progride, ele se torna mais agitado e agressivo. Qual das opções de tratamento a seguir é a mais apropriada para esse comportamento?

A. Inibidor da acetilcolinesterase.
B. Antipsicótico de alta potência.
C. Benzodiazepínico de longa ação.
D. Antidepressivo em baixa dose.
E. Antipsicótico de baixa potência.

RESPOSTAS

23.1 **E.** Para um diagnóstico de demência, além do prejuízo de memória, devem estar presentes um ou mais déficits cognitivos. Eles podem incluir afasia, apraxia, agnosia ou uma perturbação no funcionamento executivo. Os indivíduos com demência vascular podem demonstrar constatações em uma TC ou RM, como infartos lacunares ou evidências de acidentes vasculares cerebrais passados. Os pacientes com doença de Alzheimer podem demonstrar atrofia cortical generalizada e aumento ventricular. Em geral, os indivíduos com demência continuam alertas, enquanto aqueles com *delirium* apresentam uma flutuação de consciência. Embora se possam observar sintomas psicóticos, como delírios e alucinações, bem como agitação, eles não são específicos da demência e nem necessários para seu diagnóstico.

23.2 **D.** No teste de cognição, os pacientes com demência geralmente manifestam grande empenho, pouco *insight* de seus déficits e minimização de seus problemas. Em contrapartida, aqueles com transtornos depressivos costumam ser apáticos, se esforçar pouco e se queixar de seus problemas de memória.

23.3 **D.** Considerando-se sua história de hipertensão e infartos lacunares da substância branca, seu diagnóstico mais provável é demência vascular (multi-infarto). É característico da demência vascular causar a deterioração em etapas no funcionamento cognitivo, provocada por pequenos eventos isquêmicos ou êmbolos que causam acidentes vasculares cerebrais. A doença de Alzheimer progride de forma gradual ao longo de muitos anos, enquanto as demências causadas por traumas cerebrais ou anoxia muitas vezes têm início súbito e curso subsequente estável. As demências com determinadas etiologias infecciosas, como a doença de Creutzfeldt-Jakob, apresentam ritmo de progressão bastante rápido.

23.4 **B.** O tratamento com uma baixa dose de antipsicótico de alta potência é uma abordagem farmacológica apropriada para diminuir a agitação e a agressividade em indivíduos com demência. Antipsicóticos de potência mais baixa devem ser evitados devido a seus efeitos colaterais anticolinérgicos e ortostáticos significativos. Os benzodiazepínicos de curta ação também podem ser usados, mas podem desinibir o paciente e piorar seu comportamento. Os benzodiazepínicos de ação prolongada devem ser evitados, pois podem se acumular em pacientes idosos e causar supersedação ou ataxia. Os antidepressivos são úteis para tratar os sintomas depressivos e neurovegetativos comuns na demência, porém não atuariam contra a agitação ou hostilidade. Os inibidores da acetilcolinesterase ajudam a melhorar a cognição nos estágios iniciais e intermediários da doença de Alzheimer.

> **DICAS CLÍNICAS**
>
> ▶ O diagnóstico de demência requer simultaneamente prejuízo de memória e outro déficit cognitivo.
> ▶ O Miniexame do Estado Mental é um instrumento de triagem bastante sensível para diagnosticar demência.
> ▶ A doença de Alzheimer é a forma mais comum de demência, seguida pela doença vascular.
> ▶ A maioria das demências tem início lento, é irreversível e progressiva.
> ▶ Um antipsicótico típico ou atípico de alta potência em dose baixa ou um benzodiazepínico de curta ação em dose baixa podem ajudar a diminuir a agitação observada em pacientes com demência.
> ▶ O DSM-5 propõe a troca da denominação "demência" para *transtorno neurocognitivo maior*.

REFERÊNCIAS

Ebert M, Loosen P, Nurcombe B, eds. *Current diagnosis and treatment in psychiatry*. 2nd ed. New York, NY: McGraw-Hill. 2008:220-221.

Folstein MF, Folstein SE, McHugh PR. Mini-mental state: a practical method for grading the state of patients for the clinician. *J Psychiatr Res*. 1975;12:189-198.

Sadock BJ, Sadock VA. *Kaplan & Sadock's synopsis of psychiatry*. 10th ed. Baltimore, MD: Lippincott Williams & Wilkins. 2007:1232-1234.

CASO 24

Uma mulher de 54 anos é atendida no consultório de seu médico de família. No último ano, foram mais de 20 consultas. Ela acredita que deve ter alguma doença clínica grave, pois "se sente estranha". Queixa-se de ruídos estomacais vagos, dores nos tornozelos e punhos e cefaleias ocasionais. Vasculha a internet em busca de artigos sobre doenças sérias e fatais e os leva para a consulta, convencida de ter várias das doenças listadas. Afirma que se sente aliviada e "fora de perigo" por um breve período de tempo depois de cada exame negativo, mas volta a se convencer de que está doente e marca nova consulta. No último ano, tirou tantas licenças no trabalho para ir ao médico que foi colocada em período probatório. Salvo sua preocupação quanto à possibilidade de ter uma doença grave, os resultados do exame do estado mental são normais. Ela não apresenta sintomas que sugiram depressão grave, e não há evidências de transtorno do pensamento nem psicose. Sente-se insultada quando o médico de família sugere que ela consulte um psiquiatra e recusa um encaminhamento.

▶ Qual é o diagnóstico mais provável para essa paciente?
▶ O que o médico de família deve fazer por essa paciente?

RESPOSTAS PARA O CASO 24
Hipocondria

Resumo: Uma mulher de 54 anos é enviada a um psiquiatra por seu médico clínico. Queixa-se de diversos sintomas vagos e acredita que eles sejam causados por uma doença grave. Esses problemas resultaram na marcação de diversas consultas com o médico no ano anterior. Preocupa-se com a perspectiva de ter uma enfermidade grave e fica temporariamente aliviada com o resultado negativo dos exames. Seu comportamento está tendo sérias consequências em sua vida profissional.

- **Diagnóstico mais provável:** Hipocondria.
- **Melhor abordagem:** Marcar exames físicos frequentes e regulares com a paciente, para assegurar-lhe de que suas queixas estão sendo levadas a sério. O objetivo é manter contato com ela antes que seu alívio desapareça e fique convencida de que está com uma nova doença. Devem ser evitados técnicas ou procedimentos diagnósticos invasivos, a menos que existam evidências objetivas convincentes de que sejam necessários. A paciente dificilmente irá acatar encaminhamento para um psiquiatra ou outro profissional da saúde mental. Seu médico terá de realizar o aconselhamento de apoio.

ANÁLISE

Objetivos

1. Reconhecer a hipocondria em um paciente.
2. Compreender as recomendações de tratamento para o clínico que está atendendo o paciente.

Considerações

Essa paciente evidentemente satisfaz os critérios para hipocondria (ver Quadro 24.1). Está preocupada com a ideia de ter uma doença clínica séria. Apesar de uma avaliação médica apropriada, o medo persiste, embora sinta alívio temporário com

---

QUADRO 24.1 • Critérios diagnósticos para hipocondria

Preocupação com temores de ter uma doença grave, com base na interpretação equivocada de sintomas corporais.
A preocupação persiste, apesar de avaliação e garantia médicas apropriadas.
A crença não é delirante nem se restringe a uma preocupação específica com a aparência.
A preocupação causa sofrimento ou prejuízo no funcionamento.
Duração de seis meses.
A preocupação não é mais bem explicada por outro transtorno mental.

o resultado negativo dos exames. Sua preocupação com doenças está prejudicando outros aspectos de sua vida. Não há sinal ou sintoma que sugiram algum outro transtorno psiquiátrico que possa explicar seu comportamento (como transtorno de ansiedade generalizada ou de pânico).

Alterações propostas para o DSM-5: O DSM-5 propõe abandonar o diagnóstico de hipocondria e substituí-lo pela expressão **transtorno de ansiedade de doença**. Os novos critérios para esse transtorno irão incluir preocupação em ter ou adquirir doença grave durante um período mínimo de 6 meses, e, quando houver sintomas somáticos, eles deverão ser de intensidade leve. O paciente deve ou ocupar-se em comportamentos exagerados (como examinar o corpo frequentemente em busca de doenças ou usar a internet para restaurar sua confiança) ou exibir esquiva desadaptativa (como evitar pessoas que estejam levemente doentes ou recusar-se a ficar fora do alcance de seu médico). Os sintomas psiquiátricos não devem ser encaixar melhor em outros transtornos psiquiátricos.

ABORDAGEM À
Hipocondria

DEFINIÇÕES

DISMORFIA: Condição em que uma parte do corpo é percebida como fora de proporção em relação ao restante do corpo (p. ex., o nariz é grande demais ou o braço é pequeno demais).

TRANSTORNO SOMATOFORME: Condição em que sintomas físicos parecem fazer parte de um distúrbio clínico geral, embora não estejam presentes condição médica geral, outro transtorno mental nem substância. Nesse caso, os conflitos psicológicos podem ser traduzidos em problemas ou queixas físicas. Uma vez que a queixa número um dos pacientes é sobre algum tipo de sintoma físico, não surpreende que esse transtorno seja observado com frequência no ambiente médico geral.

ABORDAGEM CLÍNICA

Diagnóstico diferencial

Como em outros transtornos somatoformes, é importante descartar condições clínicas que possam ser a base das queixas crônicas, em especial aquelas que não contribuem para um diagnóstico óbvio, por exemplo, doenças autoimunes, malignidades ocultas, doenças neurodegenerativas e doença pelo vírus da imunodeficiência humana (HIV). Na apresentação *inicial* de um paciente que se suspeita ter hipocondria, é necessário obter uma história completa, examinar os sistemas e realizar um exame físico para tranquilizar tanto o médico como o paciente de que realmente há pouca probabilidade de uma doença grave. Na ausência de evidências clínicas objetivas e claras da necessidade de exames, estes devem ser evitados; em vez disso, deve-se garantir a obtenção de todos os registros médicos anteriores e resultados de exames e tranquilizar o paciente de que ele está sendo monitorado.

Devido ao grau de preocupação de ter uma doença, os sintomas da hipocondria podem ser confundidos com os delírios presentes em um transtorno psicótico como a esquizofrenia ou o transtorno delirante do tipo somático. Nos transtornos psicóticos como a esquizofrenia e o transtorno esquizoafetivo, todavia, outros sintomas e sinais associados fazem parte do quadro, incluindo alucinações, paranoia, ideias de referência, afeto embotado, afrouxamento na associação de ideias e comportamento desorganizado. No transtorno delirante do tipo somático, a doença específica é sempre a mesma, e não se consegue tranquilizar o paciente, que *nem sequer* considera alternativas. Na **hipocondria**, entretanto, as **queixas ou doenças corporais podem mudar no decorrer do tempo**, e o **paciente costuma se tranquilizar**, ainda que temporariamente, quando lhe apresentam evidências clínicas. Os indivíduos com *insight* pobre têm grande dificuldade para fazer essa distinção. Uma pesquisa realizada por Fink e colaboradores sugere que esses indivíduos apresentam um estilo de comunicação psicossocial no qual o paciente se concentra nas consequências psicossociais de sua doença e nas restrições a sua vida em vez das consequências dos sintomas sobre a saúde.

Por fim, outros transtornos somatoformes devem ser considerados no diagnóstico diferencial. Na hipocondria, o foco está no medo de ter uma doença grave devido a sensações corporais equivocadamente interpretadas. No transtorno de somatização, o foco está em ter muitas queixas físicas envolvendo vários sistemas diferentes, não uma doença real. No transtorno conversivo está presente déficit sensorial ou motor que costuma ser passageiro. Embora o transtorno doloroso (como a hipocondria) seja uma doença crônica, os sintomas se limitam à sensação de dor. No transtorno dismórfico corporal, a preocupação não é com ter uma doença grave, mas com um defeito imaginado na aparência ou na apreensão excessiva com uma pequena anomalia física. Na simulação, o paciente fabrica sintomas para obter um ganho secundário. No transtorno factício (às vezes denominado síndrome de Münchausen), o indivíduo tem uma necessidade incontrolável de ser tratado como um paciente, e não apenas fará inúmeras queixas físicas como também irá com frequência tomar atitudes contra si mesmo para produzir uma doença.

A média de idade do início de hipocondria é de 25 anos.

TRATAMENTO

Não existe *tratamento* para a hipocondria em si. Quando estão presentes transtornos comórbidos depressivos ou de ansiedade, eles devem ser tratados de maneira apropriada. O médico regular do paciente precisa perceber que a hipocondria é um transtorno crônico, sendo que cerca de 42% dos pacientes apresentam sintomas durante 4 a 5 anos e 25% apresentam sintomas durante 10 anos ou mais. O *controle* da hipocondria é uma meta mais realista, e isso normalmente é realizado pelo médico clínico, pois os pacientes quase sempre relutam em procurar um psiquiatra devido a sua preocupação com ter uma doença *clínica*. **Consultas marcadas com regularidade** são muito mais úteis do que consultas "conforme necessário", pois isso estabelece um relacionamento de confiança, minimiza a troca constante de médicos e evita exames e procedimentos repetidos e desnecessários. **As queixas e preocupações dos pacientes devem ser levadas a sério**, e deve-se garantir-lhes que serão muito bem cuidados. **Exames inadequados ou desnecessários não devem ser realizados para tranquilizar um paciente.** Ao contrário, exames só devem ser solicitados quando há um alto grau de suspeita ou uma indicação clínica evidente de doença. Ainda que indivíduos com hipocondria possam ser tranquilizados com evidências, o efeito geralmente é apenas temporário, e eles costumam retornar com o mesmo medo ou a crença de que estão com uma doença diferente. Um estudo randomizado controlado com placebo demonstrou que tanto a terapia cognitivo-comportamental como a paroxetina foram igualmente eficazes em obter melhoras na hipocondria a curto prazo.

QUESTÕES DE COMPREENSÃO

24.1 Uma mulher de 42 anos descreve uma história de 20 anos de muitas queixas físicas, incluindo dor nas articulações, disúria, cefaleias, dor no peito, náusea, vômitos, menstruações irregulares e visão dupla. Embora não ocorram todos ao mesmo tempo, vem sofrendo de um ou outro desses problemas em toda a sua vida adulta. Foram feitos muitos exames, e ela se hospitalizou diversas vezes, mas ainda não foi encontrada causa específica. Ela é extremamente ansiosa e, como consequência disso, tornou-se bastante incapacitada. Qual dos seguintes diagnósticos é o mais provável?

A. Transtorno dismórfico corporal.
B. Hipocondria.
C. Transtorno doloroso.
D. Transtorno de somatização.
E. Transtorno conversivo.

24.2 Uma mulher de 26 anos procura seu médico com a queixa principal "tenho epilepsia". Afirma que nas últimas três semanas teve convulsões quase diárias. Descreve os episódios como queda no chão, seguida por tremor incontrolável dos braços e das pernas. Essas ocorrências duram cerca de 10 minutos. Durante esse período, ela não consegue se mover, mas nega perda de consciência e do controle sobre as funções urinárias e intestinais. Nunca sofreu lesões durante os episódios, mas, em consequência, não consegue manter seu emprego, o que a incomoda um pouco, pois foi promovida há um mês. Qual diagnóstico a seguir é o mais provável?

A. Transtorno dismórfico corporal.
B. Transtorno conversivo.
C. Hipocondria.
D. Transtorno convulsivo.
E. Transtorno de somatização.

24.3 Um homem de 36 anos é encaminhado a um médico clínico para avaliação de suas queixas. Ele está convencido de que tem câncer de colo, apesar de ter sido informado de que isso é improvável, pois é jovem demais. Em algumas ocasiões, nota que há sangue no papel higiênico e sente cólicas abdominais quando come demais. Um exame dos prontuários médicos revela diversas consultas anteriores associadas a essas mesmas queixas ou semelhantes, incluindo resultados repetidamente negativos de testes para sangue oculto nas fezes e resultados normais de colonoscopias. Ele continua com medo de morrer de câncer e pede uma nova colonoscopia. Qual dos seguintes é o diagnóstico mais provável?
  A. Transtorno dismórfico corporal.
  B. Hipocondria.
  C. Transtorno doloroso.
  D. Transtorno de somatização.
  E. Transtorno de ansiedade.

24.4 Em um ambiente de atendimento primário, qual das seguintes estratégias é mais eficaz para tratar o paciente da questão 24.3?
  A. Medicamento ansiolítico.
  B. Exames médicos extensivos para tranquilizar a pessoa.
  C. Encaminhamento para psicoterapia.
  D. Consultas médicas marcadas com regularidade para tranquilização.
  E. Medicamento antipsicótico.

RESPOSTAS

24.1 **D.** O diagnóstico mais provável para essa mulher é transtorno de somatização. Ela apresenta numerosas queixas somáticas, relacionadas a várias áreas do corpo, que não são inteiramente explicadas por uma causa clínica. O foco está nos próprios sintomas, **não** na percepção de um defeito físico (como no transtorno dismórfico corporal), no medo de ter uma doença específica (como na hipocondria) ou nos sintomas de dor (como no transtorno doloroso).

24.2 **B.** O diagnóstico mais provável nessa mulher é o transtorno conversivo ("pseudoconvulsões"). Os pacientes com esse transtorno apresentam sintomas neurológicos (p. ex., déficit sensorial, fraqueza motora, convulsões) que são entendidos como produzidos inconscientemente e, acredita-se, causados por um estressor ou conflito psicológico. É pouco provável que um transtorno convulsivo permita que ela mantenha a consciência e não a deixe incontinente ou livre de lesões. Seu foco não é em um defeito imaginado na aparência, no medo de ter uma doença grave causada por sensações corporais mal interpretadas nem em queixas físicas múltiplas.

24.3 **B.** O diagnóstico mais provável para esse homem é hipocondria. Sua queixa principal é uma preocupação em ter câncer de colo. Ele permanece focado nessa doença, apesar de avaliações físicas com resultados negativos e de seu médico tranquilizá-lo. Embora tenha alguns sintomas gastrintestinais (sangue nas fezes e cólicas abdominais), ele provavelmente os está interpretando de forma equivocada. Sua preocupação é causada pelo medo de ter câncer de colo, não por uma imagem corporal distorcida, sensações de dor ou diversos sintomas físicos.

24.4 **D.** A estratégia mais eficaz para tratar indivíduos com hipocondria é marcar consultas regulares. Dessa maneira, é possível dar atenção às queixas físicas e tranquilizar o paciente, ainda que temporariamente. Essa abordagem também minimiza a troca constante de médicos e a realização de exames desnecessários. O tratamento com um agente ansiolítico (ou antidepressivo) não é útil na hipocondria, a não ser na presença de um transtorno comórbido de ansiedade (ou depressão). Uma vez que temem ter uma doença clínica, indivíduos com esse transtorno costumam relutar a consultar um psiquiatra.

DICAS CLÍNICAS

▶ A característica distintiva da hipocondria é o medo de ter uma doença grave, com base na interpretação equivocada de sensações corporais.
▶ Exames ou procedimentos extensivos, repetitivos ou invasivos devem ser evitados em indivíduos com hipocondria, a menos que uma clara indicação clínica esteja presente.
▶ Medicamentos antidepressivos e ansiolíticos não são indicados, a menos que esteja presente algum transtorno comórbido depressivo ou de ansiedade.
▶ O tratamento mais eficaz para pacientes com hipocondria é marcar consultas frequentes e regulares com o mesmo médico clínico, fornecer informações e tranquilizá-los.

REFERÊNCIAS

Fink P, Ornbol E, Toft T, Sparle KC, Frostholm L, Olesen F. A new, empirically established hypochondriasis diagnosis. *Am J Psychiatry*. 2004;161(9):1680-1691.

Greevan A, van Balkom AJLM, Visser S, et al. Cognitive behavior therapy and paroxetine in the treatment of hypochondriasis: A randomized controlled trial. *Am J Psychiatry*. 2007;164(1):91-99.

Sadock BJ, Sadock VA, eds. Somatoform disorders. In: *Kaplan & Sadock's synopsis of psychiatry*. 10th ed. Philadelphia, PA: Lippincott Williams & Wilkins. 2007:634-651.

CASO 25

Um homem de 32 anos é atendido pelo psiquiatra da penitenciária depois de se envolver em uma briga com outro prisioneiro devido a uma aposta de $5. O paciente foi preso por falsificar cheques, e essa é sua quarta sentença. As sentenças anteriores foram por atacar um policial, roubar em uma loja de departamentos e, aos 13 anos, roubar um carro. Ele afirma que brigou com outro detento porque "não tinha nada melhor pra fazer e deu vontade". Admite que os $5 nem eram seus, mas não demonstra remorso por tentar tomar o dinheiro ou brigar fisicamente com o outro presidiário. Afirma que já conversou com psiquiatras no passado (sempre de modo relutante e porque a mãe ou os tribunais exigiam), mas que "não tem nada errado comigo, então pra quê?". Ele nega usar drogas ou álcool no momento, mas admite que, se não estivesse na prisão, certamente os estaria usando.

O exame do estado mental indica que o paciente está alerta e orientado para pessoa, tempo e lugar. Coopera com o examinador. Em alguns momentos parece receptivo e envolvido, mas em outros é grosseiro e desrespeitoso. Ele está vestindo o uniforme da prisão. Sua fala é normal em velocidade, ritmo e tom. Seu humor é descrito como "legal", e seu afeto é congruente. Não demonstra transtorno nos processos nem no conteúdo do pensamento.

- Qual é o diagnóstico mais provável?
- De quais outros transtornos psiquiátricos se pode suspeitar nesse paciente?

RESPOSTAS PARA O CASO 25
Transtorno da personalidade antissocial

Resumo: Um presidiário de 32 anos é atendido por um psiquiatra depois de brigar com outro detento. Ele tem uma longa história de prisões e mostra-se incapaz de acatar as normas sociais, ao que parece, desde os 13 anos. Não aparenta sentir remorso por suas ações.

- **Diagnóstico mais provável:** Transtorno da personalidade antissocial.
- **Outros transtornos psiquiátricos possíveis:** No topo da lista de transtornos psiquiátricos comórbidos estão os transtornos relacionados ao uso de substância.

ANÁLISE

Objetivos

1. Conhecer os critérios diagnósticos para o transtorno da personalidade antissocial.
2. Compreender as comorbidades comuns encontradas em pacientes com esse transtorno.

Considerações

Esse paciente apresenta um caso clássico de transtorno da personalidade antissocial. Ele claramente não demonstra nenhum remorso por suas ações nem se adapta às normas da sociedade (múltiplas prisões). É fraudulento (falsifica cheques), impulsivo (rouba carros e comete furtos em lojas) e irresponsável. Seu comportamento parece seguir um padrão vitalício que começou na adolescência. O fato de admitir livremente o abuso de drogas e álcool torna ainda mais provável uma comorbidade de algum tipo de abuso ou dependência de substância.

ABORDAGEM AO
Transtorno da personalidade antissocial

DEFINIÇÕES

ATUAÇÃO: Mecanismo de defesa em que o indivíduo se protege de conflitos emocionais ou estressores incômodos por meio de ações, em vez de reflexões ou sentimentos. Por exemplo, um homem que teve um dia difícil no trabalho e foi humilhado pelo patrão sai à noite e começa uma briga em um bar local.

IDENTIFICAÇÃO PROJETIVA: Mecanismo de defesa que ajuda o indivíduo a lidar com estressores ou conflitos emocionais atribuindo de forma falsa a outra pessoa os próprios sentimentos, impulsos ou pensamentos inaceitáveis – exatamente como na projeção. Com certa frequência, ele induz nos outros os mesmos sentimentos que a princípio, equivocadamente, acreditou estarem lá, e, dessa forma, provoca o cumprimento de sua previsão. Por exemplo, um paciente paranoide sente emoções hostis incômodas e as projeta em alguém, acreditando que o outro se mostra hostil para com ele. Então, passa a se comportar *como se* a outra pessoa fosse lhe ser agressiva. A outra pessoa, percebendo a desconfiança e o retraimento do paciente, acaba agindo de maneira pouco à vontade (ou que pareça agressiva) em relação a ele, completando assim o ciclo.

ABORDAGEM CLÍNICA

Critérios diagnósticos

Os pacientes com transtorno da personalidade antissocial demonstram padrão global de desconsideração e de violação dos direitos alheios, que ocorre a partir dos 15 anos. Esses indivíduos em geral não parecem ter **consciência nem remorso em relação a suas ações**. Eles realizam repetidas vezes atos ilegais, mentem quase sempre e são impulsivos e irritáveis. É frequente o envolvimento em brigas físicas, e eles demonstram um **desrespeito irresponsável pela segurança dos outros**. Também são sistematicamente irresponsáveis. Embora **o diagnóstico não seja feito antes dos 18 anos**, são necessárias evidências de um transtorno da conduta na infância começando antes dos 15 anos. O comportamento antissocial não ocorre de modo exclusivo durante o curso de outro transtorno psiquiátrico.

No momento, uma reestruturação de grande porte e talvez controversa na conceitualização dos transtornos da personalidade está sendo examinada pelo Grupo de Trabalho para Personalidade e Transtornos da Personalidade do DSM-5. Essa reformulação na avaliação e diagnóstico da psicopatologia da personalidade inclui "a proposta de uma categoria geral revisada de transtorno da personalidade e a provisão para médicos para classificar as dimensões dos traços de personalidade, um conjunto limitado de tipos de personalidade e a gravidade geral da disfunção da personalidade". O grupo de trabalho atualmente considera a reformulação desta categoria de diagnóstico para **tipo antissocial/psicopata.**

DIAGNÓSTICO DIFERENCIAL

Os pacientes com transtorno da personalidade antissocial precisam ser diferenciados das pessoas que realizam atos antissociais. A diferença é que os primeiros não sentem empatia pelos outros, apresentam pouco ou nenhum remorso e exibem comportamento irresponsável, impulsivo e antissocial em muitos aspectos da vida. Eles não só se metem em dificuldades com a lei, como também não conseguem manter relacionamentos estáveis, e todos os aspectos de suas vidas estão permeados de dificuldades envolvendo irresponsabilidade, impulsividade e imprudência. Também pode ser difícil diferenciar pacientes com transtornos ativos de abuso de substância daqueles com transtorno da personalidade antissocial, pois muitos indivíduos com transtorno da personalidade antissocial abusam de substâncias, e muitos dependentes de substâncias realizam atos antissociais para sustentar sua adicção. Entretanto, quando o comportamento antissocial é secundário a um transtorno por abuso de substância, o diagnóstico de transtorno da personalidade não deve ser feito. Por exemplo, se uma pessoa rouba uma loja de conveniências para sustentar sua adicção de heroína, mas esse tipo de comportamento não ocorre quando ela não está precisando de dinheiro para drogas, não se deve fazer o diagnóstico de transtorno da personalidade antissocial.

Dicas de entrevista

Os pacientes com transtorno da personalidade antissocial muitas vezes parecem envolventes e sedutores ou manipuladores e exigentes. Em todas as ocasiões, todavia, é necessária uma postura firme e direta com limites claramente estabelecidos. Os terapeutas precisam estar atentos ao próprio comportamento e não se permitir condutas punitivas provocadas pela raiva em virtude do comportamento antissocial e da ausência de remorso do paciente.

TRATAMENTO

O tratamento do transtorno da personalidade antissocial é **difícil** no melhor dos casos e, em geral, se concentra na redução de comportamentos impulsivos ou agressivos e atos antissociais, em vez de buscar uma "cura". **Os inibidores seletivos da recaptação de serotonina (ISRSs) e estabilizadores do humor** se mostraram promissores na redução dos sintomas agressivos. **As intervenções com bases sociais**, como terapia de grupo com pessoas que têm o mesmo diagnóstico, são consideradas úteis porque os pacientes reduzem a racionalização e a evasão demonstrada pelos outros membros do grupo, visto que reconhecem os padrões. **A psicoterapia psicodinâmica tem sido particularmente inútil** com esses pacientes.

QUESTÕES DE COMPREENSÃO

25.1 Um homem de 39 anos é avaliado pelo serviço de saúde mental de um presídio. Ele tem história de detenções múltiplas tanto quando adulto como quando era adolescente. Depois de várias entrevistas, confirma-se o diagnóstico de transtorno da personalidade antissocial. Possui história de múltiplas hospitalizações psiquiátricas após tentativas de suicídio e, quando criança, participou de um programa de educação especial. Qual diagnóstico psiquiátrico é mais provável de ter sido comórbido nesse indivíduo?
  A. Transtorno de déficit de atenção/hiperatividade.
  B. Dependência de cocaína.
  C. Traumatismo craniano.
  D. Depressão maior.
  E. Transtorno da conduta.

25.2 Uma adolescente de 16 anos está detida em um reformatório. No momento, é acusada de roubo, aparentemente para sustentar a adicção a drogas compartilhada com o namorado. Já frequentou diversos serviços sociais por fugir de casa, onde parece ter sido abusada sexualmente pelo namorado da mãe. Apresenta diagnóstico de transtorno de estresse pós-traumático (TEPT). Antes do início do abuso, se saía extremamente bem na escola, em um programa avançado. Qual dos fatores a seguir contradiz com maior veemência o diagnóstico de transtorno da personalidade antissocial?
A. Seu diagnóstico concomitante de TEPT.
B. Seu sexo.
C. Sua idade.
D. Atos antissociais cometidos para sustentar sua adicção a drogas.
E. Aparentemente ter alto nível de inteligência.

25.3 Um homem de 39 anos com transtorno da personalidade antissocial, com sentença de prisão perpétua por homicídio, apresentou múltiplas queixas somáticas ao longo de vários anos. Exames físicos anuais nunca mostraram qualquer problema físico, mas ele se queixa de várias dores, sintomas neurológicos e perturbação gastrintestinal. Não demonstra satisfação durante o tempo que passa na enfermaria da prisão. Qual das seguintes explicações é a mais provável para as queixas do paciente?
A. Ele está simulando doença.
B. Ele desenvolveu um transtorno psicótico.
C. Ele desenvolveu um transtorno de somatização.
D. Ele tem uma doença física não diagnosticada.
E. Ele tem um transtorno de ansiedade não diagnosticado.

RESPOSTAS

25.1 **E.** Embora os diagnósticos listados costumem ser comórbidos, *exigem-se* evidências de um diagnóstico de transtorno da conduta iniciado antes dos 15 anos para um diagnóstico de transtorno da personalidade antissocial.

25.2 **C.** Transtornos da personalidade não podem ser diagnosticados antes dos 18 anos. O transtorno da personalidade antissocial não deve ser ignorado em mulheres, apesar de ser muito mais comum em homens. Atos antissociais cometidos unicamente durante episódios psicóticos ou maníacos, ou para sustentar adicção a drogas, não contribuem para o diagnóstico de transtorno da personalidade antissocial.

25.3 **C.** O surgimento de um transtorno de somatização é mais comum em pacientes com transtorno da personalidade antissocial à medida que envelhecem. Não existem evidências de ganho secundário nesse contexto (o que descarta simulação de doença), tampouco há indicações de pensamento psicótico. Todos os exames físicos apresentaram resultado negativo (o que diminui a probabilidade de doença física), e todas as reclamações se referem a sintomas somáticos, o que também reduz a probabilidade de transtorno de ansiedade isolado.

DICAS CLÍNICAS

▶ Os indivíduos com transtorno da personalidade antissocial revelam desrespeito irresponsável e violação dos direitos alheios, começando na infância ou na adolescência. O transtorno em si não pode ser diagnosticado antes que o paciente complete 18 anos, embora devam ser observadas evidências de transtorno da conduta desde antes dos 15 anos.
▶ Com esses pacientes, os terapeutas devem adotar uma postura firme e direta, mas não uma postura punitiva.
▶ Os transtornos de abuso de substância geralmente são comórbidos em pacientes com transtornos da personalidade antissocial. Entretanto, se o comportamento antissocial ocorre *apenas* no contexto de comportamentos destinados a obter drogas e nunca quando o paciente está sóbrio, o transtorno da personalidade não deve ser diagnosticado.
▶ Os indivíduos com transtorno da personalidade antissocial a evidenciam em *todas* as facetas de sua vida, não apenas, por exemplo, quando roubam uma loja para ter ganho pessoal. Comportamentos ilegais possuem várias outras etiologias, não só transtorno da personalidade antissocial.
▶ Os mecanismos de defesa comumente usados por pacientes com transtorno da personalidade antissocial são a identificação projetiva e a atuação.

REFERÊNCIAS

Ebert M, Loosen P, Nurcombe B, eds. *Current diagnosis and treatment in psychiatry*. New York, NY: McGraw-Hill. 2008:484-485.

Sadock BJ, Sadock VA. Kaplan & *Sadock's synopsis of psychiatry*. 10th ed. Baltimore, MD: Lippincott Williams & Wilkins. 2007:744-745.

CASO 26

Uma adolescente de 15 anos é levada a seu consultório pela família após recente hospitalização devido a tentativa de suicídio. Essa tentativa ocorreu logo após uma festa à qual ela fora no fim de semana anterior. Relata-se que, nessa festa, a adolescente discutiu com sua melhor amiga e deixou o local com muita raiva. Na internação, mostra uma história de vários meses de irritabilidade, declínio do desempenho escolar, pouco sono, anedonia, anergia e isolamento da família e dos amigos. Seu boletim de alta apresenta diagnóstico de admissão de depressão maior, para a qual começou a tomar fluoxetina (Prozac). Ela vai a seu consultório duas semanas depois de sua hospitalização de três dias e está bastante animada, cheia de energia e feliz. Relata que não está com problemas e faz pouco de sua tentativa de suicídio, como uma criancice para receber atenção. Afirma que a equipe do hospital foi absolutamente maravilhosa e que a ajudou a resolver todos os seus problemas. Diz que ficou tão impressionada com eles que resolveu ela mesma se tornar psiquiatra para poder ajudar os outros. Mais tarde, seus pais relatam que, em casa, ela dorme bem e parece estar de bom humor. Mesmo assim, se dizem apreensivos, pois percebem que ela está preocupada com a possibilidade de haver câmeras no consultório gravando imagens suas. Ela também relata que acredita estar sendo seguida por vários garotos da escola.

- Qual é o diagnóstico mais provável?
- Qual é a melhor terapia para essa condição?
- Essa paciente deve ser hospitalizada?

RESPOSTAS PARA O CASO 26
Transtorno esquizoafetivo

Resumo: Trata-se de uma garota de 15 anos com diagnóstico e evidência de depressão maior com tentativa de suicídio. Ela recebe o tratamento compatível e parece reagir bem. No entanto, os pais percebem sinais de paranoia que continuam presentes após a resolução dos sintomas de humor.

- **Diagnóstico mais provável:** Transtorno esquizoafetivo (Quadro 26.1).
- **Melhor terapia:** No início, deve ser tentado um agente antipsicótico (como haloperidol ou risperidona). Se ele for ineficaz utilizado isoladamente, também devem ser administrados antidepressivos (em geral se experimenta primeiro um inibidor seletivo da recaptação de serotonina [ISRS]).
- **A hospitalização é necessária?** Não. A paciente no momento não representa perigo nem para si mesma, nem para os outros, e parece capaz de cuidar de si. Esse transtorno, conforme apresentado aqui, deve ser tratado sem internação, a menos que a ideação suicida retorne e/ou se agrave.

ANÁLISE

Objetivos

1. Reconhecer o transtorno esquizoafetivo em um paciente e diagnosticá-lo de forma precisa.
2. Saber que a doença tem dois subtipos: depressivo e bipolar.
3. Conhecer o tratamento farmacológico recomendado para esse transtorno.
4. Identificar as indicações de hospitalização para um paciente com esse transtorno.

Considerações

Essa paciente tem uma história de vários meses do que parecem ser sintomas de humor (depressivo) que aparentemente sofreram remissão com fluoxetina. No entanto, há evidências de delírio paranoide (acreditar que há câmeras no consultório gravan-

---

QUADRO 26.1 • Critérios diagnósticos para transtorno esquizoafetivo

Os pacientes precisam exibir sintomas psicóticos compatíveis com a fase aguda da esquizofrenia.

Os sintomas psicóticos são acompanhados por sintomas de humor evidentes (mania ou depressão) durante parte da enfermidade.

Em outros momentos da doença, os sintomas psicóticos ocorrem sem a presença de sintomas de humor. Os períodos de doença em que só existem sintomas psicóticos, mas nenhum sintoma de humor, precisam durar pelo menos duas semanas.

O transtorno não pode ocorrer devido a uma substância ou a uma condição médica geral.

do imagens dela) que persistem sem os sintomas de humor. Os **episódios psicóticos ocorrem durante os episódios de humor**, mas os sintomas de humor nem sempre ocorrem durante os episódios psicóticos, o que é a chave do diagnóstico. Embora a paciente não tenha sido interrogada sobre sintomas maníacos, a presença destes é um elemento determinante em sua história, pois muda o subtipo do transtorno esquizoafetivo do tipo depressivo para o tipo bipolar, o que, por sua vez, afeta as opções de tratamento farmacológico. Sem esses sintomas, o transtorno da paciente seria caracterizado como do tipo depressivo (p. ex., um estabilizador do humor, como o ácido valproico, poderia ser usado em um paciente com o transtorno esquizoafetivo do tipo bipolar). Alguns estudos demonstraram um grau razoavelmente maior de psicopatologia em pacientes mais jovens com transtorno esquizoafetivo em comparação a adultos.

Estudos também mostraram anormalidades na matéria encefálica de pacientes com esquizofrenia e transtorno esquizoafetivo. Um deles confirmou, por meio de imagens de ressonância magnética, a presença de patologia na substância branca no início do curso dessas doenças. Esses dados corroboram as hipóteses de disfunção frontotemporal e de anormalidades na lateralização do hemisfério esquerdo na fisiopatologia dessas doenças.

Considerações para o DSM-5: De modo geral, os critérios diagnósticos são essencialmente os mesmos. Contudo, os especificadores usados no DSM-IV (tipo maníaco ou tipo depressivo) foram removidos.

ABORDAGEM AO
Transtorno esquizoafetivo

DEFINIÇÕES

ANERGIA: Falta de energia.

ANEDONIA: Falta de interesse pelas atividades habituais de busca de prazer, como passatempos.

DISCURSO TANGENCIAL (TANGENCIALIDADE): Alteração no processo de pensamento em que os pensamentos "saem pela tangente" da questão inicial ou da linha de pensamento e não retornam à linha original.

ABORDAGEM CLÍNICA

Diagnóstico diferencial

A chave para fazer um diagnóstico diferencial para o transtorno esquizoafetivo é observar com cuidado o funcionamento longitudinal do paciente, examinando sua história (fornecida por ele e, idealmente, por pessoas próximas a ele). É necessária bastante atenção para identificar períodos de psicose e de psicose com sintomas de humor (mania e/ou depressão) na história do paciente, se possível, referentes aos anos anteriores à consulta. Condições que causam transtorno do humor induzido por substâncias, que podem ser difíceis de diferenciar do transtorno esquizoafetivo, incluem intoxicação por cocaína ou anfetamina (sintomas maníacos), abstinência de cocaína (sintomas depressivos) e os efeitos de uma série de medicamentos prescritos, incluindo esteroides e antiparkinsonianos. Os sintomas da esquizofrenia podem parecer semelhantes, mas os sintomas de humor às vezes presentes nesse transtorno costumam ser transitórios e breves em relação à duração total da doença. Os pacientes com transtorno bipolar, episódio maníaco, com frequência têm sintomas de humor (euforia, irritabilidade) precedendo o desenvolvimento das psicoses, bem como os pacientes com depressão maior com características psicóticas (humor deprimido precedendo o início da psicose).

TRATAMENTO

Em geral, pacientes com transtorno esquizoafetivo respondem a agentes antipsicóticos e de frequentemente requerem uma terapia de longo prazo. Embora antigamente haloperidol (Haldol) e antipsicóticos típicos fossem os tratamentos mais indicados (na verdade, constituíam as únicas opções disponíveis), **antipsicóticos atípicos mais recentes** (de segunda geração) são usados agora com frequência muito maior devido a seu perfil mais benigno de efeitos colaterais. Até onde se sabe, esses medicamentos não causam discinesia tardia, a maioria dos sintomas extrapiramidais, nem a síndrome neuroléptica maligna. Eles são bem tolerados provavelmente porque também produzem menos efeitos colaterais anticolinérgicos. Contudo, há poucas evidências satisfatórias de que antipsicóticos de segunda geração sejam melhores que os de primeira geração em termos de eficácia. Tanto os psicóticos típicos como os atípicos têm quase a mesma duração de ação, permitindo, em ambos os casos, posologia de 1 ou 2 vezes por dia.

Estabilizadores do humor, como lítio, carbamazepina e ácido valproico, devem ser administrados em pacientes com transtorno esquizoafetivo que exibem sintomas maníacos. Às vezes, é útil combinar antidepressivos e antipsicóticos em pacientes com esse transtorno com humor deprimido. Entretanto, esses pacientes devem ser tratados com antidepressivo além do antipsicótico apenas quando o último sozinho não melhorar os sintomas de humor. Outras modalidades de tratamento incluem hospitalização, sobretudo quando o paciente está psicótico e incapaz de se cuidar por si só. A reabilitação psicossocial, tal como usada na esquizofrenia, muitas vezes também é indicada, pois esses pacientes podem sofrer os mesmos isolamento social, apatia e relacionamentos interpessoais perturbados experimentados pelos indivíduos com esquizofrenia, ainda que normalmente não com a mesma gravidade.

QUESTÕES DE COMPREENSÃO

26.1 Uma adolescente de 17 anos é levada a seu consultório depois que seus amigos perceberam alguns comportamentos estranhos. A paciente relata que, além dos problemas de depressão que ocorrem há tempo, começou a passar por eventos perturbadores. Afirma que há mais de dois meses vem ouvindo vozes – tanto no trabalho quanto em casa – de pessoas que acredita não existirem. A jovem não reconhece essas vozes. Às vezes, elas apenas comentam o que ela está fazendo, mas o que acha mais perturbador é quando começam a falar coisas horríveis sobre ela e mandar que faça coisas contra sua vontade. Você a medica com olanzapina e, quando ela retorna, uma semana depois, as vozes sumiram totalmente durante 2 ou 3 dias. Contudo, ela continua tendo sintomas de humor graves. Sua pontuação na escala de depressão de Hamilton a coloca na faixa de depressão moderada a grave. O que você deve fazer a seguir?

    A. Informar à paciente que esses são os sintomas negativos comuns no transtorno.
    B. Encaminhar a paciente para uma psicoterapia de apoio.
    C. Tratar a paciente com fluoxetina (um ISRS).
    D. Aumentar a dose do antipsicótico.
    E. Acrescentar um estabilizador do humor ao regime.

26.2 Um homem de 28 anos é levado ao psiquiatra queixando-se de estar ouvindo vozes nas últimas semanas. Diz que também ouviu essas vozes há três anos. Relata que seu humor está "deprimido" e o avalia como 3 em uma escala de 1 a 10 (sendo que 10 é o melhor que ele já se sentiu). Não lembra se seu humor estava deprimido na última vez em que teve sintomas psicóticos. Qual dos seguintes passos o psiquiatra deve executar?

    A. Obter informações mais detalhadas sobre o curso temporal dos sintomas psicóticos e de humor.
    B. Tratar o paciente com um agente antipsicótico.
    C. Tratar o paciente com um antidepressivo.
    D. Pedir um *screening* toxicológico de urina.
    E. Encaminhar o paciente para uma psicoterapia de apoio.

26.3 Um homem de 40 anos com transtorno esquizoafetivo foi hospitalizado em uma unidade psiquiátrica pela terceira vez nos últimos cinco anos. Durante cada episódio, não quer tomar o medicamento, desenvolve sintomas maníacos e alucinações auditivas e se torna violento. Na unidade de internação psiquiátrica, ameaça fisicamente outros pacientes e a equipe e está, em geral, agitado. É colocado em isolamento para ajudar a tranquilizá-lo. Prescreve-se um estabilizador do humor. Qual dos seguintes medicamentos também poderia ajudar a aliviar a agitação aguda desse paciente?

    A. Buspirona.
    B. Fluoxetina.
    C. Hidrato de cloral.
    D. Risperidona.
    E. Benzotropina.

RESPOSTAS

26.1 **C.** Embora não exista total clareza sobre a eficácia da administração de antidepressivos a um paciente com transtorno esquizoafetivo (e sintomas depressivos), a presença continuada de sintomas depressivos faz valer a pena tentar esse tratamento.

26.2 **A.** O curso temporal dos sintomas de humor e dos sintomas psicóticos determina o tratamento do paciente, pois o diagnóstico pode ser transtorno esquizoafetivo *versus* depressão maior. Mesmo que precise fazer um *screening* toxicológico de urina, este não deve ser realizado antes da obtenção de uma história completa, de modo a saber precisamente o que buscar com os testes laboratoriais.

26.3 **D.** Neurolépticos atípicos como risperidona ou quetiapina provaram sua eficácia no manejo de sintomas maníacos, especialmente nos estados agudos enquanto os estabilizadores do humor alcançam níveis terapêuticos.

> ### DICAS CLÍNICAS
>
> ▶ Ao contrário dos pacientes com esquizofrenia, os indivíduos com transtorno esquizoafetivo têm sintomas de humor que ocorrem durante períodos significativos de sua doença.
> ▶ Depois de se obter uma história longitudinal precisa de sintomas e funcionamento, muitas vezes é possível diagnosticar doença bipolar ou esquizofrenia em um paciente com transtorno esquizoafetivo.
> ▶ Os pacientes com transtorno esquizoafetivo e sintomas maníacos devem ser tratados com um estabilizador do humor e um antipsicótico. Pacientes com transtorno esquizoafetivo e sintomas de humor deprimido devem ser tratados apenas com um antipsicótico; caso não se obtenha resultado, deve ser usado também um antidepressivo.
> ▶ Os pacientes mais jovens com transtorno esquizoafetivo podem exibir sintomatologia mais grave do que os adultos.

REFERÊNCIAS

Frazier JA, McClellan J, Findling RL, et al. Treatment of early-onset schizophrenia spectrum disorders (TEOSS): Demographic and clinical characteristics. *J Am Acad Child Adolesc Psychiatry*. 2007;46(8):979-988.

Sikich L, Frazier JA, McClellan J, et al. Double-blind comparison of first- and second-generation antipsychotics in early-onset schizophrenia and schizoaffective disorder: Findings from the treatment of early-onset schizophrenia spectrum di-sorders (TEOSS) study. *Am J Psychiatry*. 2008 Nov;165(11):1420-1431.

Szesko PR, Ardekani BA, Ashtari M, et al. White matter abnormalities in first-episode schizophrenia or schizoaffective disorder: A diffusion tensor imaging study. *Am J Psychiatry*. 2005;162(3):602-605.

CASO 27

Uma mulher de 24 anos procura seu médico com a queixa principal de "sentir cheiros ruins". Relata que, no último mês, várias vezes por semana sentiu de repente o cheiro de borracha queimada. Também percebeu um cheiro de "carne podre". Durante esses episódios, nota que ninguém mais ao seu redor se queixa dos odores, os quais são muito fortes e acres. Seus amigos não observaram nada de incomum, exceto que a viram "olhando para o vazio", às vezes por vários minutos, e geralmente nos momentos em que sentiu os cheiros ruins. A paciente não está consciente desses períodos de tempo perdido e não tem outra queixa. Sua história clínica chama atenção apenas por um acidente de carro, no ano anterior, em que perdeu a consciência, mas ela não relata cefaleia. Nega o uso de drogas e bebe álcool raras vezes, em ocasiões especiais. Ninguém em sua família jamais teve episódios parecidos com esses.

▶ Qual é o diagnóstico mais provável para essa paciente?
▶ Que outro exame estabeleceria o diagnóstico?
▶ Em qual eixo do DSM-IV são codificados os problemas clínicos?

RESPOSTAS PARA O CASO 27
Psicose devida a uma condição médica geral

Resumo: Uma mulher de 24 anos tem sofrido de alucinações olfativas várias vezes por semana no último mês. Sente o cheiro de borracha queimada e de carne podre. Seus amigos relatam tê-la visto "olhando para o vazio", embora ela própria não perceba esse comportamento. A paciente não apresenta outro sintoma psiquiátrico. Tem uma história de concussão resultante de um acidente de carro um ano antes.

- **Diagnóstico mais provável:** Psicose devida a uma condição médica geral (Quadro 27.1). Neste caso, a condição médica tem grande probabilidade de ser um transtorno convulsivo complexo parcial.
- **Teste diagnóstico:** Eletroencefalograma (EEG) ou imagem do cérebro por tomografia computadorizada (TC) ou ressonância magnética (RM).
- **Em qual eixo os problemas clínicos são codificados:** A psicose devida a uma condição médica geral é codificada no Eixo I, mas o transtorno convulsivo em si é codificado no Eixo III.

ANÁLISE

Objetivos

1. Compreender os critérios diagnósticos para psicose devida a uma condição médica geral.
2. Estar ciente de algumas das condições médicas comuns que causam psicose.
3. Compreender as regras para codificar condições médicas nos eixos do DSM-IV.

Considerações

Pacientes com sintomas psicóticos súbitos, sobretudo **sintomas olfativos e gustativos**, devem ter primeiramente condições clínicas descartadas. Um ano após sofrer um traumatismo craniano, em que perdeu a consciência e teve uma concussão, essa paciente apresenta alucinações olfativas de início recente. Além disso, segundo os amigos, há momentos em que ela "sai do ar", o que poderia indicar a **ocorrência de**

QUADRO 27.1 • Critérios diagnósticos para transtorno psicótico devido a uma condição médica geral

Alucinações ou delírios evidentes.
Evidências, a partir da história, do exame físico ou de constatações laboratoriais, de que a perturbação é a consequência fisiológica direta de uma condição médica geral.
Não explicado por outro transtorno mental maior e não ocorre exclusivamente durante *delirium*.

uma convulsão. Os fatos de que a paciente não apresenta outro sintoma psicótico, de que percebe que ninguém mais sente os cheiros que ela sente e de que em tudo o mais ela se sente e se comporta normalmente indicam que não se trata de um transtorno psicótico maior, como a esquizofrenia. Via de regra, alucinações olfativas e táteis são mais comuns no caso de condições clínicas em vez de psicose.

ABORDAGEM AO Transtorno psicótico devido a uma condição médica geral

DEFINIÇÕES

FORMICAÇÃO: Sensação alucinada de que insetos ou cobras estão rastejando sobre a pele. É um efeito colateral comum do uso abusivo de cocaína ou anfetaminas.
PSICOSE: Perda de funcionamento mental e da capacidade de distinguir a fantasia da realidade; pode se manifestar por meio de delírios, alucinações ou transtorno do pensamento.

ABORDAGEM CLÍNICA

Essa condição é definida pela presença de sintomas psiquiátricos devidos a uma condição médica não psiquiátrica. Existem evidências objetivas (obtidas por meio de exame físico ou constatações de laboratório) ou uma história de lesão/dano/disfunção cerebral. Os pacientes podem apresentar uma variedade de sintomas psiquiátricos, incluindo catatonia, mudanças de personalidade, alucinações, depressão, mania, sintomas semelhantes aos da esquizofrenia e astenia. O diagnóstico diferencial é extenso e inclui causas neurológicas, infecções, disfunções imunológicas, endocrinopatias, disfunções metabólicas, deficiências nutricionais e exposições tóxicas.
Alterações propostas para o DSM-5: Nenhuma.

DIAGNÓSTICO DIFERENCIAL

Todas as condições clínicas, incluindo *delirium*, devem ser consideradas. Transtornos convulsivos e tumores cerebrais, especialmente no lobo temporal, tendem a produzir sintomas psicóticos. Portanto, são essenciais história e exame físico completos. Qualquer história de trauma craniano, pressão intracerebral aumentada causando náusea e vômitos, cefaleias crescentes ou sintomas neurológicos é importante. Também deve ser considerado o abuso de substâncias. Uma TC ou imagem por RM do encéfalo são muitas vezes usadas como um complemento para avaliar transtornos cerebrais. Se não for identificada causa clínica, deve ser diagnosticado um transtorno psicótico primário. Se não forem satisfeitos todos os critérios para um diagnóstico definitivo, pode ser usado o transtorno psicótico sem outra especificação. Um transtorno primário do humor com características psicóticas também precisa ser considerado quando coexistem sintomas de humor e psicose. Se os sintomas psicóticos forem o efeito direto de uma substância, deve ser diagnosticado um transtorno psicótico induzido por substância. O uso intenso de cocaína e anfetaminas é uma causa comum de queixas de formicação.

TRATAMENTO

Se possível, o tratamento de uma psicose devida a uma condição médica geral deve abordar a causa subjacente dessa condição. Por exemplo, deficiências de vitamina podem ser diagnosticadas e remediadas, eliminando-se a causa da condição clínica e, assim, a psicose secundária. Além disso, antipsicóticos podem ser usados no tratamento imediato da psicose ou em situações nas quais a condição clínica não seja tratável (p. ex., demências). Antipsicóticos típicos (haloperidol, etc.) ou atípicos (risperidona, etc.) podem ser usados, embora os efeitos colaterais e os riscos dos primeiros muitas vezes os tornem inadequados como primeira opção de tratamento de psicose. Entretanto, seu uso pode ser necessário em casos recalcitrantes que não respondem aos antipsicóticos mais recentes.

QUESTÕES DE COMPREENSÃO

27.1 Um homem de 47 anos com hemofilia consulta seu médico devido a um início recente de sintomas que incluem alucinações (ele ouve sua falecida avó chamando seu nome). Não apresenta história prévia de doença psiquiátrica. Percebe que seus sintomas são estranhos, mas não se sente demasiadamente perturbado por eles. Foi diagnosticado como HIV positivo. Qual das seguintes estratégias deve ser tentada em primeiro lugar?
   A. Iniciar tratamento com um antipsicótico típico de baixa potência.
   B. Iniciar tratamento com um antipsicótico atípico.
   C. Internar o paciente na unidade psiquiátrica para estabilização e tratamento.
   D. Sugerir que o paciente inicie psicoterapia psicodinâmica o quanto antes.
   E. TC craniana.

27.2 Uma mulher de 30 anos é levada a seu médico pelo irmão, o qual afirma que ela apresenta diversos sintomas psiquiátricos, entre eles, ouvir vozes, enxergar "fantasmas" e sentir gosto amargo mesmo sem comer nada. Durante o exame do estado mental, o médico percebe que a paciente apresenta problemas em seu teste de realidade e desorganização das associações. Qual dos seguintes sintomas indica psicose devida a uma condição médica geral?
   A. Alucinações auditivas.
   B. Prejuízo no teste de realidade.
   C. Alucinações gustativas.
   D. Transtorno do pensamento (i. e., desorganização das associações).
   E. Alucinações visuais.

27.3 Um homem de 25 anos sofreu um traumatismo craniano quando seu carro bateu em uma árvore. Depois que todas as outras causas foram eliminadas, determinou-se que ele desenvolveu alucinações psicóticas devido ao traumatismo craniano. Qual dos seguintes medicamentos tem maior probabilidade de auxiliar o tratamento da psicose desse paciente?
   A. Lítio.
   B. Ácido valproico.
   C. Risperidona.
   D. Valium.
   E. Sertralina.

27.4 Uma mulher de 24 anos sem história médica nem psiquiátrica anterior vai a seu clínico geral às lágrimas. Ao longo dos últimos três meses, ela vem experimentando mialgias e artralgias intermitentes, inchaço nas articulações, erupções cutâneas, fadiga, dores no peito e maior sensibilidade ao sol do que antes. A consulta tem caráter emergencial porque ela está convencida de que os vizinhos a estão envenenando. Ela está acompanhada pelo namorado, que afirma ser a primeira vez que ela tem pensamentos dessa natureza. Apesar de todos seus sintomas somáticos, seu funcionamento em casa e no trabalho nos últimos meses não foi afetado. Não há história de abuso de substância. Após o exame físico, qual o próximo passo no manejo da paciente?
   A. Prescrever citalopram.
   B. Prescrever olanzapina.
   C. Solicitar hemograma e exame de anticorpos antinucleares.
   D. Encaminhar a paciente para aconselhamento.
   E. Tranquilizá-la de que ninguém está tentando envená-la.

RESPOSTAS

27.1 **E.** Psicose devida a uma condição médica geral deve ser tratada, antes de mais nada, identificando e tratando de forma ativa a condição médica subjacente. No caso deste paciente com imunodepressão e psicose com início recente, indica-se uma TC craniana. Visto que os sintomas psicóticos desse paciente não o incomodam tanto e uma vez que ele não age de forma a se colocar ou colocar a outras pessoas em perigo, o tratamento com um antipsicótico não é necessariamente a primeira opção. Caso um tratamento dessa natureza seja necessário, então um medicamento antipsicótico atípico de alta potência deve ser tentado. Psicoterapia psicodinâmica é inútil nesse contexto.

27.2 **C.** Alucinações auditivas e visuais são comuns em todos os episódios de psicose, independentemente da causa. Alucinações gustativas (junto com alucinações olfativas e táteis) são mais comuns em psicoses causadas por doença clínica. Seria um pouco incomum encontrar problemas com o teste de realidade ou transtornos do pensamento em um paciente com psicose decorrente de uma condição clínica, embora seja possível. Eles são observados com maior frequência em outros transtornos psicóticos, como esquizofrenia.

27.3 **C.** Psicoses devidas a condições médicas gerais costumam responder a antipsicóticos. Não há indicação para o uso de fármacos empregados no tratamento de transtornos do humor (lítio, ácido valproico ou sertralina) nem de benzodiazepínicos.

27.4 **C.** Essa paciente apresenta sintomas clássicos de lúpus. Indica-se uma bateria completa de exames médicos adequados antes de atribuir seus sintomas a causas psiquiátricas. Em termos gerais, respostas que incluem "encaminhar" para outra pessoa são incorretas.

DICAS CLÍNICAS

▶ O transtorno psicótico é diagnosticado no Eixo I, e a condição que está causando os sintomas psicóticos é listada no Eixo III.
▶ Para diagnosticar transtorno psicótico devido a uma condição médica geral, é preciso descartar outras condições psiquiátricas.

REFERÊNCIAS

Ebert M, Loosen P, Nurcombe B, eds. *Current diagnosis and treatment in psychiatry*. New York, NY: McGraw-Hill. 2008:300-301.

Yudofsky S, Hales RE, eds. *Essentials of neuropsychiatry and behavioural neurosciences*. Arlington, VA: American Psychiatric Press, Inc.; 2010.

CASO 28

Uma menina de 7 anos é levada ao psiquiatra por sugestão de sua professora do segundo ano. A paciente voltou à escola há três semanas, após as férias de verão. De acordo com a professora, a criança tem tido dificuldade para realizar as tarefas da aula desde que retornou. Raras vezes é agitada, mas não consegue terminar as tarefas no tempo determinado, embora os colegas consigam fazê-lo sem dificuldade. Também comete erros por descuido em seus trabalhos. Apesar de ainda estar na média, suas notas baixaram, e ela também parece devanear muito em sala de aula. A professora relata que é preciso repetir várias vezes as instruções para que a menina conclua uma tarefa (p. ex., na aula de artes). A paciente gosta de educação física e se sai bem nessa disciplina. Ela indica que, quando os outros pensam que ela não está prestando atenção, na verdade está pensando em outras coisas. Os professores relatam que sua atenção se perde constantemente e que precisam chamá-la ou acenar para conseguir sua atenção imediata. Houve episódios em que ficou com o olhar fixo e a professora levou vários segundos para conseguir sua atenção.

Embora os pais tenham notado alguns comportamentos semelhantes em casa, não estão preocupados porque encontraram maneiras de lidar com eles. Se monitoram a criança e seu trabalho diretamente, ela consegue fazer o tema de casa, mas eles precisam revisar de forma contínua o trabalho devido aos erros de desatenção. Ela parece saber qual é a resposta certa quando lhe é mostrada. Os pais também relatam que a menina não se apronta para a escola de manhã sem um acompanhamento constante. Seu quarto é uma bagunça, e ela perde as coisas o tempo todo. Eles a descrevem como uma criança feliz, que gosta de brincar com os irmãos e amigos. Observam que, com exceção das aulas de educação física, ela não gosta da escola.

▶ Qual é o diagnóstico mais provável?
▶ Qual é o tratamento recomendado para esse transtorno?

RESPOSTAS PARA O CASO 28
Transtorno de déficit de atenção/hiperatividade

Resumo: Uma menina de sete anos foi encaminhada a um psiquiatra pela professora por apresentar desatenção, distratibilidade e má concentração, bem como porque seu mau desempenho acadêmico resultou na piora das notas. Os pais descrevem dificuldade em seguir instruções, desorganização e esquecimento. Ela não tem sintomas de depressão, psicose nem de problemas de desenvolvimento.

- **Diagnóstico mais provável:** Transtorno de déficit de atenção/hiperatividade (TDAH), do tipo desatento.
- **Tratamentos recomendados:** Uso de um psicoestimulante ou atomoxetina junto com treinamento comportamental para os pais e programas de modificação de comportamento em sala de aula.

ANÁLISE

Objetivos

1. Distinguir um diagnóstico de transtorno de déficit de atenção com base nos sintomas apresentados.
2. Compreender as diferenças entre os subtipos do transtorno de déficit de atenção.
3. Compreender as opções de tratamento mais apropriadas para essa condição.

Considerações

A história dessa paciente é bastante típica do transtorno de déficit de atenção do tipo desatento (*versus* do tipo hiperativo). Ela apresenta vários traços consistentes com esse transtorno, incluindo desatenção, cometer erros descuidados; dificuldades em prestar atenção, seguir instruções e organizar tarefas; e esquecimento (Quadro 28.1). Esse transtorno é mais observado em meninas do que em meninos. A paciente não apresenta sintomas hiperativos significativos, como os pacientes com os tipos hiperativo e combinado; especificamente, ela não tem comportamentos como se remexer, sair do seu lugar, correr ou subir em coisas, falar de forma excessiva ou estar sempre "a mil".

As diretrizes atuais de prática clínica da American Academy of Child and Adolescent Psychiatry (AACAP) sugerem que o paciente seja tratado com um psicoestimulante ou com atomoxetina. Psicoestimulantes têm a vantagem de início mais rápido e maior efeito de tratamento do que atomoxetina. Costuma-se considerar a atomoxetina como primeira opção de medicamento para tratar TDAH em indivíduos ou famílias com problemas de abuso de substâncias (por não se tratar de uma substância controlada suscetível a abuso), indivíduos com tiques (não causa nem agrava os tiques, como ocorre com psicoestimulantes) ou pacientes com transtornos de ansiedade comórbidos.

Caso o paciente não reaja a psicoestimulantes nem a atomoxetina, então, entre as alternativas, está o uso de bupropiona, imipramina, nortriptilina e pemolina. Clonidina

> **QUADRO 28.1** • Critérios diagnósticos para transtorno de déficit de atenção/hiperatividade
>
> O paciente apresenta seis ou mais sintomas de desatenção ou hiperatividade/impulsividade.
> Há evidências de que esses sintomas estavam presentes antes dos 7 anos.
> O prejuízo está presente em mais de um contexto (escola, trabalho ou casa).
> Existe um prejuízo clinicamente significativo.
> Os sintomas de desatenção incluem:
> - Cometer erros por descuido
> - Ter dificuldade em focar a atenção
> - Frequentemente parecer não ouvir
> - Com frequência ser incapaz de seguir instruções
> - Ter dificuldade em organizar tarefas
> - Evitar tarefas que exijam esforço mental constante
> - Com frequência perder coisas
> - Com frequência ser distraído por outros estímulos
> - Ser esquecido
>
> Os sintomas de hiperatividade incluem:
> - Agitar mãos e pés ou remexer-se
> - Com frequência abandonar seu lugar
> - Correr e subir em coisas excessiva e inapropriadamente
> - Ter dificuldade para brincar em silêncio
> - Sempre estar "a mil"
> - Falar em excesso
>
> Os sintomas de impulsividade incluem:
> - Quase sempre dar respostas precipitadas antes de a pergunta ter sido completamente formulada
> - Ter dificuldade em esperar sua vez
> - Com frequência interromper os outros

de baixa dosagem ou guanfacina costumam ser usadas em indivíduos com TDAH para ajudar na perturbação do sono ou no comportamento agitado depois de atingirem uma dosagem estável de psicoestimulante ou de outra medicação para TDAH.

Raras vezes terapia isolada surte efeito. Normalmente, assim que a medicação controla os sintomas, é importante o treinamento comportamental dos pais para ensiná-los como adaptar seu método de educação às necessidades especiais da criança, juntamente com a abordagem de modificação de comportamento em sala de aula.

ABORDAGEM AO
Transtorno de déficit de atenção/hiperatividade

DEFINIÇÕES

DISTRATIBILIDADE: Incapacidade de concentrar a atenção durante períodos de tempo apropriados à faixa etária.

HIPERATIVIDADE: Atividade excessiva, significativamente acima do nível esperado para o ambiente e o estágio de desenvolvimento do indivíduo.

IMPULSIVIDADE: Agir sem pensar e sem levar em consideração as consequências de seus atos, o que com frequência leva a situações perigosas.

ABORDAGEM CLÍNICA

O **transtorno de déficit de atenção/hiperatividade** é definido como um **padrão persistente de desatenção e/ou hiperatividade** mais frequente ou grave do que o esperado para um determinado nível de desenvolvimento. Os sintomas precisam estar presentes **pelo menos durante seis meses**, começar antes dos 7 anos e ser observados em mais de um contexto (p. ex., em casa e na escola). É importante lembrar-se de que, por vezes, em lares mal estruturados, os pais podem não perceber inicialmente que o grau de atenção é fraco ou que a criança está mais hiperativa ou impulsiva que o de costume. Em casos dessa natureza, é crucial entrar em contato com outras fontes além da escola (creche, atividades extraescolares, babás) para confirmar a dominância dos sintomas do TDAH. A incidência é de 3 a 5% em crianças pré-púberes, e os meninos sofrem do tipo hiperativo-impulsivo com maior frequência do que as meninas. O tipo desatento é caracterizado por incapacidade de prestar atenção a detalhes, de manter a atenção quando realiza tarefas e de seguir instruções até o final; capacidade prejudicada de organizar tarefas, perder coisas, ser facilmente distraído por estímulos externos e apresentar esquecimento durante o desempenho de atividades diárias. A hiperatividade se manifesta por maior agitação das mãos e dos pés, incapacidade de ficar sentado na sala de aula, barulho excessivo ao brincar e um padrão persistente de aumento na atividade motora não modificado de forma significativa pelo contexto social. A impulsividade tem como características dar respostas precipitadas, dificuldade em esperar na fila ou a sua vez, interromper e falar em excesso sem uma reação apropriada a determinada situação social.

Embora se desconheça a etiologia exata do TDAH, as evidências sugerem que se trata de um transtorno envolvendo a diminuição dos tratos dopaminérgicos e noradrenérgicos em diversas áreas do córtex pré-frontal. O giro cingulado anterior dorsal está envolvido no processo de seleção do objeto de atenção do indivíduo, ao passo que o córtex pré-frontal dorsolateral está envolvido no processo de manter a atenção em um assunto, bem como de diversas funções executivas. Ambos parecem estar envolvidos no TDAH. O prejuízo no córtex motor pré-frontal parece ser responsável pela hiperatividade. A atividade reduzida no córtex orbitofrontal está envolvida nas ações impulsivas. A apresentação dos sintomas de cada criança com TDAH irá depender do prejuízo relativo em cada uma destas porções do córtex pré-frontal.

DIAGNÓSTICO DIFERENCIAL

A presença do transtorno desafiador de oposição (TDO) ou do transtorno da conduta em uma criança ou jovem com TDAH é relativamente comum. É importante lembrar-se de que a medicação pode atingir apenas três efeitos: (1) ajudar a criança a sentar-se quieta – se a criança quiser sentar-se quieta; (2) ajudar a criança a concentrar sua atenção – se a criança quiser prestar atenção; e (3) ajudar a criança a pensar antes de agir – mas não vai afetar o fato de a criança tomar uma decisão acertada ou não. O insucesso em reconhecer a presença do TDO ou do transtorno da conduta em uma criança com TDAH acaba fazendo com que vários médicos tentem fazer desaparecer por intermédio de medicamentos um comportamento propositadamente perturbador.

Os pacientes com TDAH com frequência têm dificuldades de aprendizagem, de modo que toda criança suspeita de sofrer desse transtorno precisa ser avaliada criteriosamente. Pacientes com transtorno bipolar de início precoce podem ter sintomas de inquietação e distratibilidade, mas seus sintomas também têm um componente afetivo. A **intoxicação por chumbo** pode levar a hiperatividade, por isso, a presença dessa intoxicação deve ser excluída determinando-se o nível de chumbo no sangue na avaliação inicial.

Pacientes com epilepsia do tipo crise de ausência podem relatar falta de atenção. Contudo, após questionamento meticuloso, os clínicos em geral conseguem obter uma história de breves períodos em que o paciente esteve inconsciente do que se passava a seu redor, via de regra por meio da descrição de momentos em que perderam tempo (ausências). No caso de TDAH do tipo desatento, os pacientes relatam estar pensando em outra coisa durante esses períodos. Deve-se perguntar a pais e professores sobre momentos de olhar fixo quando a criança não reage nem quando se fala com ela cara a cara, o que sugere epilepsia do tipo crise de ausência. Se ainda houver dúvidas sobre epilepsia do tipo crise de ausência após a obtenção da história, deve ser realizado um eletroencefalograma (EEG).

O TDAH, sobretudo quando ocorre concomitantemente a TDO, pode ser confundido com transtorno bipolar infantil. Consulte o Caso 5 para esclarecimento sobre essa questão.

TRATAMENTO

Aproximadamente 70 a 80% de todas as crianças com TDAH reagem a medicamentos psicoestimulantes, sejam eles preparações de metilfenidato ou de anfetamina. Entre os efeitos adversos em geral estão redução do apetite (às vezes com retardo no índice de crescimento), insônia inicial, irritabilidade, disforia e cefaleia. Eventualmente, os psicoestimulantes podem acarretar o desenvolvimento de **tiques** ou seu agravamento entre os indivíduos com transtornos de tique. O grupo dos psicoestimulantes apresenta um início bastante rápido de ação e seus efeitos terapêuticos costumam enfraquecer no final do dia.

A **atomoxetina** é um potente inibidor seletivo do transportador de noradrenalina pré-sináptico e constitui uma alternativa eficaz aos psicoestimulantes para o controle dos sintomas do TDAH. Não se trata de um psicoestimulante nem de uma substância controlada. Ela tende a apresentar um início da ação mais gradativo ao longo de um período de 2 a 3 semanas e, assim que começa a surtir efeito, parece ter uma atividade de 24 horas. Vários pacientes dormem bem com a medicação e algumas vezes reclamam de sedação. O apetite do paciente precisa ser acompanhado. A atomoxetina dificilmente causa tiques.

Tanto os psicoestimulantes quanto a atomoxetina podem diminuir o apetite do paciente, portanto, é essencial o monitoramento da altura e do peso para identificar uma redução no índice de crescimento relacionada à medicação.

A eficácia de bupropiona, imipramina e nortriptilina no tratamento do TDAH foi verificada em estudos. No caso de imipramina e nortriptilina, os níveis séricos e os eletrocardiogramas (ECGs) devem ser acompanhados devido ao prolongamento do QT. Bupropiona é contraindicada em indivíduos com transtorno convulsivo. Esse agente também pode exacerbar tiques devido a sua ação dopaminérgica.

O treinamento comportamental dos pais e a modificação do comportamento em sala de aula costumam ser abordagens eficazes, enquanto a eficácia de outros tipos de psicoterapia ainda precisa ser demonstrada de modo convincente.

QUESTÕES DE COMPREENSÃO

28.1 Um menino de 9 anos é encaminhado a um psiquiatra devido ao fraco desempenho escolar. Ele foi testado quanto a problemas de aprendizagem, com resultado negativo, e seu QI está na faixa normal elevada. A professora relata que é difícil mantê-lo atento. Além disso, ele parece hiperativo e agitado na escola, o que perturba a aula. Contudo, não parece querer desobedecer à professora de propósito. Os pais não notaram dificuldade em casa, mas o professor da escolinha de futebol percebeu problemas de concentração durante os treinos, e seu professor de religião não consegue ensiná-lo devido à distratibilidade. Qual dos seguintes diagnósticos é o mais provável para esse paciente?

A. TDAH, tipo combinado.
B. TDAH, tipo predominantemente hiperativo.
C. TDAH, tipo predominantemente desatento.
D. Transtorno desafiador de oposição.
E. Nenhum diagnóstico, porque os sintomas de TDAH precisam ser relatados em casa.

28.2 Um menino de 6 anos com uma história precoce e contínua de distratibilidade, hiperatividade e impulsividade é diagnosticado com TDAH e tratado com metilfenidato. Três semanas mais tarde, ele é levado de volta ao consultório, e sua desatenção e hiperatividade melhoraram muito. A mãe também percebeu que ele está com um pequeno ponto sem cabelos onde começou a esfregar a cabeça repetidamente. Você observa que, de tempos em tempos, ele levanta a mão até o local, esfrega para trás e para a frente uma vez e baixa a mão. Não há uma erupção no local, mas a área não apresenta pelos. Qual é o diagnóstico mais provável?

A. Alopecia devida a psicoestimulante.
B. Alergia a fármaco com dermatite de contato.
C. Tique motor complexo induzido por psicoestimulante.
D. Sarna.
E. Comportamento para atrair atenção.

28.3 A atomoxetina é um fármaco relativamente novo usado para o tratamento do TDAH. Qual alternativa a seguir representa a vantagem em usar atomoxetina em vez de Ritalina?
A. Atomoxetina tem meia-vida mais curta.
B. Atomoxetina está disponível como medicamento genérico mais barato que Ritalina.
C. Atomoxetina parece apresentar potencial menor de abuso que Ritalina.
D. Os efeitos de atomoxetina começam imediatamente a reduzir os sintomas de TDAH.
E. Atomoxetina pode ser tomada com o estômago vazio.

RESPOSTAS

28.1 **A.** Transtorno de déficit de atenção, tipo combinado. Os critérios diagnósticos para o TDAH exigem que os sintomas estejam presentes em mais de um contexto, normalmente em casa e na escola. Contudo, essa criança parece evidenciar sintomas observados na escola, na igreja e na escolinha de futebol. Ela apresentou distratibilidade e hiperatividade evidentes.

28.2 **C.** Atomoxetina não provoca tiques. Sais de anfetamina e metilfenidato provocam tiques. Bupropiona pode estimular a dopamina e agravar os tiques.

28.3 **C.** Atomoxetina parece apresentar um potencial mais baixo de abuso que Ritalina. O uso inicial pode produzir uma sensação de sonolência e tontura e não parece surtir efeito antes de três semanas. Não se recomenda tomar atomoxetina de estômago vazio, já que seus efeitos colaterais incluem náusea e vômitos. Esse fármaco atualmente não está disponível como medicamento genérico. Uma de suas vantagens é que ele permite um controle de 24 horas dos sintomas do TDAH (i. e., sua meia-vida é maior que a da Ritalina).

DICAS CLÍNICAS

▶ Existem três subtipos principais de TDAH, cada um com uma apresentação diferente: tipo desatento, tipo hiperativo-impulsivo e tipo combinado.
▶ O uso de medicamento psicoestimulante ou atomoxetina é provavelmente a melhor farmacoterapia para essas crianças.

REFERÊNCIAS

American Academy of Child and Adolescent Psychiatry. Practice parameter for the assessment and treatment of children and adolescents with attention-deficit/hyperactivity disorder. *J Am Acad Child Adolesc Psychiatry*. 2007;46(7):894-921.

Kratochvil CJ, Heiligenstein JH, Dittmann R, et al. Atomoxetine and methylphenidate treatment in children with ADHD: A prospective, randomized, open-label trial. *J Am Acad Child Adolesc Psychiatry*. 2002;41(7):776-784.

Sadock BJ, Sadock VA, eds. Attention-deficit disorders. In: *Kaplan & Sadock's synopsis of psychiatry*. 10th ed. Philadelphia, PA: Lippincott Williams & Wilkins. 2007:1206-1217.

Stahl SM. Attention deficit hyperactivity disorder and its treatment. In: *Stahl's Essential Psychopharmacology*. 3rd ed. New York, NY: Cambridge University Press; 2008:863-897.

CASO 29

Uma jovem de 19 anos é encaminhada a um psiquiatra pelas colegas de quarto, que ficaram preocupadas com seu comportamento. A paciente conta que, nos últimos dois anos, desde que entrou na faculdade, tem provocado vômitos enfiando os dedos na garganta. Esse comportamento ocorre com regularidade, 3 a 4 vezes por semana, e piora quando está estressada na aula. Diz que regularmente ingere uma grande quantidade de comida e acha que vai engordar se não vomitar. Descreve esses episódios como "comer tudo o que vê pela frente" em grandes quantidades e menciona uma ocasião em que pediu três pizzas grandes e as comeu sozinha. Afirma que se sente fora de controle quando está comendo dessa maneira, mas que não consegue parar. Tem vergonha desse comportamento e se esforça ao máximo para esconder o quanto come. Ela indica que sua autoestima parece depender muito de seu peso e de se ela se acha gorda. Concordou em conversar com um psiquiatra depois que as colegas descobriram seus vômitos autoinduzidos.

O exame físico mostra uma mulher jovem com 1,70 m de altura e 61 kg. Seus sinais vitais são: pressão arterial de 110/65 mmHg, frequência respiratória de 12 respirações por minuto, temperatura de 36,8 °C e frequência cardíaca de 72 batimentos por minuto (bpm). Os outros resultados do exame físico estão nos limites normais.

▶ Qual é o diagnóstico mais provável para essa paciente?
▶ Quais modalidades de tratamento o psiquiatra deve recomendar?
▶ Quais exames físicos e laboratoriais devem receber atenção especial?

RESPOSTAS PARA O CASO 29
Bulimia nervosa

Resumo: Uma jovem de 19 anos tem consumido compulsivamente grandes quantidades de comida, muito mais do que a maioria das pessoas em circunstâncias semelhantes. Envergonha-se disso e teme ficar obesa. Por esse motivo, induz vômitos 3 a 4 vezes por semana. Esse comportamento se intensifica quando está sob estresse, e a paciente sente que não tem controle sobre ele. Os resultados de seu exame físico são normais, incluindo o peso.

- **Diagnóstico mais provável:** Bulimia nervosa.
- **Modalidades de tratamento mais adequadas:** Reabilitação nutricional, psicoterapia cognitivo-comportamental e tratamento com um antidepressivo (inibidor seletivo da recaptação de serotonina [ISRS]).
- **Testes de laboratório e exame físico:** Glândulas parótidas, boca, dentes (cáries), exame abdominal para lesão esofágica ou gástrica, desidratação decorrente do uso de laxante, hipotensão associada a fármaco emético (ipeca), taquicardia, arritmias. É preciso checar também os níveis séricos de eletrólitos, magnésio e amilase.

ANÁLISE
Objetivos

1. Ser capaz de diagnosticar bulimia em um paciente (ver Quadro 29.1).
2. Compreender os regimes de tratamento mais eficazes que devem ser recomendados.
3. Saber quais os testes de laboratório que normalmente apresentam anormalidades em pacientes com esse transtorno.

Considerações

Essa paciente tem todos os sinais básicos de bulimia. Ela come compulsivamente e, durante esses episódios, come mais do que uma pessoa normal comeria nas mesmas circunstâncias. Ela está extremamente envergonhada por agir dessa maneira e

---

QUADRO 29.1 • Critérios diagnósticos para bulimia nervosa

Episódios recorrentes (pelo menos duas vezes por semana durante três meses) de comer de forma compulsiva e comportamento compensatório inadequado como vômitos, jejum ou exercício excessivo.
A autoimagem é fortemente (e de modo indevido) influenciada pela forma corporal e pelo peso.
O comportamento não ocorre exclusivamente durante episódios de anorexia nervosa.

se esforça ao máximo para esconder esse comportamento, o qual ocorre ao menos uma vez por semana há mais de 3 meses. Sente que seu comportamento está fora de controle e desenvolve comportamentos purgativos indevidos (nesse caso, vômito) para não engordar por causa da ingestão excessiva de comida. Esses pacientes fazem uso de modos inadequados de controle de peso, entre eles jejum, excesso de exercícios e uso indevido de laxantes, diuréticos ou enemas junto com os episódios frequentemente observados de indução ao vômito. É uma constatação comum o fato de que os episódios de comer de forma compulsiva aumentam em momentos de estresse, e **os pacientes com bulimia em geral apresentam peso normal ou quase normal**. Contudo, sua autoimagem costuma depender muito de seu peso e de como percebem o formato de seus corpos. A exposição frequente a sucos gástricos do vômito pode resultar em erosão dentária grave. A glândula parótida pode aumentar, e o paciente pode apresentar níveis séricos elevados de amilase. O vômito autoinduzido pode causar dilatação gástrica aguda e lesões esofágicas. Dores abdominais graves nesses pacientes requerem cateterização nasogástrica, exames de raios X e possível avaliação cirúrgica. Anormalidades de eletrólitos, em especial níveis baixos de magnésio e potássio, são comuns. As anormalidades laboratoriais encontradas em indivíduos com bulimia nervosa mostram alcalose hipoclorêmica-hipocalêmica resultante de emese repetitiva. Caso utilizem fármacos eméticos para induzir vômito, podem sofrer intoxicação com dor pericárdica, dispneia e fraqueza muscular generalizada associada a hipotensão, taquicardia e anormalidades em eletrocardiograma (ECG). A intoxicação por determinados fármacos eméticos (ipeca) pode causar cardiomiopatia tóxica fatal.

De acordo com a American Psychiatric Association, os indivíduos com bulimia nervosa devem ter um plano de tratamento de três bases:

1. Deve haver um plano desenvolvido para a reabilitação nutricional em que o paciente recebe refeições regulares e balanceadas para substituir o padrão de jejum, seguido de compulsão alimentar e vômitos frequentemente observado nessa população. Essa reabilitação deve ser realizada com aconselhamento nutricional.
2. Psicoterapia cognitivo-comportamental individual para elucidar os padrões cognitivos que levam ao comportamento bulímico, combinada com terapia de grupo (em geral baseada no modelo dos 12 passos dos Alcoólicos Anônimos) pode ser a melhor maneira para lidar com os problemas imediatos. Se a paciente voltar a morar com seus pais, as psicoterapias devem ser complementadas com terapia de família.
3. O uso de um antidepressivo, geralmente um ISRS, pode produzir uma diminuição no comportamento purgativo e de compulsão alimentar, mas é importante ficar claro que, sem psicoterapia, os comportamentos purgativos podem retornar. Fluoxetina apresenta maior evidência de eficácia e deve ser a primeira opção de medicamento, sendo que sertralina é o único outro ISRS com efeito comprovado sobre bulimia. A medicação deve ser continuada durante 9 a 12 meses após a remissão dos sintomas.

ABORDAGEM À
Bulimia nervosa

DEFINIÇÕES

COMPULSÃO ALIMENTAR: Ingerir uma quantidade de alimento definitivamente maior do que a maioria das pessoas comeria em um período de tempo semelhante e ter sentimento de falta de controle.

TIPO NÃO PURGATIVO: Tipo de bulimia em que o jejum e o excesso de exercícios são utilizados sem purgação frequente.

PURGAÇÃO: Vômitos autoinduzidos ou uso inadequado de laxantes, diuréticos ou enemas com o propósito de evitar o ganho de peso.

ABORDAGEM CLÍNICA

Diagnóstico diferencial

Estima-se que a bulimia nervosa ocorra em 1% das mulheres na faixa etária que vai da adolescência ao início da vida adulta, mas comportamento semelhante a transtorno da alimentação (períodos curtos de purgação) pode afetar de 5 a 10% das jovens. Seu início costuma ser mais tardio na adolescência do que o da anorexia nervosa, e pode até começar na idade adulta. Como ocorre com pacientes com anorexia, as pacientes bulímicas tendem a ser muito bem-sucedidas, ter uma família com história de depressão e responder às pressões sociais de ser magra. Em contraste com as anoréxicas, as bulímicas quase sempre apresentam também dependência de álcool e labilidade emocional, mas buscam ajuda com maior facilidade. Comer compulsivamente e adotar comportamentos purgativos configuram a marca registrada da doença.

Um dos principais transtornos no diagnóstico diferencial é a anorexia nervosa, tipo compulsão periódica/purgativo. Embora os comportamentos de comer compulsivo e purgação sejam vistos tanto na anorexia como na bulimia, **a anorexia se distingue pela** exigência **de estar abaixo do peso e amenorreia. As pacientes bulímicas podem estar abaixo do peso, ter peso normal ou mesmo estar acima do peso.** Apesar da purgação, a simples quantidade de alimentos com excesso de calorias consumidos mais do que compensa a quantidade purgada.

Outra preocupação são as pessoas que apresentam **comportamento de purgação** sem necessariamente satisfazer os critérios para bulimia nervosa. Não é raro adolescentes e jovens adultos (sobretudo mulheres) adotarem comportamentos purgativos para perder peso. Esse comportamento em geral é aprendido no círculo de amizades e se distingue da bulimia por ser **de curta duração, pouco frequente e não associado a sequelas físicas.**

O comportamento compulsivo pode ser observado com tumores no sistema nervoso central, síndrome de Klüver-Bucy e síndrome de Klein-Levin.

CURSO CLÍNICO

O início normalmente ocorre em mulheres na adolescência ou no início da vida adulta, sendo maior a frequência dos 18 aos 19 anos. O índice de mortalidade chega a 3%. Depois de 5 a 10 anos de tratamento, cerca de 50% das pacientes bulímicas apresentam recuperação; 30%, recuperação parcial; e 20% continuam satisfazendo todos os critérios para o transtorno. Das pacientes que se recuperam, um terço sofre recaída no período de quatro anos desde seu restabelecimento.

TRATAMENTO

O tipo de intervenção psicoterapêutica mais eficaz para corrigir distorções cognitivas é a **psicoterapia cognitivo-comportamental**. Adolescentes que vivem em casa costumam se beneficiar de terapia familiar que inclui os pais em um esforço para interromper a ingestão patológica de alimentos e comportamento de controle de peso. Depois desse trabalho inicial, a responsabilidade pela manutenção da remissão passa a ser da adolescente. Terapia em grupo é eficaz porque as pacientes bulímicas costumam sentir vergonha de seus sintomas e têm dificuldade em lidar com problemas interpessoais. Os grupos mostram a elas que não estão sozinhas e proporcionam oportunidade para praticar habilidades de resolução de problemas interpessoais. De modo geral, estudos sobre os efeitos de medicação isolada demonstram que essa não é tão eficiente quanto ao ser ministrada em conjunto com psicoterapia. Nos casos de tratamento eficaz, normalmente se observa uma redução na purgação superior a 50% ao longo das primeiras quatro semanas.

QUESTÕES DE COMPREENSÃO

29.1 De que modo a bulimia nervosa se distingue de anorexia nervosa?
   A. Pacientes com bulimia tendem a apresentar baixo desempenho acadêmico em comparação a pacientes com anorexia.
   B. Pacientes com bulimia podem não apresentar sintomas até o início da vida adulta, enquanto a anorexia normalmente começa no início da adolescência.
   C. Pacientes com bulimia têm menor probabilidade de abusar de álcool e menor labilidade emocional que indivíduos com anorexia.
   D. Pacientes bulímicas tendem a apresentar sobrepeso, enquanto as anoréxicas estão abaixo do peso.
   E. Pacientes com bulimia têm maior resistência a receber ajuda e com frequência precisam ser forçadas a consultar um terapeuta.

29.2 Uma mulher de 34 anos apresenta uma história de 10 anos de episódios em que come grandes quantidades de alimento, como oito hambúrgueres e três litros de sorvete, de uma vez. Devido a intensos sentimentos de culpa, depois induz vômitos de forma repetida. Esse ciclo acontece várias vezes por semana. Está muito envergonhada de seu comportamento, mas diz: "Não consigo parar". Em um exame, qual a constatação física que provavelmente será observada?

A. Cáries dentárias.
B. Lanugo.
C. Debilidade muscular.
D. Obesidade.
E. Peso corporal inferior ao 10º percentil normal.

29.3 Qual das seguintes anormalidades laboratoriais tem maior probabilidade de ser encontrada na paciente da questão 29.2?

A. Hipermagnesemia.
B. Hipoamilasemia.
C. Alcalose hipoclorêmica-hipocalêmica.
D. Índices elevados da tireoide.
E. Hipercolesterolemia.

29.4 Qual das opções de tratamentos a seguir seria contraindicada entre aquelas recomendadas para a paciente das questões 29.2 e 29.3?

A. Reabilitação nutricional.
B. Psicoterapia cognitivo-comportamental.
C. Uso criterioso de ISRSs.
D. Psicoterapia de grupo.
E. Medicamentos antipsicóticos atípicos para aumentar seu apetite.

RESPOSTAS

29.1 **B.** Nos dois transtornos os pacientes tendem a apresentar desempenho acadêmico elevado, mas pacientes com bulimia em geral são menos resistentes para obter ajuda, abusam mais de álcool e têm maior labilidade emocional que pacientes com anorexia, que tendem a ser mais constritas emocionalmente. A bulimia costuma apresentar início mais tardio que a anorexia.

29.2 **A.** O diagnóstico mais provável para essa mulher é bulimia nervosa. As constatações físicas podem incluir cáries dentárias, um rosto redondo causado por glândulas parótidas aumentadas ou calosidades nos dedos, resultantes do vomitar recorrente autoinduzido. Lanugo e debilidade muscular resultam da grave perda de peso característica da anorexia nervosa.

29.3 **C.** Anormalidades laboratoriais encontradas em pessoas com bulimia nervosa demonstram alcalose hipoclorêmica-hipocalêmica resultante da emese excessiva. Hiperamilasemia e hipomagnesemia também não são raras nessas pacientes. Vários desequilíbrios eletrolíticos podem ocorrer como resultado do abuso frequente de laxantes. Anormalidades na tireoide não são comuns em indivíduos com bulimia nervosa.

29.4 **E.** Não há evidências clínicas que justifiquem o uso de antipsicóticos atípicos em um paciente com bulimia.

DICAS CLÍNICAS

▶ Um diagnóstico de bulimia nervosa requer a presença recorrente do comer compulsivo e da purgação ou de outros comportamentos compensatórios para evitar o ganho de peso. Esse comportamento não ocorre exclusivamente durante um episódio de anorexia nervosa.
▶ Os indivíduos com bulimia podem estar abaixo do peso, ter peso normal ou estar acima do peso.
▶ As constatações físicas incluem cáries dentárias, glândulas parótidas ou salivares aumentadas e lesões no esôfago.
▶ Anormalidades reveladas em testes laboratoriais incluem alcalose hipoclorêmica-hipocalêmica, hiperamilasemia, hipomagnesemia e vários desequilíbrios eletrolíticos.
▶ Os inibidores seletivos da recaptação de serotonina são úteis para reduzir os comportamentos de comer compulsivo e purgação, mas não devem ser a única abordagem de tratamento.

REFERÊNCIAS

American Psychiatric Association. *Practice guideline for the treatment of patients with eating disorders*. 3rd ed. *Am J Psychiatry*. 2006;163(suppl 7):1-54.

Fairburn CG, Agras WS, Walsh BT, Wilson GT, Stice E. Prediction of outcome in bulimia nervosa by early change in treatment. *Am J Psychiatry*. 2004;161(12):2322-2324.

Grange DL, Crosby RD, Lock J. Predictors and moderators of outcome in family-based treatment for adolescent bulimia nervosa. *J Am Acad Child Adolesc Psychiatry*. 2008;47(4):464-470.

Sadock BJ, Sadock VA, eds. Eating disorders. In: *Kaplan & Sadock's synopsis of psychiatry*. 10th ed. Philadelphia, PA: Lippincott Williams & Wilkins. 2007:727-748.

CASO 30

Um homem de 35 anos é levado ao psiquiatra por um amigo porque "desde o desastre que matou sua mulher, tem estado fora de seu normal". O paciente conta que há uma semana um tornado atingiu a cidade onde mora. Sua casa foi destruída, e sua esposa, com quem estava casado há dois anos, morreu. Diz que se sente como se "estivesse vivendo em um sonho – isso não pode ser real". Relata que se sente desconectado de tudo e de todos – sabe que estão tentando ajudá-lo, mas se sente anestesiado. Diz que, quando fecha os olhos, tudo o que vê é a imagem da esposa sendo soterrada pelos escombros, e ouve o ruído estrondoso do tornado. Segundo ele, desde aquele momento isolou-se das demais pessoas o máximo possível para não ter de falar sobre o que aconteceu. Não dorme bem há vários dias e, quando ouve um barulho alto, acha que o tornado está voltando, o que o deixa ansioso e sobressaltado. Não tem conseguido trabalhar e ainda não ligou para nenhuma das companhias de seguro para lhes informar sobre o desastre. Afirma que nunca foi a um psiquiatra antes e que só veio hoje porque o amigo insistiu.

▶ Qual é o diagnóstico mais provável para esse paciente?
▶ Qual deve ser o próximo passo em seu tratamento?

RESPOSTAS PARA O CASO 30
Transtorno de estresse agudo

Resumo: Um homem de 35 anos se apresenta ao psiquiatra uma semana depois de ter sobrevivido a um tornado que matou sua esposa. Desde aquele momento tem estado "como em um sonho" e descreve sentimentos de amortecimento e desrealização. Tem imagens recorrentes intrusivas do evento e tenta evitar pensar sobre o episódio. Não dorme bem e fica ansioso quando escuta algum ruído intenso. Sua capacidade de agir está prejudicada (ele não consegue trabalhar nem telefonar para as companhias de seguro).

- **Diagnóstico mais provável:** Transtorno de estresse agudo.
- **Próximo passo no tratamento:** A abordagem inicial principal é apoio, especialmente facilitar e fortalecer o apoio familiar e da comunidade. Afiliações espirituais ou religiosas já existentes, capazes de dar sentido ao evento e à perda, podem ajudar. Informar o paciente e sua família sobre os prováveis sintomas e diversas técnicas de enfrentamento (como o treino de relaxamento) pode ser bastante benéfico. O uso de sedativos ou hipnóticos durante um breve período também pode ser útil.

ANÁLISE

Objetivos

1. Reconhecer o transtorno de estresse agudo em um paciente.
2. Compreender as abordagens de tratamento recomendadas para pacientes com esse transtorno.

Considerações

Esse paciente sofreu um episódio traumático agudo uma semana antes de seu comparecimento ao consultório do psiquiatra. A resposta ao trauma durou mais de dois dias, mas menos de quatro semanas. Ele tem vários sintomas dissociativos (sentir-se atordoado, desrealização, embotamento). Revive o evento repetidamente em sua mente (vendo a esposa morta e ouvindo o tornado). Evita falar sobre o trauma para não recordá-lo. Tem sintomas de ansiedade (insônia, ansiedade quando ouve ruídos altos) que o impedem de agir de forma normal (não trabalhar, não conseguir telefonar para as companhias de seguro para registrar a perda).

ABORDAGEM AO
Transtorno de estresse agudo

DEFINIÇÕES

DESREALIZAÇÃO: Percepção de que o ambiente está de alguma maneira diferente ou estranho, embora o indivíduo não consiga explicar as mudanças.

AMNÉSIA DISSOCIATIVA: Perda de memória de algum componente do evento que, no caso do transtorno de estresse agudo, normalmente é traumático.

ABORDAGEM CLÍNICA

O transtorno de estresse agudo (TEA) é uma síndrome que se desenvolve logo depois de o indivíduo ser exposto a um evento traumático. Caracteriza-se por medo intenso e sentimentos de impotência, assim como vários sintomas dissociativos. Em geral, os eventos traumáticos são assustadores o bastante para provocar fortes reações em qualquer pessoa: guerras (como combatente, sobrevivente civil ou refugiado), tortura, violência política, terrorismo, desastres naturais ou acidentais e abuso sexual ou físico. A resposta de medo é ativada pelo eixo hipotálamo-hipófise-adrenal e pelo sistema *locus ceruleus*/noradrenalina, resultando em uma torrente de eventos fisiológicos. O TEA é definido como ocorrendo nas primeiras quatro semanas após um evento traumático, pois as pesquisas indicam que, em muitos indivíduos, essa síndrome pode se resolver sem progredir para o transtorno de estresse pós-traumático (TEPT).

CRITÉRIOS DIAGNÓSTICOS

O transtorno de estresse agudo tem os mesmos critérios do DSM-IV-TR para o TEPT, com o acréscimo de um grupo de sintomas e estrutura temporal diferente. **O transtorno de estresse agudo ocorre em até quatro semanas após o evento traumático e dura no mínimo dois dias.** O paciente também precisa apresentar **pelo menos três dos seguintes sintomas dissociativos** em resposta ao evento traumático:

1. Sentimento de anestesia, distanciamento ou ausência de resposta emocional
2. Redução da consciência quanto às coisas que o rodeiam
3. Desrealização
4. Amnésia dissociativa

Alterações propostas para o DSM-5: O DSM-5 propõe alterações pouco relevantes no texto; que os sintomas sejam especificados em vez de se usar descrições gerais de agrupamentos; e que a duração mínima dos sintomas seja aumentada de 2 para 3 dias para reduzir a ocorrência de falsos positivos.

DIAGNÓSTICO DIFERENCIAL

O indivíduo envolvido em um acidente ou ataque provavelmente sofreu um ferimento na cabeça, o que pode produzir um quadro clínico de pós-concussão semelhante aos sintomas dissociativos do TEA. Um paciente pode ter um problema independente de abuso ou dependência de substância ou pode beber e usar drogas para "autotratar" os sintomas do TEA, complicando o diagnóstico. A intoxicação por cocaína pode se assemelhar à hipervigilância e à hiperexcitação do TEA. Outros transtornos de ansiedade, como o de pânico, podem se assemelhar ao TEA; a ocorrência de um evento traumático e sua revivência, junto com sintomas de esquiva, diferenciam os transtornos. Os transtornos dissociativos podem se assemelhar ao TEA devido aos sintomas dissociativos a ele vinculados. Para fazer o diagnóstico correto, o médico precisa perguntar sobre os outros grupos de sintomas presentes no TEA; os pacientes com transtornos dissociativos não têm a história de trauma nem manifestam o comportamento de esquiva daqueles com TEA. A simulação de doença deve estar presente no diagnóstico diferencial no caso dos pacientes que buscam ganhos financeiros como compensação por um evento traumático; isso é especialmente válido considerando a recente notoriedade do transtorno. Médicos experientes devem ser capazes de detectar sintomas genuínos de hiperexcitação e de reexperiência de um evento no paciente com esse transtorno.

TRATAMENTO

O tratamento de um paciente com TEA consiste em uma intervenção de apoio; existe uma ampla gama de possibilidades, dependendo do tipo de trauma, da cultura do paciente e da presença ou ausência de uma rede social de amparo. O médico deve tentar mobilizar todos os apoios sociais ativos, incluindo família, grupos religiosos e a comunidade, para ajudar o indivíduo. Informações sobre os sintomas e as habilidades de enfrentamento podem ser muito úteis. As pesquisas sobre uma técnica chamada *debriefing*, na qual a pessoa é estimulada a relatar de forma repetida o incidente crítico e com isso processar seus pensamentos sobre ele, ainda não confirmam sua eficácia. Quando a insônia e uma hipervigilância acentuada são problemáticas, hipnóticos e ansiolíticos podem ser usados durante um breve período de tempo. Novas pesquisas sugerem que betabloqueadores, como propranolol, ministrados imediatamente após o evento traumático, são eficazes na prevenção de desenvolvimento de TEPT.

QUESTÕES DE COMPREENSÃO

30.1 Um homem de 28 anos, operário de uma linha de montagem, procura tratamento depois de desenvolver sintomas alguns dias após um sério acidente na fábrica no qual ficou inconsciente ao ser atingido por uma máquina. Foi liberado pelo médico depois do evento, mas passou a ter pesadelos sobre o acidente. Ele diz que tem estado muito ansioso, teme voltar ao trabalho e está pensando em pedir pensão por incapacidade. Recusou-se a conversar com a esposa sobre o incidente porque isso "só piora as coisas". Fica com medo de estar próximo a objetos grandes, pois teme voltar a ser atingido na cabeça, e indica que pensa constantemente no acidente. Qual o diagnóstico mais provável?

A. Transtorno de estresse agudo.
B. Transtorno da adaptação.
C. Transtorno factício.
D. Transtorno de ansiedade generalizada.
E. Transtorno de estresse pós-traumático.

30.2 Qual das alternativas a seguir deve ser o foco principal do tratamento do TEA?

A. Biofeedback.
B. Fazer o indivíduo relatar o evento várias vezes (debriefing).
C. Mobilizar apoios sociais.
D. Tratamentos farmacológicos, como inibidores seletivos da recaptação de serotonina.
E. Psicoterapia.

30.3 O transtorno de estresse agudo é diagnosticado em uma mulher de 32 anos que testemunhou seu noivo sendo assassinado com um tiro em uma tentativa de assalto. Ela tem dificuldade para dormir e sente que não está emocionalmente conectada a nada ao seu redor. Ela também tem tido *flashbacks* repetitivos do evento e evita se aproximar do local onde ocorreu o incidente. Qual dos seguintes medicamentos poderia ajudar essa paciente a curto prazo?

A. Buspirona.
B. Paroxetina.
C. Risperidona.
D. Valproato.
E. Zolpidem.

RESPOSTAS

30.1 **A.** O diagnóstico mais provável é TEA, já que os sintomas do paciente ocorreram no prazo de quatro semanas após o evento, com duração de pelo menos dois dias. Caso os sintomas durassem mais de quatro semanas, o diagnóstico para um paciente com tais sintomas seria de TEPT. Um transtorno da adaptação se caracteriza por perturbações no humor (ansiedade, depressão) em resposta a uma situação difícil, mas transtornos da adaptação não apresentam sintomas de esquiva (evitar falar sobre o incidente) e/ou revivenciar o evento traumático. Transtorno de ansiedade generalizada deixa o paciente em constante preocupação sobre uma ampla gama de problemas imaginados, sem conexão com um evento traumático específico. O transtorno factício é a simulação de uma doença mental ou física para obter ganho primário.

30.2 **C.** Tratamentos farmacológicos, psicoterapia e *biofeedback* são intervenções voltadas basicamente para o TEPT; os resultados atuais das pesquisas ainda não são claros com relação aos benefícios do *debriefing*. Mobilizar apoios sociais é a intervenção mais eficaz no tratamento dos pacientes com TEA.

30.3 **E.** O uso de um hipnótico para a insônia provavelmente ajudará essa paciente a curto prazo. Buspirona é usada para indivíduos diagnosticados com transtorno de ansiedade generalizada, enquanto paroxetina é utilizada no tratamento da depressão maior. Risperidona é um antipsicótico e valproato é administrado para estabilização do humor de pacientes com transtorno bipolar.

DICAS CLÍNICAS

- O transtorno de estresse agudo ocorre no prazo de quatro semanas após um evento traumático e dura pelo menos dois dias até um máximo de quatro semanas.
- Quando os sintomas do TEA persistem além de quatro semanas, deve-se cogitar o TEPT.
- Os critérios diagnósticos para um TEA incluem uma resposta ao evento traumático caracterizada por medo, impotência e sintomas dissociativos (distanciamento, redução da consciência quanto às coisas que rodeiam a pessoa, desrealização, amnésia dissociativa).
- Os indivíduos com TEA se sentem distanciados, "irreais" e podem ter amnésia dissociativa.
- Mobilizar apoios sociais é a primeira intervenção no tratamento dos pacientes com TEA; a maioria dos sintomas é resolvida sem tratamento farmacológico.
- O desenvolvimento de TEPT ou TEA é influenciado por resiliência e fatores de risco, mas a maior parte das pessoas desenvolve sintomas na ocorrência de um estressor traumático de magnitude suficiente.
- O DSM-5 propõe alterações pouco relevantes no texto; que os sintomas sejam especificados em vez de se usar descrições gerais de agrupamentos; e que a duração mínima dos sintomas seja aumentada de 2 para 3 dias para reduzir a ocorrência de falsos positivos.

REFERÊNCIAS

American Psychiatric Association DSM-V Development. Acute stress disorder. Disponível em: http://www.dsm5.org/ProposedRevisions/Pages/proposedrevision.aspx?rid=166. Acessado em 16 de novembro, 2010.

American Psychiatric Association. Practice guidelines for treatment of patients with acute stress disorder and posttraumatic stress disorder. Disponível em: http://www.psychiatryonline.com/pracGuide/pracGuideTopic_11.aspx. Acessado em 16 de novembro, 2010.

Black DW, Andreason NC. *Introductory Textbook of Psychiatry*. 5th ed. Arlington, VA: American Psychiatric Publishing; 2010:201-203.

CASO 31

Um homem de 54 anos com uma longa história de abuso de substância se apresenta no setor de emergência com dor abdominal, sudorese, diarreia e dores pelo corpo. Na avaliação inicial, percebe-se que o paciente está lacrimejante e com corrimento nasal, temperatura ligeiramente elevada de 37,8 °C e pupilas mióticas. Seu humor é disfórico e seu afeto é irritadiço. O exame abdominal é benigno. Exames laboratoriais, incluindo eletrólitos, hemograma completo, testes de função hepática, amilase e lipase resultam normais. Uma radiografia abdominal simples não mostra uma causa evidente para a dor abdominal.

▶ Qual é o diagnóstico mais provável para esse paciente?
▶ Quais fármacos podem ser usados para aliviar os sintomas do paciente?

RESPOSTAS PARA O CASO 31
Abstinência de opioides

Resumo: Um homem de 54 anos apresenta dor abdominal, sudorese, diarreia e dores pelo corpo. Um exame físico revela pupilas mióticas, lacrimejamento, rinorreia e leve estado febril de 37,8 °C. Seu humor é disfórico, e ele está irritadiço.

- **Diagnóstico mais provável:** Abstinência de opioides.
- **Medicamento para ajudar a aliviar os sintomas:** Metadona (ou clonidina).

ANÁLISE
Objetivos

1. Reconhecer a abstinência de opioides em um paciente.
2. Compreender o uso da metadona, clonidina e buprenorfina na melhora dos sintomas de abstinência de opioides.

Considerações

Logo depois de interromper o uso de sua droga preferida após anos de consumo intenso, esse paciente começou a ter sinais e sintomas clássicos da abstinência de opioides. Enquanto a intoxicação por opioides causa apatia, retardo psicomotor, pupilas midriáticas e sonolência, a abstinência dessas substâncias resulta em náusea e vômitos, dores musculares, lacrimejamento, rinorreia, diarreia, diaforese, calafrios, febre e pupilas mióticas. Esses sintomas podem surgir horas ou dias após a última dose de opioides, dependendo da meia-vida do agente e do estado de dependência do corpo. Em geral, agentes com meia-vida curta (p. ex., heroína) tendem a induzir um efeito de abstinência rápido e grave, enquanto aqueles com meia-vida longa (p. ex., metadona) tendem a estar associados a um curso de abstinência menos grave e mais gradual. Um procedimento eficaz é a introdução de clonidina para tratar vários sintomas de abstinência, junto com a administração e redução gradativa de metadona (um opioide de ação prolongada) ou buprenorfina (um opioide de ação prolongada misto agonista-antagonista).

ABORDAGEM À
Abstinência de opioides

ABORDAGEM CLÍNICA

A abstinência de opioides é apenas uma das muitas síndromes reconhecidas de abstinência de substâncias. Todas essas síndromes têm em comum o desenvolvimento de um padrão de sintomas específico de cada substância após a interrupção do uso da droga em questão. Em geral, o uso da droga foi intenso e prolongado, e desenvolveu-se uma dependência fisiológica; assim, quando a droga deixa de ser usada, ocorre síndrome de abstinência. Os sintomas da **abstinência de opioides** incluem, especificamente, **sensibilidade ao toque e à luz, pele arrepiada, hiperatividade autonômica, perturbações gastrintestinais, dores musculares e articulares, bocejos, salivação, lacrimejamento, aumento da frequência urinária, diarreia e humor deprimido ou ansioso.** Um forte desejo de consumo da droga também está presente. Embora seja muito desconfortável, essa abstinência não envolve risco à vida, a não ser quando complicada por uma condição física grave preexistente. Para o diagnóstico, esses sintomas precisam causar sofrimento significativo ou prejuízo no funcionamento. Eles não podem ser devidos a uma condição médica geral ou a outro transtorno mental.

DIAGNÓSTICO DIFERENCIAL

O diagnóstico diferencial para abstinência de opioides em geral é simples, porque os pacientes nessa situação estão conscientes, normalmente são capazes de relatar sua história e sabem quando foi tomada a última dose de sua droga preferida. Outras síndromes de abstinência não se manifestam da mesma maneira. Por exemplo, os abstinentes de álcool e/ou de benzodiazepínicos apresentam ansiedade, inquietude, irritabilidade e insônia, assim como hiper-reflexia e tremor. Conforme a abstinência progride, são observadas taquicardia, hipertensão, diaforese, hipertermia e fasciculações. Em casos graves, podem haver convulsões, *delirium* e morte. A abstinência de cocaína inclui uma crise aguda (*crash*), constituída por hipersonia, hiperfagia e humor deprimido. A abstinência de nicotina produz ansiedade, depressão, irritabilidade, cefaleia, má concentração, perturbações do sono e aumento da pressão arterial e da frequência cardíaca. Em geral, a abstinência de opioides não causa tremores, confusão, *delirium* nem convulsões. Os pacientes raramente ficam letárgicos ou cansados. Se algum desses sintomas estiver presente, deve ser considerado o uso concomitante ou separado de outras drogas de abuso.

TRATAMENTO

Uma regra prática referente aos sintomas de abstinência de opioides é a seguinte: **quanto menor a duração da ação da droga ingerida, mais agudos e intensos os sintomas de abstinência.** E quanto mais longa a duração da ação da droga sendo usada, mais prolongados, mas leves, são os sintomas. Uma exceção a essa regra ocorre quando um antagonista de opioides (p. ex., naltrexona) é administrado a uma pessoa dependente de um opioide de ação prolongada. Nesse caso, os sintomas de abstinência podem ser graves. A **clonidina pode ser usada para diminuir os sintomas autonômicos da abstinência de opioides e também outros sintomas,** como hipertensão, taquicardia, sudorese, náusea, cãibras, diarreia, lacrimejamento e rinorreia. Contudo, ela não remove as sensações subjetivas nem a fissura pela droga. A pressão arterial deve ser monitorada com atenção quando for usada a clonidina. Seu mecanismo de envolve o bloqueio da atividade dos neurônios noradrenérgicos do *locus* *ceruleus* durante a abstinência de opioides. **Metadona** pode ser usada como alternativa ou complemento à clonidina. Ela é administrada via oral, em uma dose diária, e é bastante eficaz na melhora das síndromes de abstinência de opioides. A menos que o paciente seja a seguir colocado em manutenção de metadona, a dose terá que ser lenta e paulatinamente reduzida ao longo de vários dias. Pode-se usar também **buprenorfina** (um opioide misto agonista-antagonista) em lugar da metadona. Ela também é administrada uma vez ao dia, mas em forma sublingual, e sua dose também deve ser reduzida gradualmente.

QUESTÕES DE COMPREENSÃO

31.1 Um homem de 25 anos chega ao hospital com sintomas de perturbação gastrintestinal, dores musculares, rinorreia, lacrimejamento e humor ansioso. Afirma que "quer se livrar dessa coisa de uma vez por todas". Qual dos seguintes medicamentos pode ser usado para ajudar a atenuar seus sintomas?

A. Dissulfiram (Antabuse).
B. Haloperidol.
C. Naloxona.
D. Lorazepam.
E. Clonidina.

31.2 Uma mulher de 42 anos está determinada a "se livrar da adicção de heroína" em casa, sem usar metadona nem outro fármaco prescrito. Dos seguintes medicamentos vendidos sem receita, qual provavelmente será mais benéfico para essa paciente durante o período de abstinência de opioides?

A. Acetaminofeno.
B. Ibuprofeno.
C. Benadril (difenidramina).
D. Pseudoefedrina.
E. Dextrometorfano.

31.3 Um homem de 32 anos, há muito dependente de heroína, começou recentemente um tratamento de manutenção com metadona. Três dias depois de começar o regime de metadona, está tendo um pouco de fissura, diarreia e leve sudorese. Seu *screening* toxicológico de urina é negativo para opioides que não sejam metadona. Qual alternativa a seguir é o curso de ação mais adequado?

A. Aumentar a dose de metadona.
B. Diminuir a dose de metadona.
C. Manter a mesma dose de metadona e assegurar ao paciente que os sintomas desaparecerão.
D. Prescrever clonidina para ser tomada junto com a metadona.
E. Colocar o paciente em um programa de uma semana de redução gradual de metadona e encaminhá-lo aos Narcóticos Anônimos.

RESPOSTAS

31.1 **E.** A clonidina pode ser usada para ajudar a aliviar os sintomas de abstinência de opioides. Ela não é um opioide e não tem propriedades adictivas. Contudo, a abstinência pode não ser tão indolor como seria se fosse usada metadona. A pressão arterial deve ser monitorada quando clonidina for usada. Dissulfiram (Antabuse) é uma opção de tratamento para alcoolistas; ele não é usado para abstinência aguda de opioides. Naloxona é usada para combater os efeitos fatais de depressão do sistema nervoso central e do sistema respiratório da *overdose* de opioide (p. ex., heroína ou metadona); ela agravaria os sintomas de abstinência deste paciente. O lorazepam, um benzodiazepínico, é comumente empregado no tratamento da abstinência de álcool. O haloperidol, um antipsicótico, não tem utilidade no tratamento da abstinência.

31.2 **B.** O ibuprofeno pode ajudar a aliviar as cãibras musculares comuns na abstinência de opioides.

31.3 **A.** Sinais clínicos de abstinência que aparecem bem no início do tratamento de manutenção da adicção à heroína com metadona são uma indicação de que a dose não é suficiente para atenuar todos os sintomas da abstinência. Uma vez que o paciente corre um grande risco de retomar o uso da heroína nesse ponto do processo, é indicado um ajuste na dose para evitar a fissura e a abstinência.

DICAS CLÍNICAS

▶ Uma mnemônica útil para lembrar os sinais e os sintomas da abstinência de opioides é **SLUDGE** – **s**alivação, **l**acrimejamento, aumento da frequência **u**rinária, **d**iarreia, desconforto **g**astrintestinal e **e**mese.
▶ A abstinência de opioides é extremamente desconfortável, mas raramente envolve risco à vida.
▶ Clonidina, metadona (um opioide de ação prolongada) e buprenorfina (um opioide misto agonista-antagonista de ação prolongada) são os tratamentos mais comuns para o alívio dos sintomas da abstinência de opioides.
▶ Loperamida (para fezes menos densas), prometazina (para náusea e vômitos) e ibuprofeno (para dores musculares e nas articulações) são tratamentos adjuntos úteis para os sintomas da abstinência de opioides.
▶ Em geral, pupilas mióticas, sudorese e ansiedade costumam ser os primeiros sinais da abstinência de opioides, facilmente observáveis no consultório médico.
▶ Programas de manutenção de metadona substituem uma adicção por outra, mas as vantagens sociais e físicas os tornam uma das melhores alternativas para o tratamento da dependência a opioides. Na presença da adicção à heroína, sempre devem ser investigadas outras substâncias de abuso.

REFERÊNCIAS

Ebert M, Loosen P, Nurcombe B, eds. *Current diagnosis and treatment in psychiatry*. New York, NY: McGraw-Hill. 2008:243.

Kleber HD, Weiss RD, Anton RF, et al. *Practice Guideline for the Treatment of Patients with Substance Use Disorders*. 2nd ed. Disponível em: http://www.guideline.gov/content.aspx?id=9316. Acessado em 24 de março, 2011.

CASO 32

Uma mulher de 42 anos procura seu clínico geral com a queixa principal de dor nas costas nos últimos seis meses. A dor começou depois que ela foi derrubada por um homem que estava tentando fugir da polícia. Afirma que sente uma dor forte no lado direito, na base da coluna, perto das vértebras LIV e LV. A dor não se irradia, e não existe nada que a faça melhorar nem piorar. Diz que, desde que se machucou, não tem conseguido trabalhar e passa a maior parte do dia deitada na cama ou sentada, imóvel, em uma cadeira. Logo após o acidente, foi levada à emergência de um hospital, onde exames revelaram uma grave distensão nas costas, mas nenhuma fratura. Desde então, tem consultado diversos especialistas, mas a dor não foi diagnosticada nem aliviada. Afirma que não tem outro problema médico, embora mencione uma história médica pregressa de violência doméstica que resultou em diversas idas ao hospital para tratamento de machucados e lacerações.

No exame do estado mental, a paciente está alerta e orientada para pessoa, tempo e lugar. Está cooperativa e mantém bom contato visual. Adota uma postura de completa imobilidade, sentada rigidamente na cadeira, e produz expressão de dor a qualquer movimento, por mínimo que seja. Seu humor está deprimido, e seu afeto é congruente. Seus processos de pensamento são lógicos, e o conteúdo do pensamento é negativo para ideação suicida ou homicida, delírios e alucinações.

▶ Qual é o diagnóstico mais provável para essa paciente?
▶ Qual a melhor abordagem para essa paciente?

RESPOSTAS PARA O CASO 32
Transtorno doloroso

Resumo: Uma mulher de 42 anos sente uma dor constante há seis meses, desde que foi derrubada. A dor é no lado direito, próxima das vértebras LIV e LV. Não há qualquer fator que exacerbe ou alivie a dor, que não se irradia. Ela não tem conseguido agir como de costume desde o evento. Não foi encontrada fratura no momento do acidente – foi feito o diagnóstico de distensão nas costas. Outros exames, ao longo de seis meses, não mostraram razão anatômica nem fisiológica para a dor continuada. A paciente tem uma história de violência doméstica e, em várias ocasiões, foi tratada no setor de emergência devido a machucados e lacerações. Os resultados do exame do estado mental não contribuem para o diagnóstico.

- **Diagnóstico mais provável:** Transtorno doloroso.
- **Melhor abordagem:** Confirmar a sensação de dor do paciente. Explicar o papel de fatores psicológicos como causa e consequência da dor. Considerar antidepressivos e encaminhamento para uma clínica especializada em dor.

ANÁLISE

Objetivos

1. Reconhecer o transtorno doloroso em um paciente.
2. Compreender a cronicidade, a abordagem e as opções de tratamento para pacientes com transtorno doloroso.

Considerações

Essa paciente tem **uma dor crônica nas costas (durante seis meses ou mais)** que não é explicada por uma condição médica geral. Em consequência, está angustiada e incapaz de agir como antes. Não existem dados sugerindo que a condição tenha sido produzida intencionalmente ou esteja sendo simulada. É possível (com base em sua história de violência doméstica) que o acidente **tenha desencadeado lembranças do trauma psicológico** vivenciado anteriormente, e que isso influencie a gravidade da dor atual. A paciente não exibe sinais nem sintomas de qualquer outra doença que possa explicar melhor a dor. O Quadro 32.1 enumera os critérios diagnósticos para o transtorno doloroso.

QUADRO 32.1 • Critérios diagnósticos para transtorno doloroso*

Dor em um ou mais lugares, suficientemente intensa para indicar avaliação clínica; essa é a queixa primária do paciente.
A dor causa muito sofrimento ao paciente e/ou provoca prejuízo funcional significativo.
O médico deduz que fatores psicológicos desempenham um papel importante no início, no agravamento ou na gravidade da dor.
A dor não é explicada por outra condição do Eixo I, como depressão maior ou transtorno psicótico, nem satisfaz os critérios para dispareunia.

* O transtorno é considerado agudo se durar menos de seis meses; crônico, se durar mais.

ABORDAGEM AO
Transtorno doloroso

DEFINIÇÕES

BIOFEEDBACK: Técnica de relaxamento pela qual o paciente é treinado a induzir mudanças fisiológicas (mais frequentemente a indução de ondas alfa em um eletroencefalograma [EEG] ou vasodilatação de capilares periféricos) que resultam em uma resposta de relaxamento.

DISPAREUNIA: Dor no ato sexual.

TRANSTORNO DOLOROSO: Um de vários transtornos somatoformes listados no DSM-IV-TR, distinguido por uma queixa principal de dor que não é explicada por fatores físicos; os fatores psicológicos são significativos no quadro clínico. A dor é uma queixa muito comum na medicina e ocorre com maior frequência em pacientes mais velhos (quarta e quinta décadas da vida) e naqueles que podem manifestar lesões físicas relacionadas ao trabalho. Podem estar envolvidos alguns fatores psicodinâmicos, incluindo incapacidade de expressar emoções verbalmente, uma necessidade inconsciente de obter atenção por sofrer dor física ou uma necessidade inconsciente de castigo. Os indivíduos também podem aprender essa forma de busca de ajuda em uma família na qual existem outros exemplos que servem de modelo e reforçam o comportamento.

ABORDAGEM CLÍNICA

Diagnóstico diferencial

A dor é uma queixa muito comum na medicina e ocorre com maior frequência em pacientes mais velhos (quarta e quinta décadas da vida) e naqueles que podem manifestar lesões físicas relacionadas ao trabalho. É importante que o paciente seja avaliado com referência a todas as doenças clínicas ou cirúrgicas que possam causar a dor. Os pacientes com depressão e/ou ansiedade às vezes apresentam uma queixa primária de dor; na avaliação, todavia, predominam os sintomas depressivos. Pacientes hipocondríacos podem se queixar de sintomas de dor, mas a principal característica clínica é a convicção de estarem gravemente doentes. Indivíduos com transtorno factício produzem de modo *intencional* uma lesão ou doença com a finalidade de assumir o papel de enfermo. Aqueles com simulação podem apresentar de forma consciente falsos relatos de dor a fim de obter ganho secundário (compensação financeira ou escapar da polícia por estar hospitalizado). Pacientes com transtornos dolorosos muitas vezes usam substâncias para aliviar seu sofrimento, o que pode mascarar o transtorno ou alguma outra doença clínica ou cirúrgica.

Alterações propostas para o DSM-5: O DSM-5 propõe que transtornos somatoformes, fatores psicológicos que afetam uma condição médica e transtornos factícios sejam combinados em um grupo sob a rubrica "transtornos com sintomas somáticos". O transtorno doloroso terá dois subtipos: transtorno doloroso associado a fatores psicológicos e transtorno doloroso associado a fatores psicológicos e a uma condição médica geral.

TRATAMENTO

Ao tratar um paciente com transtorno doloroso, o médico precisa aceitar que a **condição quase sempre é crônica** e que o objetivo de alívio da dor pode ser impraticável; **uma abordagem mais razoável é conseguir uma reabilitação gradual**. Embora o médico deva confirmar a existência da dor do paciente, é importante informá-lo sobre o efeito contribuidor dos fatores psicológicos. O uso de antidepressivos pode ser uma abordagem farmacológica eficaz; **tanto os tricíclicos como os inibidores seletivos da recaptação de serotonina (ISRSs) têm se mostrado úteis**. Esses agentes funcionam diminuindo a depressão comórbida ou exercendo um efeito analgésico independente. Em geral, os **medicamentos analgésicos não ajudam**, e o paciente normalmente já tentou essa abordagem antes de procurar tratamento. Deve-se evitar analgésicos narcóticos devido a seu potencial de abuso e abstinência. O *biofeedback* pode ser útil em alguns transtornos dolorosos, de maneira específica cefaleias e tensão muscular. A hipnose e a neuroestimulação também têm sido empregadas. A psicoterapia psicodinâmica concentrada no impacto do transtorno sobre a vida do paciente pode ser útil. Para indivíduos resistentes ao tratamento, podem ser consideradas clínicas da dor (com ou sem internação).

QUESTÕES DE COMPREENSÃO

32.1 Uma mulher de 63 anos consulta seu médico de família devido a cefaleias contínuas há nove meses. Descreve a dor como sendo "constante... está sempre lá", em torno de toda a cabeça. Não percebe muita variação durante o dia e não consegue identificar fatores de alívio nem de agravamento. Embora eventualmente tenha a sensação de cabeça leve quando a dor se acentua, nega fotofobia, alterações na visão, náusea e vômito. O que mais a incomoda quanto a essas dores desde que se aposentou no ano anterior é que não consegue visitar sua netinha. Exames neurológicos completos, tomografia computadorizada, imagens por ressonância magnética, exames laboratoriais e punções lombares não indicam nada especial. Qual dos seguintes diagnósticos é mais provável para essa paciente?

A. Transtorno factício.
B. Hipocondria.
C. Simulação de doença.
D. Transtorno doloroso.
E. Transtorno de somatização.

32.2 Qual das seguintes alternativas seria a abordagem de tratamento mais útil para a paciente da questão 32.1?

A. Confrontá-la com a natureza psicológica de sua dor.
B. Prescrever analgésicos não narcóticos.
C. Tranquilizá-la afirmando que não há evidência de dor.
D. Encaminhá-la para um profissional da saúde mental.
E. Confirmar sua experiência de dor.

32.3 A paciente das questões 32.1 e 32.2 sente que suas cefaleias agora são "insuportáveis". Qual dos tratamentos a seguir seria o mais apropriado?

A. Acetaminofeno.
B. *Biofeedback*.
C. Lorazepam.
D. Medicação anti-inflamatória não esteroide.
E. Oxicodona.

RESPOSTAS

32.1 **D.** Essa paciente satisfaz os critérios para transtorno doloroso. Ela apresenta cefaleias persistentes e crônicas que são o centro de suas queixas. Essas cefaleias interferiram em sua capacidade de viajar, e o início parece coincidir com sua aposentadoria e o nascimento da neta. Sua condição não é produzida intencionalmente, como no transtorno factício ou na simulação, e também não há ganho secundário evidente (esquiva do trabalho, compensação financeira, etc.). A preocupação não é apresentar uma doença médica grave como na hipocondria, nem existem diversas queixas físicas como na somatização.

32.2 **E.** Um dos aspectos mais importantes no manejo desse transtorno é confirmar a experiência de dor do paciente. Uma resposta empática ajuda a fortalecer a aliança terapêutica. Do contrário, sugerir que os sintomas "não são reais" ou afirmar que "não há nada de errado" apenas contribui para aumentar o sofrimento do paciente e pode até agravar a sensação de dor. Embora o encaminhamento para um profissional da saúde mental possa ser indicado e mesmo útil considerando os fatores psicológicos presentes no transtorno doloroso, o assunto deve ser abordado primeiramente de forma suave com o paciente para se evitar a impressão de não estar levando a dor a sério. De modo geral, analgésicos não ajudam, e medicamentos narcóticos devem ser evitados devido a seu potencial de abuso e abstinência.

32.3 **B.** *Biofeedback* e técnicas de relaxamento demonstraram eficácia em pacientes com transtorno doloroso, de modo especial no caso de cefaleias. Analgésicos dificilmente os ajudarão. Medicamentos com potencial de adicção, como benzodiazepínicos e opioides, devem ser evitados particularmente devido à natureza crônica da doença.

> **DICAS CLÍNICAS**
>
> ▶ Um paciente com transtorno doloroso realmente sente dor; não ajuda dizer-lhe que "é tudo coisa de sua cabeça".
> ▶ O transtorno doloroso tende a ser uma condição crônica: paciência, aceitação e consultas regulares podem atenuar a intensidade e frequência das queixas. O relacionamento terapêutico entre o paciente e o médico é muito importante no manejo dessa condição.
> ▶ O DSM-5 propõe que transtornos somatoformes, fatores psicológicos que afetam uma condição médica e transtornos factícios sejam combinados sob a rubrica "transtornos com sintomas somáticos".

REFERÊNCIAS

American Psychiatric Association DSM-V Development. Factitious disorders. Disponível em: http://www.dsm5.org/ProposedRevisions/Pages/SomatoformDisorders.aspx. Acessado em 11 de janeiro, 2011.

Black DW, Andreason NC. *Introductory Textbook of Psychiatry*. 5th ed. Arlington, VA: American Psychiatric Publishing; 2010:218-220, 222-225.

Ebert M, Loosen PT, Nurcombe B, Leckman JF. *Current diagnosis and treatment in psychiatry*. New York, NY: McGraw-Hill; 2008:406-409.

Gabbard GO. *Gabbard's treatments of psychiatric disorders*. 4th ed. Washington, DC: American Psychiatric Publishing, Inc.; 2007:607-611.

CASO 33

Um homem de 42 anos procura uma psiquiatra afirmando que sua vida "está se desmantelando". Ele explica que, desde que a namorada de dois meses o deixou, tem estado "inconsolável". Menciona que está tendo dificuldade para dormir à noite, pois fica lamentando sua perda. Quando solicitado a descrever a namorada, diz: "Ela era o amor da minha vida, simplesmente linda, linda". Não consegue dar outro detalhe sobre ela. Fala que saíram juntos cinco vezes, mas que sabia que ela era a mulher certa para ele. Relata que, ao longo da vida, com frequência se sentiu "no abismo do desespero", mas também "nas nuvens". Nega história psiquiátrica e problemas clínicos.

No exame do estado mental, observa-se que o paciente está vestindo uma camisa colorida, com um desenho tropical, e calças cáqui. Ele se inclina repetidas vezes para tocar no braço da entrevistadora enquanto fala, e é cooperativo durante a entrevista. Às vezes soluça por um curto período de tempo quando fala diretamente sobre a namorada. Depois, abre um amplo sorriso ao fazer perguntas pessoais à entrevistadora. Sua fala tem ritmo normal, embora às vezes fale um pouco alto. Descreve seu humor como "horrivelmente deprimido". Seu afeto é eutímico a maior parte do tempo, e com variação completa. Seus processos de pensamento e conteúdo de pensamento estão dentro dos limites da normalidade.

▸ Qual é o diagnóstico mais provável?
▸ Qual é o melhor tratamento inicial para esse paciente?

RESPOSTAS PARA O CASO 33
Transtorno da personalidade histriônica

Resumo: Um homem de 42 anos procura uma psiquiatra com queixas de humor deprimido e dificuldade para dormir. Diz que a namorada o deixou recentemente. Embora demonstre estar chateado com a perda do relacionamento, não é capaz de descrevê-la em detalhes específicos, e fazia pouco tempo que haviam começado a namorar. A fala e o jeito do paciente parecem um pouco teatrais e exagerados. Seu afeto parece eutímico e com variação completa, e ele está tentando envolver diretamente a entrevistadora, tocando-a e fazendo-lhe perguntas pessoais. Dessa maneira, tenta atrair atenção para si mesmo sendo um tanto sedutor. Os processos e o conteúdo do pensamento são normais no exame do estado mental.

- **Diagnóstico mais provável:** Transtorno da personalidade histriônica.
- **Melhor tratamento inicial:** Psicoterapia de apoio enquanto lamenta a perda da namorada. Também precisa ser estabelecido um limite firme para seu comportamento sedutor.

ANÁLISE

Objetivos

1. Reconhecer o transtorno da personalidade histriônica em um paciente.
2. Estar ciente de outras doenças de ocorrência simultânea que podem se apresentar com o transtorno da personalidade histriônica, como abuso de substância.
3. Saber as recomendações de tratamento para os pacientes com esse transtorno que procuram ajuda enquanto estão vivenciando algum tipo de crise psicológica.

Considerações

Esse paciente possui uma apresentação clássica do transtorno da personalidade histriônica. Evidências epidemiológicas mais recentes sugerem que esse transtorno é mais comum em mulheres do que em homens e afeta cerca de 1,8% dos norte-americanos. Os indícios para fazer o diagnóstico incluem seu **discurso teatral e exagerado e seu jeito sedutor**. Esses indivíduos também costumam tentar desesperadamente atrair atenção e com frequência exageram seus sintomas. Outros indícios incluem o fato de que, apesar de se dizer em profunda depressão pela perda da namorada, o paciente é incapaz de descrevê-la a não ser de forma superficial, e seu afeto parece eutímico. Seu caso não é incomum, pois os pacientes com esse transtorno procuram um psiquiatra relatando humor deprimido, mas raras vezes com o pensamento de que suas dificuldades de funcionamento na vida cotidiana e no trabalho são devidas aos próprios comportamentos desadaptativos.

Com o desenvolvimento do DSM-5, a validade do conceito denominado **transtorno da personalidade histriônica** vem sendo examinada. Estudos indicaram que esse tipo de personalidade especificamente apresenta pouca validade conceitual, e sua prevalência é muito baixa. Sugeriu-se que esse transtorno pode ser mais bem descrito como um subconjunto do transtorno da personalidade narcisista. As alterações propostas para o DSM-5 estão alinhadas a essa ideia. Propõe-se que a denominação "transtorno da personalidade histriônica" seja descartada. Contudo, indivíduos com esse tipo de personalidade passariam a ser descritos por traços de transtorno da personalidade que incluem labilidade emocional, manipulação e estilo histriônico.

ABORDAGEM AO Transtorno da personalidade histriônica

DEFINIÇÕES

DISSOCIAÇÃO: Mecanismo de defesa pelo qual o indivíduo lida com estressores ou conflitos emocionais separando as funções normalmente integradas da consciência, memória, percepção de si mesmo ou do ambiente ou comportamento sensório-motor. Por exemplo, uma mulher que acabou de ser informada de que seu filho foi morto em um acidente de automóvel de repente sente como se não fosse ela mesma e ouve o desenrolar dos eventos como se eles estivessem sendo contados para "outra pessoa".

ESTABELECIMENTO DE LIMITES: Atividade pela qual o médico diz claramente ao paciente o que é e o que não é um comportamento apropriado em determinada circunstância. Por exemplo, o médico estabelece limites quanto ao número de vezes que o paciente pode lhe telefonar durante a semana.

REPRESSÃO: Mecanismo de defesa pelo qual o indivíduo lida com estressores ou conflitos emocionais expulsando da percepção consciente os desejos, os pensamentos ou as experiências perturbadores. Por exemplo, uma paciente é informada de que tem câncer de mama, e está claro que ouviu o que lhe disseram, pois é capaz de transmitir a informação a seu médico. Entretanto, quando volta para casa, mais tarde, diz ao marido que foi tudo bem, mas não consegue se lembrar do que ela e o médico conversaram durante a consulta.

PSICOTERAPIA DE APOIO: Terapia destinada a ajudar o paciente a manter seus mecanismos de defesa existentes para que seu funcionamento no mundo real melhore. Diferentemente da terapia orientada para o *insight*, seu objetivo é manter, não melhorar, o funcionamento intrapsíquico do paciente.

ABORDAGEM CLÍNICA

Os pacientes com **transtorno da personalidade histriônica** apresentam um **padrão global de emotividade excessiva e de busca por atenção**. Eles ficam desconfortáveis em situações nas quais não são o centro das atenções. Suas emoções mudam rapidamente e são superficiais, e muitas vezes interagem com os outros de **maneira** sedutora. Seu discurso é genérico e não apresenta detalhes. São **dramáticos e teatrais e exageram suas expressões emocionais**. Em geral, consideram os relacionamentos muito mais íntimos do que de fato são. Também são sugestionáveis, facilmente influenciáveis, muitas vezes adotando as ideias alheias sem refletir sobre elas.

DIAGNÓSTICO DIFERENCIAL

Os pacientes com transtorno da personalidade *borderline* muitas vezes se parecem com os que apresentam o transtorno da personalidade histriônica, embora os primeiros façam tentativas de suicídio mais seguidamente e tenham episódios mais frequentes (breves) de psicose. Os indivíduos maníacos podem ser excessivamente dramáticos, sedutores e carentes de atenção, mas também estão presentes os sintomas de insônia, euforia e psicose.

DICAS DE ENTREVISTA E TRATAMENTO

O médico deve apoiar emocionalmente esses pacientes e demonstrar-lhes interesse, **mas não deve permitir que se desenvolva um relacionamento pessoal ou sexual. Uma confrontação diplomática do comportamento sedutor** pode ajudar. Expressar admiração pelo paciente, sem adotar comportamentos inadequados, pode auxiliar a formar uma aliança de trabalho terapêutica. O tratamento do transtorno da personalidade histriônica é mais fácil em um contexto de terapia grupal, no qual esses pacientes, sobretudo se houver outros no grupo com o mesmo diagnóstico, tolerarão melhor quaisquer confrontações para evitar serem rejeitados pelos demais membros do grupo. A maioria das psicoterapias requer *insight*, o que esses indivíduos não têm. A psicoterapia dinâmica, na melhor das hipóteses, provavelmente levaria a resultados duvidosos. É importante monitorar os pacientes quanto a abuso de substâncias, o que ocorre com frequência e pode ser uma má estratégia para lidar com questões psicológicas.

QUESTÕES DE COMPREENSÃO

33.1 Uma mulher de 35 anos com transtorno da personalidade histriônica está há um ano fazendo consultas semanais com seu psiquiatra. Durante uma sessão, o terapeuta diz à paciente que sairá em férias nas duas semanas seguintes. Quando volta das férias, ela comenta que achava que ele a tinha abandonado e diz: "Você nem sequer se deu ao trabalho de me avisar que sairia em férias". O mecanismo de defesa comum em pacientes com transtorno da personalidade histriônica que descreve esse lapso de memória é:
A. Sublimação.
B. Dissociação.
C. Anulação retroativa.
D. Repressão.
E. Deslocamento.

33.2 Uma mulher de 23 anos com diagnóstico de transtorno da personalidade histriônica consulta seu médico com a queixa principal de cefaleias frequentes. Enquanto o médico anota a história da paciente, percebe que ela constantemente toca seu braço por sobre a mesa quando está falando com ela e também se inclina no limite de seu assento para ficar mais próxima dele. Qual reação a seguir é a mais adequada para o médico?
   A. Dizer à paciente que pare imediatamente de tocá-lo.
   B. Mover seu assento para longe da paciente de forma que ela não possa alcançá-lo.
   C. Dizer à paciente que ela será encaminhada a uma médica.
   D. Dizer à paciente que entende seu temor sobre as cefaleias, mas que tocá-lo não é uma conduta apropriada.
   E. Dizer à paciente que entende sua gratidão nessa situação.

33.3 Uma jovem de 20 anos procura um psiquiatra por insistência da mãe, a qual afirma que sua filha "não é mais ela mesma". A paciente tem se vestido com roupas vivamente coloridas e usado muita maquiagem nas últimas três semanas. Age de forma excessivamente sedutora com seus colegas no trabalho, está mais distraída e se irrita com facilidade. Também tem dormido menos, afirmando que "não precisa dormir mais". Qual dos seguintes diagnóstico se ajusta melhor à apresentação dessa paciente?
   A. Transtorno da personalidade histriônica.
   B. Transtorno da personalidade *borderline*.
   C. Transtorno bipolar, episódio maníaco.
   D. Transtorno da personalidade narcisista.
   E. Transtorno delirante.

33.4 Qual dos seguintes traços de personalidade tem maior chance de ser observado neste tipo de paciente?
   A. Insensibilidade.
   B. Labilidade emocional.
   C. Imprudência.
   D. Desregulação cognitiva.
   E. Grandiosidade.

RESPOSTAS

33.1 **D.** A repressão é um mecanismo de defesa comum em pacientes com transtorno da personalidade histriônica.

33.2 **D.** Pacientes histriônicos costumam demonstrar comportamento inadequado ou sedutor. A melhor maneira de lidar com esse aspecto é ter tato e ser compreensivo, mas estabelecer limites de forma firme e clara sobre esse tipo de comportamento.

33.3 **C.** Essa paciente começou a ter um comportamento que não está de acordo com sua personalidade. Tal comportamento inclui vestir roupas berrantes e usar muita maquiagem, assim como agir de forma sedutora. Anda distraída, irritável e precisa de menos sono que o normal. Todos esses sintomas apontam para um episódio maníaco (supondo-se que nenhuma condição clínica nem uso de substância expliquem essa súbita mudança de funcionamento).

33.4 **B.** Pacientes com transtorno da personalidade histriônica, com maior frequência, apresentam labilidade emocional. Observa-se grandiosidade em transtornos das personalidades antissocial e narcisista; desregulação cognitiva em esquizotípica e *borderline*; imprudência em antissocial e *borderline*; e insensibilidade em antissocial.

> ### DICAS CLÍNICAS
>
> ▶ Os pacientes com transtorno da personalidade histriônica muitas vezes parecem muito dramáticos e excessivamente emotivos. Eles não são muito profundos em suas emoções ou em seus relacionamentos. Sentem-se desconfortáveis quando não são o centro das atenções.
> ▶ Os pacientes com transtorno da personalidade histriônica normalmente utilizam os mecanismos de defesa de dissociação e repressão.
> ▶ Ao interagir com esses pacientes, o médico deve adotar uma abordagem discreta e amigável, mas deve ter cuidado com os limites interpessoais. Ele precisa estar atento para não se deixar enredar em relacionamentos pessoais ou sexuais com esses pacientes, que são muito sedutores.
> ▶ Os pacientes com transtorno da personalidade histriônica podem ser diferenciados daqueles com mania porque estes últimos desenvolvem sintomas dramáticos e sedutores como um comportamento novo, não como um padrão global. É comum os pacientes com mania também terem sintomas vegetativos, tal como menor necessidade de sono, bem como sintomas psicóticos.

REFERÊNCIAS

Bakkevig JF, Karterud S. Is the Diagnostic and Statistical Manual of Mental Disorders, Fourth Edition, histrionic personality disorder category a valid construct? *Compr Psychiatry.* 2010 Sep-Oct;51(5): 462-470. ePub 8 de Janeiro, 2010.

Grant BF, Hasin DS, Stinson FS, et al. Prevalence correlates and disability of personality disorders in the United States: Results from the national epidemiologic survey on alcohol and related conditions. *J Clin Psychiatry.* 2004;65(7):948-958.

Sadock BJ, Sadock VA. *Kaplan & Sadock's Synopsis of Psychiatry.* 10th ed. Baltimore, MD: Lippincott Williams & Wilkins; 2007:801-802.

CASO 34

Uma jovem de 17 anos é levada ao clínico geral por sua mãe devido a queixas frequentes de cefaleia e dor de estômago nas últimas 3 a 4 semanas. A mãe informa ao médico que o desempenho escolar da menina também piorou nesse mesmo período e acredita que isso seja consequência das dores crônicas. A menina perdeu vários dias de aula devido a suas queixas. A mãe já a levou a médicos para avaliar sua visão e audição, e não foram detectados problemas. No curso da entrevista pelo residente de medicina, descobre-se que o pai da jovem está alistado no exército e foi recrutado para uma missão de guerra de seis meses no Afeganistão há cinco semanas. Ele envia vários *e-mails* por semana, mas a mãe explica que a menina se preocupa bastante com ele e com sua segurança. Durante a consulta, a jovem ainda revela que, além das preocupações com seu pai, também chora com frequência e se sente melhor quando conversa com suas amigas. Algumas vezes, tem um pesadelo com o pai e, em consequência, sente que tem mais dificuldades de dormir.

▶ Qual é o diagnóstico mais provável para essa paciente?
▶ Qual é o tratamento mais indicado para esse transtorno?

RESPOSTAS PARA O CASO 34
Transtorno da adaptação

Resumo: Uma jovem de 17 anos chega ao clínico geral com uma série de queixas somáticas recentes (3 a 4 semanas). Além disso, também tem sintomas leves relacionados ao humor, bem como ansiedade em consequência da situação militar do pai. Consegue realizar atividades de modo geral, mas parece haver um certo declínio. Apresenta evidências de pontos fortes, no sentido de que consegue expressar esses sentimentos a outros e, dessa forma, se sente melhor.

- **Diagnóstico mais provável:** Transtorno da adaptação misto com ansiedade e humor deprimido.
- **Tratamento mais indicado:** Psicoterapia (de apoio).

ANÁLISE

Objetivos

1. Reconhecer o transtorno da adaptação em um paciente.
2. Compreender a melhor recomendação de tratamento para pacientes com esse transtorno.

Considerações

Poucas semanas depois que seu pai foi enviado ao exterior para cumprir obrigações militares, a jovem começa a apresentar dificuldades percebidas pela mãe. Essas dificuldades aparecem primeiramente na forma de queixas somáticas. Trata-se de uma apresentação comum de sentimentos de depressão e ansiedade em crianças. Deve-se realizar um exame para tranquilizar tanto os pais quanto os pacientes de que não há nada fisicamente grave. Com o aprofundamento das indagações, descobre-se que ela apresenta mais sintomas psiquiátricos típicos nas áreas de humor e preocupação. Ela funciona de forma adequada, mas parece haver um declínio significativo, superior ao que seria esperado sob essas circunstâncias. Os sintomas tiveram duração curta (inferior a seis meses) e ocorreram no prazo de quatro meses desde a manifestação do estressor (viagem do pai). O prognóstico é bom, levando em consideração o ambiente de apoio e a reação em falar sobre seus sentimentos (ver os critérios diagnósticos no Quadro 34.1). Para essa situação, indica-se terapia de apoio e também uma avaliação da mãe para observar como ela está lidando com a situação.

> **QUADRO 34.1** • Critérios diagnósticos para transtorno da adaptação misto com ansiedade e humor deprimido
>
> Desenvolvimento de uma resposta emocional a um estressor específico, ocorrendo no prazo de três meses após o início desse estressor.
> Sintomas clinicamente significativos, desenvolvidos em resposta ao estressor.
> Os sintomas não persistem por mais de seis meses depois que o estressor é resolvido.
> São reconhecidos cinco diferentes subtipos do transtorno da adaptação, cada um caracterizado por um conjunto específico de humor e/ou comportamento:
> - Com humor depressivo
> - Com ansiedade
> - Misto de ansiedade e depressão
> - Com perturbação de conduta
> - Com perturbação mista das emoções e da conduta

ABORDAGEM AO
Transtorno da adaptação

DEFINIÇÕES

SINTOMAS CLINICAMENTE SIGNIFICATIVOS: Sofrimento que excede o que seria esperado em resposta ao estressor específico em questão. Para serem considerados clinicamente significativos, esses sintomas precisam incluir um impacto acentuado sobre diversos contextos.

PSICOTERAPIA DE APOIO: Tipo de terapia em que a pessoa aprende como enfrentar questões como fobias e estressores.

ABORDAGEM CLÍNICA

Diagnóstico diferencial

A maior preocupação no diagnóstico diferencial dos pacientes com transtorno da adaptação é a depressão maior. A diferença entre os dois é uma questão de grau. Os pacientes com depressão maior podem ter seu início após o início de um estressor, mas a depressão maior continua mesmo depois que esse estressor foi removido. Na depressão maior ainda são observadas dificuldades acentuadas envolvendo sono, apetite, concentração e nível de energia, e podem ocorrer ideação suicida e sintomas psicóticos que não são temporários. Em crianças e adolescentes, costuma-se observar humor irritável em vez do humor deprimido clássico observado em adultos.

Os transtornos do humor que surgem devido ao uso de uma substância ou a uma condição médica geral devem sempre ser descartados. Os médicos devem excluir quaisquer complexos de sintomas característicos de outros transtornos também induzidos por estresse (como o de estresse agudo ou o de estresse pós-traumático

[TEPT]) antes de diagnosticar transtorno da adaptação. No TEPT, o estressor costuma envolver eventos reais ou ameaças de morte ou ferimento grave. Por fim, as reações normais de perda ou luto podem ser difíceis de diferenciar dos transtornos da adaptação, mas se o estressor estiver dentro de limites esperados e/ou culturalmente aceitáveis, em geral não se deve diagnosticar o transtorno da adaptação.

O Grupo de Trabalho para Transtornos da Adaptação do DSM-5 atualmente recomenda que os transtornos da adaptação sejam incluídos em um agrupamento de transtornos relacionados a trauma e estresse. No momento, examina-se a possibilidade de inclusão de um diagnóstico de transtorno da adaptação relacionado à perda, um especificador de "com perda traumática e transtorno relacionado a uma perda" no Apêndice para Investigações Posteriores.

TRATAMENTO

O tratamento mais indicado para transtorno da adaptação é a psicoterapia. Em geral, a psicoterapia de grupo é útil, especialmente se os membros do grupo vivenciam estressores semelhantes, como, por exemplo, pacientes com câncer de mama ou indivíduos que sofreram trauma semelhante. A terapia individual dá ao paciente uma oportunidade de elaborar o significado do estressor em sua vida e o impacto deste sobre seu bem-estar. De modo habitual, não são indicados medicamentos, embora o uso de um fármaco por um breve período de tempo para induzir o sono possa ser útil se a perturbação do sono fizer parte dos sintomas. Por fim, no caso de estressores extremamente agudos, por exemplo, um evento traumático específico, como um acidente de carro ou uma situação de violência, técnicas de apoio como treino de relaxamento, tranquilização e modificação ambiental (p. ex., trocar as fechaduras do apartamento ou se mudar, quando a paciente foi vítima de um estupro dentro de casa) podem ajudar.

QUESTÕES DE COMPREENSÃO

34.1 O transtorno da adaptação é diagnosticado em uma mulher de 45 anos que foi despedida de um emprego que tinha há 20 anos. Ela está em psicoterapia de apoio. Nove meses mais tarde, é atendida por seu médico, mas nenhum dos sintomas se resolveu. Durante esse período, ela encontrou outro emprego semelhante ao primeiro em termos de tarefas e salário. Qual é o diagnóstico mais provável?

A. Transtorno da adaptação.
B. Transtorno de estresse pós-traumático.
C. Transtorno depressivo maior.
D. Transtorno bipolar.
E. Transtorno esquizoafetivo.

34.2 Um homem de 52 anos consulta seu clínico geral após a morte da esposa, decorrente de câncer de mama, há dois meses. Ele reclama de depressão, tristeza inconsolável, crises de choro e incapacidade de concentrar-se no trabalho e em suas atividades habituais. Qual dos seguintes tratamentos provavelmente seja mais útil para o paciente?

A. Psicoterapia de apoio.
B. Terapia familiar.
C. Um antidepressivo inibidor seletivo da recaptação de serotonina.
D. Psicanálise.
E. Terapia de modificação de comportamento.

34.3 Uma mulher de 27 anos e seu filho de 7 anos se apresentam a um centro de saúde mental para tratamento. Os pacientes eram passageiros no banco traseiro do carro quando foram atingidos pela carreta de um caminhão, a qual matou o pai e uma irmã mais velha. Tanto a mãe quanto o filho demonstram sintomas depressivos significativos. Qual dos sintomas a seguir apresenta maior probabilidade de ser diferente na apresentação desses dois pacientes?

A. Irritabilidade.
B. Pensamentos suicidas.
C. *Flashbacks*.
D. Insônia.
E. Desatenção.

RESPOSTAS

34.1 **C.** O critério da duração dos sintomas ocorrendo *depois* que o estressor se resolveu foi satisfeito para depressão maior. Com a ausência do estressor, a continuidade de um transtorno da adaptação seria uma resposta incorreta. Não existem evidências de psicose nem de humor maníaco, de modo que as opções relacionadas a transtorno bipolar ou esquizoafetivo seriam incorretas. O TEPT não seria uma opção viável porque a paciente não passou por um estressor que oferecesse risco à vida.

34.2 **A.** Indica-se psicoterapia de apoio para ajudar o paciente a lidar com sua reação à perda, seja individualmente, seja em grupo. No caso de luto, não se aconselha o uso de fármacos, talvez com exceção de um medicamento leve para o sono quando a insônia se torna um problema. Modificação comportamental e/ou psicanálise são ambas desnecessárias nesse contexto, já que a questão envolve um problema muito mais agudo que não é de natureza comportamental. O paciente não indica problemas familiares (além da morte da esposa), portanto uma terapia de apoio é a melhor opção.

34.3 **A.** Na apresentação clínica de crianças e adolescentes, costuma-se encontrar evidências de irritabilidade ou temperamento explosivo em vez da sensação de tristeza e depressão. A capacidade de compreender o conceito de depressão parece ser mediada de forma desenvolvimental.

> **DICAS CLÍNICAS**
>
> ▶ O transtorno da adaptação tem vários subtipos diferentes de sintomas: humor deprimido, ansiedade ou perturbação da conduta.
> ▶ As crianças geralmente ficam irritáveis em vez de deprimidas.
> ▶ A cronologia dos sintomas é muito importante para fazer o diagnóstico correto.
> ▶ A modalidade de tratamento mais importante para o transtorno da adaptação envolve psicoterapia, e não intervenções somáticas.

REFERÊNCIAS

Ebert M, Loosen P, Nurcombe B, eds. *Current diagnosis and treatment in psychiatry*. New York, NY: McGraw-Hill. 2008:460-466.

Sadock BJ, Sadock VA. *Kaplan & Sadock's synopsis of psychiatry*. 10th ed. Baltimore, MD: Lippincott Williams & Wilkins. 2007:1111-1112.

CASO 35

Uma enfermeira de 41 anos procura o setor de emergência por temer estar com hipoglicemia decorrente de insulinoma. Ela relata repetidos episódios de cefaleia, sudorese, tremor e palpitações. Nega qualquer problema clínico anterior, e o único medicamento que toma é um anti-inflamatório não esteroide para cólicas menstruais. No exame físico, observa-se que é uma mulher bem vestida, inteligente, educada e cooperativa. Seus sinais vitais são estáveis, exceto por uma leve taquicardia. No exame são percebidas diaforese, taquicardia e numerosas cicatrizes em seu abdome, assim como marcas de agulha em seus braços. Quando questionada sobre isso, ela diz que está confusa devido à hipoglicemia.

A paciente é então internada no serviço médico. As avaliações laboratoriais demonstram redução no nível de açúcar no sangue em jejum e um aumento no nível de insulina, mas um nível reduzido do peptídeo-C plasmático, o que indica injeção exógena de insulina. Quando confrontada com essa informação, ela logo fica zangada, afirma que a equipe do hospital é incompetente e exige ser liberada, contra os conselhos médicos.

▶ Qual é o diagnóstico mais provável?
▶ Qual é a melhor maneira de abordar essa paciente?

RESPOSTAS PARA O CASO 35
Transtorno factício

Resumo: Uma enfermeira de 41 anos procura o setor de emergência com sintomas típicos de insulinoma, incluindo cefaleia, diaforese, palpitações e tremores. Ela nega qualquer história médica, embora seu exame físico demonstre cirurgias e injeções anteriores. Quando confrontada com essas evidências, torna-se agressiva e pede para sair do hospital.

- **Diagnóstico mais provável:** Transtorno factício.
- **Melhor abordagem:** Para fazer essa paciente se comprometer a seguir um tratamento psiquiátrico, deve ser tentada uma aliança com ela quanto à compulsão de "estar doente". Com frequência, é mais eficaz um trabalho conjunto com o clínico geral do paciente do que lidar apenas com o paciente. Deve-se concentrar no manejo do paciente em vez da cura. Deve-se estar sempre consciente de seus próprios sentimentos em relação ao paciente, já que costuma ser fácil irritar-se com esses indivíduos e agir de forma punitiva.

ANÁLISE

Objetivos

1. Reconhecer o transtorno factício (ver Quadro 35.1).
2. Diferenciar o transtorno factício do transtorno conversivo e da simulação.
3. Compreender a melhor abordagem aos pacientes com transtorno factício.

Considerações

Ainda que essa paciente a princípio tenha se apresentado com sintomas clássicos de hipoglicemia possivelmente decorrentes de insulinoma, observam-se discrepâncias em sua história, em especial a **negação de uma história médica evidente devido a várias cicatrizes**. As avaliações laboratoriais são compatíveis com o uso de insulina, que sem dúvida ela mesma injeta. De forma específica, embora seus níveis de insulina estejam elevados, seus níveis de peptídeo-C séricos estão diminuídos. **Quando confrontada, torna-se agressiva e defensiva e pede para deixar o hospital.** Não estão presentes **motivos externos óbvios**. Portanto, parece que sua motivação é apenas assumir o papel de enfermo (ganho primário). O fato de a paciente ter criado cons-

---

QUADRO 35.1 • Critérios diagnósticos para transtorno factício

Produção intencional ou simulação de sinais ou sintomas físicos ou psicológicos.
A motivação consiste em assumir o papel de enfermo (ganho primário).
Estão ausentes motivos externos para o comportamento (como na simulação).

cientemente a hipoglicemia exclui o diagnóstico de um transtorno somatoforme ou conversivo. A ausência de um ganho secundário diferencia o transtorno factício da simulação. Convém notar que trata-se de uma mulher inteligente, que trabalha na área da saúde, um cenário comum para esse transtorno.

ABORDAGEM AO
Transtorno factício

DEFINIÇÕES

PSEUDOLOGIA FANTÁSTICA: Narração de "histórias mirabolantes", ou mentiras, comumente observada no transtorno factício.

SÍNDROME DE MÜNCHAUSEN: Transtorno factício, especialmente envolvendo episódios repetidos, buscando admissão em diferentes hospitais, e pseudologia fantástica.

SÍNDROME DE MÜNCHAUSEN POR PROCURAÇÃO: Transtornos factícios induzidos em crianças pelos pais, os quais em geral são muito cooperativos depois de levá-las ao hospital.

ABORDAGEM CLÍNICA

Embora a verdadeira incidência desse transtorno seja desconhecida, ele parece ser mais comum em profissionais que trabalham em hospitais e na área da saúde. A etiologia não está clara e pode ter a ver com relacionamentos inadequados entre pais e filhos durante a infância. Em geral, os indivíduos afetados têm inteligência média ou acima da média, baixa autoestima e uma profunda necessidade de dependência. Eles fingem sintomas físicos de forma tão convincente que são hospitalizados ou operados.

DIAGNÓSTICO DIFERENCIAL

Em primeiro lugar, devemos descartar a possibilidade de uma causa clínica subjacente autêntica com uma apresentação incomum. Além disso, devido à natureza autoinfligida dos sintomas, é fundamental que o paciente seja examinado também quanto a complicações reais. Os exemplos incluem aderências resultantes de cirurgias abdominais frequentes (desnecessárias) que levam a obstrução, infecções graves, produzidas pela injeção de urina ou fezes nas veias, e coma causado por hipoglicemia.

Pode ser difícil diferenciar o transtorno factício do conversivo e de outros transtornos somatoformes, assim como da simulação. Enquanto a etiologia da compulsão de produzir de forma intencional doenças físicas ou psiquiátricas pode ter suas raízes em uma dinâmica inconsciente, primitiva, **no transtorno factício a motivação *consciente* está em assumir o papel de enfermo.** Os pacientes **simulam doenças cons-**

cientemente para serem cuidados em um ambiente de atendimento de saúde. Esse comportamento contrasta com o observado no transtorno conversivo e em outros transtornos somatoformes, nos quais tanto os conflitos subjacentes como a produção dos sintomas são *inconscientes*. Na simulação, tanto a motivação (um incentivo externo) quanto a produção de sintomas ou doenças são *conscientes*.

Os pacientes com transtorno factício também podem satisfazer os critérios para transtorno da personalidade *borderline*. Aqueles com os dois transtornos costumam apresentar história de maus-tratos na infância, tais como abuso físico, sexual ou emocional.

Alterações propostas para o DSM-5: Propõe-se que os transtornos somatoformes, os fatores psicológicos que afetam uma condição médica e os transtornos factícios sejam combinados em um grupo sob a rubrica de "transtornos com sintomas somáticos". Recomendam-se apenas pequenas modificações para os transtornos factícios, sendo que a mais importante delas elimina a distinção entre transtornos factícios que envolvem sintomas físicos e aqueles que envolvem sintomas psicológicos.

TRATAMENTO

Não existe um tratamento específico para transtornos factícios. Se houver um transtorno psiquiátrico subjacente, como depressão maior ou transtorno de ansiedade, ele deve ser tratado conforme indicado. Assim como os pacientes com transtorno somatoformes, esses indivíduos são extremamente resistentes ao tratamento de saúde mental. Quando desmascarados, em geral fogem do hospital, muitas vezes repetindo o mesmo ciclo ou um ciclo semelhante em outra instituição. *Lidar* com esse transtorno é mais adequado que *tratá-lo*. A vinculação com um serviço de atendimento psiquiátrico ajuda na adesão do paciente ao tratamento psiquiátrico. Também é importante trabalhar com a equipe hospitalar para que saiba lidar com os sentimentos de raiva, traição e desconfiança que quase sempre vêm à tona. Convém lembrar que os indivíduos com transtorno factício estão muito doentes e que, como os outros pacientes "genuínos", precisam de ajuda e cuidados.

QUESTÕES DE COMPREENSÃO

35.1 Qual das seguintes é a motivação mais provável por trás do comportamento apresentado no transtorno factício?

    A. A motivação é inconsciente e, portanto, o paciente não a percebe.
    B. Desejo de evitar a prisão.
    C. Desejo de ser cuidado.
    D. Desejo de obter compensação.
    E. Desejo de obter narcóticos.

35.2 Que tipo de transtorno da personalidade costuma ocorrer de forma comórbida com o transtorno factício?

A. Antissocial.
B. Esquiva.
C. *Borderline*.
D. Obsessivo-compulsiva.
E. Esquizoide.

35.3 Qual dos seguintes contextos é mais compatível com o transtorno factício?
A. Simular psicose para evitar indiciamento criminal.
B. Mentir sobre uma dor nas costas para receber uma licença no trabalho.
C. Pseudoconvulsões no contexto de um conflito familiar.
D. Colocar fezes na urina para receber tratamento por infecção do trato urinário.
E. Medo recorrente de ter uma doença grave.

35.4 Qual das seguintes opções é a abordagem mais útil para os pacientes com transtorno factício?
A. Confrontá-los com o fingimento dos sintomas.
B. Dar-lhes alta do hospital.
C. Estabelecer uma aliança terapêutica.
D. Farmacoterapia.
E. Encaminhá-los às autoridades legais.

RESPOSTAS

35.1 **C.** O desejo principal no transtorno factício é assumir o papel de enfermo e ser cuidado. Em contrapartida, na simulação a motivação é conseguir um ganho tangível (tal como evitar o trabalho, a escola ou uma sentença de prisão), obter narcóticos ou compensação financeira. Se a motivação for inconsciente, deve ser considerada a possibilidade de transtorno conversivo ou outros transtornos somatoformes.

35.2 **C.** O transtorno da personalidade *borderline* não é incomum em pacientes com transtorno factício. Em ambos os transtornos os indivíduos frequentemente têm uma história semelhante de violência, abuso sexual e negligência emocional. Aqueles com transtorno da personalidade *borderline* também traduzem em ações seus conflitos psicológicos internos em um nível interpessoal e manifestam o estado afetivo caótico e lábil observado no transtorno factício.

35.3 **D.** A marca registrada do transtorno factício é o fingimento intencional de uma doença física ou psiquiátrica a fim de assumir o papel de enfermo. Exemplos incluem injetar-se com insulina para criar hipoglicemia, tomar anticoagulantes para fingir um sangramento e contaminar amostras de urina com fezes para simular uma infecção do trato urinário. Mentir sobre dor nas costas para evitar o trabalho ou fingir psicose para evitar indiciamento criminal são exemplos de simulação. Pseudoconvulsões são um exemplo de transtorno conversivo. O medo de ter uma doença grave devido à interpretação equivocada de sensações corporais é característico da hipocondria.

35.4 **C.** Embora não exista um tratamento específico para transtorno factício, a melhor maneira de ajudar esses indivíduos é tentar estabelecer uma aliança terapêutica e um relacionamento de trabalho. Apesar de ser uma tarefa difícil, só assim a compulsão do paciente de fingir uma doença pode ser tratada e trabalhada em um contexto psicoterapêutico. A confrontação pode ser necessária em algumas circunstâncias, mas, se for adotada uma postura acusatória ou crítica, o paciente pode fugir dos cuidados e começar um novo ciclo em outro hospital. A alta prematura desse tipo de pacientes do hospital ou o encaminhamento a serviços legais tem o mesmo resultado, ainda que nos casos de transtorno factício por procuração (em que um cuidador simula doença em uma criança) seja necessário o encaminhamento da criança a um serviço de proteção, pois esse comportamento é considerado uma forma de abuso infantil. O uso de farmacoterapia deve ser limitado, a menos que o paciente apresente um transtorno comórbido do Eixo I. Devido ao potencial de abuso, medicamentos devem ser usados de forma criteriosa.

DICAS CLÍNICAS

- O transtorno factício se caracteriza pela produção intencional de sinais ou sintomas físicos ou psiquiátricos com o objetivo de assumir o papel de enfermo.
- O transtorno factício é mais comum em mulheres e nas profissões ligadas ao atendimento à saúde.
- O curso do transtorno factício é crônico, com um padrão de mentiras, lesões autoinduzidas, hospitalizações repetidas e altas prematuras.
- A melhor maneira de tratar o transtorno factício envolve sua identificação imediata, evitar exames e tratamentos desnecessários, entendimento empático da necessidade de estar doente, estabelecimento de uma relação terapêutica de trabalho e o possível encaminhamento a um profissional da saúde mental.
- **Alterações propostas para o DSM-5:** No momento, recomendam-se apenas pequenas modificações para os transtornos factícios. A mais importante delas elimina a distinção entre transtornos factícios com sintomas físicos e transtornos factícios com sintomas psicológicos.

REFERÊNCIAS

American Psychiatric Association DSM-V Development. Factitious disorders. Disponível em: http://www.dsm5.org/ProposedRevisions/Pages/FactitiousDisorders.aspx. Acessado em 10 de janeiro, 2011.

Hales RE, Yudofsky SC, Gabbard GO. *The American Psychiatric Publishing Textbook of Clinical Psychiatry.* 5th ed. Arlington, VA: American Psychiatric Publishing, Inc.; 2008:643-649.

Sadock BJ, Sadock VA. *Kaplan & Sadock's Synopsis of Psychiatry.* 10th ed. Philadelphia, PA: Lippincott Williams & Wilkins; 2007:658-664.

CASO 36

O primogênito de um casal, com 2 anos e meio, é levado ao consultório do pediatra pelo pai. Antes dessa consulta, o menino só fora ao médico para consultas de rotina e para o tratamento de um episódio de otite média. O pai está preocupado com os problemas comportamentais que o filho passou a ter. No último mês, a criança vai para a cama dormir, e os pais a ouvem levantar no meio da noite. Esse comportamento ocorre 1 ou 2 vezes por semana. Nessas ocasiões, o menino é encontrado em pé em algum lugar da casa, chorando e parecendo desorientado, com a respiração acelerada e sudorese intensa. Quando os pais tentam consolá-lo ou levá-lo de volta para o quarto, ele fica alterado, batendo neles e gritando alto. Continua gritando e brigando por vários minutos e, então, para espontaneamente. Quando conseguem acordá-lo, continua agindo de forma temerosa e é incapaz de relatar o que estava sonhando. Depois que a criança se acalma, os pais a colocam de volta na cama, e ela dorme o restante da noite sem incidentes. De manhã, acorda com seu humor alegre habitual e não lembra o que ocorreu na noite anterior. Os pais temem que possa estar tendo convulsões ou desenvolvendo um grave problema comportamental.

▶ Qual é o diagnóstico mais provável para esse paciente?
▶ Qual tratamento você recomendaria nesse caso?

RESPOSTAS PARA O CASO 36
Transtorno de terror noturno

Resumo: O paciente é um menino de 2 anos e meio com problemas de sono de início recente, sem outra história significativa. Acorda à noite aos gritos e com hiperexcitação autonômica, e os pais não conseguem acalmá-lo. Esses episódios duram alguns minutos, e então ele volta a dormir normalmente. A criança não se lembra dos eventos pela manhã.

- **Diagnóstico mais provável:** Transtorno de terror noturno.
- **Tratamentos recomendados:** Proteger a criança de ferimentos e não fazer nada. O transtorno costuma ter duração limitada.

ANÁLISE
Objetivos
1. Reconhecer o transtorno de terror noturno em um paciente (ver Quadro 36.1).
2. Ser capaz de oferecer sugestões de tratamento para os pais.

Considerações
A apresentação desse paciente é típica do transtorno de terror noturno, o qual ocorre em 3% de todas as crianças e em menos de 1% dos adultos e se manifesta de modo típico como perturbações emocionais e comportamentais à noite. Esses eventos em geral ocorrem na primeira parte do ciclo de sono noturno durante **o sono delta (ondas lentas). No transtorno de terror noturno, a criança não lembra os episódios na manhã seguinte. Febre, privação de sono e depressores do sistema nervoso podem aumentar a frequência de episódios de terror noturno. Geralmente essas crianças não apresentam psicopatologia.** Os episódios costumam ser autolimitados, não exigem tratamento, e o prognóstico é muito bom. Tranquilizar os pais é a intervenção mais indicada. Os pesadelos ocorrem durante o sono de movimento rápido dos olhos (REM) e em regra estão associados ao relato de um "sonho ruim". Caso a criança seja acordada, normalmente consegue se lembrar do sonho, mesmo na manhã seguinte. Estudos recentes demonstraram uma forte correlação de terror noturno e outras parassonias com a presença de outros transtornos do sono, como distúrbio respiratório

QUADRO 36.1 • Critérios diagnósticos para transtorno de terror noturno

Episódios de despertar abrupto evidente, geralmente ocorrendo na primeira parte do ciclo de sono.
Exibição comportamental de intensa emoção, frequentemente com respostas autonômicas extremas.
O paciente muitas vezes não reage às tentativas de confortá-lo ou acalmá-lo.
Pouca lembrança do episódio na manhã seguinte, após despertar normal.

do sono e síndrome das pernas inquietas. Em praticamente todas as crianças estudadas, a parassonia – sobretudo terrores noturnos e sonambulismo – foi eliminada ao serem implementadas intervenções adequadas para o tratamento do outro transtorno do sono. Sugeriu-se que o transtorno do sono pode **desencadear** a parassonia, e, quando o fator desencadeador é eliminado, a parassonia se resolve. Além disso, estudos também indicaram uma correlação bastante forte de terrores noturnos com uma história familiar de outras parassonias. Um estudo canadense recente investigou a correlação do terror noturno com gêmeos monozigóticos e dizigóticos e demonstrou um considerável componente hereditário desse transtorno.

ABORDAGEM AO
Transtorno de terror noturno

DEFINIÇÕES

SONO DELTA: Estágio do sono caracterizado por baixa frequência (0,5 a 2 ondas/s), ondas de alta voltagem (amplitudes superiores a 75 μV) em pelo menos 20% das ondas.

DISSONIAS: Dificuldades de sono associadas à duração e ao tipo de sono.

PARASSONIAS: Transtornos do sono associados a problemas durante os estágios de sono.

MOVIMENTO RÁPIDO DOS OLHOS: Estágio do sono caracterizado por movimentos rápidos dos olhos e um padrão de atividade elétrica encefálica de vigília.

CICLO DE SONO: Atividade de ondas cerebrais associada a estágios variados de sono, do leve ao profundo.

SONAMBULISMO: Caminhar durante o sono.

DISTÚRBIO RESPIRATÓRIO DO SONO: Descreve um grupo de distúrbios caracterizados por anormalidades do padrão respiratório (pausas na respiração) ou na quantidade de ventilação durante o sono. A apneia obstrutiva do sono (AOS), o tipo de distúrbio mais comum, caracteriza-se pelo colapso repetitivo das vias aéreas durante o sono e a necessidade de acordar para retomar a ventilação.

ABORDAGEM CLÍNICA

Sono normal

O ciclo de sono humano se divide em vários estágios diferentes, definidos pelos padrões de onda cerebrais que podem ser medidos em um estudo do sono. Os parâmetros mensurados incluem um eletroencefalograma (EEG), que mede e registra a atividade elétrica na superfície do cérebro; um eletro-oculograma (EOG), que registra os movimentos dos olhos durante o sono; e um eletromiograma (EMG), que registra a atividade elétrica originária dos músculos ativos do corpo (Fig. 36.1). Os estágios do sono definidos pelo estudo do sono incluem:

Estágio 1: O EEG pode mostrar ondas teta, o tônus muscular pode estar relaxando, e os movimentos dos olhos podem ser lentos e rotatórios; tipicamente, o período de "cochilar".

Estágio 2: O EEG mostra complexos K e fusos de sono, nenhum movimento dos olhos e pouca atividade muscular.

Sono delta: O EEG mostra ondas de baixa frequência e alta voltagem. Alguns autores dividem o sono delta em estágios 3 e 4, dependendo da quantidade observada de ondas delta.

Movimento rápido dos olhos: Voltagem rápida e baixa no EEG, nenhum tônus muscular (cataplexia) e movimentos muito rápidos dos olhos.

O ciclo de sono é uma apresentação dinâmica dos estágios em uma noite típica de sono. Os transtornos do sono são classificados e definidos com base em sua ocorrência e manifestação no contexto do ciclo de sono. As dissonias são transtornos caracterizados por sonolência excessiva ou dificuldade em iniciar ou manter o sono. Elas incluem transtornos intrínsecos do sono – como narcolepsia e apneia obstrutiva do sono – e transtornos extrínsecos – como má higiene do sono, alergias e sono insuficiente. As parassonias são transtornos do sono que ocorrem durante o sono ou ao despertar. Elas incluem terror noturno, deambulação durante o sono (sonambulismo), distúrbio do movimento rítmico, falar durante o sono, pesadelos, paralisia do sono, bruxismo e enurese.

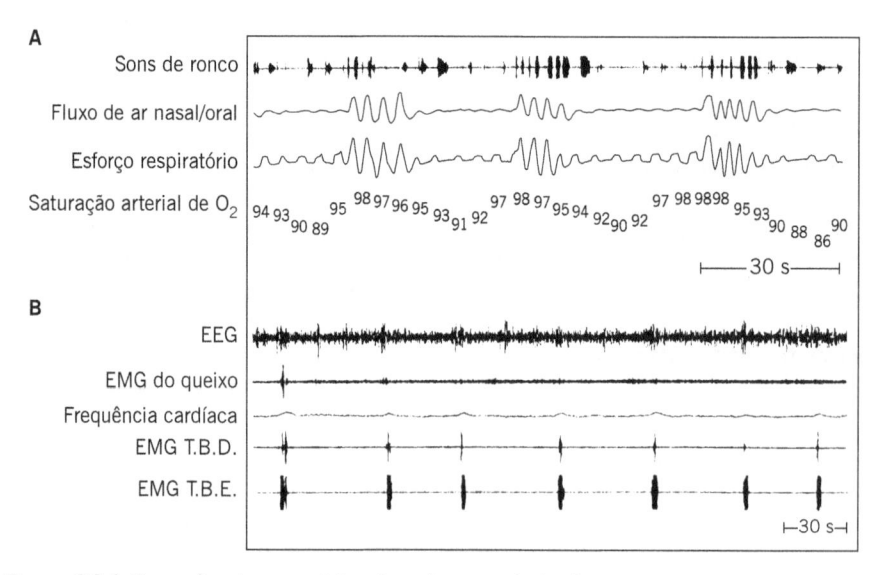

Figura 36.1 Os parâmetros medidos durante um estudo do sono.

DIAGNÓSTICO DIFERENCIAL

Terror noturno e sonambulismo tendem a ocorrer durante períodos de despertar do sono delta. Como consequência, esses transtornos são mais comuns em crianças que têm mais sono delta e costumam acontecer durante a primeira metade da noite, quando há maior ocorrência desse sono. É bastante comum a apresentação dos dois transtornos na mesma pessoa. Pacientes nessa condição são difíceis de acordar, ficam confusos caso despertem durante uma parassonia e, de modo geral, não se lembram do incidente. A deambulação durante o sono (sonambulismo) é caracterizada por episódios repetidos de levantar-se da cama e caminhar durante o ciclo de sono. Muitas vezes, os pacientes têm um olhar vazio e parecem indiferentes ao que acontece ao seu redor. Eles tipicamente são pouco reativos e, portanto, não manifestam comportamentos como gritar e se agitar, observados no transtorno de terror noturno. Os indivíduos que caminham durante o sono com frequência também têm amnésia do evento ao acordar. Eles não estão sonhando, mas em geral demonstram um padrão de vigília durante o sono delta. O potencial de um sonâmbulo de causar lesões a si mesmo e a outros (quedas, caminhar até a rua, iniciar um incêndio) indica que a família deve tomar precauções para proteger a criança, e, em casos graves, pode ser necessária intervenção farmacológica.

Os indivíduos com transtornos de pesadelo têm sonhos muito assustadores, caracterizados por movimento e verbalização limitados. Esses sonhos ocorrem durante o sono REM, e o paciente em geral os recorda em detalhes ao acordar. A ausência de gritos e agitação, mais a memória detalhada do sonho, diferencia esse transtorno do terror noturno. Os pacientes com transtorno de estresse pós-traumático podem ter sonhos assustadores ou experiências dissociativas, pois, nesse transtorno, a reatividade autonômica e a resposta de sobressalto exagerada seguem-se a uma experiência traumática. Entretanto, esses pacientes em geral lembram-se dos sonhos e/ou *flashbacks* assustadores que não ocorrem apenas à noite. A epilepsia do lobo temporal é um tipo de transtorno convulsivo que inclui respostas motoras ativas, muitas vezes violentas, mas que ocorrem tipicamente nas horas de vigília.

Talvez um dos distúrbios do sono mais comuns na infância seja a **enurese**. A melhor abordagem de tratamento de enurese na infância é o **diagnóstico correto do problema central e aconselhamento aos pais para que ofereçam apoio e não castiguem a criança**. A enurese primária é definida como **micção noturna** em uma criança **sem período anterior significativo de controle esfincteriano**. Enurese secundária é a micção noturna após um período de controle esfincteriano (**em geral de vários meses**). A enurese secundária costuma ser o resultado de um problema físico, como infecção do trato urinário, ou de um estressor psicológico, como regressão associada à chegada de um irmão recém-nascido.

TRATAMENTO

O tratamento do transtorno de terror noturno normalmente consiste em tranquilizar os pais de que, com o tempo, a criança irá superar esses eventos inofensivos. Eles devem ser orientados a tomar medidas que garantam a segurança do paciente durante esses episódios, pois a agitação incontida pode resultar em ferimentos. O alívio dos sintomas desse transtorno também foi demonstrado em pacientes que apresentam um distúrbio do sono coexistente que foi tratado com sucesso.

No sonambulismo, deve-se tomar um cuidado especial para assegurar que o paciente não pule da janela, não saia de casa, nem tenha acesso a materiais perigosos. Há relatos de caso do uso de fármacos como diazepam ou imipramina, mas não existem estudos controlados.

A enurese primária pode ser tratada de várias maneiras, embora o nível de desenvolvimento da criança também deva ser levado em consideração. Com frequência, a enurese primária remite de forma espontânea conforme a criança cresce. Em geral, não se pensa em tratamento comportamental extenso ou farmacológico antes dos **7 anos**. O tratamento comportamental da enurese envolve sobretudo o uso de um **alarme de enurese, alternativamente conhecido como "*bell and pad*"**. Esse aparelho consiste em um sensor sensível à umidade preso à roupa íntima da criança e um alarme próximo ligado ao sensor. Quando o sensor é ativado, o alarme dispara, acordando a criança e as pessoas que a cuidam. A criança deve então ser levada ao banheiro rápida e diretamente para urinar. Esse método de controle da enurese tem índice de sucesso de 75%, assim como um baixo índice de recidiva depois que o alarme é retirado. Podem ocorrer feridas decorrentes de contato do sensor com a pele, o que deve ser discutido como um efeito adverso potencial.

A **desmopressina (DDAVP)** é um sintético análogo ao hormônio natural antidiurético cuja eficácia foi comprovada em 18 experimentos controlados e randomizados. Um estudo comparativo entre o método *bell and pad* e DDAVP revelou uma eficácia comparável: 86% para *bell and pad* e 70% para desmopressina. Ele foi usado com sucesso, tanto em comprimidos como via nasal, para controlar a enurese infantil. Trata-se de um tratamento eficaz a curto prazo, mas também existe um alto índice de recidiva após a interrupção do medicamento.

Outro tratamento comum para a enurese envolve medicamento. A **imipramina** foi um tratamento eficaz em mais de 40 estudos duplo-cegos. Administrada em doses relativamente baixas, ela é muito eficaz em controlar o xixi noturno na cama. Entretanto, existe um alto índice de recidiva após sua interrupção. **Recomenda-se a monitoração por meio de eletrocardiograma (ECG) em doses superiores a 3,5 mg/kg/dia, e a periculosidade da imipramina em sobredose deve ser enfatizada para os pais e para as crianças.**

QUESTÕES DE COMPREENSÃO

36.1 Uma criança pequena acorda no meio da noite aos gritos, com medo, e corre para o quarto dos pais nessas condições. Consegue-se tranquilizá-la, e ela lembra de um sonho assustador no dia seguinte durante o café da manhã. Em qual estágio de sono esse pesadelo provavelmente ocorreu?

A. Estágio 1.
B. Estágio 2.
C. Estágio 3.
D. REM.
E. Sono leve.

36.2 Um dos pais leva sua filha para o consultório do pediatra devido a preocupações com o sono. A criança tem 3 anos e costuma acordar aos gritos à noite, quando aparenta estar muito assustada, revida com socos e tapas ao ser tocada, e é impossível tranquilizá-la. Ela não se lembra de nada do ocorrido ao acordar na manhã seguinte. Qual das patologias a seguir tem maior probabilidade de estar associada a essa condição?
A. Transtorno de estresse pós-traumático.
B. Transtorno depressivo maior.
C. Asma aguda.
D. Cistite aguda.
E. Síndrome das pernas inquietas.

36.3 O pediatra solicita um estudo do sono dessa paciente, que documenta a presença de distúrbio respiratório do sono, um fenômeno que costuma ocorrer concomitantemente ao terror noturno. Qual tratamento para o transtorno de terror noturno pode ser considerado o melhor nesse momento?
A. Um inibidor seletivo da recaptação de serotonina.
B. Um agente benzodiazepínico sonífero.
C. Adenoidectomia ou tonsilectomia.
D. Tranquilizar os pais de que a paciente não corre risco de machucar a si mesma.
E. Conter a paciente na cama.

RESPOSTAS

36.1 **D.** O transtorno de pesadelo é uma parassonia normalmente associada ao estágio REM do sono. Em geral, os terrores noturnos ocorrem durante o sono não REM.

36.2 **E.** Esse é um caso típico de terror noturno. O transtorno de terror noturno costuma ocorrer na presença de outro distúrbio de sono – especificamente síndrome das pernas inquietas e distúrbio respiratório do sono.

36.3 **C.** O melhor tratamento para terrores noturnos com presença documentada de outro distúrbio do sono é o tratamento definitivo deste último. Nesse caso, deve-se levar em consideração uma adenoidectomia ou tonsilectomia em uma consulta com um otorrinolaringologista. Quase todos os casos de terror noturno se resolvem se o distúrbio do sono principal for tratado de forma adequada.

DICAS CLÍNICAS

▶ Pacientes com transtorno de terror noturno precisam ser protegidos para não se ferirem durante esses episódios e, tomada essa precaução, não necessitam intervenção farmacológica.
▶ O transtorno de terror noturno ocorre quase exclusivamente durante o sono delta.
▶ A enurese pode ser tratada de modo eficaz com o método *bell and pad*, com desmopressina e com imipramina.

REFERÊNCIAS

Guilleminault C, Palombini L, Pelayo R, Chervin RD. Sleepwalking and sleep terrors in prepubertal children: what triggers them? *Pediatrics*. 2003;111(1):e17-e25.

Mikkelsen EJ. Elimination disorders. In: Sadock BJ, Sadock VA, Ruiz P, eds. *Kaplan & Sadock's comprehensive textbook of psychiatry*. 9th ed. Philadelphia, PA: Lippincott Williams & Wilkins; 2009:2720-2728.

Moore CA, Williams RL, Hirshkowitz M. Sleep disorders. In: Sadock BJ, Sadock VA, eds. *Kaplan & Sadock's comprehensive textbook of psychiatry*. 9th ed. Philadelphia, PA: Lippincott Williams & Wilkins; 2009:1677-1700.

Nguyen BH, Pérusse D, Paquet J, et al. Sleep terrors in children: A prospective study of twins. *Pediatrics*. 2008 Dec;122(6):1164-1167.

CASO 37

Uma mulher de 28 anos procura seu clínico geral com a queixa principal de não estar dormindo o suficiente e se sentir cansada nos últimos dois meses. Relata que tem dificuldade para adormecer e que também acorda várias vezes durante a noite. Afirma que seus problemas de sono começaram depois que teve uma discussão com o namorado por telefone. Observou que, após o telefonema, ficou "supernervosa" e não conseguiu dormir naquela noite. Desde então, percebeu que teme a chegada da noite, pois se preocupa pensando que não dormirá o suficiente. Diz que se sente frustrada por não conseguir dormir, o que piora o problema. Não apresenta outro sinal ou sintoma além da fadiga provocada pela incapacidade de dormir suas oito horas habituais de sono. Afirma que seu humor está "OK, exceto por essa coisa do sono". Continua namorando a mesma pessoa, e o relacionamento está estável. Não tem problema de saúde, nega o uso de drogas e só bebe álcool muito raramente – não bebeu nada de álcool desde que começou a ter dificuldade para dormir. Os resultados de seu exame físico são completamente normais.

▶ Qual é o diagnóstico mais provável para essa paciente?
▶ Quais recomendações de tratamento devem ser feitas a essa paciente?

RESPOSTAS PARA O CASO 37
Insônia primária

Resumo: Uma mulher de 28 anos vem tendo problemas de sono nos últimos dois meses, dificuldade essa desencadeada por uma discussão com o namorado. Desde então, teme não dormir o suficiente e se sente preocupada e frustrada. Tem dificuldade para conciliar e manter o sono. Não relata outro problema, mental nem físico, e os resultados de seu exame físico são normais. Nega o uso de drogas ou álcool.

- **Diagnóstico mais provável:** Insônia primária.
- **Recomendações de tratamento:** Devem ser feitas sugestões em relação a higiene do sono, terapia de controle de estímulo, treino de relaxamento e terapia cognitivo-comportamental. Medicamentos úteis incluem ramelteon, trazodona e agonistas dos receptores benzodiazepínicos, como zolpidem, zaleplona e triazolam, embora esses fármacos em geral não devam ser usados por mais de duas semanas porque podem resultar em tolerância e abstinência.

ANÁLISE

Objetivos

1. Reconhecer a insônia primária em um paciente.
2. Compreender as abordagens de tratamento recomendadas para pacientes com esse transtorno.

Considerações

Essa paciente teve uma perturbação psicológica que interferiu em sua capacidade de dormir. Depois disso, ela desenvolveu um ciclo vicioso de preocupação sobre sua capacidade de dormir, que é invariavelmente seguido por uma má noite de sono. Ela não tem sinal nem sintoma de transtornos do humor, nem de qualquer outro transtorno psiquiátrico, ou evidência alguma de doença orgânica ou de problema de abuso/dependência de substância.

ABORDAGEM À
Insônia primária

ABORDAGEM CLÍNICA

Critérios diagnósticos

A insônia primária é diagnosticada quando os problemas para dormir duram um período mínimo de um mês e causam sofrimento ou prejuízo significativo. Esses problemas incluem um sono não reparador ou dificuldade em iniciar ou manter o sono. A insônia primária é muitas vezes caracterizada pela dificuldade em adormecer e por múltiplos despertares durante a noite. Em geral, os pacientes se preocupam em dormir o suficiente, e o fato de não estarem conseguindo aumenta sua frustração e sua incapacidade de dormir. Costumam ficar evidentes as excitações psicológica e fisiológica à noite e o condicionamento negativo para dormir. O transtorno do sono não pode ser devido aos efeitos de uma substância ou condição médica geral ou ocorrer apenas durante um episódio de outro transtorno psiquiátrico. Primeiramente, é preciso excluir narcolepsia, distúrbio respiratório do sono, transtorno do ritmo circadiano do sono ou outras parassonias (p. ex., sonambulismo, terror noturno), o que torna o diagnóstico da insônia primária basicamente um diagnóstico de exclusão.

DIAGNÓSTICO DIFERENCIAL

Conforme já foi observado, o diagnóstico de insônia primária é um diagnóstico de exclusão, de modo que se deve excluir primeiro fatores físicos (apneia do sono, epilepsia relacionada ao sono, asma relacionada ao sono, doença gastroesofágica de refluxo relacionada ao sono, etc.). Além disso, transtornos mentais que causam perturbações de sono, como psicose, depressão maior, alcoolismo, transtornos de ansiedade e mania, também devem ser excluídos. Transtornos relacionados ao sono, como narcolepsia e transtorno do ritmo circadiano do sono (em que o padrão de sono-vigília do indivíduo está fora de sincronia com o horário desejado), também devem ser descartados.

TRATAMENTO

A insônia primária pode ser muito difícil de tratar. Deve-se, antes de tudo, orientar o paciente sobre higiene do sono (Quadro 37.1), procedimento em que o médico examina item por item para ter certeza de que o paciente não está envolvido em atividades que perturbem o sono. Esse método deve ser combinado com terapia de controle de estímulo, na qual se rompe a associação elaborada pelo paciente entre

QUADRO 37.1 • Medidas de higiene do sono

Alimentar-se em horários regulares durante o dia, e não tarde da noite.
Tomar um banho longo e bem quente perto da hora de ir para a cama.
Beber um copo de leite morno perto da hora de ir para a cama.
Evitar períodos diurnos de sono.
Levantar-se sempre à mesma hora todos os dias.
Ir dormir sempre à mesma hora todas as noites.
Não usar substâncias que possam prejudicar o sono, como cafeína, álcool, nicotina ou estimulantes.
Começar um programa de atividade física.
Evitar estimulação à noite – em vez disso, ouvir música ou ler um livro.

seu quarto e a ausência de sono. Ele é orientado a utilizar a cama apenas para dormir (e realizar atividade sexual). Deve ir para cama apenas quando se sentir com sono. Se não adormecer em quinze minutos, deve levantar e fazer alguma outra coisa em outro local da casa e voltar para a cama apenas quando se sentir com sono. O treino de relaxamento, como meditação, relaxamento progressivo e visualização guiada, é útil. O paciente deve manter um horário regular de despertar independentemente de como passou a noite e evitar períodos de sono durante o dia. Por fim, terapia cognitivo-comportamental ajuda a corrigir crenças disfuncionais sobre o sono.

Ramelteon, um agonista dos receptores de melatonina aprovado pela FDA, parece afetar a latência de início do sono, com pouco efeito sobre o despertar durante a noite. Outros agentes aprovados pela FDA para insônia são os agonistas dos receptores benzodiazepínicos, que afetam tanto a latência de início do sono como o tempo total de sono. Contudo, esses fármacos não devem ser usados de forma consecutiva durante mais de duas semanas porque pode ocorrer dependência física e psicológica, com insônia de rebote significativa e abstinência de benzodiazepínico após sua interrupção. Trazodona, embora não seja aprovada pela FDA, costuma ser usada na psiquiatria como um auxiliar para sono que não produz dependência. Melatonina encontra-se disponível como complemento nutricional e pode proporcionar benefício a alguns pacientes. O sedativo fitoterápico valeriana encontra-se disponível como complemento nutricional, mas sua eficácia geral é mínima.

Dizer aos pacientes que sua saúde não estará em risco se dormirem menos de seis horas por noite durante um curto período de tempo pode reduzir a frustração e a ansiedade em relação à incapacidade de dormir, as quais costumam contribuir com o quadro de insônia.

QUESTÕES DE COMPREENSÃO

37.1 Um médico de 33 anos, casado, consulta seu clínico geral com queixas de "depressão". Durante a entrevista, nega sentimentos dominantes de tristeza e anedonia, e não há alterações de apetite, de peso, nem problemas de concentração. Nas últimas seis semanas, sente-se cansado a maior parte do tempo e vem despertando várias vezes durante a noite. No decorrer da entrevista, revela que essas dificuldades tiveram início quando esteve envolvido em uma ação judicial por imperícia após a morte de um paciente. Ele "não tirava o processo da cabeça" antes do julgamento, quando sua perturbação do sono começou. Embora a ação tenha sido cancelada, ele continua a acordar frequentemente durante a noite, preocupado em não conseguir voltar a dormir. Nega problemas de saúde, uso de álcool e drogas. Qual diagnóstico a seguir é o mais provável?

A. Distúrbio respiratório do sono.
B. Transtorno do ritmo circadiano do sono.
C. Transtorno depressivo maior.
D. Insônia primária.
E. Narcolepsia.

CASOS CLÍNICOS EM PSIQUIATRIA   305

37.2 Você sugere um tratamento de curto prazo com lorazepam ao paciente da questão 37.1, mas ele não aceita. Qual a recomendação que você deve fazer a seguir para ajudar o sono do paciente?
   A. Jantar tarde.
   B. Fazer exercícios antes de ir para a cama.
   C. Dormir até mais tarde nos fins de semana.
   D. Tomar um banho quente à noite.
   E. Tirar sonecas durante o dia.

37.3 Uma paciente procura o médico afirmando que, nos últimos seis meses, desde que começou a trabalhar em um novo emprego, tem tido dificuldade para acordar a tempo de chegar ao trabalho. Observa que não está cansada na hora de ir para a cama, de modo que fica acordada por algumas horas jogando no computador. Quando finalmente vai dormir, só tem 4 ou 5 horas antes de levantar para ir trabalhar. Então, fica sonolenta de manhã e cansada durante o dia. Esse problema está interferindo em seu trabalho e fazendo-a sofrer. Antes de começar em seu novo emprego, a paciente trabalhava à noite como garçonete de um bar e não tinha problemas para dormir. Os resultados de seu exame físico são normais, e ela não toma medicamentos nem usa substâncias que possam explicar seus problemas para dormir. Qual dos seguintes diagnósticos é o mais provável para essa paciente?
   A. Distúrbio respiratório do sono.
   B. Transtorno do ritmo circadiano do sono.
   C. Hipersonia primária.
   D. Insônia primária.
   E. Narcolepsia.

RESPOSTAS

37.1 **D.** O paciente provavelmente sofre de insônia primária. Não há evidências de apneia do sono nem uma desconexão entre o ambiente e seu ritmo circadiano. Apesar da insônia e da fadiga, não existem sintomas dominantes de humor, anedonia ou neurovegetativos que sugiram depressão maior.

37.2 **D.** Tomar um banho quente antes de ir para a cama é uma técnica eficaz para induzir o sono em alguns pacientes. Todas as outras opções listadas provavelmente irão *agravar* a insônia.

37.3 **B.** Essa paciente está sofrendo de um transtorno do ritmo circadiano do sono do tipo fase de sono atrasada. Esse transtorno é caracterizado por um padrão recorrente de alteração do sono, levando a sonolência excessiva e/ou insônia devido a um desajuste entre o horário de sono-vigília exigido pelo ambiente (nesse caso, as demandas do novo emprego da paciente) e seu padrão circadiano de sono-vigília. O transtorno do sono deve causar sofrimento e não deve ser devido a uma substância, a uma condição física ou a outro transtorno mental.

> **DICAS CLÍNICAS**
>
> ▶ A insônia primária se caracteriza pela dificuldade em adormecer e por múltiplos despertares durante a noite. Os indivíduos com esse transtorno muitas vezes se preocupam em dormir o suficiente e ficam mais e mais frustrados a cada noite, o que inibe ainda mais sua capacidade de dormir.
> ▶ A insônia primária é um diagnóstico de exclusão, já que a interferência de distúrbios físicos e transtornos mentais deve ser descartada antes de se estabelecer o diagnóstico.
> ▶ Para quebrar o ciclo de insônia e preocupação, podem ser usados ramelteon, trazodona ou um curso breve de agonistas dos receptores benzodiazepínicos no tratamento da insônia primária.
> ▶ Terapia de controle de estímulo e treino de relaxamento e da higiene do sono podem ajudar os pacientes com insônia primária.

REFERÊNCIAS

Buysse DJ. Chronic insomnia. *Am J Psychiatry*. 2008;165(6):678-686.

Kratochivil CJ, Owens JA. Pharmacotherapy of pediatric insomnia. *J Am Acad Child Adolesc Psychiatry*. 2009;48(2):99-107.

Sadock BJ, Sadock VA. Normal sleep and sleep disorders. In: Sadock BJ, Sadock VA, eds. *Kaplan & Sadock's synopsis of psychiatry*. 10th ed. Philadelphia, PA: Lippincott Williams & Wilkins; 2007:749-772.

CASO 38

Uma mulher de 28 anos procura seu clínico geral com a queixa principal de uma cefaleia que "não passa". Ela afirma que tem tido cefaleia todos os dias no último mês e que só obtém algum alívio ao se deitar em um quarto escuro. A dor irradia-se para trás da cabeça. Tylenol com codeína ajuda um pouco, mas não alivia completamente a dor. Observa que tem essas dores "há pelo menos 10 anos", junto com frequentes dores no peito, nas costas e no abdome. Relata vômitos e diarreia, normalmente com dor abdominal, mas às vezes de maneira isolada. Conta que vomitou durante toda sua única gravidez, aos 24 anos. Diz que, com as cefaleias e as dores abdominais, às vezes sente amortecimento e formigamento nos braços. Já procurou neurologistas, obstetras e outros clínicos gerais, mas nenhum encontrou a causa de seus problemas. A paciente sofreu uma cirurgia aos 18 anos, em razão do apêndice rompido. Tem uma filha de 4 anos. Não tem sido capaz de trabalhar nos últimos cinco anos devido a seus sintomas e afirma que eles "destruíram sua vida". Um exame do estado mental indica afeto e humor deprimidos.

▶ Qual é o diagnóstico mais provável para essa paciente?
▶ Qual é o melhor tratamento?
▶ Qual é o prognóstico mais provável?

RESPOSTAS PARA O CASO 38
Transtorno de somatização

Resumo: Uma mulher de 28 anos apresenta a queixa principal de cefaleias diárias no último mês. Deitar em um quarto escuro e tomar Tylenol com codeína ajuda um pouco. A dor se irradia para trás da cabeça. Essas dores ocorrem há 10 anos, junto com dores no peito, nas costas e no abdome. Sintomas associados incluem amortecimento e formigamento nos braços, vômitos, diarreia e repetidos vômitos durante a gravidez, há quatro anos. Não foi encontrada anormalidade física. A paciente está incapacitada em razão dos sintomas, e eles a fazem sofrer. Um exame do estado mental revela humor deprimido e afeto disfórico.

- **Diagnóstico mais provável:** Transtorno de somatização (ver critérios diagnósticos no Quadro 38.1).
- **Melhor tratamento:** Selecionar um médico como a principal pessoa que vai cuidar da paciente e marcar consultas regulares e breves, normalmente mensais. A psicoterapia será útil se a paciente aceitá-la.
- **Prognóstico:** Em geral, pacientes com transtorno de somatização têm uma doença crônica, muitas vezes debilitante. É raro um paciente com essa doença passar mais de um ano sem buscar ajuda médica.

ANÁLISE

Objetivos

1. Reconhecer o transtorno de somatização em um paciente.
2. Compreender as recomendações de tratamento para esse transtorno.
3. Estar ciente do prognóstico para esse transtorno.

QUADRO 38.1 • Critérios diagnósticos para transtorno de somatização

O paciente tem uma história de muitos sintomas físicos que começaram antes dos 30 anos, persistiram por vários anos e causam considerável sofrimento e prejuízo no modo de agir. Os sintomas do paciente satisfazem os seguintes critérios ao longo do curso da doença:
- Quatro sintomas dolorosos (envolvendo quatro diferentes locais ou sistemas corporais)
- Dois sintomas gastrintestinais (náusea, vômitos, dor abdominal)
- Um sintoma sexual ou reprodutivo
- Um sintoma pseudoneurológico, como uma fraqueza localizada ou perda de sensação

Os sintomas não podem ser explicados por uma condição médica ou pelo uso de uma substância.

Quando existe uma condição médica conhecida, as queixas e o funcionamento reduzido não podem ser explicados por essa condição.

O paciente não produz os sintomas intencionalmente.

Considerações

Essa paciente tem uma longa história, **começando antes dos 30 anos**, de várias queixas físicas que não são explicadas por nenhuma doença física. Ela se queixa de **sintomas dolorosos** (cefaleias, dores no abdome, nas costas e no peito), **sintomas gastrintestinais** (vômitos e diarreia), sintomas sexuais (vomitar durante toda a gravidez) e **sintomas pseudoneurológicos** (dor e formigamento na parte superior dos braços). Tudo isso a prejudica de forma significativa. Não há evidência de que os sintomas sejam simulados ou produzidos do modo intencional. Um breve exame físico deve ser realizado para tratar de cada nova queixa. Em geral, procedimentos laboratoriais e diagnósticos devem ser evitados, a menos que existam sinais claros e objetivos de que sejam necessários. Se a paciente puder ser convencida de que fatores psicológicos estão contribuindo para seus problemas, pode ser feito um encaminhamento para psicoterapia, o que ajuda a diminuir os gastos com a saúde.

ABORDAGEM AO
Transtorno de somatização

DEFINIÇÕES

TRANSTORNO DE SOMATIZAÇÃO: Síndrome em que o indivíduo tem **múltiplos sintomas físicos** que não podem ser explicados com base em uma avaliação médica. É uma **condição crônica** que normalmente começa antes dos 30 anos e consiste em queixas envolvendo **múltiplos sistemas de órgãos**: sintomas pseudoneurológicos, dolorosos, gastrintestinais e sexuais. O paciente sofre e procura atenção médica várias vezes. A condição provoca acentuado prejuízo nos funcionamentos social e ocupacional.

ABORDAGEM CLÍNICA

Alterações propostas para o DSM-5: Transtorno de somatização, transtorno doloroso, hipocondria e transtorno somatoforme indiferenciado serão combinados em um transtorno, *transtorno de sintoma somático complexo*. Esse novo diagnóstico irá enfatizar não apenas os sintomas físicos que não são explicados por motivos clínicos, mas também a cognição do paciente no que se refere a esses sintomas.

DIAGNÓSTICO DIFERENCIAL

Algumas doenças clínicas são caracterizadas por diversos sintomas, como os presentes no transtorno de somatização – esclerose múltipla, síndrome da imunodeficiência adquirida (Aids), doenças do tecido conjuntivo, vasculite, porfiria, hipertireoidismo, hiperparatireoidismo e miastenia grave. O médico deve descartar essas doenças ao fazer uma avaliação.

Muitos pacientes com depressão apresentam sintomas somáticos, incluindo queixas gastrintestinais e neurológicas; entretanto, pela história do paciente descobre-se que esses sintomas começaram *depois* **dos sintomas de humor**. Os pacientes com transtornos psicóticos podem ter delírios somáticos que se expressam como sintomas físicos, mas também estão presentes outros sintomas, como alucinações, delírios bizarros ou sintomas negativos. Eles podem interpretar de forma inadequada a hiperativação simpática da ansiedade como sintomas físicos, embora esses sintomas normalmente envolvam de forma consistente uma área corporal (p. ex., uma dor de estômago), em vez de estarem espalhados por todo o corpo e seus sistemas, como no transtorno de somatização. A possibilidade de outros transtornos somatoformes também deve ser excluída: a hipocondria se distingue pela convicção do paciente de ter uma doença específica, e o transtorno doloroso, pelo destaque dos sintomas de dor. No transtorno conversivo, as queixas limitam-se aos sintomas neurológicos.

A comorbidade com outros transtornos do Eixo I é muito comum no transtorno de somatização, de modo especial com transtornos depressivos, e pode mascarar ou complicar o diagnóstico.

TRATAMENTO

O **curso do transtorno de somatização quase sempre é crônico, e o prognóstico é de regular a ruim**; os pacientes com esse transtorno em geral "pulam de médico em médico". A intervenção mais importante é estabelecer um relacionamento terapêutico contínuo com um médico, normalmente um clínico. Devem ser marcadas consultas breves e regulares para conversar com o paciente sobre suas preocupações. O médico deve evitar excessivos exames diagnósticos e considerar os sintomas do paciente como expressão de emoções. Se o paciente estiver disposto a fazer psicoterapia, vai aprender de maneira gradativa a viver com seus sintomas de forma mais adaptativa e a perceber e expressar diretamente suas emoções, em vez de desenvolver sintomas físicos.

QUESTÕES DE COMPREENSÃO

38.1 Uma mulher de 28 anos chega a sua clínica após ter sido examinada pelo médico de família e vários especialistas. Ela reclama que, nos últimos dois anos, vem tendo cefaleias, dores nas costas e nas articulações, dores abdominais com náusea e inchaço, amortecimento e formigamento nos membros superiores, além de menstruação irregular. Nenhuma causa física foi encontrada que explique os sintomas. A paciente insiste que não consegue mais trabalhar devido a "sua dor" e solicita que você preencha um formulário para licença médica. Qual alternativa a seguir pode ajudar a descartar o transtorno de somatização?

A. Idade dessa paciente.
B. Presença de quatro sintomas de dor.
C. Presença de ganho secundário.
D. Os sintomas não podem ser explicados por uma condição clínica.
E. Duração de dois anos para os sintomas.

38.2 Uma mulher de 35 anos com transtorno de somatização procura um novo médico. Antes da consulta, fez avaliações completas com pelo menos quatro outros. Qual é a parte mais importante do plano de tratamento para essa paciente?
   A. Tentativa com analgésicos.
   B. Medicamento antidepressivo.
   C. Estabelecer um esquema regular de consultas.
   D. Explicar que os sintomas são decorrentes de fatores psicológicos.
   E. Psicoterapia psicodinâmica intensiva.
38.3 Para um diagnóstico de transtorno de somatização, qual dos seguintes critérios precisa ser satisfeito?
   A. Motivação externa para os sintomas (esquiva do trabalho ou ganho financeiro).
   B. O paciente não sofre prejuízo significativo.
   C. Os sintomas são fingidos ou produzidos de forma intencional.
   D. Os sintomas começam antes dos 30 anos.
   E. Os sintomas duram mais de seis meses.
38.4 Uma mulher de 29 anos se apresenta para a primeira consulta com o clínico geral que escolheu. Ela se queixa de uma história de 6 meses de cefaleias, fadiga, formigamento das extremidades inferiores, libido reduzida, mialgias e artralgias difusas, bem como depressão. Separou-se recentemente do marido e está em licença do trabalho devido a seus problemas físicos. Há três anos teve um episódio de "dores-relâmpago" nos braços, que desapareceu. Fora isso, sua história médica é normal e não tem história de doenças psiquiátricas. Ela foi adotada e não sabe a história médica de sua família. Durante a consulta, torna-se chorosa. Qual o próximo passo mais adequado?
   A. Encaminhar a paciente para aconselhamento.
   B. Iniciar tratamento com antidepressivo.
   C. Encorajá-la a ver a conexão entre seus sintomas físicos e o sofrimento psicológico.
   D. Completar uma história detalhada, fazer o exame físico e solicitar exames de sangue apropriados.
   E. Marcar uma nova consulta dentro do prazo de duas semanas.

RESPOSTAS

38.1 **C.** Sintomas produzidos de forma intencional excluem a possibilidade de transtorno de somatização. Quando ganhos externos (secundários), como esquiva do trabalho, estiverem presentes, deve-se considerar simulação de doença, e, se esse for realmente o diagnóstico, é provável que os sintomas estejam sendo produzidos intencionalmente. Os outros sinais/sintomas na lista são compatíveis com transtorno de somatização e, portanto, não se deve descartar essa possibilidade.

38.2 **C.** Em geral, os analgésicos não ajudam no tratamento desses pacientes, e provavelmente não se pode contar com eles para o uso de medicação psicotrópica.

Um paciente com transtorno de somatização tem dificuldade para reconhecer afetos, de modo que não é um candidato a psicoterapia dinâmica, sobretudo no início de seu tratamento. A intervenção terapêutica mais importante é estabelecer um relacionamento com um médico e marcar consultas breves e regulares. Despertar no paciente a consciência da possibilidade de fatores psicológicos estarem envolvidos nos sintomas é um objetivo de longo prazo que deve ser buscado no momento e em que ele estiver disposto a consultar um profissional da saúde mental.

38.3 **D.** Os sintomas devem começar antes dos 30 anos e estar presentes durante vários anos.

38.4 **D.** O transtorno de somatização geralmente se apresenta com sintomas não específicos. A medida inicial mais importante é descartar causas médicas.

> ### DICAS CLÍNICAS
>
> ▶ Para transtorno de somatização, o prognóstico geralmente é insatisfatório. O médico deve estabelecer objetivos bastante modestos, desenvolver um relacionamento terapêutico continuado e marcar consultas regulares como base para o tratamento.
> ▶ Mesmo quando se estabelece um diagnóstico de transtorno de somatização, o paciente ainda pode desenvolver alguma doença clínica com o passar do tempo. O médico deve manter a mente aberta e, ao mesmo tempo, evitar exames desnecessários.
> ▶ Transtorno de somatização, transtorno doloroso, hipocondria e transtorno somatoforme indiferenciado serão combinados em um transtorno, *transtorno de sintoma somático complexo*. Esse novo diagnóstico irá enfatizar não apenas os sintomas físicos que não são explicados por motivos clínicos, mas também a cognição do paciente no que se refere a esses sintomas.

REFERÊNCIAS

Ebert MH, Loosen PT, Nurcombe B, Leckman JF. *Current diagnosis and treatment: psychiatry.* 2nd ed. New York, NY: McGraw-Hill Companies, Inc.; 2008:401-402.

Sadock BJ, Sadock VA. *Kaplan & Sadock's synopsis of psychiatry*. 10th ed. Philadelphia, PA: Lippincott Williams & Wilkins; 2007:634-638.

CASO 39

Um psiquiatra é chamado para entrevistar uma jovem de 23 anos dois dias após ela dar à luz um menino sadio, de 3,5 kg, por cesariana. Um dia depois do parto, ela disse às enfermeiras que seu bebê era "o demônio" e que teria de matá-lo para livrar o mundo do mal. A paciente conta ao psiquiatra a mesma história e afirma que ouviu a voz de Deus dizendo que ela precisava matar o bebê.

Seu marido afirma que ela jamais teve ideias ou pensamentos que pudessem ser considerados incomuns ou semelhantes a esses e, até onde sabia, ela nunca foi diagnosticada com doença mental. Diz que ambos estavam esperando o nascimento do bebê ansiosa e alegremente, pois fora planejado. A paciente não usa drogas nem álcool e não apresenta problema de saúde. Não há história familiar de doença mental.

No exame do estado mental, está alerta e orientada para pessoa, lugar e tempo. Seu cabelo está despenteado e dificilmente olha nos olhos do entrevistador. Sua fala está dentro dos limites normais. Afirma que está "chateada" com a notícia de que deve matar seu filho e relata que se sente agitada e fica imaginando o que deve ter feito para ser punida por Deus dessa maneira. Seu afeto é congruente com o humor e apresenta variação completa, apesar de lábil. Nega ideação suicida, mas admite ideação homicida para com seu bebê. Tem delírios quanto a seu filho ser o demônio e admite sofrer alucinações auditivas com comandos para "destruí-lo". Nega alucinações visuais. Seu *insight* é fraco e há prejuízo em seu discernimento e controle de impulsos.

▶ Qual é o diagnóstico mais provável?
▶ Quais são os próximos passos mais adequados no manejo dessa paciente?

RESPOSTAS PARA O CASO 39
Transtorno psicótico (sem outra especificação)

Resumo: Uma mulher de 23 anos tem alucinações auditivas em que Deus lhe diz para matar seu bebê, bem como o delírio de que o bebê é o demônio e deve ser morto para salvar o mundo. A situação se completa com um humor deprimido e afeto lábil. Esses sintomas psicóticos surgiram subitamente, 24 horas após o parto, e ela não apresentava história psiquiátrica anterior evidente. A paciente não tem história de uso de drogas nem problemas de saúde, e também não há história psiquiátrica familiar conhecida.

- **Diagnóstico mais provável:** Transtorno psicótico sem outra especificação. Essa paciente tem grande probabilidade de apresentar transtorno bipolar subjacente ou, menos provavelmente, transtorno depressivo maior de início puerperal com características psicóticas.
- **Próximos passos:** Deve-se permitir que a mãe veja a criança, mas apenas sob observação constante e cuidadosa. Provavelmente, a hospitalização da paciente em uma unidade psiquiátrica será necessária. Ela deve ser tratada com um agente antipsicótico e talvez com um estabilizador do humor.

ANÁLISE
Objetivos

1. Ser capaz de enumerar os critérios diagnósticos para depressão pós-parto e distinguir a variedade de transtornos psiquiátricos pós-parto.
2. Reconhecer que a psicose do pós-parto é uma emergência psiquiátrica e tomar medidas apropriadas para manter a mãe e o bebê em segurança.
3. Enumerar o(s) tratamento(s) farmacológico(s) recomendado(s) para esses transtornos.

Considerações

Essa paciente apresenta sintomas psicóticos de início súbito (alucinações e delírios) e depressão após o nascimento de seu filho. Ela não apresenta história anterior de transtorno psiquiátrico. Os sintomas duraram mais de um dia e menos de um mês; devido à breve duração, tecnicamente a paciente não pode ser diagnosticada com depressão maior com características psicóticas no momento. Contudo, a probabilidade de que ela apresente um transtorno do humor com características psicóticas subjacente (como transtorno bipolar ou depressão maior) deve estar à frente de suas considerações.

ABORDAGEM A
Depressão pós-parto e psicose pós-parto

DEFINIÇÕES

DELÍRIO: Crença fixa e falsa que permanece apesar das evidências em contrário e que não é sancionada culturalmente. É um sintoma de psicose.

DEPRESSÃO PÓS-PARTO: Alterações de humor transitórias que ocorrem logo após o parto e se caracterizam por labilidade de humor, humor deprimido ou irritável, hipersensibilidade interpessoal e tendência ao choro. Seu auge ocorre no prazo de 3 a 5 dias e se resolve entre 7 e 14 dias depois do parto. Não requer tratamento além de apoio.

ABORDAGEM CLÍNICA

Critérios diagnósticos

Observa-se depressão pós-parto com frequência, e ela pode ser considerada habitual nos primeiros dias após o parto, com incidência de 50 a 80%. Os obstetras devem informar as gestantes para assegurar que as pacientes entendam que a depressão pós--parto não é uma ocorrência incomum. Ainda assim, os sintomas devem ser relatados para que o médico possa monitorar o desenvolvimento de transtornos psiquiátricos mais graves; senão, a mulher pode temer que exista algo errado com ela por não sentir alegria com o nascimento do filho e esconder sentimentos de depressão ou sintomas psicóticos.

Os critérios diagnósticos para depressão pós-parto não diferem dos usados para diagnosticar transtorno depressivo maior em outros períodos na vida da paciente. Como a mãe costuma sofrer perturbação do sono em virtude do bebê, pode ser difícil obter uma história clara de perturbação de sono. Contudo, essas mulheres com frequência não conseguem dormir, nem cochilar, mesmo quando o bebê está dormindo e não necessita de atenção. O primeiro ano pós-parto é o período de maior risco para início de depressão em mulheres, sendo que até 65% de todas as mulheres vivem seu primeiro episódio de depressão maior nesse intervalo de tempo. O maior fator de risco para o desenvolvimento de depressão pós-parto é história anterior de depressão maior (especialmente pós-parto).

A psicose pós-parto é rara, ocorrendo em 1 ou 2 mulheres em cada mil partos. Esses episódios costumam estar associados a confusão e labilidade extrema do humor, junto com a psicose. Devido ao risco em relação à paciente e/ou ao recém-nascido, considera-se o evento como uma emergência médica, que exige hospitalização. Em sua maioria, estudos demonstraram a etiologia da psicose pós-parto como sendo subjacente ao transtorno bipolar.

TRATAMENTO

Conforme se afirmou anteriormente, não é necessário tratamento em mulheres com depressão pós-parto. Recomenda-se tranquilizá-las e monitorá-las (para o caso de episódios mais graves).

Os fármacos mais usados para tratar transtornos depressivos puerperais são os inibidores seletivos da recaptação de serotonina (ISRSs), sendo em sua maioria seguros tanto para a mãe quanto para o bebê. Em razão do potencial para efeitos anticolinérgicos e cardiotoxicidade, antidepressivos tricíclicos (ADTs) costumam ser usados como segunda opção de fármacos nessa população. O tratamento da psicose pós-parto deve ser ajustado ao diagnóstico primário; como na maioria dos casos este se revela ser transtorno bipolar, o início de tratamento com um antipsicótico e/ou estabilizador do humor é comum. Pode-se considerar também eletroconvulsoterapia devido a seu início mais rápido de ação. Uma vez que muitas mulheres amamentam seus bebês, deve ser considerada a possível transferência da medicação ao bebê por meio do leite materno. Os riscos e benefícios devem ser discutidos detalhadamente com a paciente.

Visto que episódios anteriores de depressão pós-parto são o maior fator de risco para desenvolver outro episódio depressivo pós-parto, deve ser levado em conta o uso profilático de medicação antidepressiva durante a gravidez. Ainda que não existam medicamentos psicotrópicos na Categoria A de gravidez da FDA ("ausência de risco de teratogênese", ver a Tab. 39.1 para definições), há pouco risco com a maioria dos antidepressivos habituais. O uso profilático de estrogênio demonstrou certa eficácia em vários estudos.

Psicoterapia, grupos de autoajuda e treinadores de paternidade também podem ser benéficos para pacientes com depressão pós-parto.

TABELA 39.1 • Categorias da FDA de fármacos durante gravidez e lactação

Categoria	
A	Estudos adequados e bem controlados foram incapazes de demonstrar risco para o feto no primeiro trimestre de gestação (e não há evidência de risco nos trimestres posteriores).
B	Estudos com reprodução animal foram incapazes de demonstrar risco para o feto, e não há estudos adequados e bem controlados com mulheres grávidas.
C	Estudos com reprodução animal demonstraram efeito adverso sobre o feto, e não há estudos adequados e bem controlados em humanos, mas os benefícios potenciais podem justificar o uso do fármaco em mulheres grávidas apesar dos riscos potenciais.
D	Há evidências positivas de risco para fetos humanos com base em dados de reação adversa a partir de experiência investigativa ou mercadológica ou estudos em humanos, mas os benefícios potenciais podem justificar o uso do fármaco em mulheres grávidas apesar dos riscos potenciais.
X	Estudos com animais ou humanos demonstraram anormalidades na formação fetal, e há evidências positivas de risco para fetos humanos com base em dados de reação adversa a partir de experiência investigativa ou mercadológica; os riscos envolvidos no uso do fármaco em mulheres grávidas evidentemente ultrapassam os benefícios potenciais.

Devido ao risco de psicose pós-parto em indivíduos diagnosticados com transtorno bipolar, o uso profilático de lítio imediatamente após o parto tem sido iniciado em alguns casos. Deve-se sempre tomar cuidado para ter certeza de que a mãe não representa risco para o bebê, especialmente no caso de psicose pós-parto.

QUESTÕES DE COMPREENSÃO

39.1 Uma mulher casada de 29 anos, com história anterior de depressão maior com início puerperal em remissão, deu à luz seu segundo filho há cinco dias. Ela descreve períodos de tristeza intensos mas passageiros, com crises de choro desde o parto. Embora tenha conseguido desfrutar de momentos com sua filhinha, se preocupa em ser uma "péssima mãe". Está com perturbação do sono, o que causa cansaço, mas seu apetite e sua concentração estão adequados. Mesmo com a preocupação de que sua depressão possa prejudicar o bebê, nega ideação homicida. Também nega ideação suicida, paranoia, delírios e alucinações. Não apresenta problemas de saúde e não está sob medicação, exceto complexos vitamínicos pré-natais. Qual alternativa a seguir é o diagnóstico mais provável?

A. Transtorno bipolar.
B. Transtorno depressivo maior recorrente com início puerperal.
C. Depressão pós-parto.
D. Psicose pós-parto.
E. Ciclotimia.

39.2 Qual abordagem de tratamento é a mais apropriada para a paciente da questão 39.1?

A. Antidepressivo.
B. Antipsicótico.
C. Observação continuada.
D. Eletroconvulsoterapia.
E. Estabilizador do humor.

39.3 Uma mulher de 24 anos dá à luz seu primeiro filho, um menino. Quatro dias após o parto, o marido telefona ao obstetra da esposa para informá-lo sobre sua preocupação com o comportamento da mulher. Afirma que ela seguidamente se senta sozinha no quarto, aparentando confusão, bem como facilmente irritável e frequentemente chora. Cuida do bebê apenas ao ser lembrada e, quando segura a criança, adota uma postura rígida. Permanece acordada durante a maior parte da noite, mesmo quando o bebê está dormindo. O marido alega que a mulher lhe disse que o bebê é "maligno" e ela é "demoníaca" por parir a criança. Qual das alternativas seguintes é o diagnóstico subjacente mais provável?

A. Transtorno bipolar.
B. Transtorno da personalidade *borderline*.
C. Transtorno depressivo maior.
D. Transtorno esquizoafetivo.
E. Esquizofrenia.

RESPOSTAS

39.1 **C.** Embora a paciente apresente história de depressão pós-parto (um fator de risco significativo para episódios subsequentes) e sofra de crises de choro, cansaço e culpa, o diagnóstico mais provável é depressão pós-parto. O auge da depressão pós-parto geralmente ocorre na primeira semana após o nascimento do bebê e se resolve em duas semanas. Não há evidências de um episódio maníaco anterior ou atual (compatível com transtorno bipolar) nem sintomatologia psicótica (compatível com psicose pós-parto). Mesmo devendo haver suspeita elevada quanto ao desenvolvimento de recorrência de sua depressão maior, essa paciente não apresenta vários sintomas neurovegetativos associados ao transtorno, como anedonia, alteração no apetite e dificuldade de concentração, nem ideação suicida. Além disso, episódios de depressão maior com início puerperal costumam ocorrer no período de 1 a 6 meses após o parto.

39.2 **C.** Ainda que essa paciente possa desenvolver recorrência de depressão maior que exija terapia antidepressiva, a depressão pós-parto é autolimitante e não requer tratamento formal. Observação continuada e tranquilização são as únicas recomendações. A psicose pós-parto requer tratamento com um antipsicótico em combinação com um antidepressivo, um estabilizador do humor ou, ainda, um curso de eletroconvulsoterapia.

39.3 **A.** Essa mulher provavelmente está sofrendo de psicose pós-parto. Devido ao risco para a mãe e para a criança, a psicose pós-parto é uma emergência psiquiátrica que requer hospitalização imediata. A maioria dos casos de psicose pós-parto deve-se ao transtorno bipolar. Transtorno depressivo maior e doenças psicóticas primárias como esquizofrenia ou transtorno esquizoafetivo são causas muito menos prováveis para psicose pós-parto.

DICAS CLÍNICAS

▶ A depressão pós-parto é um fenômeno comum, porém autolimitante, que não requer tratamento.
▶ Tratar pacientes com antidepressivos durante a gestação pode minimizar a recorrência de depressão pós-parto naqueles com história desse transtorno.
▶ A maioria dos casos de psicose pós-parto deve-se ao transtorno bipolar.
▶ A psicose pós-parto é uma emergência médica que exige hospitalização imediata da mãe com a finalidade de proteger a paciente e a criança.

REFERÊNCIAS

Abreu AC, Stuart S. Pharmacologic and hormonal treatments for postpartum depression. *Psychiatr Ann*. 2005;35(7):569-576.

Flynn HA. Epidemiology and phenomenology of postpartum mood disorders. *Psychiatr Ann*. 2005;35(7):544-551.

Spinelli MG. Postpartum psychosis: Detection of risk and management. *Am J Psychiatry*. 2009;166:4.

CASO 40

Um jovem de 22 anos chega à emergência com a queixa principal de "estão me fazendo olhar para o céu". Ele admite um diagnóstico anterior de esquizofrenia, "mas Deus me curou". Na realidade, ele havia recebido alta do hospital na semana anterior, medicado com risperidona, 4 mg na hora de dormir. Sua dose havia sido aumentada para 6 mg por seu psiquiatra dois dias antes. O paciente acredita que anjos o estão forçando a olhar para o céu e, desde esta manhã, não consegue olhar "para baixo e ver o diabo no inferno". Seu exame do estado mental demonstra que se trata de um jovem cooperativo e vestido de forma adequada. Seu discurso não é espontâneo. Seu humor é "preocupado", mas o afeto é embotado. Seus pensamentos são lógicos, sem desorganização. Nega ideação suicida e homicida, mas tem delírios. Seu *insight* é fraco. O exame físico indica olhar contínuo para cima bilateralmente.

▶ Qual é o diagnóstico mais provável?
▶ Qual o próximo passo no tratamento?

RESPOSTAS PARA O CASO 40
Sintomas extrapiramidais (reação distônica aguda)

Resumo: Um jovem de 22 anos com diagnóstico anterior de esquizofrenia, recentemente liberado do hospital sob tratamento com risperidona, teve sua dose aumentada dois dias antes de ingressar no setor de emergência. Ele apresenta um início agudo de olhar fixo para cima bilateralmente. Continua delirante quanto à causa, ou seja, que anjos o estão forçando a olhar para o céu e evitar que olhe para o inferno. Seu exame do estado mental é significativo para humor ansioso, afeto embotado e os delírios já descritos. O exame físico demonstra um olhar bilateral contínuo para cima.

- **Diagnóstico mais provável:** Reação distônica aguda (um sintoma extrapiramidal).
- **Próximo passo no tratamento:** Benzotropina, 2 mg via intramuscular, com dose de repetição em 30 minutos na ausência de melhora.

ANÁLISE

Objetivos

1. Reconhecer os sintomas extrapiramidais específicos que podem ocorrer em pacientes tratados com antipsicóticos.
2. Compreender os fatores de risco para o desenvolvimento de sintomas extrapiramidais.
3. Compreender o tratamento de uma reação distônica aguda em pacientes tratados com antipsicóticos.

Considerações

O paciente é um jovem com história de esquizofrenia. Recentemente foi liberado do hospital medicado com risperidona, cuja dose foi aumentada dois dias antes da chegada ao setor de emergência. No momento, apresenta início agudo de olhar para cima bilateral. Embora sua explicação seja delirante, sua história (início agudo, recente aumento da dosagem do fármaco) e exame físico (contração dos músculos retos superiores bilateralmente) são compatíveis com uma crise oculógira, uma reação distônica causada por sua medicação antipsicótica.

ABORDAGEM AOS
Sintomas extrapiramidais

DEFINIÇÃO

SINTOMAS EXTRAPIRAMIDAIS: Sintomas neurológicos, como tremores, espasmos musculares, rigidez, entre outros, causados por medicamentos antipsicóticos.

ABORDAGEM CLÍNICA

O efeito terapêutico de medicamentos antipsicóticos se deriva, em parte, de sua capacidade de bloquear os receptores dopaminérgicos nas áreas mesolímbicas e mesocorticais do encéfalo. Infelizmente, esses medicamentos também se ligam aos receptores dopaminérgicos em outras áreas do encéfalo, como a via nigroestriatal, e, dessa forma, causam uma variedade de efeitos colaterais extrapiramidais. Essas reações variam quanto a seus fatores de risco, gravidade, período de tempo e tratamento. Entre elas, encontram-se **reações distônicas agudas, parkinsonismo, acatisia, síndrome neuroléptica maligna** e **discinesia tardia**.

As **reações distônicas agudas** são contrações musculares breves, frequentemente dolorosas, que em geral ocorrem no prazo de algumas horas a alguns dias do início do tratamento com antipsicóticos ou com o aumento da dose. Elas podem se manifestar como crises oculógiras (como no caso apresentado), torcicolo, espasmo laríngeo ou postura anormal do tronco e dos membros. Entre os fatores de risco estão faixa etária jovem, sexo masculino e doses elevadas de medicamentos antipsicóticos.

O **parkinsonismo induzido por antipsicóticos** é composto pelo trinômio tremor de repouso (indicador e polegar), rigidez (tremor intermitente) e bradicinesia. Ele também pode incluir sialorreia, marcha arrastada e tremor perioral. Essa síndrome costuma ocorrer semanas após o início ou o aumento de um medicamento antipsicótico. Idade avançada e sexo feminino aumentam o risco de desenvolvimento do parkinsonismo induzido por neuroléptico.

A **acatisia** costuma ser descrita como uma sensação subjetiva de inquietação, que pode incluir ansiedade, andar de um lado para outro ou sentar-se/levantar-se com frequência. O período de tempo para o desenvolvimento de acatisia é semelhante ao do parkinsonismo. Mulheres na meia-idade parecem apresentar maior risco.

A **síndrome neuroléptica maligna** é uma emergência médica, composta de rigidez muscular (com resistência), febre, instabilidade autonômica e também diaforese, tremor, mutismo, leucocitose e creatinina fosfoquinase elevada (em geral de forma acentuada). Embora um episódio anterior de síndrome neuroléptica maligna aumente o risco futuro, ela pode ocorrer em qualquer momento durante o tratamento com antipsicóticos.

A **discinesia tardia** é o desenvolvimento tardio de movimentos involuntários e coreoatetoides, particularmente da face, mas não limitados a ela, da região ao redor dos lábios, do pescoço e dos dedos das mãos e dos pés. Costuma ser irreversível. Os fatores de risco incluem tratamento de longo prazo com antipsicóticos (especialmente os "típicos" ou de primeira geração), idade avançada, sexo feminino e a presença de um transtorno do humor.

TRATAMENTO

As reações distônicas agudas precisam ser tratadas com urgência e, em alguns casos (crises oculógiras, espasmo laríngeo), constituem emergência. O tratamento de base é composto por medicamentos anticolinérgicos, como benzotropina, ou anti-histamínicos, como difenidramina, os quais podem ser administrados por via oral, intramuscular ou intravenosa. A resolução é rápida, mas pode ser necessário repetir as doses uma ou mais vezes. Depois da melhora do episódio agudo, deve ser considerada a continuidade dos agentes anticolinérgicos por via oral ou possivelmente a redução da dose do antipsicótico.

QUESTÕES DE COMPREENSÃO

Para as questões a seguir, escolha o diagnóstico mais provável (A-E):
- A. Reação distônica aguda.
- B. Acatisia.
- C. Síndrome neuroléptica maligna.
- D. Parkinsonismo.
- E. Discinesia tardia.

40.1 Uma mulher de 50 anos, com um diagnóstico de transtorno esquizoafetivo do tipo bipolar, queixa-se de "tiques nervosos". Nega sintomas afetivos significativos, mas relata alucinações auditivas crônicas de "sussurros" sem comandos. Não há ideação suicida nem homicida. Durante o exame, percebe-se que ela coloca a língua para fora da boca e apresenta movimentos ritmados das mãos e dos pés.

40.2 Um homem de 27 anos é hospitalizado devido a sintomas psicóticos agudos, compostos de alucinações de comando para ferir os outros, delírios paranoides e agitação. Inicia-se medicação com olanzapina, 30 mg ao dia. Após vários dias, ele se torna mais calmo, mas mais retraído. Ao ser abordado pelas enfermeiras, é encontrado deitado com os olhos abertos, porém não esboça reação. Percebe-se que está suando, mas ele resiste a ser deslocado. Seus sinais vitais mostram temperatura de 38,5 °C, pressão arterial de 182/98 mmHg, pulso de 104 batimentos por minuto (bpm) e frequência respiratória de 22 respirações por minuto.

40.3 Uma veterana de guerra divorciada de 43 anos, com esquizofrenia, recebe acompanhamento sem internação em uma clínica de saúde mental comunitária depois de receber alta do hospital. Sua medicação com risperidona foi aumentada para 3 mg pela manhã e 4 mg no início da noite. Apresenta um pouco de paranoia e ideias de referência, mas nega alucinações auditivas e visuais. Seu exame do estado mental é relevante para retardo psicomotor moderado, com pouco discurso espontâneo, mas com um tremor grosseiro das mãos bilateralmente. Afirma que seu humor está "bom", embora seu afeto pareça embotado, com pouca expressão. Sua marcha apresenta base ampla, e ela arrasta os pés.

40.4 Um paciente solteiro de 32 anos é internado com diagnóstico provisório de transtorno psicótico, sem outra especificação, sendo descartada a possibilidade de transtorno bipolar. Depois de 10 dias, ele finalmente foi estabilizado com ácido valproico, 2.000 mg ao dia, e aripiprazol, 30 mg ao dia. A equipe da enfermaria manifestou preocupação quanto à necessidade de aumentar ou alterar sua medicação, já que ele vem dormindo menos e está mais agitado, frequentemente deambulando pelos corredores. Durante o exame, o paciente admite estar "com os nervos à flor da pele", mas nega pensamentos fugidios, aumento de energia, paranoia e delírios. Afirma: "Simplesmente não consigo parar de caminhar, sinto que estou enlouquecendo".

RESPOSTAS

40.1 **E.** Essa paciente com transtorno esquizoafetivo crônico atualmente demonstra movimentos coreoatetoides da língua e das extremidades, compatíveis com discinesia tardia. Ela apresenta vários fatores de risco para o desenvolvimento de discinesia tardia, incluindo possível tratamento de longo prazo com antipsicóticos, gênero feminino e um transtorno do humor.

40.2 **C.** Esse paciente, em estado agudo de psicose, foi medicado com antipsicóticos, mais especificamente olanzapina, e agora desenvolveu alterações agudas no estado mental, diaforese, rigidez e sinais vitais oscilantes. Estes são indícios e sintomas compatíveis com síndrome neuroléptica maligna, uma emergência médica. Deve haver interrupção imediata dos antipsicóticos e emprego de medidas de apoio.

40.3 **D.** A paciente é uma veterana de guerra de meia-idade com sintomas psicóticos crônicos, recentemente liberada do hospital com aumento em sua dosagem de risperidona. No momento, ela demonstra bradicinesia, marcha arrastada, expressão facial embotada e um tremor grosseiro, todos compatíveis com parkinsonismo induzido por antipsicóticos. Os fatores de risco para o desenvolvimento de parkinsonismo incluem gênero feminino e idade avançada.

40.4 **B.** O paciente é um jovem com sintomas psicóticos, no qual se descartou a possibilidade de transtorno bipolar, estabilizado com ácido valproico e aripiprazol, mas que recentemente teve agravamento de insônia, ansiedade e inquietação (deambulação). Considerando a melhora em seus sintomas psiquiátricos, é provável que suas queixas atuais se devam à acatisia, uma sensação de inquietude ou ansiedade que em geral tem início várias semanas após o tratamento com antipsicóticos. Deve-se considerar a redução da dosagem de seu antipsicótico ou o acréscimo de outro fármaco, como um betabloqueador ou um benzodiazepínico.

DICAS CLÍNICAS

▶ Sintomas extrapiramidais são reações neurológicas causadas pelos efeitos colaterais de fármacos antipsicóticos.
▶ O período de tempo para o desenvolvimento de sintomas extrapiramidais após a administração (ou aumento da dose) de antipsicóticos é a seguinte:
  ▶ Reação distônica: horas → dias
  ▶ Parkinsonismo: dias → semanas
  ▶ Acatisia: dias → semanas
  ▶ Discinesia tardia: anos
  ▶ Síndrome neuroléptica maligna: *a qualquer momento*
▶ A distonia aguda é tratada com anticolinérgicos ou anti-histamínicos.

REFERÊNCIA

Sadock BJ, Sadock VA. *Kaplan & Sadock's Synopsis of Psychiatry.* 10th ed. Philadelphia, PA: Lippincott Williams and Wilkins; 2007.

CASO 41

Um homem de 45 anos é admitido à unidade cardíaca de tratamento intensivo depois de sofrer um infarto agudo do miocárdio. Vinte e quatro horas depois da internação, foi chamada uma psiquiatra para fazer uma avaliação, porque o paciente estava tentando sair do hospital contra a recomendação médica. Quando entra no quarto do hospital, a psiquiatra o encontra vestido e gritando a plenos pulmões: "Eu não serei tratado dessa maneira! Como você se atreve?". Apesar disso, o paciente concorda em se sentar e conversar com ela. Diz-lhe que os membros da equipe são extremamente grosseiros e não o tratam "da maneira que está acostumado". Relata que é proprietário de um pequeno negócio que está crescendo e "assim que as pessoas perceberem todo meu potencial, serei um milionário". Não consegue entender por que a equipe não lhe traz comida de uma lanchonete de fora, já que a comida do hospital é tão ruim. Pergunta à psiquiatra se, depois da entrevista, buscará alguma comida para ele, e fica zangado quando ela diz que não. Então olha com inveja para o relógio dela, novo e caro. No exame do estado mental, a psiquiatra não encontra alteração do processo nem do conteúdo de pensamento, e o paciente está totalmente orientado para pessoa, lugar e tempo.

▶ Qual é o diagnóstico mais provável?
▶ Qual seria a abordagem mais bem-sucedida para lidar com esse paciente?

RESPOSTAS PARA O CASO 41
Transtorno da personalidade narcisista

Resumo: Um homem de 45 anos é hospitalizado após um infarto agudo do miocárdio. Vinte e quatro horas depois, tenta sair do hospital contrariando o parecer médico, porque está zangado devido ao tratamento recebido da equipe hospitalar. Tem um sentimento grandioso e presunçoso acerca da própria importância. Quer tirar proveito da psiquiatra que o entrevista e obviamente inveja um relógio que imagina ser caro. Não demonstra outra anormalidade no exame do estado mental.

- **Diagnóstico mais provável:** Transtorno da personalidade narcisista.
- **Abordagem mais bem-sucedida:** Se a psiquiatra e/ou a equipe de tratamento encontrar uma maneira de demonstrar reconhecimento pela experiência, pelos sentimentos e pelas preocupações do paciente, é provável que ele se acalme e concorde em ficar no hospital para ser tratado.

ANÁLISE

Objetivos

1. Conhecer os critérios diagnósticos para o transtorno da personalidade narcisista.
2. Saber que as estratégias empregar quando trabalhar com pacientes com esse transtorno.

Considerações

Esse paciente sofreu uma "ferida narcísica" nas mãos da equipe, já que eles se recusam a atender a sua necessidade de admiração e tratamento especial. Além disso, essa ferida foi infligida ao perceber que seu corpo não é imortal. Ele reagiu tornando-se arrogante, agressivo e exigente e tentou sair do hospital contra a recomendação médica. Continua exigindo atenção ao conversar com a psiquiatra, dizendo-lhe quão importante ele é e como se sente merecedor de um tratamento especial. Tenta até manipulá-la e se zanga quando ela não se submete. Inveja seu sucesso, evidenciado pelo relógio dela. Pacientes como esse respondem melhor à manifestação de uma admiração honesta por parte dos outros – mas geralmente é difícil reagir dessa maneira, pois despertam fortes sentimentos negativos de contratransferência.

ABORDAGEM AO
Transtorno da personalidade narcisista

DEFINIÇÕES

NEGAÇÃO: Mecanismo de defesa pelo qual o indivíduo lida com estresse ou conflito emocional se recusando a reconhecer algum aspecto doloroso da realidade externa ou experiência subjetiva que está aparente para os demais. Por exemplo, um paciente hospitalizado após um grave infarto agudo do miocárdio diz ao médico que se sente "novo em folha", pula da cama e começa a fazer polichinelos. Quando existe um prejuízo flagrante do teste de realidade, a negação pode ser considerada psicótica.

DESVALORIZAÇÃO: Mecanismo de defesa pelo qual o indivíduo lida com estresse ou conflito emocional atribuindo qualidades negativas exageradas a si mesmo ou aos outros. Esse comportamento pode se alternar com a idealização. Por exemplo, um paciente afirma que seu terapeuta é "o pior médico do mundo".

GRANDIOSIDADE: Conceito exagerado da própria importância, poder ou fama.

IDEALIZAÇÃO: Mecanismo de defesa pelo qual o indivíduo lida com estresse ou conflito emocional atribuindo qualidades positivas exageradas a si mesmo ou aos outros. Esse comportamento pode se alternar com a desvalorização. Por exemplo, um paciente afirma que seu terapeuta é "a pessoa mais empática do planeta".

ABORDAGEM CLÍNICA

Critérios diagnósticos

Os pacientes com esse transtorno exibem um padrão global de **grandiosidade, necessidade de admiração e ausência de empatia em relação aos outros**. Muitas vezes, exageram suas realizações e sentem inveja das realizações ou posses alheias. Acreditam que são especiais ou merecedores de tratamento diferenciado. Têm **fantasias de poder ilimitado e sucesso**. Tiram vantagem dos outros e podem parecer esnobes ou arrogantes. Lidam mal com críticas e se enraivecem com rapidez.

Alterações propostas para o DSM-5: O DSM-5 propõe uma nova definição dos transtornos da personalidade e como eles são classificados. O grupo de trabalho recomendou a revisão de níveis de funcionamento, tipos de personalidade e traços de personalidade. A recomendação é que esse transtorno seja representado e diagnosticado por meio de uma combinação de prejuízo fundamental no funcionamento da personalidade e traços de personalidade específicos. Os traços de personalidade de maior destaque no transtorno da personalidade narcisista são narcisismo, manipulação, histrionismo e insensibilidade.

DIAGNÓSTICO DIFERENCIAL

Com frequência é difícil diferenciar pacientes com transtorno da personalidade narcisista daqueles com outros transtornos do grupo B (transtornos da personalidade *borderline*, antissocial ou histriônica). Os indivíduos com transtorno da personalidade *borderline* geralmente têm vidas mais caóticas, múltiplos relacionamentos fracassados e tentativas suicidas. Os pacientes com transtorno da personalidade antissocial muitas vezes têm problemas de ordem legal, pois cometeram um ou mais atos impulsivos, irresponsáveis e seguidamente de natureza violenta. Aqueles com transtorno da personalidade histriônica podem parecer dramáticos, mas não afirmam merecer tratamento especial e não costumam ser tão arrogantes ou esnobes.

DICAS DE ENTREVISTA E TRATAMENTO

Os pacientes com esse transtorno tentam parecer perfeitos e invencíveis a fim de proteger sua autoestima frágil. Quando isso não funciona, tendem a desenvolver depressão. Em geral, eles denigrem seu médico, em uma tentativa defensiva de manter o senso de domínio. O médico deve ter tato e demonstrar admiração, se possível. **O tratamento desses indivíduos é difícil, porque eles raramente desejam mudar e quase nunca buscam ajuda.** A terapia de grupo só ajuda se o terapeuta puder tornar de alguma forma aceitável para o paciente a inevitável confrontação por parte dos membros do grupo. A psicoterapia com esses indivíduos é desafiadora, e o paciente muitas vezes termina o tratamento quando há tentativa de confrontação. Pode-se utilizar psicofarmacoterapia para tratar os sintomas associados ao transtorno da personalidade narcisista (p. ex., lítio para a labilidade afetiva, inibidores seletivos da recaptação de serotonina [ISRSs] para os sintomas depressivos).

QUESTÕES DE COMPREENSÃO

41.1 Um universitário solteiro de 22 anos com transtorno da personalidade narcisista é hospitalizado após um acidente de carro em que fraturou o fêmur direito. Uma estudante de medicina foi designada para acompanhá-lo, mas quando ela entra no quarto e se apresenta como estudante de medicina, o paciente diz: "Nem pensar! Não vou deixar que uma estudante de medicina toque em mim – preciso de alguém com muito mais experiência do que você". Qual das seguintes afirmações por parte da estudante de medicina provavelmente fará a entrevista com esse paciente ser bem-sucedida?

   A. Eu sei que isso será chato para você, mas é uma das coisas que terá de aceitar aqui no hospital.
   B. Eu sei que você deve estar apavorado por estar no hospital, mas estará seguro aqui.
   C. Disseram-me que você é uma pessoa muito articulada, de modo que espero que me ensine o que eu preciso saber.
   D. Eu compreendo que você ache que só merece o melhor, mas *eu* fui designada para atendê-lo.
   E. Por favor, não torne as coisas mais difíceis, tenho de entrevistá-lo como parte de meu trabalho.

41.2 O paciente da questão 41.1 provavelmente ficaria deprimido após qual das seguintes ocorrências?

   A. Envelhecer.
   B. Formatura.
   C. Mudança de emprego.
   D. Casamento.
   E. Mudança para outra cidade.

41.3 Um homem de 36 anos com transtorno da personalidade narcisista telefona para seu consultório e solicita um horário com "o melhor terapeuta da clínica". Uma de suas queixas trata das dificuldades em seus relacionamentos com os colegas. O paciente afirma que não recebe o "crédito que merece por suas realizações na empresa de advocacia". O que provavelmente o motivou a procurar tratamento?
   A. Raiva.
   B. Ansiedade.
   C. Tentar identificar-se com outros.
   D. Pensamento grandioso.
   E. Obter medicação.

41.4 O paciente da questão 41.3 vem tendo duas consultas semanais com seu terapeuta no último ano. O terapeuta e o paciente têm uma boa aliança de trabalho. Um dia, o terapeuta se atrasa quatro minutos para a sessão. Pede desculpas, dizendo que teve uma emergência envolvendo outro paciente. Durante a sessão, o paciente comenta que o terapeuta "não é tão perspicaz como alguns dos terapeutas que vejo nos programas de televisão". Qual dos seguintes mecanismos de defesa o paciente está usando?
   A. Negação.
   B. Desvalorização.
   C. Isolamento do afeto.
   D. Racionalização.
   E. Dissociação.

RESPOSTAS

41.1 **C.** Apelar para o narcisismo do paciente demonstrando admiração geralmente o aplaca e também melhora a aliança terapêutica nesses casos.

41.2 **A.** Os pacientes com transtorno da personalidade narcisista não lidam bem com o envelhecimento, pois valorizam extremamente a beleza, a força e a juventude. Qualquer golpe contra a fragilidade oculta de sua autoestima pode acentuar seus sentimentos de inveja e raiva e, consequentemente, levar a depressão. Todas as outras ocorrências de vida representam mudanças que podem ser estressantes para as pessoas, mas não afetam indivíduos com transtornos da personalidade de uma forma diferente da população em geral (além do fato de que pacientes com transtorno da personalidade em geral não lidam bem com **nenhum** tipo de estressor).

41.3 **A.** Pacientes com transtorno da personalidade narcisista raras vezes buscam tratamento e são propensos a apresentar *insight* pobre quanto a sua grandiosidade. Quando esses indivíduos por fim buscam tratamento, geralmente a motivação é raiva ou depressão decorrente de serem menosprezados ou por não obterem a admiração que sentem lhes ser devida.

41.4 **B.** O paciente se defende de seus sentimentos de mágoa e raiva em relação ao terapeuta empregando a desvalorização. A desvalorização, juntamente com a idealização e a negação, é considerada um mecanismo de defesa primitivo (de funcionamento mais básico) usado pelos pacientes com transtornos da personalidade como o narcisista e o *borderline*.

> **DICAS CLÍNICAS**
>
> ▶ Os pacientes com transtorno da personalidade narcisista apresentam senso global de grandiosidade e presunção em seus pensamentos e comportamentos. Eles muito raramente são capazes de verdadeira empatia em relação aos outros e, muitas vezes, os manipulam por interesses pessoais.
> ▶ Os médicos devem tentar manter uma postura de admiração diante desses pacientes. A diplomacia também é importante, pois esses indivíduos lidam muito mal com críticas.
> ▶ Os mecanismos de defesa nos pacientes com transtorno da personalidade narcisista incluem negação, desvalorização e idealização.

REFERÊNCIAS

American Psychiatric Association DSM-V Development. Personality and personality disorders. Disponível em: http://www.dsm5.org/ProposedRevisions/Pages/PersonalityandPersonalityDisorders.aspx. Acessado em 29 de novembro, 2010.

Andreasen NC, Black DW. *Introductory textbook of psychiatry*. 5th ed. Arlington, VA: American Psychiatric Publishing; 2010:308-311.

Gabbard GO. *Gabbard's treatment of psychiatric disorders*. 4th ed. Washington, DC: American Psychiatric Publishing, Inc.; 2007:791-801.

CASO 42

Um menino de 7 anos, que está no segundo ano, é levado ao pediatra pelos pais para uma avaliação dos olhos. Eles dizem que o menino pisca repetidamente e esse comportamento parece estar piorando. Notaram o piscar pela primeira vez há um ano ou mais, mas esse comportamento só se tornou de fato óbvio nas últimas semanas. Percebem que o filho não consegue controlar as piscadas e que elas pioram em alguns momentos do dia em comparação a outros. Sua professora relata que algumas crianças riem dele devido às piscadas rápidas. O pediatra observa que, além de piscar, a criança parece pigarrear com frequência, embora seu nariz e sua garganta pareçam normais ao exame físico. Os pais relatam que esse comportamento também ocorre várias vezes por dia. O paciente está indo bem na escola, embora às vezes tenha dificuldade em concluir o tema de casa. Seu pai tem uma história de transtorno obsessivo-compulsivo.

▶ Qual é o diagnóstico mais provável?
▶ Qual é a melhor terapia para essa condição?

RESPOSTAS PARA O CASO 42
Transtorno de Tourette

Resumo: Um menino de 7 anos comparece ao pediatra com uma história de um ano de piscar incontrolável, que se agravou nas últimas semanas. O piscar é pior em alguns momentos do que em outros e o faz ser ridicularizado na escola. A criança também pigarreia várias vezes, embora nenhum problema físico tenha sido encontrado. Está indo bem na escola, apesar de às vezes ter dificuldade em concluir o tema de casa. O paciente tem uma história paterna de transtorno obsessivo-compulsivo (TOC).

- **Diagnóstico mais provável:** Transtorno de Tourette.
- **Melhor tratamento:** A primeira opção de tratamento deve ser medicação alfa-adrenérgica, como clonidina ou guanfacina. Na ausência de eficácia, a próxima tentativa deve ser com antipsicóticos atípicos.

ANÁLISE
Objetivos

1. Reconhecer o transtorno de Tourette em um paciente (ver Quadro 42.1 para os critérios diagnósticos).
2. Descrever a avaliação básica e o tratamento desse transtorno.

Considerações

Um menino de 7 anos apresenta sinais de tique motor na forma de piscar os olhos. Esse comportamento está presente há mais de um ano e piorou recentemente. Os tiques influenciam a maneira pela qual as outras crianças interagem com ele na escola. Também exibe um tique vocal na forma de pigarrear, já há bastante tempo. A combinação de múltiplos tiques motores e vocais ocorrendo **pelo menos há um ano** é compatível com o transtorno de Tourette. Existe uma predisposição genética para essa doença, provavelmente por herança dominante autossômica. Também há uma relação entre os transtornos de Tourette, obsessivo-compulsivo (TOC) e de déficit de atenção (TDAH). O haloperidol é o agente mais prescrito para tratar esse problema. Convém observar que sintomas dessa natureza em uma criança também podem estar relacionados a alérgenos ambientais, e isso deve ser comprovado ou descartado por

QUADRO 42.1 • Critérios diagnósticos para transtorno de Tourette

Presença de tiques motores e vocais durante o curso da doença, mas não necessariamente ao mesmo tempo.
Os tiques ocorreram quase todos os dias por um período de **pelo menos um ano**, e durante esse ano nunca houve um período livre de tiques superior a três meses consecutivos.
O início deve ocorrer antes dos 18 anos.
O transtorno não se deve a uma substância ou a uma condição médica geral.

exames laboratoriais antes do diagnóstico de transtorno de Tourette e do início do tratamento. No DSM-5, propôs-se que o transtorno de Tourette seja reclassificado como uma perturbação do desenvolvimento neurológico.

ABORDAGEM AO Transtorno de Tourette

DEFINIÇÕES

MOVIMENTOS ATETOIDES: Movimentos lentos, irregulares, de contorção.

MOVIMENTOS COREIFORMES: Movimentos dançantes, aleatórios, irregulares, não repetitivos.

COPROLALIA: Tique vocal envolvendo a vocalização involuntária de obscenidades.

MOVIMENTOS DISTÔNICOS: Movimentos mais lentos que os coreiformes, consistem em contorções intercaladas com prolongados estados de tensão muscular.

MOVIMENTOS HEMIBALÍSTICOS: Movimentos intermitentes, grosseiros, amplos, unilaterais dos membros.

MOVIMENTOS MIOCLÔNICOS: Contrações musculares breves, semelhantes a choques.

TIQUE: Um movimento motor ou uma vocalização súbitos, rápidos, recorrentes, não rítmicos, estereotipados.

ABORDAGEM CLÍNICA

A prevalência do transtorno de Tourette é de aproximadamente 4 ou 5 em 10 mil na população em geral e tende a acometer mais os meninos. É comum o componente motor (piscar os olhos, dar de ombros, torcer o pescoço) surgir por volta dos 7 anos, e o componente vocal (grunhir, fungar, resfolegar, usar palavras obscenas), por volta dos 11 anos. Estudos epidemiológicos envolvendo gêmeos indicam uma forte etiologia genética, provavelmente por uma herança autossômica dominante. Existe uma forte relação entre o transtorno de Tourette, o TDAH e o TOC, e esses transtornos ocorrem em famílias. Estudos sobre as causas dos tiques se concentram nos gânglios basais e na substância negra. Estudos neuropatológicos sugeriram desequilíbrio na entrada de ácido gama-aminobutírico (GABA) (redução) e de dopamina (aumento) no núcleo caudado.

DIAGNÓSTICO DIFERENCIAL

Os transtornos de tiques devem ser diferenciados das condições médicas gerais que podem causar movimentos anormais. Movimentos involuntários, como mioclonia, atetose, distonia e hemibalismo, podem ser observados em doenças como a coreia de Huntington, a doença de Wilson e o acidente vascular cerebral. O uso prolongado de um antipsicótico típico, como o haloperidol, pode causar discinesia tardia, outro transtorno do movimento involuntário. A presença de uma história familiar desses transtornos, constatações no exame físico, ou uma história de uso prolongado de medicamento antipsicótico auxiliam a excluir essas condições.

Há muito se sabe que estreptococos beta-hemolíticos podem causar uma reação autoimune denominada febre reumática, a qual pode ter impacto sobre as articulações, o coração e até mesmo sobre o sistema nervoso central (SNC) (produzindo coreia de Sydenham). Swedo coordenou um grupo que propôs que algumas crianças com agravamento sazonal de inverno-primavera de seus tiques apresentam um transtorno denominado **transtorno neuropsiquiátrico autoimune pediátrico com infecção por estreptococo (PANDAS)**. Estudos demonstraram que TOC, transtorno de Tourette e tiques são mais comuns em crianças com infecção por estreptococo nos três meses anteriores e muito mais comuns entre aquelas com múltiplas infecções por estreptococos nos 12 meses anteriores.

Os tiques precisam ser diferenciados das compulsões observadas no TOC. As compulsões são comportamentos bastante complexos realizados para aliviar a ansiedade associada a uma obsessão ou de acordo com um rígido conjunto de regras comportamentais. Certos tiques vocais e motores, como latidos, coprolalia ou ecolalia, devem ser distinguidos do comportamento psicótico observado na esquizofrenia. Entretanto, no último caso, os pacientes apresentam outras características congruentes com psicose, como alucinações ou delírios. Transtornos de tique transitório duram pelo menos quatro semanas, mas menos de um ano. Pacientes com transtorno de tique motor ou vocal crônico podem tê-lo há mais de um ano, mas tiques motores múltiplos e/ou motores e vocais não ocorrem de forma simultânea.

TRATAMENTO

O tratamento do transtorno de Tourette envolve **terapia somática e psicoterapia**. Em crianças, os tiques geralmente pioram ou são desencadeados por eventos ansiogênicos. A criança e a família podem ser orientadas a reduzir a ansiedade manifestada em casa, o que, por sua vez, ajuda a diminuir os desencadeadores dos tiques. A criança pode aprender **técnicas de relaxamento** que diminuam sua ansiedade.

Além da redução da ansiedade e dos fatores que desencadeiam os tiques, existem medicamentos que ajudam a controlar os tiques associados ao transtorno de Tourette. Fármacos de primeira linha utilizados atualmente incluem **clonidina e guanfacina**. Cerca de dois terços das crianças com tiques respondem a doses razoáveis desses agentes. Clonidina é um agonista alfa-adrenérgico que se acredita ativar autorreceptores pré-sinápticos no *locus ceruleus* para reduzir a liberação de noradrenalina. A guanfacina ativa os receptores corticais alfa-adrenérgicos pré-frontais pós-sinápticos. Os dois fármacos podem reduzir a incidência de tiques e também podem ser usados como complementos no TDAH para melhorar impulsividade, atenção e memória de trabalho em crianças, o que os torna alternativas possíveis para o tratamento dos sintomas do TDAH em crianças que desenvolvem tiques decorrentes de psicoestimulantes, seja isoladamente, seja em combinação com atomoxetina.

No caso de continuidade de sintomas de tique significativos com o medicamento alfa-adrenérgico, então deve-se cogitar o uso de antipsicóticos atípicos que bloqueiam os receptores dopaminérgicos e serotonérgicos, diminuindo a entrada desde a substância negra e do tegmento ventral até os gânglios basais. O fármaco mais estudado é a risperidona, eficaz em doses de 1 a 3,5 mg/d, sendo que os efeitos colaterais mais comuns são ganho de peso, dislipidemias e sedação. Caso um antipsicótico atípico não surta efeito, deve-se considerar haloperidol ou pimozida, medicamentos antipsicóticos típicos com risco elevado de efeitos colaterais neurológicos, incluindo distonia e discinesia tardia, bem como alterações no eletrocardiograma (particularmente pimozida).

QUESTÕES DE COMPREENSÃO

42.1 Ao examinar um paciente com possível transtorno de Tourette, devem-se obter informações sobre uma história familiar de qual dos seguintes transtornos?

A. Transtorno obsessivo-compulsivo.
B. Transtorno de terror noturno.
C. Insônia primária.
D. Deficiências de desenvolvimento.
E. Doença de Parkinson.

42.2 Uma criança de 9 anos apresenta história de tiques motores e vocais com sintomas obsessivo-compulsivos que se agravam no inverno e nos primeiros meses da primavera. Qual das patologias a seguir é mais importante descartar antes de iniciar o tratamento do transtorno de Tourette?

A. Infecção por estreptococo.
B. Alergias ambientais.
C. Autismo.
D. Abuso de maconha.
E. Transtorno de Rett.

42.3 Os pais do paciente procuraram informações na internet sobre o transtorno de Tourette e seu tratamento. Eles estão preocupados com discinesia tardia e gostariam que o médico prescrevesse um fármaco que minimize esse risco. Qual dos medicamentos a seguir, levando em conta a preocupação dos pais, é a melhor opção para esse paciente?

A. Pimozida.
B. Clonidina.
C. Risperidona (Risperdal).
D. Haloperidol.
E. Clozapina (Clozaril).

42.4 Um paciente com TDAH é tratado com metilfenidato durante o ano escolar. Após vários meses de tratamento, os professores e os pais observam que ele desenvolveu tiques motores e vocais. Qual é a primeira linha de tratamento para esses sintomas?

A. Começar um tratamento com haloperidol.
B. Descontinuar o uso de metilfenidato.
C. Mudar a medicação para atomoxetina.
D. Reduzir a dose de metilfenidato.
E. Administrar um anticonvulsivante.

RESPOSTAS

42.1 **A.** O transtorno obsessivo-compulsivo é muito mais comum em famílias de pacientes com transtorno de Tourette do que na população em geral. Metade dos pacientes com Tourette apresenta sintomas obsessivo-compulsivos significativos.

42.2 **A.** Investigar uma causa possível de PANDAS é importante no caso dessa criança, e um rápido tratamento de infecções por estreptococo em prevenção de reinfecção pode ter impacto sobre o curso clínico de casos como esse.

42.3 **B.** A clonidina é um agonista alfa-2 que não causa discinesia tardia como efeito colateral. Ela é moderadamente eficaz no tratamento de tiques vocais e motores, embora não seja tão eficaz como alguns antipsicóticos. Todos os outros agentes são antipsicóticos e, como tal, apresentam risco de discinesia tardia associado a seu uso. Haloperidol, um antipsicótico típico, apresenta o risco mais elevado de discinesia tardia desse grupo, ainda que essa condição seja uma complicação potencial observada com todos os fármacos antipsicóticos.

42.4 **C.** O desenvolvimento de tiques como efeito colateral de medicamentos estimulantes é relativamente comum. Embora esses tiques diminuam em gravidade ou cessem quando a dose é reduzida, a redução da dose costuma resultar em aumento dos sintomas do TDAH. Visto que a atomoxetina é bastante eficaz no tratamento do TDAH sem estímulo de tiques, deve ser considerada uma tentativa com essa substância. Caso os sintomas de TDAH e/ou os tiques continuem com esse medicamento, então se deve pensar no acréscimo de clonidina ou guanfacina.

DICAS CLÍNICAS

▶ Um diagnóstico de transtorno de Tourette requer tiques vocais e motores e duração de um ano.
▶ Os tiques vocais podem consistir não apenas em palavras, mas também em pigarrear, grunhir e guinchar.
▶ Os tiques motores podem envolver movimentos complexos, como alisar os cabelos, cutucar feridas ou outros movimentos repetitivos e intricados da mão ou do braço.

REFERÊNCIA

Sadock BJ, Sadock VA. Tic disorders. In: Sadock BJ, Sadock VA, eds. *Kaplan & Sadock's synopsis of psychiatry*. 10th ed. Philadelphia, PA: Lippincott Williams & Wilkins; 2007:1235-1243.

Swain JE, Scahill L, Lombroso PJ, King RA, Leckman JF. Tourette syndrome and tic disorders: A decade of progress. *J Am Acad Child Adolesc Psychiatry*. 2007;46(8):947-968.

Swedo SE, Leonard HL, Garvey M, et al. Pediatric autoimmune neuropsychiatric disorders associated with streptococcal infections: clinical description of the first 50 cases. *Focus*. 2004;2:496-506

CASO 43

Um menino de 12 anos é levado ao pediatra porque os pais se preocupam com seus comportamentos incomuns. Ele conta objetos, lava as mãos e controla as fechaduras da casa compulsivamente, apresenta pensamentos obsessivos sobre contaminação com germes e, às vezes, tem um tique facial. Os pais informam que ele teve episódios semelhantes no passado, mas de curta duração, que não ultrapassaram o período de 1 ou 2 semanas. O episódio atual já dura um mês e meio. Eles perceberam que todos os episódios ocorreram no inverno e nos primeiros meses da primavera. Ao examinar o boletim médico, o pediatra observa que não houve qualquer fato sério na história do menino e que em geral ele só veio ao consultório devido a episódios de faringite estreptocócica do outono até a primavera. O episódio mais recente ocorreu há dois meses. A titulação do anticorpo estreptocócico aparece elevada a 1:250.

▶ Qual é o diagnóstico mais provável?
▶ Qual é o melhor teste diagnóstico?
▶ Qual é o melhor tratamento para esse transtorno?

RESPOSTAS PARA O CASO 43
Transtorno de ansiedade devido a uma condição médica geral

Resumo: Um menino de 12 anos apresenta episódios de sintomas obsessivo-compulsivos e tiques motores associados a infecções estreptocócicas e uma titulação elevada de anticorpos estreptocócicos.

- **Diagnóstico mais provável:** Transtorno neuropsiquiátrico autoimune pediátrico associado a infecção por estreptococo (PANDAS).
- **Testes diagnósticos:** Deve-se obter uma titulação dos anticorpos estreptocócicos. A titulação de antiestreptolisina O (ASO) se eleva de 3 a 6 semanas após uma infecção por estreptococo, enquanto a titulação do antiestreptocócico DNAase B (AntiDNAase-B) se eleva de 6 a 8 semanas após essa infecção.
- **Melhor tratamento:** O uso de inibidores seletivos da recaptação de serotonina (ISRSs) e terapia cognitivo-comportamental para comportamentos compulsivos e risperidona para os tiques pode ser a melhor alternativa de tratamento. Ainda há pesquisas sendo feitas sobre a validade do uso de antibióticos para impedir infecções por estreptococos. Também existem estudos investigando o uso do tratamento de troca plasmática (também conhecida como plasmaferese) e imunoglobulina (IVIG) para PANDAS, mas os resultados ainda não são definitivos.

ANÁLISE

Objetivos

1. Reconhecer o transtorno de ansiedade devido a uma condição médica geral (ver Quadro 43.1 para os critérios diagnósticos).
2. Utilizar apropriadamente testes de laboratório para finalizar o diagnóstico desse transtorno em um paciente.
3. Compreender o tratamento de pacientes com esse transtorno.

QUADRO 43.1 • Critérios diagnósticos para o transtorno de ansiedade devido a uma condição médica

Ansiedade, ataques de pânico ou obsessões e compulsões são os sintomas primários no quadro clínico.
A história do paciente, o exame físico ou as constatações de laboratório sugerem fortemente que os sintomas são uma consequência fisiológica direta de uma condição médica geral.
Os sintomas não são mais bem explicados por outro transtorno mental.
Os sintomas não ocorrem apenas durante o curso de um *delirium*.
Os sintomas causam sofrimento e/ou prejuízo clinicamente significativo no funcionamento.

Considerações

Esse paciente tem problemas óbvios de ansiedade, mas não consegue identificar nenhum desencadeador psicológico. As obsessões, as compulsões e os tiques ocorrem de modo episódico no inverno, associados a infecções por estreptococo. Trata-se de um padrão típico de PANDAS, validado pela elevada titulação de anticorpos antiestreptocócicos. Nesse caso, a titulação da antiDNAase-B provavelmente será mais benéfica, já que se passaram cerca de oito semanas desde a última infecção.

ABORDAGEM AO
Transtorno de ansiedade devido a uma condição médica geral

DEFINIÇÃO

SÍNDROME DE SJÖGREN: Doença crônica em que os leucócitos atacam as glândulas que produzem umidade. A marca registrada são sintomas como olhos secos e boca seca, mas essa é uma doença sistêmica, que afeta muitos órgãos e provoca fadiga. Trata-se de um dos transtornos autoimunes mais frequentes, atingindo cerca de quatro milhões de norte-americanos anualmente.

ABORDAGEM CLÍNICA

Muitas condições clínicas podem manifestar sintomas que se assemelham a diversos transtornos de ansiedade, incluindo ataques de pânico, **transtorno de ansiedade generalizada** (TAG) e obsessões e compulsões.
Alterações propostas para o DSM-5: nenhuma.

DIAGNÓSTICO DIFERENCIAL

Muitas doenças clínicas causam síndromes em que a ansiedade se destaca: distúrbios neurológicos, condições sistêmicas, doenças endócrinas, distúrbios do sistema imune, estados de deficiência e condições tóxicas. **Os critérios para o transtorno de ansiedade generalizada são satisfeitos em até 60% dos pacientes com doença de Graves.** A síndrome de Sjögren pode produzir sintomas de ansiedade evidentes. Em hipotireoidismo, hipoparatireoidismo, hipoglicemia e deficiência de B_{12}, a ansiedade pode ser o sintoma inicial ou predominante. Um feocromocitoma pode causar episódios de ansiedade que se assemelham a ataques de pânico. Pacientes com cardiomiopatia à espera de um transplante cardíaco têm alta incidência de transtorno de pânico, provavelmente como consequência do tônus noradrenérgico aumentado. A doença de Parkinson e a doença pulmonar obstrutiva crônica (DPOC) também podem levar a ataques de pânico. Sintomas obsessivo-compulsivos são relatados em indivíduos com PANDAS e esclerose múltipla. O médico deve ter em mente que o paciente pode apresentar de forma simultânea uma doença clínica independente e transtorno de ansiedade; nesse caso, a história psiquiátrica prévia, o curso da doença e os sintomas atuais podem ajudar no diagnóstico.

Outros diagnósticos possíveis incluem transtornos do Eixo I, como depressão maior, esquizofrenia e transtorno bipolar, episódio maníaco, todos podendo causar ansiedade, e a presença de outros sintomas (p. ex., humor deprimido, alucinações, gastos excessivos) auxilia a diferenciá-los.

TRATAMENTO

O tratamento do transtorno de ansiedade devido a uma condição médica geral inclui tratar a doença clínica causadora. Alguns sintomas de ansiedade podem permanecer por muito tempo depois que a condição foi tratada com sucesso, sobretudo no caso de obsessões e compulsões; nessas situações, os sintomas podem ser abordados como se fossem síndromes psiquiátricas primárias. Como ocorre no caso dos transtornos de ansiedade primários, inibidores seletivos da recaptação de serotonina (ISRSs), benzodiazepínicos e buspirona podem ser úteis, dependendo da natureza da ansiedade. Por exemplo, um indivíduo que apresenta principalmente obsessões e compulsões tende a responder aos ISRSs, enquanto uma pessoa com sintomas de ansiedade generalizada pode responder à buspirona.

QUESTÕES DE COMPREENSÃO

43.1 Um homem de 62 anos com história de diabetes melito, DPOC, hepatite C, neuropatia periférica e um marca-passo para controle de arritmias cardíacas queixa-se de ansiedade episódica de início recente ocorrido nas últimas três semanas. Ele não tem história de sintomas de ansiedade. Episódios de intensa ansiedade tendem a ocorrer durante o dia, duram de 30 a 60 minutos e são acompanhados por hiperventilação e sensação de "palpitações", assim como certa confusão e desorientação. Dos seguintes, qual diagnóstico que deve ser descartado de seu diagnóstico diferencial?

   A. Transtorno de pânico.
   B. Hipoglicemia episódica.
   C. Hipoxia devida a DPOC.
   D. Hipoxia devida a arritmia.
   E. Encefalopatia hepática.

43.2 Um homem de 45 anos com esquizofrenia, diabetes tipo II e dependência de álcool e de cocaína chega ao setor de emergência duas horas depois de beber cerca de 400 mL de uísque e fumar cocaína, o que ocasionou uma queda em que bateu a cabeça. Conta que perdeu a consciência durante vários minutos. Afirma que se sente extremamente ansioso e diz: "Eu não consigo me acalmar". No setor de emergência, observa-se que ele está hiperventilando e diaforético, bem como queixa-se de náusea. Qual dos seguintes testes deve ser realizado imediatamente?

A. Determinação do nível de glicose no sangue.
B. Determinação do nível de TSH.
C. Exame abdominal com ultrassom.
D. Teste para a doença da imunodeficiência adquirida (HIV).
E. Exame toxicológico de urina.

43.3 O transtorno de ansiedade generalizada devido a uma condição médica foi diagnosticado em uma mulher de 23 anos, quando começou a ter obsessões e compulsões após cair de um cavalo. Embora o traumatismo craniano tenha sido tratado e aparentemente não tenha ocorrido sequela, suas obsessões e compulsões continuaram. Se um ISRS for administrado, qual dos seguintes efeitos colaterais provavelmente se desenvolverá?
A. Hipotensão ortostática.
B. Aumento no intervalo QT.
C. Anorgasmia.
D. Discinesia tardia.
E. Convulsões.

43.4 Uma paciente de 29 anos reclama de episódios súbitos de taquicardia, sensação intensa de medo, parestesia, tremores e respiração curta que começam repentinamente e param cerca de 5 a 10 minutos depois sem nenhum tipo de intervenção. Esses episódios ocorrem 3 ou 4 vezes por semana. Qual dos diagnósticos a seguir é o mais provável?
A. Infarto do miocárdio.
B. Asma.
C. Hipertireoidismo.
D. Agorafobia.
E. Ataques de pânico.

RESPOSTAS

43.1 **A.** Esse homem apresenta múltiplos problemas clínicos que podem causar sintomas de ansiedade e nenhuma história de ansiedade. Ele pode ter exagerado na dose de insulina ou do medicamento hipoglicêmico, de forma involuntária, ou seu marca-passo pode não estar funcionando adequadamente, bem como pode apresentar hipoxia transitória ou encefalopatia hepática. Embora seja possível um diagnóstico primário de transtorno de ansiedade, este é o diagnóstico menos provável nesse caso.

43.2 **A.** Esse paciente pode estar hipoglicêmico ou sua ansiedade pode ser causada por abstinência de álcool ou intoxicação por cocaína. Uma vez que ele apresenta história de ferimento na cabeça, deve ser realizada uma tomografia computadorizada do encéfalo para descartar hemorragia. Outros testes laboratoriais ou de imagem são desnecessários a curto prazo. Embora seja pouco provável que estejam associados à respiração curta, obter os níveis de B_{12} e folato logo após a internação também seria útil devido a sua história de uso de álcool.

43.3 **C.** Inibidores seletivos da recaptação de serotonina são o tratamento mais indicado para obsessões e compulsões, e o efeito colateral mais comum desses agentes é a disfunção sexual, principalmente anorgasmia nas mulheres e ejaculação retrógrada nos homens.

43.4 **E.** Taquicardia, desrealização, parestesia e respiração curta compõem a apresentação clássica de ataques de pânico, os quais também estão associados a agorafobia, a qual constitui um transtorno distinto.

DICAS CLÍNICAS

▶ Muitas doenças clínicas produzem sintomas de ansiedade evidentes. A história registrada criteriosamente, o exame dos sintomas e o exame físico normalmente indicam o problema clínico subjacente.

▶ A presença de uma história psiquiátrica não deve excluir a avaliação minuciosa de uma causa clínica para os sintomas.

REFERÊNCIAS

Pavone P, Parano E, Rizzo R, Trifiletti RR. Autoimmune neuropsychiatric disorders associated with streptococcal infection: Sydenham chorea, PANDAS, and PANDAS variants. *J Child Neurol*. 2006 Sep;21(9):727-736.

Sadock BJ, Sadock VA. Mental disorders due to a general medical condition. In: Sadock BJ, Sadock VA, eds. *Kaplan & Sadock's synopsis of psychiatry*. 10th ed. Philadelphia, PA: Lippincott Williams & Wilkins; 2007:350-372.

CASO 44

Uma adolescente de 17 anos é levada ao psiquiatra porque os pais estão cada vez mais alarmados com sua perda de peso. A paciente afirma que os pais estão "se preocupando por nada" e que só veio ao consultório para tranquilizá-los. Diz que se sente bem, embora seu humor esteja um pouco deprimido. Nega ter problemas para dormir ou de apetite, assim como qualquer abuso de drogas ou álcool. Diz que acredita parecer "gorda", mas que se perdesse mais uns quilos ficaria "muito bem". Alega que seu único problema é não ter menstruado nos últimos três meses. Não é sexualmente ativa e, portanto, não pode estar grávida.

Quando questionados em separado, os pais relatam que a paciente tem perdido peso com regularidade nos últimos oito meses. Dizem que começou a fazer dieta depois que uma das amigas comentou que ela "estava um pouco cheinha". Na época, ela pesava cerca de 54 kg. A jovem perdeu uns 2 kg e, segundo os pais, se sentiu bem com os comentários feitos pelos amigos. Desde então, tem comido cada vez menos. Agora, usa roupas largas e não conta quanto está pesando. Apesar disso, ajuda a mãe a cozinhar refeições elaboradas para convidados quando a família recebe amigos para jantar. Exercita-se durante todo o dia, e os pais dizem que a escutam fazendo polichinelos e abdominais à noite em seu quarto. Em um exame físico, a paciente revela medir 1,58 cm de altura; está pesando 32 kg, e sua aparência é caquética.

▶ Qual é o diagnóstico mais provável?
▶ Quais são os próximos passos terapêuticos?

RESPOSTAS PARA O CASO 44
Anorexia nervosa

Resumo: Uma jovem de 17 anos apresenta-se no consultório de um psiquiatra extremamente abaixo do peso. Apesar disso, nega ter qualquer problema além de estar um pouco deprimida, e não veio ao consultório por vontade própria. Vê a si mesma como acima do peso, apesar da óbvia aparência contrária. Os pais observam que ela tem restringido cada vez mais o consumo de calorias e se exercita em excesso. Está amenorreica nos últimos meses.

- **Diagnóstico mais provável:** Anorexia nervosa.
- **Próximos passos:** Embora uma **hospitalização** pudesse ser útil à paciente, é improvável que ela concorde. Entretanto, como tem 17 anos, os pais podem hospitalizá-la sem seu consentimento. O tratamento inicial deve ter por objetivo recuperar seu estado nutricional, pois ela está extremamente subnutrida. Desidratação, inanição e desequilíbrios eletrolíticos precisam ser corrigidos. A paciente deve ser pesada todos os dias, e a ingestão e a excreção diárias de líquidos devem ser monitoradas. Deve-se, também, iniciar terapia (gestão comportamental, psicoterapia individual, educação familiar e terapia em grupo), mas primeiro seu estado nutricional instável deve ser tratado.

ANÁLISE
Objetivos

1. Reconhecer a anorexia nervosa em um paciente.
2. Ser capaz de fazer recomendações sobre a hospitalização e o tratamento inicial e de longo prazo de um paciente com anorexia nervosa.

Considerações

Essa paciente satisfaz todos os quatro critérios para anorexia nervosa: em primeiro lugar ela se recusa a manter seu peso corporal acima de um nível normal mínimo para sua idade. Essa jovem precisa uma hospitalização imediata, pois seu peso (32 kg) é 64% do peso esperado para sua altura (50 kg). Em segundo, apresenta distúrbio na percepção de forma e peso de seu corpo e negação da gravidade de seu estado. Começou a fazer dieta depois de ter escutado um comentário depreciativo sobre seu peso, e isso se acentuou nos últimos oito meses. **Apesar de estar realmente caquética, acredita estar gorda** e quer perder ainda mais peso. Em terceiro, seu medo intenso de ganhar peso é compatível com anorexia nervosa. Por fim, a **perda de peso provocou amenorreia**. Não está interessada em tratamento psiquiátrico e nega haver algo de errado com ela além de um humor levemente deprimido, o que em geral se observa em pacientes com anorexia. Apesar de restringir gravemente sua ingestão calórica, parece muito interessada em comidas e sua preparação. Também **se exercita em excesso**. Os indivíduos com esse transtorno muitas vezes são difíceis de tratar, pois **negam** seu comportamento e tentam enganar os pais ou os médicos. **Essa paciente apresenta o tipo restritivo do transtorno. A anorexia nervosa também pode se manifestar com um padrão em que a pessoa come de maneira compulsiva e então utiliza técnicas como emese, laxativos, diuréticos e enemas para perder peso.**

Embora os critérios oficiais do DSM-IV não indiquem, esses pacientes apresentam tendência a perfeccionismo e excelência acadêmica, são socialmente retraídos e se menosprezam. A anorexia costuma ser uma tentativa de obter a sensação de controle sobre suas vidas enquanto passam pelas alterações físicas e emocionais da adolescência.

ABORDAGEM À
Anorexia nervosa

DEFINIÇÕES

AMENORREIA: Ausência de pelo menos três ciclos menstruais consecutivos.

PESO CORPORAL ANORMAL ANORÉXICO: Peso corporal inferior a 85% do normal para a idade e resultante de esforços conscientes para perda de peso.

LANUGO: Pelugem corporal presente em crianças pré-púberes e observada comumente em pacientes com anorexia.

ABORDAGEM CLÍNICA

Existe uma grande predominância de pessoas do sexo feminino com transtornos da alimentação. A anorexia nervosa é observada como uma restrição alimentar ou como um subtipo de ingestão compulsiva/purgação. **Está presente uma forte distorção da imagem corporal, e, mesmo com um peso extremamente baixo, a paciente acredita estar acima do peso. Além disso, há um grande corpo de evidências de que o funcionamento familiar pode contribuir para o desenvolvimento desse transtorno. Uma boa avaliação familiar é essencial para o tratamento.** O Quadro 44.1 lista os critérios diagnósticos. A anorexia nervosa é rara em sociedades não ocidentais, e imigrantes orientais que adotam os conceitos ocidentais de magreza feminina como sendo desejável apresentam incidência muito mais elevada de anorexia.

DIAGNÓSTICO DIFERENCIAL

A perda de peso devida a uma condição médica geral deve constar no topo da lista do diagnóstico diferencial. Muitas condições clínicas causam perda de peso e devem ser excluídas antes do início do tratamento para anorexia nervosa. O transtorno depressivo maior pode estar associado à perda de peso por apetite diminuído; entretanto,

> **QUADRO 44.1** • Critérios diagnósticos para anorexia nervosa
>
> Recusa em manter o peso corporal em um nível igual ou acima do peso normal adequado à idade e à altura (85% do peso esperado, provocado por perda de peso ou pela ausência do ganho de peso esperado).
> Medo intenso de ganhar peso ou de engordar, mesmo estando com peso abaixo do normal.
> Perturbação no modo de vivenciar o peso ou a forma do corpo, influência indevida do peso ou da forma do corpo sobre sua autoimagem ou negação da gravidade do baixo peso corporal atual.
> Nas mulheres pós-menarca, pode estar presente amenorreia.

os pacientes com esse transtorno não estão preocupados com sua imagem corporal e admitem prontamente que não se esforçaram para perder peso. Se a redução da ingestão de alimentos for devida a pensamentos bizarros ou paranoides, devem ser considerados esquizofrenia e transtorno obsessivo-compulsivo. Os pacientes com transtorno dismórfico corporal costumam se fixar em uma parte do corpo que consideram imperfeita, em vez de ter o desejo mais global de magreza expresso pelos pacientes com anorexia.

Os pacientes com bulimia nervosa apresentam necessidades repentinas de comer em demasia e durante uma dessas compulsões sentem a ausência de controle sobre sua capacidade de parar, o que resulta na ingestão de grandes quantidades de alimento seguida de purgação por meio de laxantes, vômito autoinduzido, diuréticos, enemas, jejum ou exercício. Esses comportamentos ocorrem pelo menos duas vezes por semana durante três meses. A autoimagem desses indivíduos é influenciada indevidamente pelo formato de seu corpo, mas não no mesmo grau daqueles com anorexia nervosa. O grau extremo de caquexia observado em anoréxicos não costuma estar presente em bulímicos, que podem mesmo manter o peso corporal normal.

O diagnóstico de anorexia nervosa às vezes pode ser difícil. **Adolescentes podem ter experiência em esconder os sintomas.** Além disso, o início da doença é gradativo, e as alterações podem passar despercebidas. Os pacientes devem ser pesados com regularidade no consultório médico, e toda perda significativa de peso deve ser avaliada com a presença de anorexia nervosa no diagnóstico diferencial. O diagnóstico diferencial **para amenorreia** em uma jovem que já menstrua também deve incluir anorexia. **Exames alterados de eletrólitos séricos e alterações no eletrocardiograma (ECG)** podem ser detectados e considerados como evidências de anorexia caso sejam aparentes. Anormalidades comuns em exames laboratoriais incluem hipocalemia, acidose metabólica hipoclorêmica, níveis baixos de albumina (comuns em inanição), níveis elevados de enzimas hepáticas ou leucopenia e linfocitose relativa. Recentes estudos de imagens também demonstraram perda de substância cinzenta em regiões específicas no córtex cingulado anterior, diretamente relacionada à gravidade da doença. **Trata-se de uma doença que por sua própria natureza tende a se manter oculta.** Os médicos não devem ignorar indícios e, quando descobertos, devem ser tratados de modo respeitoso, porém firme.

As recomendações de alterações para o DSM-5 são secundárias. A mais significativa delas é a remoção de um critério relativo a amenorreia para refletir melhor a apresentação de pacientes com transtornos da alimentação restritivos.

TRATAMENTO

O tratamento da anorexia nervosa pode ser muito complicado e difícil, mas é possível obter sucesso por meio de uma sequência de medidas. Primeiro, é crucial uma reabilitação nutricional, o que costuma surtir mais efeito em uma unidade psiquiátrica de internação para transtornos da alimentação. Isso se deve ao fato de esses pacientes em geral conseguirem sabotar tentativas iniciais para estruturar sua alimentação e encorajar o ganho de peso, e mesmo as unidades de internação devem estar alertas para a falta de adesão do indivíduo. Os pacientes são colocados em regimes estruturados para recuperar o peso, normalizar os padrões de alimentação, alcançar percepções normais de fome e saciedade e corrigir os efeitos biológicos e psicológicos da inanição. Devido ao prejuízo cognitivo que acompanha a inanição, **a psicoterapia isolada não é suficiente para tratar pacientes gravemente desnutridos com anorexia nervosa**. Assim que a situação nutricional melhora, a psicoterapia se torna um componente fundamental do tratamento. As medicações psiquiátricas podem contribuir para o tratamento da anorexia nervosa em si. Um estudo controlado usando olanzapina mostrou que adolescentes alcançaram melhor ganho de peso e menos sintomas obsessivos em comparação aos controles. Contudo, se o paciente apresentar outros sintomas significativos (depressão, obsessões, ansiedade), então o uso de medicamentos para tratar esses sintomas também poderá ser indicado. De modo geral, o uso de fármacos psiquiátricos é adiado até que as anormalidades metabólicas sejam corrigidas e o estado de inanição do paciente tenha melhorado de forma consistente. Depois da restauração de problemas agudos da situação nutricional, é importante dar início às intervenções psicossociais para tratar a anorexia. Os tratamentos com melhor evidência de eficácia incluem terapia cognitivo-comportamental individual e terapia familiar.

Um crescente e constante conjunto de evidências demonstra que tratamentos de família tanto de curto como de longo prazo se revelaram eficazes, mas seu sucesso costuma depender da gravidade do transtorno da alimentação. Essas intervenções familiares incluem um processo para que os pais obtenham controle da alimentação do adolescente, um plano para devolver esse controle gradualmente para o adolescente que apresenta melhoras e, então, o trabalho com questões individuais do paciente após a estabilização de peso para o desenvolvimento de uma identidade saudável.

QUESTÕES DE COMPREENSÃO

44.1 Uma adolescente de 16 anos é levada ao médico por sua mãe, a qual afirma que a filha vem perdendo peso de forma constante. A adolescente nega haver problema e declara que de modo algum está abaixo do peso. O médico estabelece que a menina mede 1,70 m e pesa 41 kg. Qual dos seguintes testes laboratoriais é mais útil para avaliar a gravidade da inanição nessa paciente?

A. Hemograma completo e contagem diferencial de leucócitos.
B. Testes da função da tireoide.
C. Nível sérico de potássio.
D. Determinação do nível de albumina.
E. Testes da função hepática.

44.2 Apesar de seus protestos, a adolescente da questão anterior é diagnosticada com anorexia. Depois da estabilização de sua situação nutricional em uma unidade de internação especializada, ela recebe alta, com indicação de terapia de acompanhamento ambulatorial. Qual dos tratamentos a seguir se mostrou eficaz no tratamento ambulatorial de anorexia?

A. Psicoterapia psicodinâmica.
B. Terapia familiar.
C. Terapia de apoio de curta duração.
D. Terapia de grupo.
E. Psicoterapia voltada para o *insight*.

44.3 A anorexia nervosa foi diagnosticada em uma menina de 14 anos, e ela foi hospitalizada na unidade psiquiátrica para tratamento. Na admissão, observa-se que ela mede 1,64 m e pesa 37 kg. Na semana seguinte, é pesada diariamente no hospital. Engorda 1,8 kg no primeiro dia, mas depois perde 450 g, de modo que no final da semana está pesando 38,5 kg. Descobre-se que a paciente se exercita a noite inteira e esconde toda a sua comida em guardanapos. O que poderia explicar o ganho de 1,8 kg no início da hospitalização?

A. Motivação inicial para o tratamento.
B. Excessiva ingestão de água antes da primeira pesagem.
C. Diminuição do metabolismo, resultando em ganho de peso.
D. Erro da balança.
E. A paciente comeu compulsivamente no primeiro dia, mas não conseguiu purgar antes da primeira pesagem.

RESPOSTAS

44.1 **D.** Uma determinação do nível de albumina ajuda na avaliação da extensão atual da inanição na paciente. É um índice importante no tratamento de pacientes anoréxicos.

44.2 **B.** Foi comprovado que terapia familiar, tanto de curto como de longo prazo, melhora o resultado em pacientes adolescentes com anorexia nervosa. Diversos tratamentos em família são completados em estágios, em geral iniciando-se com o desenvolvimento do controle dos pais sobre a alimentação e gradualmente devolvendo esse controle para o adolescente quando há melhora no estado nutricional. Algumas terapias cognitivo-comportamentais provaram ser eficazes, mas há poucas evidências de sucesso entre as demais alternativas.

44.3 **B.** Pacientes hospitalizados em unidades psiquiátricas para tratamento da anorexia devem ser vigiados com atenção, pois vão a extremos para fazer parecer que estão se submetendo ao tratamento sem realmente ganhar peso. Ingerir grandes quantidades de água, colocar objetos pesados no bolso antes da pesagem e outras manobras semelhantes são comuns.

DICAS CLÍNICAS

▶ A anorexia nervosa é um transtorno grave, envolvendo risco à vida, que pode exigir hospitalizações clínica e psiquiátrica.
▶ Os pacientes com anorexia nervosa raramente (pelo menos no início do tratamento) se submetem de maneira voluntária à realimentação e a outros regimes de tratamento.
▶ Os pacientes com anorexia nervosa podem exibir sintomas como obsessões, realização de rituais e depressão em seu quadro clínico.

REFERÊNCIAS

Attia E, Roberto CA. Should amenorrhea be a diagnostic criterion for anorexia nervosa? *Int J Eat Disord*. 2009;42:581-589.

Bissada H, Tasca GA, Barber AM, Bradwejn J. Olanzapine in the treatment of low body weight and obsessive thinking in women with anorexia nervosa: a randomized, double-blind, placebo-controlled trial. *Am J Psychiatry*. 2008;165:1281-1288.

Fisher CA, Hetrick SE, Rushford N. Family therapy for anorexia nervosa. *Cochrane Database Syst Rev*. 2010 Apr 14;4:CD004780.

Lock J, Couturier J, Agras WS. Comparison of long-term outcomes in adolescents with anorexia nervosa treated with family therapy. *J Am Acad Child Adolesc Psychiatry*. 2006;45(6):666-672.

Lock J, le Grange D, Forsberg S, Hewell K. Is family therapy useful for treating children with anorexia nervosa? Results of a case series. *J Am Acad Child Adolesc Psychiatry*. 2006;45(11):1323-1328.

Mühlau M, Gaser C, Conrad B, et al. Gray matter decrease of the anterior cingulate cortex in anorexia nervosa. *Am J Psychiatry*. 2007;164(12):1850-1857.

CASO 45

Um jovem de 18 anos apresenta-se a um psiquiatra, insistindo: "Eu tenho esquizofrenia e preciso ser hospitalizado". Ele afirma que nos últimos dias tem ouvido vozes dizendo para se matar. Também alega que está possuído pelo demônio. Nega se sentir deprimido, mas reitera que poderá se ferir se não for hospitalizado imediatamente. Contudo, nega ter qualquer plano específico de suicídio. Não possui história anterior de tratamento ou queixas psiquiátricas, nenhum problema clínico e não está tomando medicamento. Bebe 1 ou 2 cervejas por semana e nega usar drogas. No final da entrevista, pede de novo para ser hospitalizado. Então, acrescenta que no momento está em licença da marinha e deve voltar a seu navio, que parte em dois dias.

No exame do estado mental, está inicialmente cooperativo e acessível, mas começa a ficar irritado quando solicitado a dar mais detalhes sobre seus sintomas. Seu humor e afeto são eutímicos e com variação completa. Seus processos de pensamento são lógicos, sem desorganização das associações nem bloqueio. Seu conteúdo de pensamento destaca-se pela ideação suicida, mas nenhuma ideação homicida. Diz ter delírios e alucinações auditivas. Seu *insight* parece bom, considerando a gravidade dos sintomas.

▶ Qual é o diagnóstico mais provável?
▶ Como você abordaria esse paciente?

RESPOSTAS PARA O CASO 45
Simulação

Resumo: Um jovem de 18 anos sem história psiquiátrica nem clínica apresenta-se com um início súbito de alucinações, delírios e ideação suicida e pede para ser hospitalizado. Em sua história social se destaca o fato de ter que se apresentar à marinha para partir. O exame de seu estado mental é relativamente normal, exceto pelos sintomas relatados, alguma irritabilidade quando questionado e alto nível de *insight*.

- **Diagnóstico mais provável:** Simulação.
- **Melhor abordagem:** Obter informações confirmatórias (se possível) da família e/ou dos amigos, usar de tato para confrontá-lo com as inconsistências na sua apresentação, explorar e confirmar seus sentimentos em relação ao serviço militar e encaminhá-lo para um acompanhamento apropriado (se possível).

ANÁLISE

Objetivos

1. Ser capaz de reconhecer a simulação.
2. Ser capaz de diferenciar a simulação dos transtornos factício e conversivo.
3. Compreender como abordar um paciente suspeito de simulação.

Considerações

Esse jovem apresenta-se inicialmente com sintomas de um transtorno psicótico. Embora relate alguns critérios compatíveis com esquizofrenia, como alucinações e delírios, o curso temporal é curto demais. Não parece haver uso de substância nem condição clínica que causem os sintomas. Um fator importante parece ser o serviço militar imediato. Seu exame do estado mental é notável pela ausência do afeto embotado ou inadequado, desorganização das associações ou bloqueio do pensamento em geral observados em um transtorno psicótico. De fato, **ele manifesta um nível surpreendentemente elevado de *insight* em relação a sua "doença"**, considerando-se a ausência de uma história psiquiátrica. Insiste que seu diagnóstico está correto e que precisa ser hospitalizado de imediato. Só se irrita quando pressionado por mais detalhes. Ainda que deva ser considerado um transtorno psicótico, a relutância do paciente em fornecer mais detalhes, a ausência de constatação no exame do estado mental e a existência de *insight* no contexto do serviço militar obrigatório tornam a simulação o diagnóstico mais provável.

ABORDAGEM À
Simulação

DEFINIÇÃO

SIMULAÇÃO: Fingimento, produção ou exagero de sinais/sintomas psiquiátricos ou clínicos de forma intencional para obter ganho secundário (p. ex., compensação financeira ou evitar o trabalho, uma condenação à prisão ou o serviço militar).

BLOQUEIO DE PENSAMENTO: A experiência desagradável de ter o fluxo de pensamento totalmente interrompido.

ABORDAGEM CLÍNICA

Critérios diagnósticos

A simulação não é um diagnóstico psiquiátrico nem clínico, mas consta no *Manual diagnóstico e estatístico de transtornos mentais, 4ª edição, texto revisado* (DSM-IV-TR), como uma condição adicional que pode ser foco da atenção clínica (um código V), listada no Eixo I. Fatores compatíveis com simulação são história ou apresentação incomuns, história vaga ou discrepante, história de comportamento antissocial, atitude defensiva em resposta ao questionamento e ausência de constatações no exame do estado mental ou físico e/ou em testes laboratoriais. Um componente necessário é a produção *intencional* de sintomas ou sinais a fim de obter algum ganho *secundário tangível*.

DIAGNÓSTICO DIFERENCIAL

A diferenciação primária, mais essencial, deve ser feita entre a simulação e um diagnóstico psiquiátrico ou clínico real. As informações de confirmação obtidas com a família e os amigos podem ajudar a elucidar o diagnóstico. Também é importante descartar a possibilidade de transtornos factício e conversivo no diagnóstico diferencial da simulação. No transtorno factício, o paciente produz *intencionalmente* uma doença física ou psiquiátrica a fim de assumir o *papel de enfermo*. No conversivo, ele produz *inconscientemente* um sintoma físico ou neurológico em resultado de um *conflito intrapsíquico*. O Quadro 45.1 ilustra essas diferenças.

Abordagem ao paciente simulador

Uma vez que a simulação não é uma condição mental, não existe tratamento específico. Entretanto, há vários fatores que podem ajudar tanto o médico como o paciente. Uma questão importante a ter em mente são os sentimentos do médico (contratransferência) em relação à simulação. Acusações, raiva e rejeição só servem para inflamar a situação, reforçar a atitude defensiva, fazer o paciente ir embora ou talvez torná-lo violento. Como ocorre em todas as outras intervenções psiquiátricas e clínicas, é es-

QUADRO 45.1 • Diagnóstico diferencial da simulação

Condição	Produção de sintomas ou sinais	Motivação
Simulação	Consciente	Ganho secundário
Transtorno factício	Consciente	Adoção do papel de enfermo
Transtorno conversivo	Inconsciente	Conflito inconsciente

sencial a manutenção de uma aliança terapêutica. Embora a confrontação de forma amena possa ser necessária, a exploração e o entendimento empáticos dos sentimentos e das questões que estão contribuindo para a simulação de doença podem fazer o indivíduo confiar no médico e lhe contar a verdade. Se for exequível ou desejado, pode ser feito encaminhamento para terapia de apoio com a finalidade de abordar as questões subjacentes.

QUESTÕES DE COMPREENSÃO

Para as seguintes questões clínicas, escolha a resposta (A a E) que *melhor* descreve a situação:

A. Transtorno factício.
B. Simulação.
C. Transtorno conversivo.
D. Transtorno de somatização.
E. Hipocondria.

45.1 Uma mulher de 23 anos, grávida, queixa-se de não estar sentindo as pernas. Ela teme que o feto esteja pressionando sua medula espinal. Apesar de não parecer preocupada com sua condição, ao ser questionada admitiu que sua gravidez não foi planejada e que tem sido uma fonte de estresse para ela e o marido. Seu exame neurológico é normal, exceto por uma sensibilidade reduzida abaixo da cintura. Os resultados de uma tomografia computadorizada e uma imagem por ressonância magnética do cérebro e da coluna dorsal são normais.

45.2 Um homem de 45 anos queixa-se de dor na base da coluna e fraqueza nas pernas depois de erguer caixas pesadas no trabalho. Afirma que não conseguiu ir trabalhar por vários dias e solicita um tratamento e um atestado liberando-o do trabalho. Ao exame, observa-se que ele sente uma significativa dor lombar sem contraturas. A força das pernas está diminuída pela ausência de esforço. Seus reflexos estão nos limites normais.

45.3 Uma mulher de 38 anos chega para avaliação de um abscesso na coxa. Sua ficha documenta numerosas idas a hospitais e internações. Ela é hospitalizada, o abscesso é drenado, e ela é tratada com antibióticos. Culturas laboratoriais indicam microrganismos consistentes com matéria fecal, e um exame físico adicional revela muitas cicatrizes antigas, presumivelmente autoinfligidas.

45.4 Um homem de 50 anos é encaminhado ao médico devido a uma enxaqueca constante. Suas cefaleias são crônicas e bilaterais, pioram com ruídos altos e luzes e ocorrem sem aura nem vômitos. Seu exame físico é normal, mas se observa que o paciente não parece estar sofrendo de forma significativa. Quando lhe são apresentadas várias opções de tratamento, incluindo medicamentos anti-inflamatórios não esteroides, fica zangado e exige Tylenol com codeína, afirmando que é a única coisa que o ajuda. Quando lhe é dito que primeiro devem ser experimentados medicamentos não narcóticos, acusa o médico de não acreditar nele e se retira da sala enfurecido.

RESPOSTAS

45.1 **C.** O diagnóstico mais provável para essa mulher é transtorno conversivo. Ela apresenta sintomas de um transtorno neurológico, sem causa ou trauma evidentes. Não parece especialmente preocupada com seus sintomas (*la belle indifférence*) e não há possibilidade óbvia de ganho secundário. Sua motivação não parece ser a de assumir o papel de enferma, mas de expressar um conflito inconsciente envolvendo sua gravidez indesejada.

45.2 **B.** Nesse caso, o diagnóstico mais provável é simulação. Embora esse homem possa de fato ter uma lesão leve, seu exame físico só chama atenção por revelar aumento da sensibilidade sem contraturas. Suas queixas de fraqueza e incapacidade de trabalhar parecem exageradas diante da ausência de constatações objetivas. O paciente claramente tem motivação externa para exagerar seus sintomas: evitar o trabalho.

45.3 **A.** O diagnóstico mais provável para essa mulher é transtorno factício. Ela apresenta uma infecção autoinduzida, assim como uma história frequente de visita a hospitais e outros serviços médicos. Suas doenças são criadas conscientemente, sem o desejo de obter ganho secundário óbvio além de assumir o papel de enferma.

45.4 **B.** Nesse caso, o diagnóstico mais provável é simulação. Esse homem apresenta apenas queixas subjetivas; não existe constatação clínica significativa nem sofrimento aparente. Ele está zangado e na defensiva e parece motivado unicamente pelo desejo de obter narcóticos, em vez de um tratamento apropriado.

DICAS CLÍNICAS

▶ Considere a simulação quando houver história e apresentação incompatíveis, associadas à possibilidade de obter ganho secundário óbvio.
▶ Os pacientes com transtorno factício também produzem sintomas conscientemente, mas sua motivação é assumir o papel de paciente/enfermo.
▶ Uma confrontação de forma amena pode ser necessária com simuladores, mas uma postura empática muitas vezes promove uma aliança médico-paciente mais eficiente.
▶ O encaminhamento a um profissional da saúde mental pode ser indicado para ajudar um indivíduo simulador a lidar com os estressores que o estão levando à simulação.

REFERÊNCIAS

Ebert M, Loosen P, Nurcombe B, eds. *Current diagnosis and treatment in psychiatry*. New York, NY: McGraw-Hill. 2008:383-384.

Sadock BJ, Sadock VA. *Kaplan & Sadock's synopsis of psychiatry*. 10th ed. Baltimore, MD: Lippincott Williams & Wilkins. 2007:1541-1545.

CASO 46

Um menino de 2 anos e meio é levado ao pediatra pelos pais para seu exame anual regular. É o único filho do casal. Os pais relatam uma história médica normal, com apenas um episódio de otite média. Recentemente, colocaram o filho em uma creche, dois meio-turnos por semana. Porém, ele não está se adaptando, pois chora e tem ataques de raiva durante a primeira hora de escola. Depois se acalma, mas não interage com as outras crianças. A professora não consegue fazê-lo seguir instruções e observa que ele não olha para ela quando está próxima e tenta interagir com ele.

Em uma conversa com os pais, o pediatra descobre que o paciente possui um vocabulário limitado, de apenas umas 10 palavras. Não forma frases com mais de duas dessas palavras por vez e com frequência as emprega de forma inadequada. Só falou sua primeira palavra com clareza há 6 ou 9 meses. Não interage bem com outras crianças, mas não parece se incomodar com elas. Seus brinquedos favoritos são muitas vezes usados de forma inadequada – realiza movimentos simples e repetitivos com eles por longos períodos de tempo. O pediatra pega a criança no colo e a coloca na mesa de exame e observa que parece rígida, afastando-se dele com as mãos. Embora sua audição e visão pareçam intactas, não responde aos pedidos do pediatra e não faz contato visual. Todos os outros aspectos neurológicos e físicos gerais estão dentro dos limites normais.

▶ Qual é o diagnóstico mais provável?
▶ Qual é o prognóstico mais provável para essa condição?

RESPOSTAS PARA O CASO 46
Transtorno autista

Resumo: Uma criança de 2 anos e meio é levada ao pediatra para seu exame físico anual. Sua história revela vários problemas comportamentais, incluindo interação limitada com colegas e família, desenvolvimento linguístico atrasado, movimentos repetitivos e dificuldade em aceitar mudanças. A criança apresenta rigidez física quando tocada, não responde ao examinador e não faz contato visual.

- **Diagnóstico mais provável:** Transtorno autista.
- **Prognóstico:** A criança provavelmente terá alguns atrasos em seu desenvolvimento, mas com tratamento intensivo em casa e na escola pode atingir um progresso quase normal ou normal. A evolução da linguagem é o indicador mais importante do futuro potencial de desenvolvimento nas crianças autistas.

ANÁLISE

Objetivos

1. Reconhecer o transtorno autista com base nos sintomas.
2. Compreender os aspectos sintomáticos específicos do transtorno autista.
3. Compreender a importância de se iniciar o tratamento cedo.

Considerações

A apresentação do paciente e sua história são típicas de uma criança com transtorno autista. Os sintomas de autismo frequentemente não são reconhecidos até a criança ser colocada em um ambiente com outras crianças de idade semelhante. Essa falha em identificar o problema tem maior probabilidade de ocorrência em uma família sem outros filhos, em que não é possível comparar marcos de desenvolvimento. O paciente apresenta sintomas típicos: dificuldade na reciprocidade social, pouca interação com seus pares, desenvolvimento linguístico pobre e brincar de modo repetitivo e bizarro. Seu desenvolvimento linguístico é pobre para a idade, já que uma criança normal de 2 anos e meio possui um vocabulário bem maior – centenas de palavras – e é capaz de empregar com facilidade várias palavras em uma frase. Sua compreensão de palavras deve ser ainda melhor do que sua capacidade de empregá-las. A presença de autismo não é indicação obrigatória de retardo mental, mas uma grande porcentagem de indivíduos autistas apresenta essa condição. Os pais buscaram ajuda relativamente cedo no curso da doença. Serão necessárias intervenções comportamentais e educacionais intensivas para ajudar a acelerar o desenvolvimento da criança.

ABORDAGEM AO
Transtorno autista

DEFINIÇÕES

TRANSTORNO DE ASPERGER: Transtorno de etiologia desconhecida em que o indivíduo afetado apresenta prejuízo social e interesses e comportamentos restritos (estereotipados), mas tem habilidades linguísticas e cognitivas normais.

RETARDO MENTAL: Classificação de funcionamento cognitivo envolvendo baixo quociente de inteligência (QI) e prejuízo no funcionamento adaptativo.

TRANSTORNO DE RETT: Transtorno desenvolvimental da infância de etiologia desconhecida em que o paciente produz encefalopatia progressiva, perda da capacidade de falar, problemas para andar, movimentos estereotipados, microcefalia e habilidades sociais de interação pobres. A criança precisa ter demonstrado desenvolvimento normal no início da infância, e só as mulheres são afetadas.

RECIPROCIDADE SOCIAL: Capacidade de interpretar e de exibir comportamentos verbais e não verbais como resultado da interação com os outros.

COMPORTAMENTOS ESTEREOTIPADOS: Movimentos e comportamentos repetitivos sem finalidade, como girar brinquedos, caminhar na ponta dos pés ou sacudir as mãos.

ABORDAGEM CLÍNICA

Os meninos são mais afetados pelo transtorno autista do que as meninas; a prevalência no sexo masculino é de 3 a 5 vezes maior. Tipicamente, o transtorno é percebido pelos pais da criança antes dos 3 anos e se caracteriza por atraso no desenvolvimento, alheamento e comportamento estereotipado. A etiologia do transtorno autista é desconhecida, mas é provável que seja genética. Estudos em famílias mostram uma incidência bem maior em gêmeos monozigóticos e um baixo risco nos dizigóticos. Níveis séricos elevados de serotonina podem indicar anormalidade neuroquímica. Cerca de 40% das crianças com esse transtorno apresentam retardo mental; entretanto, algumas demonstram capacidades incomuns ou bastante precoces, as chamadas ilhas de precocidade. Um desses talentos é a capacidade de realizar cálculos matemáticos extraordinários, embora a criança seja cognitivamente prejudicada em outros aspectos.

Muitas pesquisas dedicam-se a anormalidades encefálicas e possíveis causas de autismo. Estudos de imagens geradas por **ressonância magnética** demonstraram que pacientes com esse transtorno apresentam evidências de aumento na espessura cortical que pode estar relacionado a anormalidades na conectividade cortical. Outros estudos de imagens funcionais por ressonância magnética demonstraram menor ativação das regiões pré-frontais, o que indica uma disfunção das redes frontoestriatais em pacientes com transtornos do espectro autista. Outros estudos demonstraram anormalidades na fisiologia de glutamato/glutamina, sobretudo nas áreas límbicas. Definitivamente, deve-se afirmar que o autismo e condições relacionadas são entidades complexas com dimensões etiológicas múltiplas.

Houve controvérsia quanto ao papel da vacinação infantil no desenvolvimento do autismo. Contudo, pesquisadores e médicos da área revisaram e testaram essa hipótese exaustivamente. A conclusão aceita de modo geral é que **as vacinas infantis** (e seus conservantes) **não estão associadas** ao desenvolvimento do autismo.

Critérios diagnósticos

Os pacientes demonstram um prejuízo qualitativo nas habilidades de interação social, manifestado por sintomas como **prejuízo acentuado em comportamentos não verbais, incapacidade de desenvolver relacionamentos adequados com seus pares ou ausência de reciprocidade social**. Também há comprometimento qualitativo na capacidade de comunicação, manifestado por atraso na aprendizagem ou incapacidade de aprender a linguagem falada. Eles exibem **padrões de comportamento repetitivos e estereotipados**, incluindo adesão inflexível a regras ou maneirismos motores estereotipados. Também pode haver uma preocupação persistente com partes de objetos.

DIAGNÓSTICO DIFERENCIAL

O transtorno autista precisa ser diferenciado de outros transtornos globais do desenvolvimento, incluindo o de Asperger, o desintegrativo da infância, de Rett e transtorno global do desenvolvimento sem outra especificação (SOE). A diferenciação normalmente pode ser feita com base na idade de início (os transtornos autista e de Rett iniciam antes dos 36 meses), se houve ou não um período de desenvolvimento normal (presente nos transtornos desintegrativo da infância e de Rett) e se habilidades foram ou não obtidas e subsequentemente perdidas (também típico dos transtornos desintegrativo da infância e de Rett). O funcionamento das crianças autistas muitas vezes se dá no intervalo correspondente ao retardo mental; em contrapartida, crianças com retardo em geral não exibem atividades e interesses restritos nem prejuízos nas habilidades sociais e de comunicação. Embora uma criança com esquizofrenia possa apresentar funcionamento social pobre e retraimento afetivo, o início da esquizofrenia infantil costuma ocorrer mais tarde, existe uma história familiar de esquizofrenia e a criança é menos prejudicada na área de funcionamento intelectual. As crianças com transtorno obsessivo-compulsivo (TOC) podem apresentar comportamentos estereotipados ou ritualísticos, mas têm um curso normal de desenvolvimento em outros aspectos. Elas também não apresentam prejuízo na interação social nem na comunicação.

Propôs-se que o diagnóstico "transtorno autista" ganharia mais solidez sob a rubrica *transtorno do espectro autista* (TEA). O TEA também incluiria diagnósticos anteriormente indicados como transtorno de Asperger, transtorno desintegrativo da infância e transtorno global do desenvolvimento sem outra especificação.

TRATAMENTO

O autismo, talvez mais do que qualquer outro transtorno psiquiátrico infantil, requer abordagem de tratamento bem orquestrada, multissistêmica: **educação familiar, modelagem do comportamento, terapia da linguagem, terapia ocupacional e planejamento educacional**. Deve-se cuidar para que essas atividades sejam coordenadas nos contextos escolar e familiar. Apoio e orientação aos pais são essenciais para um bom resultado. A análise comportamental aplicada pode ajudar o paciente autista, especialmente aqueles com habilidades verbais limitadas. Esse tratamento envolve programa comportamental intensivo, que funciona melhor se começar cedo no curso da doença. Os objetivos desse tratamento são ensinar à criança diversas **habilidades básicas**, tais como prestar atenção aos adultos, usar a linguagem e interagir com os pares – e tudo isso pode aumentar sua capacidade de se sair bem em contextos educacionais e sociais.

Nenhum medicamento específico é usado para tratar os sintomas nucleares do autismo, embora estudos recentes revelem que risperidona (Risperdal) de baixa dosagem se mostra promissora. Outros transtornos psiquiátricos, como o de déficit de atenção/hiperatividade, TOC, do comportamento e psicóticos, podem estar presentes em crianças com autismo. Essas condições devem ser consideradas e tratadas se os sintomas satisfizerem os critérios para aquela doença específica. O reconhecimento e o tratamento apropriado de transtornos psiquiátricos comórbidos têm impacto significativo sobre os resultados globais nas crianças com autismo.

QUESTÕES DE COMPREENSÃO

46.1 Qual fator provavelmente está associado de modo especial a um prognóstico mais positivo no transtorno autista?
 A. Desenvolvimento físico/QI de desempenho.
 B. *Status* socioeconômico da família.
 C. Desenvolvimento linguístico/QI verbal.
 D. Presença de transtorno convulsivo.
 E. Ordem de nascimento.

46.2 Um menino de 4 anos, filho único, começa a frequentar a pré-escola. Seus pais estão bastante nervosos com a situação e se descrevem como dedicados e superenvolvidos. Contudo, estão ansiosos por vê-lo mais envolvido com a escola, já que, por ser filho único, teve pouca interação com seus pares até o momento e nunca demonstrou muito interesse em interagir com os outros. Nunca usou muitas palavras, o que os pais atribuem a seu isolamento como filho único. Informam à professora que ele sempre responde melhor a um horário rígido e tem baixa tolerância a mudanças. O menino sempre teve um repertório limitado de brincadeiras, concentrando-se sobretudo em girar objetos como piões e bolas. Ele chega à sala de aula pela primeira vez e corre diretamente para esse tipo de brinquedo, sem dar adeus à mãe ou perceber que ela está indo embora. Outras

crianças tentam brincar com ele, que as ignora ou se irrita com suas investidas. Esta última reação em alguém com autismo pode ser mais bem descrita como:
   A. Rigidez.
   B. Comportamento estereotipado.
   C. Ausência de reciprocidade social.
   D. Baixo desenvolvimento de linguagem.
   E. Pensamento obsessivo.

46.3 No caso do paciente da questão 46.2, sua brincadeira com piões e bolas pode ser considerada um comportamento estereotipado. Qual afirmativa a seguir melhor define esse comportamento?
   A. Interagir de preferência com outras crianças de uma raça específica.
   B. Preferência por horários semelhantes de brincar todos os dias.
   C. Foco em brincar apenas com um aspecto do brinquedo.
   D. Dificuldade em brincar de forma criativa com um brinquedo além do seu uso mais óbvio.
   E. Girar ou usar repetitivamente um brinquedo de uma maneira específica por longo período de tempo.

46.4 A melhor maneira de distinguir o paciente descrito na questão 46.2 de pacientes com transtorno de Rett é por meio de qual dos seguintes aspectos?
   A. Dificuldades sociais.
   B. Ausência de desenvolvimento da linguagem.
   C. Ausência de um período de desenvolvimento normal.
   D. Evidências de retardo mental.
   E. Sexo da criança.

RESPOSTAS

46.1 **C.** Um dos melhores indicadores da capacidade de aprimorar o desempenho da criança autista é o grau em que ela possui, ou começou a desenvolver, habilidades de linguagem. Essa capacidade é frequentemente medida por meio de teste do QI verbal.

46.2 **C.** A ausência de reação do paciente e a subsequente reação inadequada às investidas sociais de seus pares podem ser consideradas sintomas de prejuízo na reciprocidade social. A reciprocidade social envolve a percepção apropriada e então a interpretação de indícios sociais verbais e não verbais que guiam nossas interações.

46.3 **E.** Girar ou usar repetitivamente um brinquedo de uma maneira específica por longo período de tempo é característico de brincadeira estereotipada. Em geral, indivíduos autistas brincam com brinquedos ou objetos de modo bizarro ou excêntrico. Um exemplo típico de comportamento estereotipado ao brincar é girar ou mover um objeto ou brinquedo da mesma maneira por longo período de tempo.

46.4 **C.** Ambas as síndromes mostram evidências de presença anterior à idade de 36 meses; no entanto, no transtorno de Rett, a criança apresenta uma fase inicial de desenvolvimento normal e, então, gradualmente perde todas as habilidades e o declínio se acentua.

> **DICAS CLÍNICAS**
>
> ▶ O desenvolvimento da linguagem é o melhor indicador do futuro resultado no transtorno autista.
> ▶ O retardo mental está muitas vezes, mas nem sempre, associado ao autismo.
> ▶ Nos casos em que se desconfia de autismo precoce, um exame médico completo sempre deve ser realizado para excluir dificuldades auditivas ou visuais que possam resultar em um desenvolvimento linguístico pobre.
> ▶ Há pouca probabilidade de que vacinas contendo timerosal sejam a causa de doenças do espectro autista.

REFERÊNCIAS

de Los Reyes EC. Autism and immunizations: separating fact from fiction. *Arch Neurol*. 2010 Apr;67(4):490-492.

Hardan AY, Muddasani S, Vemulapalli M, Keshavan MS, Minshew NJ. An MRI study of increased cortical thickness in autism. *Am J Psychiatry*. 2006;163(7):1290-1292.

Page LA, Daly E, Schmitz N, et al. In vivo 1H-magnetic resonance spectrocospy study of amygdala-hippocampal and parietal regions in autism. *Am J Psychiatry*. 2006;163(12):2189-2192.

Silk TJ, Rineheart N, Bradshaw JL, et al. Visuospatial processing and the function of prefrontal--parietal networks in autism spectrum disorders: A functional MRI study. *Am J Psychiatry*. 2006;163(8):1440-1443.

CASO 47

Uma jovem de 21 anos procura o centro de aconselhamento a alunos com queixas de estar deprimida e ansiosa. Afirma que há duas semanas, durante uma aula, foi chamada pela professora e deu a resposta errada. Diz que "passou vexame" e não voltou à sala de aula desde então. Descreve uma história de intensa timidez ao longo de toda a vida. Diz que gostaria de ter um namorado, mas que teme encontrar alguém porque " vou acabar levando um fora". Descreve a si mesma como "socialmente retardada" e evita sair com pessoas que não conheça. Tem duas amigas íntimas e janta com elas semanalmente, algo de que gosta muito. Nega ter problemas para dormir ou de apetite, embora reconheça que sente vergonha de sua inépcia social. Teme não conseguir se formar na faculdade devido a seus problemas.

▶ Qual é o diagnóstico mais provável?
▶ Qual é a melhor terapia para essa paciente?

RESPOSTAS PARA O CASO 47
Transtorno da personalidade esquiva

Resumo: Uma paciente de 21 anos procura o centro de aconselhamento depois de uma interação constrangedora em sala de aula. Tem uma longa história de evitar relacionamentos interpessoais íntimos devido ao medo de ser rejeitada. Evita situações interpessoais porque se sente inadequada.

- **Diagnóstico mais provável:** Transtorno da personalidade esquiva.
- **Melhor terapia:** Psicoterapia psicodinâmica ou cognitivo-comportamental.

ANÁLISE
Objetivos
1. Reconhecer o transtorno da personalidade esquiva em um paciente.
2. Compreender o tratamento capaz de ajudar pacientes com esse transtorno.

Considerações

Essa jovem apresenta um quadro clássico do transtorno da personalidade esquiva. Embora deseje desesperadamente ter amigos e relacionamentos íntimos, é **extremamente sensível a rejeição** (ou mesmo à possibilidade de ser rejeitada); portanto, evita todos os relacionamentos, com exceção de uns poucos já consolidados. Em geral, esses pacientes se veem como socialmente ineptos ou sem atrativos pessoais e, por isso, supõem que as outras pessoas tenham a mesma opinião. Rejeições, sobretudo em público, são particularmente vexatórias, e os pacientes podem sentir humor deprimido e ansioso como consequência (entretanto, esse humor não satisfaz os critérios para qualquer outro diagnóstico psiquiátrico).

ABORDAGEM AO
Transtorno da personalidade esquiva

DEFINIÇÃO

DESLOCAMENTO: Mecanismo de defesa pelo qual o indivíduo evita estresse ou conflito emocional transferindo um sentimento por um objeto, ou uma resposta a ele, para outro objeto (normalmente um objeto menos ameaçador ou perigoso). Por exemplo, após o patrão gritar com ele, um homem vai para casa e descarrega sua raiva gritando com os filhos.

PROJEÇÃO: Mecanismo de defesa no qual os indivíduos atribuem o que sentem por si mesmos ao mundo ou a outras pessoas. Por exemplo, um homem sente hostilidade pelo patrão, então atribui motivações hostis às ações de seu supervisor, mesmo se outras pessoas encararem as mesmas ações como sendo gentis.

ABORDAGEM CLÍNICA

Os pacientes com esse transtorno têm um padrão global de **desconforto social, sentimentos de inadequação e hipersensibilidade a críticas e rejeições**. Em geral, eles são vistos como muito tímidos e evitam atividades profissionais ou sociais porque têm medo de rejeição. Esses indivíduos veem a si mesmos como socialmente ineptos ou inferiores aos outros. Os índices de prevalência variam de 0,5 a 1% na população em geral.

DIAGNÓSTICO DIFERENCIAL

Os indivíduos com esse transtorno muitas vezes são confundidos com pacientes com transtorno da personalidade esquizoide, pois, em ambos os casos, os pacientes têm muito poucos amigos ou relacionamentos, quando os têm. A diferença está na razão da ausência de relacionamentos. Os com **transtorno da personalidade esquiva desejam desesperadamente ter amizades íntimas**, mas temem iniciá-las por medo de rejeição. Aqueles com transtorno da personalidade esquizoide de fato não desejam relacionamentos íntimos e se sentem felizes sem eles. Os indivíduos com transtorno da personalidade dependente podem parecer semelhantes àqueles com transtorno da personalidade esquiva – a diferença é sutil. Os pacientes com transtorno da personalidade dependente se agarram às pessoas de seu círculo íntimo porque têm medo de agir sozinhos. Um paciente com transtorno da personalidade esquiva, embora pareça tímido, tem mais medo da rejeição em si do que de cuidar de si mesmo.

Fobia social é um medo intenso e constante de expor-se a pessoas desconhecidas ou ser avaliado por outros devido à crença de que passará vexame ou se sentirá constrangido. Ao ser exposto a uma situação dessa natureza, o paciente pode apresentar um ataque de pânico relacionado a ela. Em consequência, evita situações temidas apesar de reconhecer que o medo é excessivo ou infundado. No caso descrito, a paciente não apresenta ataques de ansiedade distintos, do contrário poderia ser diagnosticada com fobia social no Eixo I e, no Eixo II, com personalidade esquiva. A fobia social costuma apresentar uma reação significativa a inibidores seletivos da recaptação de serotonina (ISRSs) junto com psicoterapia cognitivo-comportamental.

No momento, uma reestruturação de grande porte e talvez controversa na conceitualização dos transtornos da personalidade está sendo examinada pelo Grupo de Trabalho para Personalidade e Transtornos da Personalidade do DSM-5. Essa reformulação de avaliação e diagnóstico da psicopatologia da personalidade inclui "a proposta de uma categoria geral revisada de transtorno da personalidade e a provisão para médicos para classificar as dimensões dos traços de personalidade, um conjunto limitado de tipos de personalidade, e a gravidade geral da disfunção da personalidade". O grupo de trabalho atualmente cogita a reformulação desse transtorno como *do tipo esquiva*.

TRATAMENTO

Os pacientes com esse transtorno têm medo de ser rejeitados ou criticados, **de modo que o médico deve adotar postura de muito tato, aceitação e encorajamento com esses pacientes**. Comportamentos coercivos ou de confronto não funcionam com esses indivíduos, que podem concordar com o médico no momento da confrontação, mas jamais retornam.

Os pacientes com transtorno da personalidade esquiva costumam apresentar crenças disfuncionais sobre o mundo. Frequentemente encaram as pessoas em geral como sendo críticas e exigentes demais, portanto hesitam em confiar nelas e se retraem. O objetivo da psicoterapia é ajudá-los a investigar de forma crítica se suas suposições sobre si mesmos e sobre os outros estão corretas. Os ISRSs ou betabloqueadores podem ajudar a reduzir a ansiedade associada a algumas situações sociais. Os benzodiazepínicos, com seu potencial elevado para dependência, devem ser evitados de modo geral.

QUESTÕES DE COMPREENSÃO

47.1 Um homem de 29 anos é encaminhado a um orientador psicológico no programa de assistência ao empregado a pedido de seu supervisor. O paciente trabalhava no horário noturno, mas recentemente foi promovido a um cargo no horário diurno, com novas responsabilidades de supervisão. A partir de então, seu desempenho caiu de forma significativa. Ele diz que, desde a transferência, tem estado tão nervoso no emprego que não consegue nem pensar direito. Relata que em casa seu humor é bom, mas sabe que vai fracassar na nova função, porque "nunca fui bom ao trabalhar com outras pessoas". Após várias sessões, o orientador o diagnostica com transtorno da personalidade esquiva. Qual das seguintes medidas vai contribuir mais para o paciente lidar com a ansiedade relativa à nova função?

   A. Dizer-lhe que deve confiar em suas capacidades durante a transição e "aguentar o tranco".
   B. Prescrever terapia cognitiva para ajudá-lo a lidar com seu pensamento distorcido.
   C. Ministrar um betabloqueador para ajudá-lo a controlar sua ansiedade.
   D. Receitar um benzodiazepínico.
   E. Dizer-lhe que provavelmente não está pronto para essa função já que está tão ansioso.

47.2 Um homem de 24 anos consulta um terapeuta. Qual das afirmações a seguir é mais compatível com o transtorno da personalidade esquiva?

   A. "Tenho alguns amigos mais chegados, mas parece que simplesmente não consigo entender as pessoas."
   B. "Geralmente estou bem com outras pessoas, mas quando estou cercado de gente que nunca vi antes fico surtado."

C. "Tenho medo de que as pessoas estejam conspirando contra mim."
D. "Minha mãe acha que eu tenho um problema com as pessoas. Por mim, tanto faz."
E. "Minha namorada acha que eu tenho um problema com as pessoas, tipo assim, com os amigos dela. O que você acha?"

47.3 Qual das seguintes respostas caracteriza melhor a diferença entre pacientes com transtorno da personalidade esquiva e aqueles com transtorno da personalidade esquizoide?
  A. Pacientes com transtorno da personalidade esquiva têm menos amigos do que aqueles com transtorno da personalidade esquizoide.
  B. Pacientes com transtorno da personalidade esquiva têm autoestima mais elevada do que aqueles com transtorno da personalidade esquizoide.
  C. Pacientes com transtorno da personalidade esquiva gostariam muito mais de ter amigos do que aqueles com transtorno da personalidade esquizoide.
  D. Pacientes com transtorno da personalidade esquiva aceitam críticas melhor do que aqueles com transtorno da personalidade esquizoide.
  E. Pacientes com transtorno da personalidade esquiva são menos ansiosos do que aqueles com transtorno da personalidade esquizoide.

47.4 Uma mulher de 35 anos faz psicoterapia para lidar com seu transtorno da personalidade esquiva. Especificamente, ela sofre com sua incapacidade de manter um relacionamento amoroso com um homem. Durante o curso do tratamento, o terapeuta descobre que seu pai era alcoolista e que abusou fisicamente da paciente e da esposa. Qual dos seguintes mecanismos de defesa melhor descreve o comportamento da paciente?
  A. Anulação retroativa.
  B. Dissociação.
  C. Isolamento do afeto.
  D. Idealização.
  E. Deslocamento.

RESPOSTAS

47.1 **B.** O objetivo da terapia cognitivo-comportamental em casos como esse é ajudar os pacientes a investigar de forma crítica se suas suposições sobre si mesmos e sobre as outras pessoas estão corretas.

47.2 **A.** A opção A é a mais compatível com o transtorno da personalidade esquiva. O paciente tem alguns relacionamentos mais próximos e parece querer aumentar sua quantidade, mas não se sente capaz de manter esses relacionamentos. **B** é mais compatível com fobia social. **C** é evidentemente paranoide, compatível com transtorno psicótico. **D** sugere transtorno da personalidade esquizoide, já que o paciente possui um relacionamento próximo com a mãe, mas não apresenta interesse em outro tipo de contato humano. **E** sugere transtorno da personalidade dependente.

47.3 **C.** Os pacientes com transtorno da personalidade esquiva gostariam desesperadamente de ter relacionamentos sociais, mas têm medo de críticas e/ou rejeição.

47.4 **E.** Pode-se formular a hipótese de que essa paciente esteja usando deslocamento ao supor que todos os homens irão agir de forma punitiva em relação a ela, como ocorreu com seu pai. O deslocamento e a projeção são os dois mecanismos de defesa mais comuns empregados por pacientes com transtorno da personalidade esquiva.

DICAS CLÍNICAS

- Os pacientes com transtorno da personalidade esquiva têm uma hipersensibilidade global a críticas e rejeição, por conseguinte evitam relacionamentos interpessoais em qualquer contexto. Sua autoestima é baixa; é normal eles acreditarem que são inferiores ou inadequados, especialmente na práxis social.
- Os pacientes com transtorno da personalidade esquiva se diferenciam daqueles com transtorno da personalidade esquizoide pelo fato de desejarem desesperadamente relacionamentos interpessoais, mas terem medo desses relacionamentos. Os indivíduos com transtorno da personalidade esquizoide não têm relacionamentos, mas não sentem falta deles.
- Os pacientes com transtorno da personalidade esquiva se diferenciam daqueles com transtorno da personalidade dependente pelo fato de temerem rejeição e críticas nos relacionamentos. Aqueles com transtorno da personalidade dependente temem ser deixados sozinhos, abandonados à própria sorte.
- Os médicos precisam demonstrar tato, encorajamento e aceitação diante desses pacientes, sobretudo em relação ao medo da rejeição. Confrontação e coerção não são apropriadas, pois podem afugentá-los.
- Os mecanismos de defesa usados por pacientes com transtorno da personalidade esquiva incluem deslocamento e projeção.

REFERÊNCIA

Cloninger CR, Svrakic DM. Personality disorders. In: Sadock BJ, Sadock VA, eds. *Kaplan & Sadock's comprehensive textbook of psychiatry*. 8th ed. Philadelphia, PA: Lippincott Williams & Wilkins; 2004:1723-1764.

CASO 48

Um menino de 10 anos é levado ao pediatra para a revisão semestral de sua asma crônica. Além disso, queixa-se de cefaleias crônicas nos últimos três meses e de perturbações gástricas crescentes, que sua família acredita serem causadas por diversas alergias alimentares. Também tem uma grave alergia a amendoins, o que limita o número de lugares públicos que pode frequentar. Assim, está tendo aulas em casa há um ano e está se saindo bem. Uma análise de sua história indica que é uma criança extremamente articulada, solícita, parecendo de modo geral equiparar-se ou estar acima do nível educacional de seus pares. Ele não concorda em ser entrevistado em separado da mãe, afirmando: "Não vou a lugar nenhum sem minha mãe". Os dois quase nunca se separam. Há dois anos, a mãe foi hospitalizada com um grave episódio de lúpus. Ela continua lutando contra a doença e, apesar de ter uma carreira promissora antes de adoecer, no momento pode fazer poucas coisas. Fica em casa o tempo todo, envolvida com sua recuperação e tentando controlar a enfermidade. Durante a hospitalização, o menino estava muito preocupado com a doença da mãe e até agora acredita que, se não estiver por perto para monitorar sua condição, ela pode adoecer e ter de ser hospitalizada novamente – ou algo pior. A mãe tem dificuldade para dormir e sente-se mais confortável no sofá da sala. O paciente não usa mais o próprio quarto, ele dorme em uma cadeira perto da mãe para continuar vigiando-a. Ele tem poucos amigos e só consegue se separar da mãe por breves momentos quando está acompanhado do irmão ou do pai. Após um curto período, começa a ficar ansioso e perturbado e precisa voltar para perto dela.

▶ Qual é o diagnóstico mais provável?
▶ Qual é o prognóstico para esse transtorno?
▶ Quais tratamentos podem ajudar nesse transtorno?

RESPOSTAS PARA O CASO 48
Transtorno de ansiedade de separação

Resumo: Um menino de 10 anos no final da latência/início da adolescência manifesta extrema ansiedade quando não está na presença da mãe. Por conseguinte, já não vai à escola, mas parece brilhante e está progredindo bem no aspecto cognitivo. Seus sintomas de ansiedade começaram depois que a mãe teve uma doença séria, potencialmente fatal. Ele acredita que, caso se separe da mãe, algo terrível pode acontecer a ela. Além disso, relata várias queixas somáticas difíceis de diagnosticar.

- **Diagnóstico mais provável:** Transtorno de ansiedade de separação (transtorno da infância).
- **Prognóstico:** Difícil de tratar; existe uma probabilidade maior de o paciente desenvolver depressão e transtornos psicóticos.
- **Melhor tratamento:** É necessária uma abordagem multissistêmica. Inibidores seletivos da recaptação de serotonina (ISRSs) podem ajudar no manejo dos sintomas de humor e de ansiedade. Técnicas de relaxamento podem ser úteis, junto com um programa de separação gradual. O fato de ser educado em casa apenas reforça o medo de separação da família que a criança apresenta e deve ser reconsiderado.

ANÁLISE

Objetivos

1. Reconhecer os sintomas de um caso típico de transtorno de ansiedade de separação.
2. Compreender os fatores predisponentes que contribuem para o transtorno.
3. Compreender que outros transtornos o paciente corre maior risco de desenvolver.

Considerações

O paciente apresenta um quadro típico de transtorno de ansiedade de separação, que costuma começar no final do período de latência – 11 a 12 anos (ver Quadro 48.1). O transtorno de ansiedade de separação é mais comum entre meninas que entre meninos.

Em geral, ele é desencadeado por doença potencialmente fatal de um dos pais – mais comumente a mãe ou o principal cuidador. Os pacientes ficam ansiosos e preocupados de maneira exagerada com a separação física da mãe. Eles temem que ela morra se estiverem longe e, portanto, são muito difíceis de acalmar durante esses períodos. Suas crenças podem ser muito fortes e refratárias a razão ou tranquilização. Esses pacientes muitas vezes relatam algumas queixas somáticas difíceis de diagnosticar. O tratamento deve sempre incluir psicoterapia, sendo que a terapia cognitivo-comportamental com base em exposição tem maior respaldo empírico. Esses

QUADRO 48.1 • Critérios diagnósticos para transtorno de ansiedade de separação
Ansiedade inadequada ao nível de desenvolvimento em relação ao afastamento de casa ou de uma figura importante de vinculação. A duração da doença deve ser no mínimo de quatro semanas. A perturbação tem início antes dos 18 anos. A perturbação causa sofrimento clinicamente significativo em áreas importantes de funcionamento.

tratamentos devem ocorrer em conjunto com o desenvolvimento de um plano para separar o paciente da mãe de forma gradual, com o objetivo final de fazê-lo voltar ao nível anterior de seu modo de agir na escola e na sociedade. Pode-se complementar a psicoterapia com o uso de ISRSs com a finalidade de reduzir a ansiedade imediata que o paciente sofre durante a terapia. Enfatiza-se que a medicação sem terapia tem menor probabilidade de produzir melhora duradoura. Alguns estudos sugerem o uso de venlafaxina, antidepressivos tricíclicos e buspirona como uma segunda opção eficaz de tratamento caso os ISRSs não apresentem benefícios. **Benzodiazepínicos não demonstraram eficácia em experimentos controlados para o tratamento de transtornos de ansiedade na infância.** Crianças com transtorno de ansiedade de separação apresentam grande risco de desenvolver transtorno de pânico na idade adulta (18 a 50% em vários relatos). Além disso, 75% terão um episódio de depressão maior durante o início da idade adulta. Por isso, é importante se certificar do sucesso do tratamento em pacientes com transtorno de ansiedade de separação durante a infância. Pacientes com ansiedade de separação costumam resistir a intervenções que causem incômodo a curto prazo, em especial as tentativas graduais de separá-los da mãe, e pressionam os pais para desistir do tratamento. Os pais devem ser informados sobre o impacto desse transtorno no longo prazo e a necessidade de completar o tratamento mesmo sob os protestos da criança.

ABORDAGEM AO
Transtorno de ansiedade de separação

DEFINIÇÕES

TRATAMENTO MULTISSISTÊMICO: Filosofia de tratamento adotada com crianças e adolescentes. Ela pode envolver várias teorias e modalidades específicas de tratamento, mas a característica essencial é o envolvimento de vários sistemas sociais essenciais à vida da criança. Exemplos dos sistemas envolvidos incluem escola, grupo religioso, família e colegas.

SINTOMAS SOMÁTICOS: Sentimentos vagos ou difusos de dor ou desconforto para os quais é difícil identificar uma etiologia.

ABORDAGEM CLÍNICA

Algum grau de ansiedade em relação à separação da mãe ou do pai é normal, e deve-se utilizar o discernimento clínico para avaliar a gravidade da ansiedade e seu impacto sobre o modo de agir da criança. No transtorno de ansiedade generalizada, a ansiedade não se concentra apenas na questão da separação da figura de apego; ela é muito mais difusa e ocorre em diversas situações. Na depressão maior, que muitas vezes coexiste com o transtorno de ansiedade de separação e deve ser diagnosticada como comorbidade se os critérios para o transtorno forem satisfeitos, é típico os pacientes apresentarem sintomas vegetativos, incluindo insônia e anorexia. O transtorno de pânico raras vezes é observado antes dos 18 anos, e, nesse caso, o medo é de ter outro ataque de pânico, não da separação.

Na infância, esse transtorno pode ser muito difícil de tratar e é resistente a melhora. Entretanto, o melhor prognóstico é obtido por meio de **diagnóstico oportuno e de início rápido do tratamento, normalmente modalidades psicoterapêuticas** dirigidas ao **indivíduo, à família e à escola**. Os ISRSs podem contribuir para a redução da ansiedade durante as intervenções comportamentais. Contudo, pacientes com transtorno de ansiedade de separação não devem ser tratados só com medicamentos. A terapia familiar pode ser necessária para identificar e tratar os desencadeadores da ansiedade e para ajudar a criança a desenvolver habilidades para reduzir seus sintomas, como técnicas de relaxamento, por exemplo. Consultas na escola auxiliam na reapresentação da criança de forma rápida e afirmativa no ambiente escolar. **Quando a criança conseguir fazer uma transição satisfatória para separações mais prolongadas, deve ser elogiada com entusiasmo.**

QUESTÕES DE COMPREENSÃO

48.1 Um menino de 10 anos apresenta episódios de queixas somáticas, ansiedade e choro na escola que se resolvem quando é mandado de volta para casa. Ele não vai a lugar algum sem a mãe. Qual intervenção seria mais adequada no plano de tratamento?

   A. Colocá-lo em um programa de ensino em casa.
   B. Receitar lorazepam para episódios de ansiedade conforme o necessário.
   C. Medicar o paciente com fluoxetina em baixa dosagem.
   D. Restringir o acesso à mãe imediatamente até que os sintomas de ansiedade cessem.
   E. Tranquilizar a mãe, declarando que a criança está passando por "uma fase" transitória que terá pouco impacto em sua vida mais tarde.

48.2 Crianças ou adolescentes com transtorno de ansiedade de separação correm maior risco de qual dos seguintes transtornos psiquiátricos?

A. Simulação.
B. Transtorno de somatização.
C. Transtorno bipolar.
D. Transtorno da aprendizagem.
E. Depressão maior.

48.3 Ao ser iniciado o tratamento com um ISRS, como fluoxetina, em um paciente adolescente com transtorno de ansiedade de separação, a Food and Drug Administration (FDA) recomenda que o médico monitore o aparecimento de qual sinal ou sintoma?
A. Hipovolemia.
B. Hipertensão.
C. Anorexia.
D. Ideação suicida.
E. Delírios.

48.4 Em estudos controlados, quais dos medicamentos a seguir são ineficazes para o uso em transtornos de ansiedade na infância?
A. Venlafaxina.
B. ISRSs.
C. Buspirona.
D. Antidepressivos tricíclicos.
E. Benzodiazepínicos.

RESPOSTAS

48.1 **C.** Essa medicação é um dos vários agentes na classe denominada ISRSs. Lorazepam é um benzodiazepínico que causa dependência e provavelmente irá desinibir a criança. Um programa de ensino em casa apenas irá reforçar a dependência do paciente em relação à mãe. A separação deve ser realizada de modo gradual. Esse transtorno não é uma fase, e sim um indicador de risco subsequente para doenças psiquiátricas na idade adulta.

48.2 **E.** Crianças e adolescentes com transtorno de ansiedade de separação com frequência apresentam ou desenvolvem mais tarde sintomas de depressão maior. Em crianças, isso pode incluir um humor deprimido, triste ou irritável durante um período prolongado de tempo.

48.3 **D.** A FDA recentemente colocou alerta de tarja preta para o uso de antidepressivos em crianças e adolescentes. Esse alerta chama atenção dos médicos para as evidências que indicam um possível aumento na incidência de ideação suicida entre adolescentes medicados com antidepressivos – em especial ISRSs.

48.4 **E.** Benzodiazepínicos não demonstraram eficácia em experimentos controlados no tratamento de transtornos de ansiedade na infância.

> **DICAS CLÍNICAS**
>
> ▶ O transtorno de ansiedade de separação costuma estar associado a uma doença grave do cuidador, normalmente a mãe.
> ▶ A psicoterapia (cognitivo-comportamental) é a primeira opção de tratamento primário, sendo que a medicação tem função de apoio.
> ▶ Quanto mais cedo o transtorno de ansiedade de separação for tratado, melhor o prognóstico.

REFERÊNCIAS

American Academy of Child and Adolescent Psychiatry. Practice parameter for the assessment and treatment of children and adolescents with anxiety disorders. *J Am Acad Child Adolesc Psychiatry.* 2007;46(2):267-283.

Lewinsohn PM, Holm-Denoma JM, Small JW, Seeley JR, Joiner TE. Separation anxiety disorder in childhood as a risk factor for future mental illness. *J Am Acad Child Adolesc Psychiatry.* 2008;47(5):548-555.

Sadock BJ and Sadock VA. Anxiety disorders of infancy, childhood, and adolescence. In: Sadock BJ, Sadock VA, eds. *Kaplan & Sadock's synopsis of psychiatry.* 10th ed. Philadelphia, PA: Lippincott Williams & Wilkins. 2007:1270-1288.

CASO 49

Um homem de 45 anos é levado ao setor de emergência depois de uma briga no bar onde trabalhava há três semanas. Ele diz que seu nome é "Roger Nelson", mas não tem identificação. Afirma que não sabe onde morava ou trabalhava antes dessas três semanas, embora não pareça perturbado com isso. Diz que a briga começou porque um dos clientes tentou roubar dinheiro da caixa registradora.

Ao exame do estado mental, está alerta e orientado para pessoa, lugar e tempo. Os resultados de todos os outros aspectos do exame são normais. O exame físico mostra uma laceração de uns 7 cm no antebraço direito, que requer sutura. Não há trauma na cabeça nem outras anormalidades. Quando a polícia investiga a descrição do paciente em busca de uma identificação, descobre que ela se ajusta à de Charles Johnson, que desapareceu de uma cidade a 80 km de distância um mês antes dessa admissão ao hospital. A sra. Johnson identifica Roger Nelson como seu marido, Charles. O paciente afirma não reconhecê-la, mas ela explica que, nos meses anteriores a seu desaparecimento, o marido estava sob crescente pressão no trabalho e temia ser demitido. Relata que, no dia que antecedeu seu desaparecimento, ele teve uma briga feia com seu chefe. Chegou em casa e brigou com ela também, que no final chamou-o de "fracassado". Ao acordar na manhã seguinte, descobriu que ele sumira. Afirma que o paciente não apresenta história psiquiátrica e tampouco clínica; além disso, não usa drogas nem álcool.

▶ Qual é o diagnóstico mais provável para esse paciente?
▶ Quais curso e prognóstico tem esse transtorno?

RESPOSTAS PARA O CASO 49
Fuga dissociativa

Resumo: Um homem de 45 anos é levado ao setor de emergência após uma briga no bar onde estava empregado. Afora uma laceração no antebraço, ele não apresenta anormalidade física. Os resultados de seu exame do estado mental são normais. O paciente está trabalhando nesse bar há três semanas, mas não tem recordação de sua vida antes disso. Quando a esposa é localizada, ele não a reconhece. Ela relata que ele estava sumido há um mês; seu desaparecimento aparentemente foi desencadeado por crescentes problemas no trabalho e brigas com o patrão e a esposa. O paciente não possui história de problemas psiquiátricos, uso de drogas ou álcool, nem problemas clínicos.

- **Diagnóstico mais provável:** Fuga dissociativa.
- **Curso e prognóstico:** A fuga dissociativa, via de regra, é de breve duração, prolongando-se por horas ou dias. Ocasionalmente, ela pode durar meses, e o paciente pode viajar milhares de quilômetros para longe de casa. Em geral, há uma recuperação rápida e espontânea, e é rara a recorrência após a recuperação.

ANÁLISE

Objetivos

1. Reconhecer a fuga dissociativa em um paciente (ver a Quadro 49.1 para os critérios diagnósticos).
2. Compreender o curso habitual da doença nesse transtorno.

Considerações

Esse homem desapareceu subitamente depois de ter uma série de dificuldades e eventos traumáticos em sua vida. Ele aparece de repente, várias semanas mais tarde, com um nome e uma vida diferentes e não reconhece a esposa. Afora isso, os resultados de seu exame do estado mental são normais. Não há história de transtorno dissociativo de identidade, uso de drogas ou condição médica geral que possa explicar melhor seu comportamento. O indivíduo que está sofrendo de **fuga dissociativa viaja súbita e inesperadamente para longe de casa e não consegue recordar sua identidade**

QUADRO 49.1 • Critérios diagnósticos para fuga dissociativa

Partida inesperada e súbita de casa e deslocamento para uma nova localização; a pessoa é incapaz de recordar seu passado.

O indivíduo não está consciente de sua identidade e pode criar uma nova.

A condição não ocorre em um indivíduo com transtorno dissociativo de identidade e não é causada por condição médica ou substância.

A condição causa sofrimento ou prejuízo no funcionamento social e/ou profissional.

anterior ou seu passado. A pessoa costuma adotar uma **nova identidade** no curso da fuga. A dissociação é uma maneira pela qual ela se defende de um trauma grave. A maioria dos casos de fuga dissociativa ocorre em momento de guerra ou de outro desastre, mas ela também pode ser desencadeada por um grande sofrimento conjugal, familiar ou profissional. Trata-se de um transtorno raro.

ABORDAGEM À
Fuga dissociativa

DEFINIÇÕES

DESPERSONALIZAÇÃO: Alteração persistente ou recorrente da percepção de si mesmo como irreal ou estranho.

DISSOCIAÇÃO: Forma de defesa contra trauma; o indivíduo "separa" a memória do evento, emoções, pensamentos ou comportamentos traumáticos, que passam a existir em um nível de consciência "paralelo".

AMNÉSIA DISSOCIATIVA: Incapacidade de recordar informações específicas, de modo geral sobre a própria identidade; mas a memória sobre informações gerais permanece intacta. Costuma ser causada por uma recordação traumática ou estressante. Esse transtorno não envolve viajar nem adotar uma nova identidade.

TRANSTORNO DISSOCIATIVO DE IDENTIDADE: Comumente conhecido como transtorno da personalidade múltipla. É um transtorno no qual o indivíduo cria múltiplas personalidades para ajudá-lo a lidar com um evento traumático, geralmente ocorrido na infância. Duas ou mais identidades ou estados da personalidade assumem de forma recorrente o controle do comportamento da pessoa.

ABORDAGEM CLÍNICA

Eventos profundamente traumáticos, como os ocorridos durante uma guerra, ou crises pessoais intensas podem desencadear esse transtorno raro. Os indivíduos afetados pela fuga dissociativa manifestam um comportamento mais resoluto do que aqueles com amnésia dissociativa. Eles viajam para longe da família, assumem novas identidades e, muitas vezes, novos empregos. Abuso de álcool e certos transtornos do humor e da personalidade podem predispor a pessoa a esse transtorno, mas não são sua causa.

Alterações propostas para o DSM-5: Este diagnóstico será incorporado ao de amnésia dissociativa.

DIAGNÓSTICO DIFERENCIAL

O objetivo principal da fuga dissociativa parece ser escapar de uma experiência traumática; portanto, sempre existe uma história de ocorrência de um evento estressor devastador nesses casos. Entretanto, um médico que se depare com um indivíduo com fuga dissociativa provavelmente não ficará a par dessa história, pois o paciente bloqueou os eventos de sua memória. O médico, portanto, precisa considerar e descartar outros diagnósticos. Na **amnésia dissociativa**, o indivíduo perde a memória do passado, mas **não sai de casa nem cria nova identidade**. No **transtorno dissociativo de identidade**, o paciente **cria pelo menos duas identidades separadas**, com diferentes comportamentos, emoções e histórias.

Os pacientes com **demência ou *delirium*** têm problemas de memória e podem **vagar para longe de casa**, mas suas saídas não têm um propósito, são desorganizadas, e eles **não criam novas identidades**. Pacientes com convulsões parciais complexas podem se afastar de casa, mas não criam novas identidades, e em geral não existe história de evento traumático. Pacientes com **transtorno bipolar** que estão tendo um episódio de mania muitas vezes viajam para longe de casa, mas com frequência estão delirantes, têm alucinações e apresentam outros sintomas de doença bipolar. A intoxicação causada por muitas substâncias diferentes pode provocar amnésia e resultar em uma viagem súbita; álcool e alucinógenos, além de barbitúricos, benzodiazepínicos, esteroides e fenotiazinas, podem produzir amnésia retrógrada. Outra possibilidade é a simulação, isto é, falsificar uma fuga para obter algum ganho, tal como escapar de credores ou traficantes de drogas.

TRATAMENTO

Não existe tratamento psicofarmacológico indicado para fuga dissociativa, embora uma entrevista sob o efeito de amobarbital sódico (Amytal Sodium) ou de um benzodiazepínico possa fornecer informações diagnósticas úteis. Em geral, essa condição é tratada começando pela obtenção de uma história psiquiátrica completa, talvez com ajuda de hipnose, de modo que os estressores psicológicos que desencadearam a fuga possam ser descobertos. Depois de ser identificado o evento desencadeante, a psicoterapia psicodinâmica costuma ser útil para ajudar o paciente a lidar com o estressor de uma maneira mais sadia e integrada a fim de minimizar o risco de uma recorrência dissociativa.

QUESTÕES DE COMPREENSÃO

49.1 Um homem que parece ter cerca de 70 anos é levado ao setor de emergência pela polícia. Foi preso ao tentar pedir comida em um restaurante sem ter dinheiro para pagar a conta. Está orientado para tempo e lugar e diz que se chama "Bill", mas não consegue lembrar onde mora, qual é o número de seu telefone ou os nomes dos membros da família. Lembra que serviu no Pacífico durante a Segunda Guerra Mundial e que foi criado em uma área rural de New Hampshire. Os resultados de seu exame físico são essencialmente normais, e os testes rotineiros de laboratório revelam leve anemia. Qual dos seguintes diagnósticos é o mais provável?

A. Amnésia dissociativa.
B. Fuga dissociativa.
C. Dependência de álcool.
D. Demência.
E. Transtorno dissociativo de identidade.

49.2 A fuga dissociativa se distingue da amnésia dissociativa por qual dos seguintes aspectos?
A. Presença de amnésia retrógrada.
B. Viajar para longe de casa ou da família.
C. Evento traumático desencadeante.
D. Criação de múltiplas identidades.
E. Perda da consciência.

49.3 Uma mulher de 38 anos adotou uma nova identidade em uma cidade distante 200 km de sua cidade natal e não lembra nada de sua vida anterior. Aparentemente, esse evento foi desencadeado por uma confrontação com sua adicção a jogos de azar e uma ameaça de divórcio. Qual dos seguintes aspectos é mais provavelmente um fator associado a sua doença?
A. História de trauma cerebral.
B. História de um transtorno de ansiedade.
C. Nascimento de um bebê em três meses.
D. Gênero feminino.
E. Presença de adicção a jogos de azar.

49.4 Uma mulher de 34 anos está intrigada com uma série de acontecimentos estranhos. Ao longo dos últimos meses, ela vem recebendo várias mensagens em seu correio de voz de homens que ela não sabe quem são, mas que aparentemente a conhecem. Ela encontrou roupas no armário que não se lembra de ter comprado e também começou a receber contas pelo correio de cartões de crédito que não se lembra de ter feito. Uma amiga recentemente pediu que ela mostrasse as fotos da viagem que fez a Las Vegas, mas a mulher não se lembra de já ter estado nessa cidade. Qual o diagnóstico mais provável?
A. Fuga dissociativa.
B. Transtorno dissociativo de identidade.
C. Transtorno factício.
D. Simulação.
E. Transtorno da personalidade *borderline*.

RESPOSTAS

49.1 **D.** Demência. Esse paciente preservou parte da memória passada, o que é característico da demência, mas não da fuga dissociativa nem da amnésia.

49.2 **B.** Viajar para longe de casa ou da família distingue a fuga dissociativa da amnésia dissociativa; ambas são desencadeadas por trauma e se caracterizam por amnésia retrógrada. Nem na fuga dissociativa nem na amnésia dissociativa são criadas identidades múltiplas, como ocorre no transtorno dissociativo de identidade.

49.3 **A.** Uma história de trauma cerebral predispõe a pessoa a fuga dissociativa.

49.4 **B.** Essa paciente apresenta sintomas clássicos de transtorno dissociativo de identidade. A fuga dissociativa iria resultar em uma viagem para longe de casa. O transtorno factício é a produção consciente de sintomas para ganho primário. Simulação é a produção consciente de sintomas para ganho secundário. Embora pacientes com transtorno da personalidade *borderline* possam apresentar dissociação, a história apresentada aqui não é consistente com períodos curtos de dissociação em conjunto com outros aspectos desse tipo de transtorno da personalidade.

DICAS CLÍNICAS

▶ A fuga dissociativa é rara, e vários transtornos precisam ser considerados e excluídos antes que ela seja definitivamente diagnosticada.
▶ Entrevistas realizadas sob hipnose ou amobarbital sódico (Amytal Sodium) ou benzodiazepínicos podem confirmar o diagnóstico se estiver faltando uma história corroborativa.
▶ **Alterações propostas para o DSM-5:** Este diagnóstico será incorporado à amnésia dissociativa.

REFERÊNCIAS

Brandt J, Van Gorp WG. Functional ("psychogenic") amnesia. *Semin Neurol.* 2006 Jul;26(3):331-340.

Chefetz R, ed. Neuroscientific and theurapeutic advances in dissociative disorders. *Psychiatr Ann.* 2005;35(8):657-665.

Foote B, Smolin Y, Kaplan M, Legatt ME, Lipschitz D. Prevalence of dissociative disorders in psychiatric outpatients. *Am J Psychiatry.* 2006 Apr;163(4):623-629.

CASO 50

Uma menina de 16 anos procura o setor de emergência devido à insistência de seus pais, com a queixa principal de ideação suicida. Afirma que, na última semana, sentiu que sua vida não valia mais a pena e está planejando se matar ficando bêbada e tomando o alprazolam (Xanax) de sua mãe. Diz que seu humor está deprimido, que não tem energia e não está interessada em fazer as coisas que costumavam ser agradáveis. Até uma semana atrás, não tinha esses sintomas. Ela declara que tem dormido de 12 a 14 horas por dia na última semana, comendo "tudo o que vê pela frente". Relata que nunca teve o diagnóstico de depressão maior, nem foi atendida por psiquiatra, e que não possui problema clínico de seu conhecimento. Diz que até nove dias atrás usou cocaína diariamente durante um mês, mas interrompeu o uso quando as aulas recomeçaram.

No exame do estado mental, parece alerta e orientada para pessoa, lugar e tempo. Seu discurso é normal, mas seu humor está "deprimido", e seu afeto, constrito e disfórico. Nega ter alucinações ou delírios, mas tem ideação suicida com intenção e plano específicos. Nega ter ideação homicida.

▶ Qual é o diagnóstico mais provável para essa paciente?
▶ Qual é o próximo passo no tratamento?

RESPOSTAS PARA O CASO 50
Transtorno do humor induzido por cocaína (substância)

Resumo: Uma paciente de 16 anos se apresenta ao setor de emergência com ideação suicida nove dias depois de interromper o uso de cocaína. Uma semana atrás, percebeu humor deprimido, hipersonia, energia diminuída, anedonia e apetite aumentado. Não apresenta problema clínico e nunca recebeu diagnóstico de depressão maior. No exame do estado mental, seu humor é visto como deprimido, e seu afeto, como disfórico e constrito. Tem ideação suicida com intenção e plano específicos.

- **Diagnóstico mais provável:** Transtorno do humor induzido por cocaína (substância).
- **Próximo passo:** Interromper o uso da droga costuma ser suficiente para fazer os sintomas do transtorno do humor diminuírem. A princípio, não costuma ser indicado antidepressivo, mas, se os sintomas depressivos continuarem, talvez seja necessário o uso desse medicamento. Essa paciente sem dúvida precisa de tratamento para abuso de substância a fim de lidar com seus problemas de abuso. Deve-se obter uma história mais detalhada sobre o abuso de substância.

ANÁLISE

Objetivos

1. Reconhecer o transtorno do humor induzido por substância (ver Quadro 50.1 para os critérios diagnósticos).
2. Conhecer as recomendações de tratamento para um paciente com esse transtorno.

QUADRO 50.1 • Critérios diagnósticos para transtorno do humor induzido por substância

Predomínio de uma perturbação evidente e persistente do humor caracterizada por um dos seguintes sintomas (ou ambos): (a) humor deprimido ou diminuição acentuada do interesse ou prazer em atividades que habitualmente eram agradáveis; ou (b) humor elevado, expansivo ou irritável.

Existem evidências, a partir da história, do exame físico ou de constatações laboratoriais do paciente, de que os sintomas se desenvolveram durante ou no período de um mês após intoxicação ou abstinência de substância. Os sintomas também podem estar relacionados ao uso de medicamento.

Não estão presentes evidências suficientes indicando que o transtorno do humor não seja induzido por substância. Essas evidências podem incluir sintomas que começaram antes do uso da substância, sintomas que persistiram muito além (mais de um mês) do período de intoxicação ou abstinência, sintomas que excedem o que seria esperado para o tipo e a quantidade da substância usada ou uma história de depressão maior.

Os sintomas não ocorrem exclusivamente durante o curso de um *delirium*.

Considerações

A principal consideração nesse caso é que a paciente só começou a ter sintomas *depois* de ter parado de usar cocaína. Na abstinência da droga, percebeu um humor gravemente deprimido, com ideação suicida. Além disso, relatou muitos dos sinais/sintomas da abstinência de cocaína, incluindo fadiga, energia diminuída, hipersonia e apetite aumentado. A paciente não tem história de depressão maior.

ABORDAGEM AO
Transtorno do humor induzido por substância

DEFINIÇÕES

ANEDONIA: Perda do interesse ou prazer por atividades normalmente agradáveis.

HIPERATIVIDADE: Nível excessivo de atividade, bem acima do esperado para o estágio de desenvolvimento e o contexto.

HIPERSONIA: Aumento na quantidade de sono (e um sentimento subjetivo de necessidade de sono) acima do que é normal para determinada pessoa.

IMPULSIVIDADE: Agir sem reflexão e consideração apropriadas, o que muitas vezes leva a situações perigosas.

ABORDAGEM CLÍNICA

A cocaína foi usada pelo menos uma vez por 25 milhões de pessoas nos Estados Unidos, sendo que 2,7% da população apresentaram dependência de cocaína em determinado momento (a prevalência do transtorno bipolar é de apenas 1,6%). O transtorno do humor induzido por cocaína pode ocorrer durante o uso, a intoxicação ou a abstinência da droga. Durante o uso e a intoxicação, a cocaína tem maior probabilidade de produzir um estado maníaco; estados deprimidos são mais comuns durante a abstinência.

Substâncias, incluindo medicamentos usados para tratar transtornos não psiquiátricos, substâncias químicas neuroativas ou agentes recreativos, podem induzir alterações do humor. Agentes anti-hipertensivos em particular constituem o grupo causador mais comum. O resultado pode ser depressão, mania com ou sem sintomas psicóticos ou depressão mista e mania. Tanto a intoxicação como a abstinência de uma substância podem levar a uma perturbação do humor.

DIAGNÓSTICO DIFERENCIAL

Deve-se ter o cuidado de determinar se intoxicação por substância ou abstinência de substância estão presentes no momento. Convém estar ciente de que os pacientes em geral mentem para os profissionais da área médica quanto ao uso de substâncias. Um exame toxicológico e uma história de apoio da família e dos amigos podem ser extremamente úteis para determinar padrões reais de uso de substâncias. Caso este não seja identificado, deve-se cogitar um transtorno primário do humor ou um transtorno depressivo sem outra especificação (SOE). O transtorno do humor devido a uma condição médica geral é diagnosticado quando se acredita que uma condição clínica seja responsável pelos sintomas depressivos. Finalmente, um cuidadoso exame da história do paciente deve indicar se ocorreram episódios de depressão ou mania e, se for o caso, deve ser considerado o diagnóstico de transtorno bipolar.

No momento, não há alterações propostas para o DSM-5 referentes a este diagnóstico.

TRATAMENTO

O principal tratamento para o transtorno do humor induzido por substância é a interrupção do uso da substância causadora. Isso vale em particular para álcool e opioides. Todavia, a interrupção do uso de algumas substâncias pode, no início, resultar em piora do humor; por exemplo, interromper o uso de cocaína muitas vezes leva a uma crise aguda, que geralmente inclui um quadro de humor gravemente disfórico. Entretanto, mesmo nesses casos, a maioria dos sintomas de humor se resolve por si, sem intervenção farmacológica, de modo geral em poucas semanas. Se os sintomas de um transtorno do humor induzido por substância não forem resolvidos com a remoção da substância tóxica, após várias semanas, pode ser indicado o uso de medicamentos psicotrópicos. Por exemplo, um paciente cujo transtorno do humor induzido por substância assume a forma de apresentação maníaca deve ser tratado para transtorno bipolar e receber um estabilizador do humor. Depois de um período adequado de eliminação, um paciente com este transtorno que continua deprimido deve ser tratado como um paciente com depressão maior e receber medicação antidepressiva. Algumas correntes sugerem que indivíduos com depressão e uso de cocaína simultâneos podem reagir melhor a antidepressivos tricíclicos do que a ISRSs.

Encaminhamento para tratamento de abuso de substância é sempre indicado. Vários pacientes precisam de mais de 10 tentativas de tratamento do abuso para que finalmente fiquem abstinentes.

QUESTÕES DE COMPREENSÃO

50.1 Um homem de 35 anos é levado ao consultório psiquiátrico por sua esposa. Ele havia sofrido um episódio de depressão maior há dois anos e interrompeu sua medicação há seis meses. Mais recentemente, o paciente estava fazendo horas extras no trabalho durante várias semanas para completar um projeto e dormiu muito menos que o habitual sem efeitos danosos aparentes. Quando o projeto terminou, ele continuou dormindo pouco e mudou seu foco de atividade para a socialização e consumo de álcool com os colegas de trabalho. Admite que não consome tanto álcool desde a época da faculdade. Nos últimos dias, caiu em depressão. Qual alternativa é a explicação mais provável para a condição desse paciente?

A. Exacerbação de depressão maior.
B. Transtorno do humor induzido por substância (álcool).
C. Transtorno bipolar.
D. Transtorno da adaptação.
E. Transtorno do ritmo circadiano do sono.

50.2 Uma mulher de 22 anos se apresenta no setor de emergência com queixas de depressão e ideação suicida. Ela admite que até 24 horas atrás estava abusando intensamente de cocaína. Qual das constatações a seguir seria a mais comum com essa apresentação?
A. Miose, fala arrastada, sonolência.
B. Nistagmo, hipertensão, rigidez muscular.
C. Conjuntiva injetada, aumento do apetite, boca seca.
D. Fadiga, aumento do apetite, sonhos vívidos e desagradáveis.
E. Midríase, pele arrepiada, rinorreia, dores musculares.

50.3 Um homem de 23 anos é encaminhado de um programa de reabilitação de drogas sem internação para um psiquiatra devido a depressão. O paciente admite ter usado "tudo que consigo, com a maior frequência possível". O resultado do exame toxicológico é positivo para uma substância. O psiquiatra, no entanto, duvida que a droga identificada seja responsável pelos sintomas de depressão do paciente. Qual droga a seguir tem maior probabilidade de estar presente na triagem toxicológica?
A. Canabinoide.
B. Cocaína.
C. Álcool.
D. Metanfetamina.
E. Inalação de solvente de tinta ou outra substância doméstica.

RESPOSTAS

50.1 **C.** O paciente descreve um padrão de redução da necessidade de sono, mas sem diminuição no nível de energia, o que sugere um diagnóstico de transtorno bipolar. Ele pode ter apresentado episódios semelhantes no passado, mas esses pacientes normalmente procuram ajuda quando se sentem deprimidos, em vez de hipomaníacos ou maníacos. Aumento de atividade voltada para objetivos e excesso de atividades de busca por prazer, como uso de drogas, são a marca registrada de um episódio de mania. Contudo, costuma ser muito difícil distinguir entre um transtorno do humor primário e um transtorno induzido por substância sem que haja um período prolongado de abstinência acompanhado pela continuidade das queixas de humor.

50.2 **D. A** é compatível com intoxicação por opioide. **B** descreve intoxicação por fenciclidina. **C** é intoxicação por canabinoide. **E** é compatível com abstinência de opioide.

50.3 **A.** O DSM-IV não reconhece transtornos do humor induzidos por canabinoides. Os transtornos do humor podem ocorrer com quase qualquer outra substância de abuso, assim como os psicóticos e os de ansiedade, embora evidentemente alguns sejam mais comuns que outros, dependendo da substância.

> **DICAS CLÍNICAS**
>
> ▶ Os sintomas podem ocorrer durante o período em que a substância está sendo usada ou até um mês após sua interrupção.
> ▶ Para que os sintomas de humor sejam avaliados com precisão, o paciente não deve estar intoxicado de forma aguda nem sofrendo processo de abstinência.

REFERÊNCIAS

American Psychiatric Association. Compendium 2006. *Practice Guidelines for the Treatment of Psychiatric Disorders. Practice Guideline for the Treatment Recommendations for Patients with Substance Use Disorders.* 2nd ed. Arlington, VA: American Psychiatric Association; 2006:291-469.

Jaffe JH. Cocaine-related disorders. In: Sadock BJ, Sadock VA, eds. *Kaplan & Sadock's comprehensive textbook of psychiatry.* 9th ed. Philadelphia, PA: Lippincott Williams & Wilkins; 2008:999-1015.

Jaffe JH. Introduction and overview of substance-related disorders. In: Sadock BJ, Sadock VA, eds. *Kaplan & Sadock's comprehensive textbook of psychiatry.* 9th ed. Philadelphia, PA: Lippincott Williams & Wilkins; 2008:924-952.

CASO 51

Uma mulher de 30 anos procura um psiquiatra com a queixa principal de "parece que eu não conseguirei acabar nunca o meu doutorado". Relata que está trabalhando em sua tese há cinco anos, mas sempre adia sua conclusão, a um ponto em que parece que não terminará o trabalho tão cedo. Da mesma forma, levou seis anos para concluir a faculdade. Preocupa-se, às vezes, por estar "toda enrolada", mas só relaciona esse sentimento à frustração com seu progresso na tese e à ausência de um relacionamento amoroso estável. Afirma que está cansada disso e quer "entender a fundo por que faço isso comigo". Alega que, sob outros aspectos, se sente bem. Seu humor está "bom", e ela se interessa por diversos passatempos. Não tem problema de sono, apetite, concentração nem nível de energia. Não tem história psiquiátrica, e seu único problema clínico é uma leve hipertensão bem controlada com diurético. Mora sozinha com seu gato em um apartamento e sustenta-se trabalhando para um laboratório de fisiologia enquanto dá continuidade à tese. Ela tem um bom relacionamento com os pais, os quais se divorciaram quando tinha 9 anos. Nega usar drogas e bebe 2 a 3 copos de vinho tinto por semana, pois "me disseram que faz bem para o coração". Nada em seu exame do estado mental chama atenção.

▶ Qual é o diagnóstico mais provável?
▶ Qual tratamento deve ser sugerido para essa mulher?

RESPOSTAS PARA O CASO 51
Neurose

Resumo: Uma mulher de 30 anos apresenta a queixa principal de não conseguir terminar sua tese. Ela também não conseguiu terminar a faculdade em quatro anos. Tem medo de que haja algo de errado com ela, embora não consiga identificar o que exatamente. Também não possui relacionamento amoroso estável e duradouro, apesar de seu desejo de ter um. Sob outros aspectos, não apresenta sintomas psiquiátricos. Não tem história psiquiátrica, e seu único problema clínico é uma hipertensão sob controle. Os pais se divorciaram quando ela tinha 9 anos. A paciente não possui história de uso de drogas e bebe 2 a 3 copos de vinho tinto por semana. Seu exame de estado mental estava dentro dos limites normais.

- **Diagnóstico mais provável:** Nenhum diagnóstico listado no *Manual diagnóstico e estatístico de transtornos mentais* (DSM-IV-TR). (A paciente pode ser considerada neurótica.)
- **Melhor tratamento:** Psicoterapia orientada para o *insight* (psicodinâmica) ou psicanálise.

ANÁLISE

Objetivos

1. Ser capaz de reconhecer sintomas neuróticos em um paciente sem diagnóstico formal do DSM-IV-TR.
2. Descrever o tratamento adequado para um paciente com neurose.

Considerações

Essa paciente apresenta os problemas freudianos clássicos de neurose – "dificuldades para trabalhar e amar". Procrastina como se isso fosse o esperado, o que a faz levar muito tempo para concluir a faculdade e sua tese. Embora gostaria de ter um relacionamento amoroso duradouro, não consegue mantê-los. Ela tem noção de que algo que *ela mesma faz* está causando esses problemas. Afora isso, não apresenta sinal ou sintoma de nenhum transtorno do DSM-IV-TR. Os resultados de seu exame do estado mental são normais.

ABORDAGEM À
Neurose

DEFINIÇÕES

PSICOTERAPIA ORIENTADA PARA O *INSIGHT* (PSICODINÂMICA): Tipo de terapia baseada na teoria psicanalítica que faz uso de técnicas semelhantes, mas com menos sessões (1 ou 2 vezes por semana), e o tratamento pode ter duração de apenas alguns meses. As psicoterapias psicodinâmicas enfatizam a influência de processos mentais inconscientes, mecanismos de defesa e relacionamentos anteriores sobre a produção de problemas neuróticos. O objetivo continua sendo fortalecer a capacidade do paciente de compreender os motivos e significados de suas próprias experiências, comportamento, e relacionamentos, mas costuma ocorrer em uma escala mais limitada que na psicanálise, sem tanto enfoque sobre a transferência nem uso do divã.

NEUROSE: Conceito central da teoria psicanalítica que descreve "dificuldades para viver" que não fazem parte atualmente do DSM-IV-TR. Trata-se de uma condição crônica, não psicótica, frequentemente caracterizada por ansiedade. A ansiedade pode ser expressa por mecanismos de defesa, transformando-se em sintomas como inibições sexuais, fobias ou obsessões. Acredita-se que os sintomas neuróticos sejam causados por um conflito inconsciente que gera ansiedade: os sintomas se desenvolvem quando as defesas de um indivíduo não conseguem controlar de forma adequada essa ansiedade. Os conflitos inconscientes podem envolver desejos ou sentimentos proibidos, que em geral têm raízes no desenvolvimento inicial do indivíduo. Por exemplo, a mulher citada neste caso pode ter um conflito inconsciente em relação a competir no mundo profissional e buscar um relacionamento íntimo; isto é, ela pode se sentir culpada por seu desejo de ter sucesso nessas duas áreas, como se o sucesso em uma resultasse em fracasso na outra.

PSICANÁLISE: Freud desenvolveu a psicanálise para o tratamento de sintomas neuróticos. A psicanálise é um tratamento intensivo que costuma envolver 45 a 50 minutos de terapia 4 ou 5 vezes por semana durante vários anos, em que o paciente deita-se em um divã e fala "aquilo que lhe vier em mente" (associação livre). O objetivo é identificar sentimentos, pensamentos, desejos e fantasias inconscientes e, por meio de relacionamento com o terapeuta, desenvolver mecanismos de defesa mais maduros e um modo mais adaptativo e flexível de se relacionar com os outros. Isso se dá através do relacionamento com o terapeuta, em que sentimentos, pensamentos, desejos e temores com origem na infância são transferidos para o profissional (neurose de transferência). Eles são, então, analisados, debatidos e "trabalhados" na análise. O ideal seria que o paciente, após compreender inteiramente as raízes de seus medos e desejos inconscientes, fosse capaz de viver de forma mais plena. A psicanálise é usada para tratar indivíduos com patologia neurótica ou de caráter – mas não doenças mais graves, como mania, psicoses ou depressão grave. Exige muito em termos de tempo e dinheiro, de modo que o funcionamento do paciente deve estar razoavelmente bom em muitas áreas da vida.

ABORDAGEM CLÍNICA

Para receber o diagnóstico de neurose primária, o indivíduo precisa ter sintomas crônicos de ansiedade – ou ansiedade expressa como inibições, medos, fobias ou obsessões – que ele considera perturbadores e inaceitáveis (egodistônico). A ansiedade ou outros sintomas precisam causar um prejuízo de leve a moderado à vida profissional e/ou social da pessoa. Não deve haver transtorno psicótico nem outro transtorno dos Eixos I ou II que possam explicar a ansiedade (p. ex., uma fobia específica, fobia social, transtorno obsessivo-compulsivo, transtorno da personalidade esquiva), nem qualquer condição clínica ou uso de substância que possam explicar a condição.

DIAGNÓSTICO DIFERENCIAL

A neurose não consta no DSM-IV-TR, e pode haver uma **considerável sobreposição** entre os pacientes que são considerados **"normais"**, que têm uma **neurose**, e aqueles com **transtorno de ansiedade generalizada (TAG)**. Embora "normal" seja um conceito vago, sem definição definitiva e de grande amplitude, uma definição poderia ser a seguinte: aquele indivíduo com funcionamento superior em todas as áreas, como interpessoal, profissional, social e acadêmica, com reações apenas transitórias e esperadas a estressores, e sem sofrimento ou prejuízo significativos no funcionamento. Na neurose, normalmente existem evidências de **conflito intrapsíquico** na história do paciente, tal como desconforto com o sucesso profissional. Em contrapartida, um paciente com TAG pode se descrever como tendo sido sempre ansioso, sem qualquer foco ou área específicos da vida como um ponto nodal. As obsessões ou compulsões neuróticas podem ser semelhantes às do transtorno obsessivo-compulsivo (TOC), mas os indivíduos com TOC não apresentam sintomas compulsivos pré-mórbidos. As obsessões e compulsões neuróticas não são tão graves e são compatíveis com traços de caráter que a pessoa traz desde sempre.

Em geral, pacientes neuróticos não têm história psiquiátrica e agem razoavelmente bem – os problemas ocorrem em uma área mais específica da personalidade. Os pacientes com transtorno da personalidade *borderline* podem se queixar de alguns dos mesmos sintomas, mas têm sérios problemas para identificar e lidar com as emoções (em especial raiva), não possuem uma autoimagem consolidada e têm uma história de relacionamentos interpessoais tumultuados. É comum apresentarem história de comportamento impulsivo, incluindo gestos autodestrutivos ou tentativas de suicídio.

TRATAMENTO

A **psicanálise ou a terapia psicodinâmica intensiva** são os tratamentos preferidos para a neurose. O significado inconsciente dos sintomas se torna evidente no decorrer do tratamento, dando ao paciente liberdade para pensar, sentir e se comportar de uma maneira que o conduza melhor a seus objetivos e ambições de vida. O processo pode ser longo e não segue curso predeterminado; o terapeuta trabalha com o paciente em sessões que costumam durar de 45 a 50 minutos para descobrir como ele pensa e como se sente em relação ao mundo. A teoria é que esse modo específico de pensar e sentir se desenvolveu como uma reação aos eventos da infância e ao ambiente em que a criança vivia. Embora possa ter sido adaptativa na infância, sua maneira particular de reagir ao mundo se tornou rígida e inflexível e é adotada em todas as situações na idade adulta, desencadeando, assim, sintomas neuróticos e outros "choques" com o mundo externo. Por exemplo, um paciente conta a seu terapeuta sobre o pai e a atitude imprevisível, dura e quase sempre punitiva como este o tratava. Sua resposta adaptativa infantil foi aprender a ser submisso e a ver as figuras de autoridade como perigosas e algo a ser evitado. Mesmo que isso tenha funcionado bem no sentido de lhe permitir sobreviver à infância, não funciona bem no presente, em que, como homem, precisa ser afirmativo com os chefes e colegas, algo que acha quase impossível. Na psicoterapia, aprende sobre as habilidades de lidar com situações que desenvolveu quando criança e, depois de conversar com o terapeuta sobre seus sentimentos de ansiedade em relação a tentar uma coisa diferente, descobre que há maneiras de abordar figuras de autoridade diversas daquela que ele acreditava ser a única possível.

QUESTÕES DE COMPREENSÃO

51.1 Uma professora de 27 anos sem história psiquiátrica procura tratamento depois que um recente relacionamento amoroso fracassou. Afirma que tem problemas muito antigos de manter relacionamentos amorosos e deseja encontrar "uma solução". Desde o rompimento, há quatro semanas, tem tido dificuldade para dormir e quase sempre acorda às 3h da manhã. Não tem apetite e perdeu 3 kg. Queixa-se de que sua concentração em sala de aula piorou, que perdeu o interesse por seus alunos e tem frequentes crises de choro durante o dia. Afastou-se dos amigos e colegas recentemente. Qual dos diagnósticos a seguir o médico deve considerar primeiro?

A. Transtorno do sono.
B. Episódio de depressão maior.
C. Neurose.
D. Transtorno bipolar.
E. Transtorno da personalidade *borderline*.

51.2 Um estudante de engenharia de 24 anos procura o centro de aconselhamento devido a "dificuldades sexuais". Ele é heterossexual e consegue manter relacionamentos casuais. Sente uma excitação sexual normal, mas quando surge a oportunidade de ter relações sexuais, fica ansioso e não consegue manter a ereção. Masturba-se sem dificuldade, e o médico da família lhe disse que é "fisicamente normal". Afirma que seu pai era um oficial militar que esteve ausente por vários anos na época em que ingressou na escola; o paciente era filho único, muito chegado à mãe. Nega depressão global e não tem história psiquiátrica. Que tratamento deve ser recomendado?

A. Terapia cognitivo-comportamental (TCC).
B. Medicamento antidepressivo.
C. Psicoterapia psicodinâmica.
D. Terapia interpessoal.
E. Terapia comportamental dialética.

51.3 O paciente citado na questão 51.2 começa psicoterapia psicodinâmica. Qual alternativa a seguir seria um motivo para interromper a terapia?
A. Raiva dirigida ao terapeuta.
B. Sentimentos eróticos em relação ao terapeuta.
C. Perder sessões.
D. Regressão.
E. Uso regular de drogas ou álcool.

RESPOSTAS

51.1 **B.** Embora possa haver de fato um conflito neurótico subjacente a sua dificuldade com os homens, a paciente atualmente tem sintomas de depressão maior que precisam ser tratados antes que possam ser consideradas psicoterapia dinâmica intensiva ou psicanálise. É provável que seus problemas de sono e perda de peso façam parte do quadro depressivo e não constituam um transtorno em separado. Não há evidências de episódio maníaco anterior nem atual compatível com transtorno bipolar. Ela não exibe a história de raiva inadequada, impulsividade, labilidade de humor nem automutilação características do transtorno da personalidade *borderline*.

51.2 **C.** A psicoterapia psicodinâmica é indicada para esse jovem, que tem um conflito restrito ao âmbito do desempenho sexual. Ainda que sejam necessários mais detalhes de sua história, existe uma sugestão de que conflitos iniciais ligados à sexualidade surgiram porque o pai esteve ausente de casa no momento em que crianças normais têm fantasias sobre casar com o progenitor do sexo oposto. Como o paciente não está deprimido, não precisa de tratamento antidepressivo. Dificilmente TCC ou terapia interpessoal trarão à tona o conflito inconsciente que o perturba. A terapia comportamental dialética é uma forma de TCC desenvolvida para o tratamento do transtorno da personalidade *borderline* – não existem evidências de tal diagnóstico nesse paciente.

51.3 **E.** Embora não seja incomum que indivíduos com ansiedade ou depressão usem álcool ou drogas ilícitas, o uso regular iria interferir no processamento cognitivo e na atenção necessários para terapia profunda. Além disso, os sentimentos relevantes e conflitos tratados na psicoterapia seriam intensificados, "mascarados" ou distorcidos pelo uso de substâncias psicoativas. Emoções como raiva, amor e mesmo atração sexual são esperadas em terapias voltadas para o *insight*, como a psicoterapia psicodinâmica e a psicanálise; e como todos os pensamentos e sentimentos, elas são examinadas pelo terapeuta e pelo paciente durante a terapia. Devido à força das emoções geradas e ao relacionamento intenso entre terapeuta e paciente, é típico que indivíduos regridam durante a sessão (agravamento temporário dos sintomas) ou "atuem" (expressem um impulso ou fantasia indiretamente por meio do comportamento). Essa situação pode se manifestar quando o paciente perde consultas, chega tarde ou esquece o pagamento.

> **DICAS CLÍNICAS**
>
> ▶ A neurose é observada em indivíduos que geralmente estão indo bem na vida, embora **sofram** com seus sintomas. Eles são capazes de identificar e lidar com suas emoções, costumam ter bons relacionamentos interpessoais, e seu senso de identidade é estável.
> ▶ A psicoterapia psicodinâmica costuma ser útil no tratamento de indivíduos neuróticos.

REFERÊNCIAS

Gabbard GO. *Psychodynamic psychiatry in clinical practice*. 3rd ed. Washington, DC: American Psychiatric Press. 2005:43-106.

Gabbard GO, ed. *Textbook of Psychotherapeutic Treatments*. Arlington, VA: American Psychiatric Publishing; 2009:896.

Sadock B, Sadock V. *Synopsis of Psychiatry*. 9th ed. Lippincott Williams and Wilkins: American Psychiatric Publishing, Inc. 2003. 2009 PsychiatryOnline.com ISBN digital 978-1-58562-364-8. Acessado em 15 de março, 2011.

CASO 52

Doze horas após hospitalização devido a um braço quebrado, uma mulher de 42 anos começa a se queixar de estar se sentindo irrequieta e trêmula. Seis horas mais tarde, diz aos membros da equipe que está ouvindo a voz de um parente morto gritando com ela, embora na internação tenha negado já ter ouvido vozes. Queixa-se de mal-estar estomacal, irritabilidade e sudorese. Seus sinais vitais são: pressão arterial de 150/95 mmHg, pulsação de 120 batimentos por minuto (bpm), frequência respiratória de 20 respirações por minuto e temperatura de 37,8 °C. A paciente não relata problemas clínicos significativos anteriores e afirma que não toma medicamento. Não teve complicações anteriores decorrentes de anestesia geral.

▶ Qual é o diagnóstico mais provável?
▶ Qual é o próximo passo no tratamento desse transtorno?

RESPOSTAS PARA O CASO 52
Abstinência de álcool

Resumo: Doze horas após ser hospitalizada, uma mulher de 42 anos se queixa de estar se sentindo trêmula. Seis horas mais tarde, está irritável, tem perturbações gastrintestinais e alucinações e está diaforética. Encontra-se hipertensa, levemente febril e taquicardíaca. Não relata problema clínico anterior.

- **Diagnóstico mais provável:** Abstinência de álcool.
- **Próximo passo no tratamento:** A paciente deve ser tratada de imediato com um benzodiazepínico, começando com doses elevadas que vão sendo reduzidas conforme sua recuperação.

ANÁLISE
Objetivos

1. Reconhecer os sintomas de abstinência de álcool em um paciente (ver Quadro 52.1 para os critérios diagnósticos).
2. Estar ciente das recomendações de tratamento que devem ser instituídas imediatamente em um paciente com esse transtorno.

Considerações

Devido à hospitalização, essa paciente não conseguiu manter sua ingestão de álcool e, 12 horas depois de tomar sua última dose, começou a ter os sinais e sintomas de abstinência de álcool, que se agravaram nas seis horas seguintes.

QUADRO 52.1 • Critérios diagnósticos para abstinência de álcool

Interrupção ou redução do uso intenso ou prolongado de álcool.
Dois ou mais dos seguintes sintomas, desenvolvidos no prazo de horas a dias:
- Hiperatividade autonômica
- Tremor das mãos
- Insônia
- Náusea ou vômitos
- Alucinações transitórias
- Agitação
- Ansiedade
- Convulsões

Os sintomas causam sofrimento ou prejuízo no funcionamento.
Os sintomas não se devem a uma condição médica geral nem a outro transtorno mental.

ABORDAGEM À
Abstinência de álcool

DEFINIÇÕES

DIAFORESE: Sudorese excessiva.

SIMPATOMIMÉTICO: Substância que imita pelo menos algumas respostas de adrenalina ou catecolamina. Exemplos de substâncias simpatomiméticas incluem cafeína, efedrina e anfetaminas.

ABORDAGEM CLÍNICA

O álcool funciona como um depressivo, assim como os benzodiazepínicos e barbitúricos. Ele tem efeito sobre os receptores de serotonina e ácido gama-aminobutírico tipo A (GABA-A), produzindo tolerância e dependência. Estudos com emissão tomográfica de pósitrons (PET) sugerem um índice globalmente baixo de atividade metabólica, sobretudo nas áreas parietal esquerda e frontal direita em pessoas saudáveis em abstinência de álcool. Os sintomas de abstinência em geral, mas nem sempre, ocorrem em estágios: tremores ou agitação (6 a 8 horas), sintomas perceptuais e psicóticos (8 a 12 horas), convulsões (12 a 24 horas) e *delirium tremens* (DTs, 24 a 72 horas, até uma semana). Observe-se que **a abstinência de álcool, em especial o DTs, pode ser fatal** (ver Fig. 52.1).

DIAGNÓSTICO DIFERENCIAL

Incluídos no diagnóstico diferencial da abstinência de álcool estão outros estados de abstinência de substâncias, especialmente a abstinência de sedativos/ hipnóticos. Na realidade, os critérios para abstinência de substâncias, como os benzodiazepínicos (com mais frequência fármacos de curta ação e alta potência) e barbitúricos, são idênticos aos da abstinência de álcool. Uma história registrada com atenção, um

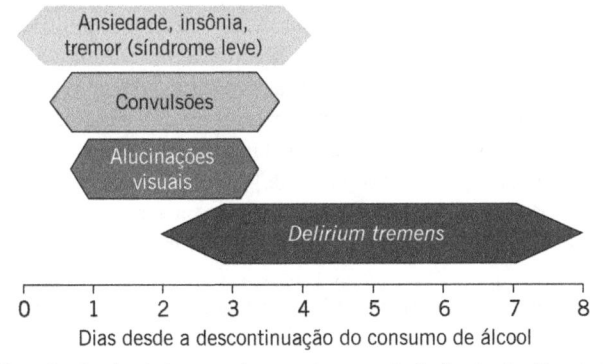

Figura 52.1 Sequência de sintomas observados na abstinência de álcool. (Reproduzida, com permissão, de Katzung BG, Masters SB, Trevor AJ. *Basic and Clinical Pharmacology*. 11th ed. New York, NY: McGraw-Hill; 2009: Figure 23–1.)

exame físico e constatações de laboratório indicativos de uso intenso e prolongado de álcool (p. ex., evidências de cirrose ou insuficiência hepática, anemia macrocítica, níveis elevados de transaminases – em particular de gamaglutamiltranspeptidase) apontarão para o diagnóstico correto.

Condições clínicas com sinais e sintomas semelhantes precisam ser descartadas. Exemplos de tais condições incluem alterações da tireoide (tireotoxicose), feocromocitoma e uso inadequado de inaladores beta-agonistas ou simpatomiméticos.

Embora alucinações sejam raras na abstinência de álcool sem *delirium*, quando presentes, elas podem ser confundidas com as da esquizofrenia. Várias características distinguem as duas condições: na abstinência de álcool, as perturbações perceptuais são transitórias, não existe necessariamente história de doença psicótica, os sintomas associados de esquizofrenia não estão presentes e a capacidade de teste de realidade do paciente se mantém intacta.

No momento não há alterações propostas para este diagnóstico específico no DSM-5. Contudo, o Grupo de Trabalho para Transtornos Relacionados a Substâncias propôs a alteração da categoria de Transtornos Relacionados a Substância para Adicção e Transtornos Relacionados. Dada a confusão observada entre os conceitos de abuso (uso continuado apesar de consequências negativas) e de dependência (perda de controle do uso de drogas, em contrapartida à dependência fisiológica), a expressão Transtorno do Uso de Substância provavelmente será empregada para descrever a disfunção ao longo de um *continuum* mais amplo que engloba esses dois conceitos mais antigos.

TRATAMENTO

A abstinência de álcool grave com instabilidade autonômica (DTs) possui alto índice de mortalidade e requer estabilização em uma unidade clínica de tratamento agudo. O tratamento mais comum para essa condição ainda é o uso de **benzodiazepínicos**, administrados por via oral ou parenteral. Se a função hepática não estiver prejudicada, um benzodiazepínico de longa ação como clordiazepóxido ou diazepam geralmente é preferível, administrado via oral ou intravenosa. Se houver uma preocupação com o funcionamento hepático diminuído, lorazepam* pode ser administrado por via oral ou parenteral, pois seu metabolismo não é tão dependente da função hepática e, portanto, provavelmente seja o agente utilizado mais popular. De modo semelhante, oxazepam pode ter preferência nesses casos. Seja qual for o fármaco específico utilizado, ele deve ser administrado tantas vezes quanto necessário a fim de normalizar os sinais vitais e sedar o paciente. O medicamento deve ser reduzido de modo gradual nos dias seguintes, e os sinais vitais do paciente devem ser monitorados. Anticonvulsivantes como carbamazepina e ácido valproico também têm sido eficazes no tratamento da abstinência de álcool, mas são uma opção bem menos popular nos Estados Unidos dada a familiaridade com o tratamento com benzodiazepínicos. Deve-se evitar antipsicóticos, devido a seu potencial de reduzir o limiar convulsivo.

---

* N. de R. T. Até o presente momento, não existe no Brasil a apresentação injetável de lorazepam ou de oxazepam.

QUESTÕES DE COMPREENSÃO

52.1 Um homem de 47 anos é internado em uma unidade psiquiátrica para depressão com ideação suicida e desintoxicação. Ele possui uma longa história de dependência de álcool e cocaína. Qual dos seguintes sinais é mais característico da abstinência de álcool?
   A. Pressão arterial diminuída.
   B. Hipersonia.
   C. Alucinações persistentes.
   D. Tremores.
   E. Aumento de apetite.

52.2 Um homem de 54 anos é internado no hospital para cirurgia eletiva. Ele passou por reabilitação de álcool, mas continua a lutar contra sua condição. Ele alerta a equipe de serviço primário de que continuou a beber até o momento de sua internação. Quanto tempo após a interrupção do consumo de álcool ele corre maior risco de *delirium tremens*?
   A. 6 a 8 horas.
   B. 8 a 12 horas.
   C. 12 a 24 horas.
   D. 24 a 72 horas.
   E. Depois de uma semana.

52.3 Uma senhora idosa comparece ao setor de emergência devido a uma fratura no quadril. Relata que "não vem se sentido muito bem" recentemente, mas não dá detalhes. Você acha que pode haver cheiro de álcool em seu hálito e suspeita de abuso ou dependência dessa substância. Qual das constatações a seguir corroboraria sua preocupação?
   A. Uma cicatriz de queda anterior ocorrida há vários anos.
   B. Anemia microcítica.
   C. Nível elevado de gamaglutamiltranspeptidase.
   D. Nível ligeiramente elevado de aspartato aminotransferase (AST), com níveis normais de alanina aminotransferase (TGP).
   E. Pontuação de 28/30 no Miniexame do estado mental.

52.4 Um homem de 63 anos apresenta-se ao setor de emergência com queixas de ansiedade. Ele descreve uma longa história de uso diário e intenso de álcool. Há dois dias, "largou totalmente a bebida". Está visivelmente trêmulo, ruborizado e diaforético. Sua temperatura, sua pressão arterial e sua pulsação estão elevadas. Os resultados do exame físico são normais sob outros aspectos, mas os testes de laboratório revelam níveis baixos de albumina sérica e de proteína, assim como um valor de tempo de protombina parcial elevado. Ele é admitido ao serviço médico para desintoxicação de álcool. Qual dos seguintes medicamentos seria mais apropriado para tratar esse paciente?
   A. Alprazolam.
   B. Clordiazepóxido.

C. Diazepam.
D. Lorazepam.
E. Clonazepam.

RESPOSTAS

52.1 **D.** O tremor é o sinal mais característico da abstinência de álcool. Os sinais vitais estão elevados na abstinência de álcool devido à hiperatividade autonômica. Como consequência, os pacientes geralmente têm insônia, não hipersonia. Alucinações associadas a abstinência de álcool via de regra se resolvem no prazo de uma semana, enquanto as que ocorrem durante o *delirium tremens* costumam se resolver com a resolução do *delirium*. A abstinência de cocaína normalmente envolve hipersonia e hiperfagia.

52.2 **D.** Os sintomas de abstinência habitualmente, mas não sempre, ocorrem em estágios: tremores (6 a 8 horas), psicose e sintomas perceptuais (8 a 12 horas), convulsões (12 a 24 horas) e DTs (24 a 72 horas, até uma semana).

52.3 **C.** Testes de laboratório em geral revelariam anemia macrocítica, níveis elevados de transaminase hepática – sobretudo de gamaglutamiltranspeptidase em alcoolistas.

52.4 **D.** Embora todos esses medicamentos sejam benzodiazepínicos, só o lorazepam é metabolizado unicamente por glucuronidação, que não é tão dependente da função hepática. O metabolismo dos outros benzodiazepínicos depende muito mais da função hepática. Nesse paciente (que tem indício de má função hepática), usar doses elevadas de medicamentos que dependem da função hepática para serem degradados pode resultar em níveis excessivos do fármaco no sangue, o que o deixará sedado em demasia.

DICAS CLÍNICAS

▶ A abstinência de álcool pode ocorrer no prazo de horas a dias após o uso intenso e pode incluir sinais vitais elevados, tremores, alucinações transitórias, ansiedade e convulsões.
▶ Os critérios (e sintomas) da abstinência de álcool são idênticos aos da abstinência de sedativos/hipnóticos.
▶ O tratamento mais indicado para abstinência de álcool são os benzodiazepínicos. Também podem ser usados anticonvulsivantes.
▶ O benzodiazepínicos não dependentes da função hepática, como lorazepam, geralmente são preferidos no tratamento da abstinência de álcool.

REFERÊNCIAS

Ebert M, Loosen P, Nurcombe B, eds. *Current diagnosis and treatment in psychiatry*. New York, NY: McGraw-Hill. 2008:245-246.

Myrick H, Wright T. Clinical management of alcohol abuse and dependence. In: Galanter M, Kleber H, eds. *Textbook of Substance Abuse Treatment*. 4th ed. Washington, DC: American Psychiatric Publishing, Inc.; 2008:129-142.

Sadock BJ, Sadock VA. *Kaplan & Sadock's synopsis of psychiatry*. 10th ed. Baltimore, MD: Lippincott Williams & Wilkins. 2007:777-779.

CASO 53

Um homem de 26 anos, vestido como mulher, procura um psiquiatra como parte dos exames necessários para que possa fazer a cirurgia de mudança de sexo. Diz ao psiquiatra que sempre se sentiu como uma mulher. Ele fala: "Quando nasci, deve ter havido algum erro. Eu deveria ter vindo com o corpo de mulher". Comenta que, quando criança, gostava de brincar com bonecas e com meninas; nunca pareceu se encaixar com as brincadeiras dos meninos. Afirma que adotou todos os trejeitos das mulheres, incluindo se vestir como elas, desde que saiu de casa aos 16 anos. Diz que sempre teria se vestido dessa maneira se não tivesse sido proibido pelos pais, de quem está atualmente afastado. Admite que não teve experiência sexual com mulheres. Sua primeira relação sexual com um homem ocorreu quando tinha 18 anos. No momento, mantém um relacionamento com outro homem que já dura quatro anos. Considera-se uma "mulher heterossexual" e jamais se viu como um homem *gay*.

Em seu exame do estado mental, parece alerta e orientado para pessoa, lugar e tempo. Está vestindo blusa, saia, casaco, meias de *nylon* e salto alto e passa-se por mulher. Seu autocuidado é bom, e ele coopera inteiramente durante o exame. Não foi encontrada anormalidade em seu exame do estado mental.

▶ Qual é o diagnóstico mais provável?
▶ Quais opções estão disponíveis ao paciente além de uma cirurgia de mudança de sexo?

RESPOSTAS PARA O CASO 53
Transtorno da identidade de gênero

Resumo: Um homem de 26 anos é encaminhado a um psiquiatra como parte de uma avaliação para cirurgia de mudança de sexo. Tem um desejo forte e persistente de ser do sexo feminino e veste-se como mulher desde os 16 anos. Suas experiências sexuais foram exclusivamente com homens. Os resultados do seu exame de estado mental são normais.

- **Diagnóstico mais provável:** Transtorno da identidade de gênero.
- **Outras opções além da cirurgia de mudança de sexo:** O paciente pode tomar estrógeno para criar seios e outras peculiaridades físicas femininas e se submeter a eletrólise para remover seus pelos masculinos.

ANÁLISE
Objetivos

1. Reconhecer o transtorno da identidade de gênero em um paciente (ver Quadro 53.1 para os critérios diagnósticos).
2. Compreender as opções de tratamento à disposição dos pacientes com esse transtorno.

Considerações

Esse paciente tem um desejo persistente de ser do sexo feminino e sempre se sentiu desconfortável com seu corpo masculino. Assim que pôde, adotou roupas e trejeitos femininos, embora isso tenha provocado o afastamento da família. Solicitou a cirur-

---

QUADRO 53.1 • Critérios diagnósticos para transtorno da identidade de gênero

Uma forte e persistente identificação com o gênero oposto.
Em crianças, esse desejo se manifesta por
- Declarar repetidamente que é um membro do sexo oposto
- Usar roupas do outro sexo
- Ter preferência por papéis do sexo oposto em brincadeiras de faz de conta
- Ter forte preferência por colegas de brincadeiras do sexo oposto

Em adultos, esse desejo se manifesta pela vontade declarada de viver e ser tratado como um indivíduo do sexo oposto.
Desconforto persistente com o próprio sexo e sentimento de inadequação no papel de gênero desse sexo; em adultos, isso é muitas vezes acompanhado pela preocupação em ver-se livre das características sexuais com as quais a pessoa nasceu.
A perturbação não é concomitante com condição intersexual física.
A perturbação causa sofrimento ou prejudica o funcionamento do indivíduo.

gia para realizar sua vontade de ser uma mulher. Sua preferência sexual é por homens e, já que se vê como mulher, não se considera homossexual. O transtorno da identidade de gênero verdadeiro estará acompanhado de uma história de identificação com o gênero oposto desde tenra idade.

ABORDAGEM AO
Transtorno da identidade de gênero

DEFINIÇÕES

SEXO ANATÔMICO: Sexo baseado na aparência da genitália. Em casos ambíguos, ver as definições de intersexo e atribuição sexual.

SÍNDROME DE INSENSIBILIDADE AOS ANDRÓGENOS: Tipo de apresentação de intersexo em que o paciente é cromossomicamente masculino, mas não há reação de desenvolvimento aos andrógenos e, portanto, desenvolve genitália externa feminina.

SEXO CROMOSSÔMICO: Sexo do indivíduo com base em seu cariótipo. Necessário para detectar indivíduos que são mosaicos genéticos (p. ex., 45X/46XY, com 60% do segundo).

IDENTIDADE DE GÊNERO: A percepção de si mesmo como masculino ou feminino.

INTERSEXO: Estados intersexuais são condições em que os órgãos genitais (genitália) de um recém-nascido parecem incomuns, o que torna impossível identificar o sexo do bebê a partir de sua aparência externa.

ATRIBUIÇÃO SEXUAL: Atribuição de sexo feminino ou masculino feita pelos pais e médicos a um bebê com genitália ambígua. A decisão é feita com base na presença e adequação de quais estruturas genitais estão presentes, na funcionalidade sexual esperada dessas estruturas e na preferência dos pais, completada com reconstrução cirúrgica aos 3 anos. O sexo feminino costuma ser atribuído com mais frequência (a construção de uma vagina funcional é mais promissora que a de um pênis funcional), e a maior parte das crianças adota o sexo atribuído.

PREFERÊNCIA SEXUAL: Se um indivíduo prefere parceiros sexuais do sexo masculino ou do feminino ou não tem preferência (bissexual).

ABORDAGEM CLÍNICA

Não existem dados epidemiológicos sobre a prevalência do transtorno da identidade de gênero em crianças, adolescentes e adultos. O transtorno parece afetar mais homens do que mulheres. Esses indivíduos muitas vezes sofrem conflitos internos e externos, são ridicularizados e precisam ser abordados com sensibilidade.

Para que possam avaliar as origens da preocupação da identidade de gênero do paciente, os médicos precisarão de história médica e exame físico minuciosos, avaliação psiquiátrica detalhada com teste psicológico, cariotipia nos casos de indivíduos que apresentaram genitália ambígua ao nascerem e avaliação endócrina dos hormônios sexuais antes de iniciar terapia hormonal ou realizar cirurgia. Se a cirurgia de atribuição sexual foi realizada quando era criança, é possível que o paciente não esteja ciente de sua história médica de genitália ambígua.

É particularmente importante avaliar se a identificação com o sexo oposto do paciente é o resultado da presença de outros transtornos psiquiátricos. Mais tarde, descobre-se que a identificação com o gênero oposto de aproximadamente 45% desses pacientes fazia parte de outro transtorno psiquiátrico, mais comumente transtornos da personalidade, do humor, dissociativos e psicóticos.

Conforme os padrões mínimos da Harry Benjamin International Gender Dysphoria Association, recomenda-se a experiência de vida real na comunidade desempenhando o papel sexual desejado por pelo menos três meses antes da mudança hormonal e 12 meses antes da mudança cirúrgica. Quando há sucesso na experiência de vida real, há uma probabilidade muito maior de resultado positivo para a mudança de sexo. Depois de seguirem esses protocolos, 85 a 97% dos indivíduos relatam estar satisfeitos com sua reabilitação.

A questão mais comum no diagnóstico diferencial para o transtorno da identidade de gênero é reconhecer a simples inconformidade com o papel sexual estereotípico. Por exemplo, isso inclui ser uma menina muito "moleque" ou um menino "maricas". Esse transtorno vai muito além desse tipo de comportamento. Existe uma profunda perturbação no senso de identidade do paciente em relação a ser homem ou mulher.

A homossexualidade não é encarada como um transtorno psiquiátrico.

O travestismo fetichista, isto é, usar as roupas do sexo oposto, serve para criar excitação sexual. Os pacientes que apresentam esses comportamentos geralmente não têm outros sintomas do transtorno da identidade de gênero, tal como comportamentos infantis cruzados no que se refere ao gênero, e sua identidade de gênero é coerente com seu sexo atribuído.

Na esquizofrenia, podem ocorrer delírios em que os pacientes acreditam que são membros do outro sexo. Contudo, esses indivíduos realmente acreditam que *são* membros do sexo oposto. Os pacientes com transtorno da identidade de gênero dizem que *sentem* que são membros do outro sexo, mas não acreditam que realmente *o sejam*.

QUESTÕES DE COMPREENSÃO

53.1 Durante uma consulta para depressão maior, um homem de 35 anos confessa que gosta de se vestir como mulher e se masturbar escondido. Sente muita excitação sexual ao se vestir como o sexo oposto, mas é casado, e sua mulher descobriu esse comportamento. Ela está muito perturbada, e estão tendo problemas conjugais em decorrência. No trabalho e em outros contextos, ele vive papéis e atividades típicas do gênero masculino. Teve duas experiências sexuais com homens antes de se casar. Sente-se leal ao casamento e acha sua mulher sexualmente atraente. Qual seria o melhor diagnóstico para esse paciente?

A. Transtorno da personalidade misto com aspectos esquizotípicos e *borderline*.
B. Transtorno da identidade de gênero.
C. Travestismo fetichista.
D. Nenhum diagnóstico, já que bissexualidade não é um transtorno psiquiátrico.
E. Transtorno dismórfico corporal.

53.2 O transtorno da identidade de gênero com atração sexual pelo sexo masculino foi diagnosticado em um menino de 15 anos enviado a um psiquiatra. Os pais estão extremamente infelizes com a insistência do menino em usar roupas de mulher e querem que o psiquiatra faça uma terapia "para que ele deixe de pensar assim". O menino está disposto a falar com o psiquiatra, mas só se puder discutir os problemas causados pelo ostracismo social que sofre devido ao seu desejo de ser mulher. Qual deve ser a atitude do psiquiatra?

A. Informar ao paciente que essa disforia de gênero provavelmente desaparecerá de forma gradual apenas com a psicoterapia.
B. Informar ao paciente que a psicoterapia sem dúvida ajuda, mas que a cirurgia de mudança de sexo será uma opção quando ele for adulto.
C. Informar aos pais que é provável que seu filho só faça uma experiência de comportamento homossexual e escolha a heterossexualidade quando for adulto.
D. Informar aos pais que eles devem proibir o filho de usar roupas de mulher.
E. Informar à escola do paciente que deve acionar mecanismos para reduzir seu ostracismo social.

53.3 Um homem de 29 anos com diagnóstico de transtorno da identidade de gênero deseja se submeter a uma cirurgia de mudança de sexo. Qual dos seguintes passos do tratamento está fortemente relacionado a um resultado positivo da mudança de sexo?

A. Avaliar o paciente quanto a psicopatologias.
B. Tratar o paciente com antidepressivo antes da cirurgia.
C. Tratar o paciente com hormônios.
D. Experiências de vida real na comunidade.
E. Psicoterapia de apoio continuada.

53.4 Pacientes com esquizofrenia ou outros transtornos psicóticos podem apresentar reivindicações delirantes de questões de gênero. Qual dos seguintes fragmentos da história poderia sugerir que a reivindicação de identidade de gênero de um paciente do sexo masculino é decorrente de delírios?

A. O paciente afirma que sente como se fosse membro do sexo oposto, mas não acredita realmente que de fato o seja.
B. Sente que possui o gênero errado desde tenra idade.
C. Veste-se com indumentária do sexo oposto.
D. Realmente acredita que é membro do sexo oposto.

RESPOSTAS

53.1 **C.** Esse indivíduo apresenta travestismo fetichista. Possui identidade de gênero masculino e está à vontade na função do papel masculino. Ele usa roupas do sexo oposto para excitação sexual, o que tem um impacto negativo sobre seu casamento. Não há nada que justifique um diagnóstico de transtorno da personalidade, ou seja, ele não parece ter problemas de funcionamento em casa nem no trabalho ou na vida de modo geral. Também não parece apresentar sintomas que indiquem transtorno dismórfico corporal – não parece insatisfeito nem enojado pelo formato de seu corpo nem pela presença/aparência dos órgãos sexuais em si. Embora seja verdade que bissexualidade e homossexualidade não sejam diagnósticos psiquiátricos, o travestismo fetichista é.

53.2 **B.** Os transtornos da identidade de gênero podem ser tratados com psicoterapia e reabilitação após a mudança de sexo. Apenas psicoterapia é ineficaz para aliviar a disforia de gênero e não impede que o paciente continue preocupado em alterar suas características sexuais.

53.3 **D.** Segundo os padrões mínimos da Harry Benjamin International Gender Dysphoria Association, é recomendada a experiência real de viver na comunidade no papel sexual desejado por pelo menos três meses antes da mudança hormonal e 12 meses antes da mudança cirúrgica, já que essas experiências estão relacionadas a um resultado positivo.

53.4 **D.** O transtorno da identidade de gênero começa na tenra idade, e indivíduos com este transtorno frequentemente vestem-se com indumentária do sexo oposto. Eles percebem qual é seu sexo físico, mas sentem-se como membros do sexo oposto. Indivíduos com delírios realmente acreditam que são do sexo oposto mesmo sem cirurgia de mudança de sexo (um homem que acredita ser fisicamente mulher mesmo com anatomia masculina).

DICAS CLÍNICAS

- Os pacientes com transtorno da identidade de gênero sentem que deviam ter nascido com o sexo oposto.
- No diagnóstico do transtorno da identidade de gênero, alguns aspectos especificadores são empregados para identificar a atração sexual do paciente por outras pessoas: sexualmente atraído por homens, por mulheres, por ambos e por nenhum dos sexos.
- A psicoterapia deve tratar sobretudo os problemas que esses pacientes têm de conflito e ostracismo social.
- Deve-se perguntar a pacientes com questões de identidade de gênero qual a forma de referência (masculina/feminina) pela qual preferem ser tratados.
- A cirurgia de mudança de sexo é uma opção para esses pacientes.

REFERÊNCIAS

Bostwick JM, Martin KA. A man's brain in an ambiguous body: A case of mistaken gender identity. *Am J Psychiatry*. 2007;164(10):1499-1505.

Campo JA, Nijman H, Merckelbach H, Evers C. Psychiatric comorbidity of gender identity disorders: A survey among Dutch psychiatrists. *Am J Psychiatry*. 2003;160(7):1332-1336.

Sadock BJ, Sadock VA, eds. Gender identity disorders. In: *Kaplan & Sadock's synopsis of psychiatry*. 10th ed. Philadelphia, PA: Lippincott Williams & Wilkins. 2007:718-726.

CASO 54

Um homem de 47 anos é encaminhado a um psiquiatra por seu programa de assistência ao empregado devido a constantes conflitos no trabalho. Essa é a terceira vez que é encaminhado ao psiquiatra nessas circunstâncias. Já havia perdido dois empregos em razão desses conflitos. Ele afirma que as pessoas não gostam dele e querem que fracasse. Cita como exemplo o caso em que um colega demorou para lhe enviar materiais de que precisava, o que acabou impedindo que concluísse a tarefa no prazo. Mesmo o colega tendo pedido desculpas pelo erro, o paciente diz que sabe que esse homem quer "fazer com que eu seja despedido". Desde então, rompeu o contato com esse colega e se recusa a falar com ele diretamente, preferindo se comunicar apenas por bilhetes.

No exame do estado mental, parece um tanto zangado e desconfiado. Olha fixamente para o entrevistador e senta de costas para a parede. Pede esclarecimentos sobre as perguntas repetidas vezes, indagando: "Para que será usado esse material? Aposto que vocês vão usá-lo contra mim para que eu seja despedido". Quando o bipe do entrevistador toca, o paciente o acusa de tentar encurtar o tempo reservado para ele por uma combinação prévia com alguém para interrompê-lo pelo bipe. Seu humor é descrito como "bom", mas seu afeto é tenso, e ele parece desconfiado e pouco à vontade. Os processos e o conteúdo de pensamento do paciente estão dentro dos limites normais.

▶ Qual é o diagnóstico mais provável?
▶ Qual é a melhor estratégia para abordar esse paciente?

RESPOSTAS PARA O CASO 54

Transtorno da personalidade paranoide

Resumo: Um homem de 47 anos é encaminhado ao psiquiatra devido a conflitos com colegas de trabalho. Ele parece desconfiar dos colegas e do psiquiatra que está realizando a entrevista. Vê significados ocultos em comentários ou ações inocentes (como o bipe tocar). Os resultados de seu exame do estado mental são normais, exceto por sua paranoia, que não atinge proporções delirantes.

- **Diagnóstico mais provável:** Transtorno da personalidade paranoide.
- **Melhor abordagem:** Desenvolver uma aliança de trabalho com o paciente.

ANÁLISE

Objetivos

1. Reconhecer o transtorno da personalidade paranoide.
2. Manter uma aliança respeitosa ao trabalhar com um paciente com transtorno da personalidade paranoide.

Considerações

O caso apresentado é provavelmente a forma mais comum manifestada nos pacientes com transtorno da personalidade paranoide, que em geral não procuram um psiquiatra. Embora a paranoia e a desconfiança globais caracterizem esse paciente, a **ausência de delírios ou alucinações paranoides verdadeiros torna improvável a existência de um transtorno psicótico do Eixo I**. O psiquiatra deve adotar uma abordagem discreta e não tentar ser amistoso com o paciente. Deve responder de forma clara e direta a todas as perguntas e explicar tudo o que está fazendo ou recomendando. Quando desafiado com algum tipo de ideação paranoide (como a reação do paciente ao bipe que toca), o profissional deve oferecer um teste de realidade claro e direto (p. ex., "Desculpe o meu bipe ter tocado. Eu não combinei previamente com ninguém para me ligar. Eu só responderei ao chamado depois que tivermos terminado de conversar").

ABORDAGEM AO

Transtorno da personalidade paranoide

DEFINIÇÕES

DELÍRIOS: Crenças fixas e falsas sobre o mundo que não podem ser corrigidas por meio de raciocínio, instrução ou informação.

ALUCINAÇÕES: Falsas percepções sensoriais não associadas a estímulos sensoriais reais. As alucinações podem ocorrer em todos os cinco sentidos (gustativo, olfativo, auditivo, visual e tátil).

IDEIAS DE REFERÊNCIA: Falsas crenças da pessoa de que os outros estão falando sobre ela.

IDEAÇÃO PARANOIDE: Desconfiança que não chega a ser de natureza delirante.

ALIANÇA DE TRABALHO: Relacionamento terapêutico formado entre um paciente e seu médico que permite a ambos interagirem de maneira construtiva.

ABORDAGEM CLÍNICA

Os indivíduos com esse transtorno têm tendência global de interpretar as ações dos outros como sendo aviltantes ou deliberadamente maldosas. Preocupam-se muitas vezes com dúvidas sobre a lealdade ou a confiabilidade dos amigos, mesmo quando isso não tem fundamento. Não perdoam erros ou deslizes e guardam rancor. Acreditam que os motivos dos outros são maldosos e reagem rapidamente para defender seu caráter. Esses contra-ataques são quase sempre com raiva e hostis. Como ocorre em todos os transtornos da personalidade, esses sintomas não podem ocorrer apenas durante o curso de outra doença psiquiátrica, como a esquizofrenia, nem devido a uma condição médica geral ou ao uso de uma substância.

Alterações propostas para o DSM-5: O DSM-5 propõe uma nova definição para os transtornos da personalidade e como eles são classificados. O grupo de trabalho recomendou a revisão dos níveis de funcionamento, dos tipos de personalidade e dos traços de personalidade. A recomendação é que esse transtorno seja representado e diagnosticado por meio de uma combinação de prejuízo fundamental no funcionamento da personalidade e por traços de personalidade específicos. Os traços de personalidade do transtorno da personalidade paranoide que mais se destacam são: desconfiança, esquiva de intimidade, hostilidade e crenças incomuns.

DIAGNÓSTICO DIFERENCIAL

Os pacientes com transtorno da personalidade paranoide podem ser diferenciados daqueles com esquizofrenia por não apresentarem sintomas genuinamente psicóticos, como delírios, alucinações ou um transtorno formal do pensamento. Eles podem ser diferenciados dos pacientes com transtorno delirante pela ausência de delírios fixos (a paranoia de pacientes com um transtorno da personalidade nunca atinge proporções delirantes). Embora se possa considerar a possibilidade de um transtorno da personalidade *borderline* (TPB) em um paciente que apresente explosões de raiva em relação aos outros, aqueles com transtorno da personalidade paranoide dificilmente têm outras características observadas em indivíduos com TPB, tais como o envolvimento em múltiplos relacionamentos tumultuados de curta duração ou sentimentos crônicos de vazio.

Dicas de entrevista

Os pacientes com transtorno da personalidade paranoide podem se tornar ainda mais desconfiados quando o médico tenta ser amistoso ou íntimo demais, pois se perguntam sobre os motivos por trás desse comportamento. Portanto, seja honesto e respeitoso, mas adote uma postura discreta. Reconheça os erros cometidos e prepare-se para explicar em detalhes os procedimentos. Use o teste de realidade quando necessário; por exemplo: "Não, sr. Jones, eu não combinei com ninguém para o bipe tocar no meio da nossa entrevista. Alguém de fora simplesmente precisava falar comigo e, então, a minha secretária me bipou".

QUESTÕES DE COMPREENSÃO

54.1 Um homem de 36 anos chega ao consultório de um médico com a queixa principal de que "há pessoas querendo me machucar". Apesar de sua esposa tranquilizá-lo de que isso não é verdade, está convencido de que há homens observando seu comportamento e suas ações em casa e no trabalho, usando lentes telescópicas e aparelhos de escuta. Desmontou seu escritório mais de uma vez à procura de "escutas". A esposa diz que esse comportamento é relativamente novo, tendo aparecido de forma súbita depois que o marido foi assaltado quando se dirigia a seu carro, há cerca de seis meses. Qual dos seguintes sintomas descreve melhor o que o paciente está tendo?
   A. Ideias de referência.
   B. Alucinações.
   C. Delírios paranoides.
   D. Ideações paranoides.
   E. Transtorno do pensamento.

54.2 Qual a melhor opção de tratamento para o paciente da questão 54.1?
   A. Ansiolítico.
   B. Antipsicótico.
   C. Hospitalização.
   D. Psicoterapia.
   E. Tranquilizar o paciente afirmando que ele está seguro.

54.3 Uma mulher de 42 anos que está fazendo psicoterapia irrompe no consultório da terapeuta para sua sessão e, zangada, a acusa de "tentar menosprezar a minha inteligência". Após uma discussão com a terapeuta, fica claro que é a paciente quem está fazendo suposições sobre si mesma, "menosprezando" assim a própria inteligência. Qual dos seguintes mecanismos de defesa essa paciente está usando?
   A. Negação.
   B. Identificação com o agressor.
   C. Intelectualização.
   D. Projeção.
   E. Formação reativa.

RESPOSTAS

54.1 **C.** O problema desse paciente é mais do que uma mera desconfiança; ele tem delírios paranoides completos: crenças fixas e falsas. A ideação paranoide é mera desconfiança – a **preocupação** de que outros querem seu mal. Pessoas com ideação paranoide com frequência podem ser tranquilizadas por um amigo de confiança e normalmente não levam suas desconfianças a termo. Em contrapartida, pessoas com delírios paranoides apresentam crenças falsas e fixas (i. e., não se pode tranquilizá-las) de que outros querem seu mal. Esses pacientes também podem agir com base nessas crenças; por exemplo, esse paciente põe abaixo seu escritório procurando aparelhos de escuta.

54.2 **B.** Esse paciente seria beneficiado com uma terapia de curto prazo com antipsicótico de baixa dosagem para o manejo de seu pensamento delirante. No caso de delírio paranoide, que, por definição, é um sintoma psicótico, indica-se primeiro fármacos antipsicóticos. Visto que o paciente não exibe comportamento de risco para si ou outros, não é necessária hospitalização. Tranquilização, por definição de um delírio (crença falsa e fixa), será inútil. Medicação ansiolítica é inútil e ineficaz com transtornos psicóticos, e o mesmo pode ser dito sobre psicoterapia.

54.3 **D.** A projeção é um mecanismo de defesa pelo qual o indivíduo lida com o conflito atribuindo falsamente a outro seus próprios sentimentos, impulsos ou pensamentos inaceitáveis. Culpar os outros pelos próprios sentimentos e ações dirige o foco para longe de quem está fazendo a acusação. Por exemplo, um paciente que está zangado com o terapeuta de repente o acusa de estar zangado com ele.

DICAS CLÍNICAS

▶ Os pacientes com transtorno da personalidade paranoide apresentam desconfiança e suspeita globais em relação aos outros, quase sempre interpretando os motivos dos outros como maldosos.
▶ O transtorno da personalidade paranoide pertence ao grupo A, o grupo "louco".
▶ Os pacientes com transtorno da personalidade paranoide precisam ser tratados de maneira discreta, sem tentar ser muito íntimo nem muito amigável, o que poderia aumentar sua desconfiança.
▶ A diferença entre o paciente com transtorno da personalidade paranoide e aquele com transtorno delirante é realmente uma questão de grau, a diferença entre ideações paranoides e delírios paranoides.
▶ Nas alterações propostas para o DSM-5 referentes ao transtorno da personalidade, os traços de personalidade de maior destaque no transtorno da personalidade paranoide são: desconfiança, esquiva de intimidade, hostilidade e crenças incomuns.

REFERÊNCIAS

American Psychiatric Association DSM-V Development. *Personality and Personality Disorders.* Disponível em: http://www.dsm5.org/ProposedRevisions/Pages/PersonalityandPersonalityDisorders.aspx. Acessado em 29 de novembro, 2010.

Hales RE, Yudofsky SC, Gabbard GO. *The american psychiatric publishing textbook of psychiatry.* 5th ed. Arlington, VA: American Psychiatric Publishing, Inc.; 2008:833-834.

Sadock BJ, Sadock VA. In: *Kaplan & Sadock's synopsis of psychiatry.* 10th ed. Philadelphia, PA: Lippincott Williams & Wilkins. 2007:794-795.

CASO 55

Um médico é chamado para atender um homem de 42 anos que foi preso por roubo há 48 horas. Doze horas antes de o médico chegar, o paciente começou a se queixar de ansiedade. Os guardas notaram que ele estava nauseado, diaforético e tinha tiques musculares, de modo que chamaram o médico. Quando este chegou, o paciente tinha sofrido uma convulsão tônico-clônica generalizada com 30 segundos de duração e estava em estado pós-ictal. Os resultados de um *screening* toxicológico de urina subsequente são positivos para cocaína, opiáceos e benzodiazepínicos.

▶ Qual é a etiologia mais provável das convulsões desse paciente?
▶ Qual tratamento você recomendaria para esse paciente?

RESPOSTAS PARA O CASO 55
Abstinência de benzodiazepínicos

Resumo: Um homem de 42 anos, cujo *screening* toxicológico de urina apresentou resultados positivos para cocaína, opiáceos e benzodiazepínicos, teve uma convulsão 48 horas depois de ser preso e colocado na cadeia. Doze horas antes da convulsão, disse estar se sentindo ansioso, e percebeu-se que estava nauseado, diaforético e com tiques musculares.

- **Diagnóstico mais provável:** Abstinência de benzodiazepínicos. Além disso, devem ser considerados abuso ou dependência de cocaína, opioides e benzodiazepínicos.
- **Melhor tratamento:** O paciente deve ser transferido para instalações médicas onde haja tratamento agudo e ser tratado inicialmente com uma dose de benzodiazepínico que deve ser reduzida de forma lenta para que os sintomas de abstinência não reapareçam.

ANÁLISE

Objetivos

1. Reconhecer a abstinência de benzodiazepínico em um paciente (ver Quadro 55.1 para os critérios diagnósticos).
2. Compreender os princípios de tratamento para os pacientes nesse estado.

Considerações

Quarenta e oito horas depois de ser preso, esse paciente começou a apresentar sinais e sintomas clássicos de abstinência de benzodiazepínicos: ansiedade, sudorese, intolerância a ruídos altos ou luzes fortes, espasmo muscular e, por fim, convulsões. É menos provável que as outras drogas em seu sistema contribuam para a etiologia. A abstinência de opiáceos (ver Caso 31) caracteriza-se normalmente por cólicas abdominais, rinorreia, diarreia, náusea e vômitos. A de cocaína em geral causa sintomas depressivos, ansiedade, irritabilidade, hipersonolência e fadiga. Em contraste com a abstinência de benzodiazepínicos, a de opiáceos e a de cocaína não envolvem risco à vida. Devido ao perigo existente, o paciente deve ser transferido para um hospital onde possa ser monitorado com atenção.

QUADRO 55.1 • Critérios diagnósticos para abstinência de ansiolíticos

Interrupção ou redução do uso de uma droga ansiolítica.
Dois ou mais dos seguintes sintomas ocorrem após a interrupção do uso da substância: hiperatividade autonômica, tremor das mãos, insônia, náusea, alucinações, agitação, ansiedade e convulsões.
Os sintomas não se devem a uma condição médica geral.

ABORDAGEM À
Abstinência de ansiolíticos

DEFINIÇÕES

ANSIOLÍTICOS: Medicamentos usados para tratar a ansiedade. Mais comumente, eles incluem a classe dos fármacos chamados benzodiazepínicos, mas também podem incluir barbitúricos e diversos medicamentos sedativos, como a buspirona e o hidrato de cloral.

FLUMAZENIL: Antagonista de benzodiazepínicos, em geral usado no setor de emergência para tratar *overdose* de benzodiazepínicos. Seu principal risco é que pode desencadear abstinência grave.

ABSTINÊNCIA: Padrão de sintomas exibido por uma pessoa após o uso repetido de uma substância e o efeito fisiológico que ocorre com sua interrupção. A abstinência também é chamada de síndrome de retirada.

ABORDAGEM CLÍNICA

Uma grande quantidade de norte-americanos usa benzodiazepínicos, tanto prescritos (como ansiolíticos ou para a insônia) quanto por prazer. Assim como os barbitúricos, os **benzodiazepínicos têm seu efeito primário sobre o complexo do receptor do ácido gama-aminobutírico tipo A (GABA-A)**, alterando o influxo de íons de cloreto (Fig. 55.1). A abstinência de barbitúricos e de benzodiazepínicos pode oferecer

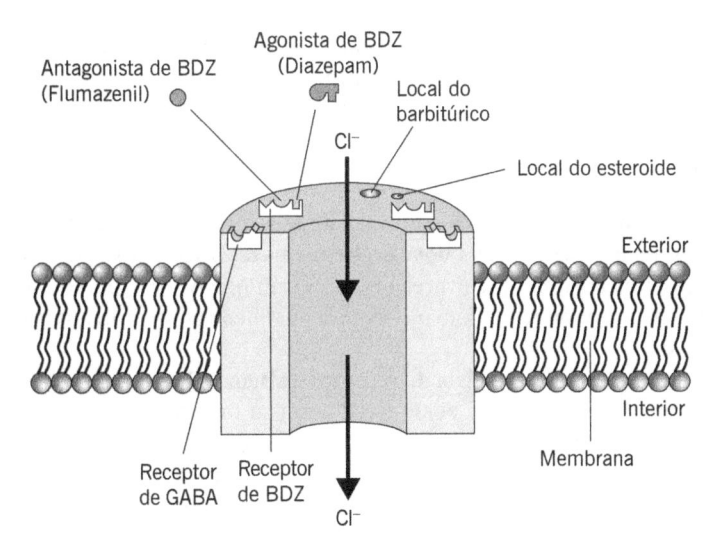

Figura 55.1 Complexo receptor de GABA-A em uma membrana celular, mostrando os receptores de benzodiazepínicos (BDZ) e o canal de cloreto.

risco à vida. Pode haver convulsões na abstinência de benzodiazepínicos. A gravidade dessa abstinência varia de acordo com a duração do uso, a dose e a meia-vida do agente. Podem ocorrer sintomas como ansiedade, fotofobia, náusea, diaforese, espasmos musculares e convulsões.

DIAGNÓSTICO DIFERENCIAL

A abstinência de ansiolíticos pode ser confundida com a de outras substâncias, mas uma história dos sintomas registrada criteriosamente em geral permite diferenciar as duas. A abstinência de opioide em geral induz dores abdominais, salivação, lacrimejamento, rinorreia, aumento da frequência urinária e diarreia. A de cocaína causa uma crise aguda, na qual o indivíduo apresenta hipersonia e hiperfagia, além de um forte desejo de consumo da droga. A de álcool pode se manifestar por muitos sintomas semelhantes aos da abstinência de benzodiazepínicos e também envolve risco à vida, mas costuma estar presente uma história de uso intenso e constante de álcool. Os transtornos de pânico podem provocar ansiedade aguda, diaforese e palpitações, mas surgem "do nada", e não há história de cessação recente de uso de benzodiazepínicos. Contudo, uma vez que muitos pacientes com transtorno de pânico são tratados com benzodiazepínicos, o quadro clínico costuma causar confusão.

No momento não há alterações propostas para este diagnóstico específico no DSM-5. Contudo, o Grupo de Trabalho para Transtornos Relacionados a Substâncias propôs a alteração da categoria de Transtornos Relacionados a Substância para Adicção e Transtornos Relacionados. Dada a confusão observada entre os conceitos de abuso (uso continuado apesar de consequências negativas) e de dependência (perda de controle do uso de drogas, em contrapartida à dependência fisiológica), a expressão Transtorno por Uso de Substância provavelmente será empregada para descrever a disfunção ao longo de um *continuum* mais amplo que engloba esses dois conceitos mais antigos.

TRATAMENTO

Para evitar convulsões e outros sintomas de abstinência, o médico deve, se possível, **diminuir gradualmente a dose do benzodiazepínico** em vez de interromper seu uso de forma abrupta. Alguns relatos observam que o acréscimo de carbamazepina pode ser útil para evitar convulsões pela abstinência em indivíduos propensos a desenvolvê-las.

Flumazenil, um antagonista do receptor de benzodiazepínico, reverte os efeitos desses agentes. Embora ele possa ter algum uso futuro como medicamento semelhante ao dissulfiram para que pacientes viciados em benzodiazepínicos parem de usá-los, atualmente não é utilizado dessa maneira, e **seu emprego é restrito ao setor de emergência em casos de** *overdose* **de benzodiazepínicos.**

QUESTÕES DE COMPREENSÃO

55.1 Uma mulher de 55 anos sem reação a estímulos é levada ao setor de emergência após uma tentativa de suicídio. No mesmo dia, ela havia renovado sua receita mensal de um benzodiazepínico, o qual constituía seu tratamento para transtorno de pânico. Os paramédicos encontraram o vidro de pílulas vazio na mesa de cabeceira. A ingestão concomitante de qual das substâncias a seguir provavelmente é um agravante para o prognóstico da *overdose*?
   A. Canabinoide.
   B. Cocaína.
   C. Citalopram.
   D. Álcool.
   E. Ácido lisérgico dietilamida (LSD).

55.2 O tratamento do caso da questão 55.1 provavelmente irá envolver qual dos fármacos a seguir?
   A. Lorazepam.
   B. Flumazenil.
   C. Clordiazepóxido.
   D. Dissulfiram.
   E. Naltrexona.

55.3 A crise aguda da mulher da questão 55.1 é evitada, e ela é hospitalizada para desintoxicação. Qual dos benzodiazepínicos a seguir apresenta maior probabilidade de causar síndrome de abstinência?
   A. Clordiazepóxido.
   B. Clorazepato.
   C. Alprazolam.
   D. Diazepam.
   E. Lorazepam.

RESPOSTAS

55.1 **D.** A *overdose* de benzodiazepínicos dificilmente é letal. Contudo, quando consumidos com outros fármacos sedativos/hipnóticos, sobretudo álcool, os efeitos de sua potenciação podem ser letais.

55.2 **B.** Flumazenil é um antagonista dos receptores benzodiazepínicos, o qual reverte seus efeitos. Seu uso é restrito ao setor de emergência em situações de *overdose* de benzodiazepínico.

55.3 **C.** De modo geral, agentes de ação rápida apresentam maior probabilidade de causar uma síndrome de abstinência. Alprazolam é o benzodiazepínico listado com ação mais rápida.

> **DICAS CLÍNICAS**
>
> ▶ Os medicamentos ansiolíticos incluem várias classes de fármacos, mais comumente benzodiazepínicos.
> ▶ A síndrome de abstinência provavelmente está associada ao abuso de benzodiazepínicos com meia-vida mais curta e início mais rápido de ação.

REFERÊNCIAS

Ebert M, Loosen P, Nurcombe B, eds. *Current diagnosis and treatment in psychiatry*. New York, NY: McGraw-Hill. 2008:243.

Sadock BJ, Sadock VA. *Kaplan & Sadock's synopsis of psychiatry*. 10th ed. Baltimore, MD: Lippincott Williams & Wilkins. 2007:1333-1334.

CASO 56

Um menino de 8 anos é levado ao psiquiatra pelos pais devido a uma crescente dificuldade de acompanhar os colegas na escola. Os pais relatam que ele sempre teve um aprendizado lento, mas que só neste ano, quando sua outra filha, de 5 anos, ingressou na escola, perceberam de fato como as dificuldades do filho são significativas. A irmã está progredindo muito mais rápido e facilmente do que ele. A professora diz que ele é uma criança agradável, mas que está atrasado em relação aos colegas de turma na aquisição de habilidades em todas as áreas. Na pré-escola, a professora relatou que ele tinha uma tendência a bater nos demais, mas no momento isso está muito menos frequente. Ele relaciona-se bem com as outras crianças, embora pareça preferir a companhia dos amigos da irmã mais jovem aos companheiros da mesma idade.

Os pais relatam que o filho atingiu todos os marcos de desenvolvimento no percentil mais baixo esperado e que o pediatra lhes disse para não se preocuparem. Ele nunca teve doença clínica significativa, e o período pré-natal e o nascimento foram normais.

- Qual é o diagnóstico mais provável?
- Quais são os próximos passos diagnósticos?
- Qual é o papel do psiquiatra no atendimento a esse paciente?

RESPOSTAS PARA O CASO 56
Retardo mental leve

Resumo: Um menino de 8 anos é levado ao psiquiatra por ter um ritmo lento de aprendizado e estar atrás de seus colegas de turma. Ele apresenta história de agressividade na pré-escola, embora pareça ter superado esse comportamento. Os pais não relatam condição clínica significativa atual nem passada. Tem uma irmã mais jovem que está se desenvolvendo bem e o superou em habilidades escolares e sociais.

- **Diagnóstico mais provável:** Retardo mental leve.
- **Passos diagnósticos:** É necessária alguma forma de teste individualizado da inteligência, além de avaliação do funcionamento adaptativo atual do paciente. Pode ser necessário complementar o teste de inteligência com outros testes educacionais para certificar-se de que ele não apresenta incapacidade de aprendizado que prejudique seu desempenho nos testes de inteligência e que possa, desse modo, resultar em uma pontuação inferior de quociente de inteligência (QI).
- **Papel do psiquiatra:** O psiquiatra desempenha uma série de funções fundamentais no tratamento de pacientes com retardo mental. A primeira é certificar-se de que seja feita uma avaliação completa (incluindo cariotipia quando apropriado) e de que outras síndromes associadas ao retardo mental sejam detectadas e tratadas de modo adequado (i. e., reposição hormonal, alimentar). Considerando que 40% das pessoas com retardo mental irão sofrer outro transtorno mental, o psiquiatra deve assegurar que os sintomas não sejam atribuídos erroneamente ao retardo mental e proporcionar o tratamento apropriado. Por fim, caso não existam sintomas agudos requerendo acompanhamento médico, o psiquiatra infantil tem o papel de consultor para garantir que os serviços de outros profissionais da área da saúde mental sejam coordenados de modo adequado.

ANÁLISE
Objetivos

1. Compreender os critérios diagnósticos para o retardo mental (ver Quadro 56.1).
2. Compreender o papel do psiquiatra no tratamento do retardo mental.

Considerações

Um menino de 8 anos é levado ao psiquiatra porque os pais perceberam que ele tem déficit global em seu desenvolvimento social e educacional. Eles ficaram mais conscientes do déficit do filho depois que ele entrou na escola. O casal agora tem uma filha mais jovem que superou o irmão na aquisição de habilidades e no desenvolvimento. É provável que a testagem da inteligência situe a criança no intervalo levemente deficiente. Na testagem adaptativa, é possível que ele também fique no intervalo deficiente.

> **QUADRO 56.1** • Critérios diagnósticos propostos pelo DSM-5 para o retardo mental
>
> A. Déficit intelectual atual de dois ou mais desvios-padrão abaixo da média da população, que de forma geral se traduz em desempenho situado nos 3% mais baixos do grupo cultural e faixa etária de um indivíduo, ou um QI de 70 ou inferior, medido a partir de parâmetros individualizados, padronizados, culturalmente adequados e de solidez psicométrica.
> B. Também com déficits concomitantes em pelo menos duas áreas de funcionamento adaptativo de pelo menos dois ou mais desvios padrão, que de forma geral se traduz em desempenho situado nos 3% mais baixos do grupo cultural e faixa etária de um indivíduo, ou pontuação-padrão de 70 ou inferior, medida a partir de parâmetros individualizados, padronizados, culturalmente adequados e de solidez psicométrica. As áreas de comportamento adaptativo normalmente incluem:
> - Habilidades conceituais (de comunicação, linguagem, tempo, dinheiro, acadêmicas);
> - Habilidades sociais (habilidades interpessoais, responsabilidade social, recreação, amizades);
> - Habilidades práticas (habilidades da vida cotidiana, trabalho, viagem).
> C. Com início durante o período de desenvolvimento.

ABORDAGEM AO Retardo mental

DEFINIÇÕES

TESTES DO FUNCIONAMENTO ADAPTATIVO: Avaliações psicológicas que medem as habilidades de funcionamento social, comunicativo, na vida cotidiana e na comunidade. As perguntas necessárias para realizar a avaliação precisam ser respondidas por alguém muito próximo do paciente e que o conheça bem. Algumas dessas habilidades podem ser medidas pela Vineland Social Maturity Scale, um teste bastante utilizado.

SÍNDROME DE DOWN: Trissomia do 21, que está associada a hipotonia, atraso nos desenvolvimentos linguístico e motor e características faciais típicas. É a causa mais comum de retardo mental, de moderado a grave, nos Estados Unidos.

SÍNDROME DO X FRÁGIL: A segunda causa mais comum de retardo mental, resultante de uma mutação no *locus Xq27.3*. Os homens em geral apresentam um retardo mental de moderado a grave, e as mulheres são afetadas menos gravemente.

Testes de inteligência: Avaliações psicológicas que medem a capacidade intelectual. Os resultados desses testes podem variar com base no que é atingido em termos educacionais. Os testes mais usados incluem as escalas Wechsler (*Wechsler Preschool and Primary Scale of Intelligence, Wechsler Intelligence Scale for Children* e *Wechsler Adult Intelligence Scale*) e a Escala Stanford-Binet.

ABORDAGEM CLÍNICA

A prevalência do retardo mental é de aproximadamente 1% da população, sendo que os homens são mais afetados que as mulheres. Existem múltiplas etiologias, incluindo genética, infecções e toxinas pré-natais, prematuridade e condições adquiridas. Em um terço dos indivíduos, nenhuma causa é identificada. A síndrome de Down, a síndrome do X frágil e a fenilcetonúria (PKU) são etiologias comuns do retardo mental de moderado a grave. O retardo mental leve muitas vezes está associado a um padrão familiar. O diagnóstico desse transtorno requer capacidade reduzida de funcionamento cognitivo, avaliada por um teste de inteligência, assim como capacidade reduzida de funcionamento adaptativo em múltiplos contextos (ver Tab. 56.1 para os graus de retardo mental). As causas de retardo mental são numerosas, assim como os tratamentos. Causas gerais incluem problemas genéticos pré-natais, como anormalidades ou mutações cromossômicas; causas pré-natais relacionadas a uma fonte externa, como toxinas ou infecções; e causas pós-natais, como anoxia, infecção ou privação sofrida pelo bebê após o nascimento.

DIAGNÓSTICO DIFERENCIAL

Transtornos específicos da comunicação ou da aprendizagem devem ser diferenciados do retardo mental, que está associado a um prejuízo funcional global maior. Os pacientes com transtorno do desenvolvimento predominante quase sempre apresentam áreas irregulares de déficit, especialmente em relação a habilidades de interação social. O início deve ocorrer antes dos 18 anos. Se o prejuízo for percebido depois dessa idade, deve ser considerada a demência e suas várias causas.

TABELA 56.1 • Graus de retardo mental e funcionamento

Gravidade do Retardo	Quociente de Inteligência	Características	Funcionamento
Leve	50 a 55 até cerca de 70	Em geral não detectado até a criança entrar na escola; o indivíduo normalmente conclui o ensino fundamental	**Frequentemente é capaz de viver e trabalhar de forma independente** com apoio social
Moderado	35 a 40 até 50 a 55	Isolamento social no ensino fundamental	É capaz de ser competente em tarefas ocupacionais em contexto de apoio; **precisa de alto nível de supervisão**
Grave	20 a 25 até 35 a 40	Fala mínima, desenvolvimento motor baixo	Pode ser capaz de alguns cuidados pessoais; precisa de supervisão sistemática; **não é independente**
Profundo	Inferior a 20 a 25	Fala ausente ou mínima, habilidades motoras baixas ou ausentes	Necessita de supervisão constante; **precisa ser cuidado por toda a vida**

Abordagem terapêutica

Há vários princípios subjacentes ao tratamento do retardo mental. O primeiro é o conceito de **prevenção**. Sempre que possível, causas potenciais de retardo mental devem ser reduzidas: **as mulheres devem se abster de bebidas alcoólicas durante a gravidez** e devem receber **imunização apropriada antes de engravidar, além de uma nutrição adequada que inclua ácido fólico e outros complementos vitamínicos**. O próximo tratamento específico envolve a minimização de causas sempre que possível. O melhor exemplo disso é **a restrição dietética para os bebês nascidos com fenilcetonúria**. Embora o problema genético não possa ser corrigido, a exposição ambiental que permite a manifestação desse problema pode ser controlada. O nível seguinte de tratamento envolve intervenções planejadas para reduzir o impacto do retardo mental no início da vida da criança: educação precoce, fonoterapia, terapia ocupacional, apoio familiar e cuidados que respeitem o ritmo do indivíduo. Também deve ser oferecido atendimento médico adequado, pois problemas clínicos podem complicar o progresso de uma criança nessa condição. Por fim, os médicos devem perceber que depressão, ansiedade, psicose e transtornos da conduta são comuns na população com retardo mental, mas com frequência passam despercebidos porque esses transtornos comórbidos costumam se apresentar com perturbação do comportamento ou agressividade que é atribuída ao fato de o paciente ter retardo mental, em vez de ser encarada como um sintoma do transtorno psiquiátrico subjacente. Qualquer alteração significativa de comportamento em um paciente que sofre de retardo mental deve levar a um exame criterioso com informações obtidas junto a múltiplas fontes para evidenciar a presença de uma doença psiquiátrica possível. Os tratamentos específicos para esses transtornos nessa população, em geral, não diferem dos utilizados para o restante da população.

Em casos de retardo de moderado a profundo, convém lembrar que condições clínicas que causam dor podem resultar em comportamento agressivo ou autodestrutivo em um indivíduo com meios de comunicação limitados. Sempre que se for avaliar uma pessoa com retardo mental devido a comportamento agressivo ou autodestrutivo, é indicada a realização de um exame físico completo e uma reavaliação médica em vez de iniciar imediatamente medicação psicotrópica.

QUESTÕES DE COMPREENSÃO

56.1 Com que grau de retardo a pessoa normalmente é capaz de manter um emprego?

   A. Todos os níveis.
   B. Apenas leve.
   C. Moderado e leve.
   D. Grave, moderado e leve.
   E. Indivíduos com retardo mental não conseguem manter um emprego.

56.2 A causa mais comum de retardo mental é

   A. Síndrome do X frágil.
   B. Déficit genético.

C. Idiopática ou desconhecida.
D. Exposição a toxinas no útero.
E. Intoxicação por chumbo.

56.3 Um rapaz de 18 anos apresentou benefícios com um treinamento em habilidades sociais e ocupacionais, mas não conseguiu avançar além do segundo ano do ensino fundamental em disciplinas escolares. Precisa de supervisão e orientação quando enfrenta algum leve estresse social ou econômico. Que nível de retardo mental está sendo descrito?

A. Leve.
B. Moderado.
C. Grave.
D. Profundo.
E. Nível limítrofe de funcionamento intelectual.

RESPOSTAS

56.1 **B.** Embora pessoas com todos os graus de retardo mental possam necessitar de apoio para funcionar na comunidade, aquelas com retardo leve são capazes de manter um emprego. Indivíduos com retardo mental moderado frequentemente conseguem lidar com pequenos valores em dinheiro e dar troco. As pessoas com retardos mentais grave e profundo apresentam capacidades limitadas para cuidar de si mesmas e têm dificuldade para aprender essas habilidades.

56.2 **C.** Ainda que todas as condições listadas estejam associadas a retardo mental, a maior porcentagem ainda é atribuída a causas idiopáticas.

56.3 **B.** Essa descrição se refere a uma pessoa com retardo mental moderado. Consulte a Tabela 56.1 para a descrição dos vários graus e da funcionalidade do retardo mental.

DICAS CLÍNICAS

▶ O retardo mental está codificado no Eixo II.
▶ Duas informações são necessárias para se fazer um diagnóstico de retardo mental: pontuação de quociente de inteligência e evidências de déficit no funcionamento adaptativo.
▶ **Em casos de retardo de moderado a profundo, convém lembrar que condições clínicas que causem dor podem resultar em comportamento agressivo ou autodestrutivo em indivíduos com meios de comunicação limitados.**
▶ O prejuízo associado ao retardo mental é global e muito consistente em todas as áreas de funcionamento.

REFERÊNCIAS

Pary RJ. Anger attacks and mood disorders. *Ment Health Aspects Dev Disabil.* 2006;9(3):85-89.

Sadock BJ, Sadock VA. Mental retardation. In: Sadock BJ, Sadock VA, eds. *Kaplan & Sadock's synopsis of psychiatry.* 10th ed. Philadelphia, PA: Lippincott Williams & Wilkins. 2007:1138-1157.

CASO 57

Um homem de 24 anos foi hospitalizado no setor de neurologia com uma cegueira de início recente. Refere ter acordado na manhã de sua admissão totalmente incapaz de enxergar. O exame realizado no setor de neurologia não revelou razão física para essa anormalidade – o paciente foi considerado sadio em todos os outros aspectos. Foi solicitada uma consultoria psiquiátrica.

O paciente conta ao psiquiatra que não sabe por que está cego. Emigrou do México há alguns anos, vindo aos Estados Unidos para ganhar dinheiro a fim de sustentar a mãe, doente há vários anos. No entanto, ele não conseguiu lhe mandar dinheiro, pois perdeu tudo em jogos de azar. A mãe morreu recentemente, e ele ficou muito abatido porque jamais a verá outra vez.

No exame do estado mental, o paciente está alerta e orientado para pessoa, tempo e lugar. Sua aparência e higiene são boas, e ele não parece muito preocupado com sua cegueira. Seu humor é descrito como "OK", e seu afeto é congruente e com variação total. Seus processos de pensamento são normais, e ele nega ideação suicida ou homicida, delírios ou alucinações.

▶ Qual é o diagnóstico mais provável para esse paciente?
▶ Qual é a melhor terapia para esse paciente?

RESPOSTAS PARA O CASO 57
Transtorno conversivo

Resumo: Um homem de 24 anos apresenta cegueira de início recente para a qual não existe explicação fisiológica. Diz que sua mãe morreu recentemente, após não ter conseguido mandar dinheiro para ela por ter perdido tudo em jogos de azar. Não parece perturbado por estar cego.

- **Diagnóstico mais provável:** Transtorno conversivo.
- **Melhor terapia:** Hipnose, ansiolíticos ou exercícios de relaxamento comportamental podem ser úteis para tratar um início agudo de transtorno conversivo. Amobarbital ou lorazepam por via parenteral também podem ajudar na obtenção de outras informações, sobretudo se um paciente vivenciou recentemente um evento traumático.

ANÁLISE
Objetivos

1. Reconhecer o transtorno conversivo em um paciente (ver Quadro 57.1 para os critérios diagnósticos).
2. Ser capaz de descrever o tratamento agudo dos pacientes com esse transtorno.

Considerações

Esse paciente apresenta uma cegueira de início recente após a morte da mãe, quando se dá conta (inconscientemente) de que jamais a "verá" outra vez. Um componente de culpa está presente, pois ele imigrou para os Estados Unidos com a finalidade de ganhar dinheiro para ajudá-la, mas não atingiu esse objetivo por ter perdido tudo em jogos de azar. Não existe explicação fisiológica para sua cegueira, e o paciente não parece muito preocupado com ela, manifestando *la belle indifférence*.

QUADRO 57.1 • Critérios diagnósticos para transtorno conversivo*

Um ou mais déficits de natureza sensorial ou motora, sugerindo uma condição neurológica ou médica.
Fatores psicológicos estão associados, uma vez que o déficit é precedido por conflitos ou estressores.
O sintoma não é produzido de forma intencional.
O déficit não pode ser explicado em sua totalidade por uma condição médica, pelo abuso de uma substância nem por uma resposta culturalmente aceita.
O déficit causa sofrimento significativo e prejuízo no funcionamento ou justifica avaliação médica.
O sintoma não se limita a dor ou disfunção sexual e não ocorre apenas durante o curso de um transtorno de somatização.

* Observe que propôs-se a alteração no DSM-5 para a denominação "sintomas neurológicos funcionais". Além disso, embora se possa indicar que fatores psicológicos estão associados ao início dos sintomas, não há intenção de que eles façam parte dos critérios diagnósticos.

ABORDAGEM AO
Transtorno conversivo

DEFINIÇÃO

LA BELLE INDIFFÉRENCE: Ausência inadequada de preocupação em relação a alguma incapacidade pessoal.

ABORDAGEM CLÍNICA

É muito importante descartar alguma condição clínica ou neurológica subjacente ao se considerar um diagnóstico de transtorno conversivo. Não é incomum que esse transtorno seja diagnosticado de forma inadequada em pacientes que mais tarde recebem diagnóstico de esclerose múltipla. Entretanto, nem sempre é uma questão de ser uma coisa ou outra. Conforme listado nos critérios, o sintoma ou déficit não pode ser *totalmente* explicado por uma condição médica geral. Em outras palavras, é bastante comum que indivíduos com doenças neurológicas subjacentes também desenvolvam transtornos conversivos que não se conformam a parâmetros anatômicos ou fisiológicos. Por exemplo, um indivíduo com um transtorno convulsivo diagnosticado pode apresentar movimentos adicionais semelhantes a convulsões sem que apareçam descargas epilépticas correspondentes no encefalograma. Nesses casos, os sintomas conversivos que ocorrem sobrepostos a uma doença estabelecida são um modo de comunicação que expressa conflitos inconscientes.

No diagnóstico diferencial também estão outros transtornos somatoformes, como transtorno de somatização, transtorno somatoforme indiferenciado e hipocondria, assim como transtornos factícios e simulação. O transtorno de somatização é uma condição crônica que inclui muitos sintomas físicos, como dor em várias áreas, queixas gastrintestinais, sintomas sexuais e um sintoma de conversão. Em um transtorno somatoforme indiferenciado, estão presentes uma ou mais queixas físicas, como fadiga, sintomas gastrintestinais ou dificuldades urinárias, que não têm natureza fisiológica. A hipocondria é o medo crônico de ter uma doença grave como resultado de uma interpretação distorcida de sensações corporais. Os transtornos factícios envolvem a produção intencional de sintomas físicos ou psicológicos com o objetivo de assumir o papel de enfermo. A **simulação** envolve a produção intencional ou exagero de sintomas, por motivos externos (evitar cumprir pena na cadeia, o serviço militar ou trabalho ou obter compensação financeira). Muitas vezes, há compreensão errônea das diferenças entre transtorno conversivo, transtorno factício e simulação. No primeiro, há uma produção *inconsciente* de sintomas devido a conflitos ou estressores, enquanto nos dois últimos existe uma produção *consciente* de sintomas.

CURSO CLÍNICO E TRATAMENTO

Na maioria dos casos, um sintoma conversivo se resolve sozinho, mesmo sem tratamento. Entretanto, não é raro que o mesmo problema, ou problemas semelhantes, volte a ocorrer, sobretudo na presença de um novo estressor ou conflito. Os pacientes com transtorno conversivo tendem a responder muito bem à sugestão. Tranquilização, associada a um comentário como: "Sob estresse, o corpo pode reagir de maneira incomum; é provável que isso vá melhorar sozinho", quase sempre resulta na resolução dos sintomas depois de alguns dias. É importante não insinuar que o paciente está exagerando, fingindo ou produzindo de forma consciente os sintomas, nem que seus problemas "estão todos na cabeça". Essa abordagem só tende a alienar o paciente, criar mais estresse e até mesmo piorar o déficit. Amobarbital ou lorazepam por via parenteral podem ajudar a investigar mais profundamente a natureza do conflito inconsciente, em especial quando o paciente viveu um evento traumático. A hospitalização raras vezes é necessária no transtorno conversivo, exceto quando a incapacidade é tão grave que impede as atividades do dia a dia. Nesses casos, o paciente costuma ter alta depois de alguns dias, após a resolução dos sintomas.

QUESTÕES DE COMPREENSÃO

57.1 Um jovem de 17 anos apresenta a queixa de que suas "pernas estão bambas" há uma semana. Em cada episódio ele tem uma sensação generalizada de dor e logo em seguida, fica fraco e não consegue mover seus braços e pernas. Os episódios duram alguns minutos. O paciente está no segundo ano do ensino médio e só tira notas B e C. Seus pais se separaram recentemente após um longo período de discussões e xingamentos. Os exames físico e neurológico são normais, assim como os exames laboratoriais. Qual característica a seguir distingue melhor seu diagnóstico de outros transtornos somatoformes?
   A. Os sintomas não são completamente explicados por uma causa clínica.
   B. Os sintomas não são produzidos de modo intencional.
   C. Os sintomas envolvem apenas déficits motores ou sensoriais neurológicos.
   D. Fatores psicológicos estão relacionados à produção dos sintomas.
   E. Há motivação de ganho secundário.

57.2 Qual das seguintes abordagens é a mais eficaz para o paciente da questão 57.1?
   A. Confrontação a respeito de sintomas produzidos intencionalmente.
   B. Explicar que os sintomas não são reais.
   C. Assegurar que será encontrada uma causa neurológica.
   D. Sugerir que os sintomas irão melhorar com o passar do tempo.
   E. Sugerir que a família faça terapia.

57.3 Um homem de 42 anos faz a quarta consulta com seu médico em cinco meses, com os mesmos sintomas de falta de sensação nos dedos e indigestão. O fato de seus exames clínicos serem normais não o tranquiliza. No momento, ele está preocupado com doença celíaca e solicita uma consulta gastrintestinal (GI). Qual é o diagnóstico mais provável?

A. Transtorno conversivo.
B. Transtorno factício.
C. Simulação.
D. Hipocondria.
E. Transtorno dismórfico corporal.

57.4 Uma mulher de 32 anos é hospitalizada com queimaduras de segundo e terceiro graus na mão direita que ela atribui a respingos acidentais de óleo quente quando estava cozinhando. Durante a avaliação, o médico reconhece a paciente como sendo a mulher de quem tratou uma queimadura semelhante há três meses. Uma análise mais aprofundada de seus registros médicos revela que esta é a sexta lesão por queimadura em dois anos. Qual é o diagnóstico mais provável?

A. Transtorno conversivo.
B. Transtorno factício.
C. Simulação.
D. Hipocondria.
E. Transtorno dismórfico corporal.

RESPOSTAS

57.1 **C.** Em todos os transtornos somatoformes, os sintomas, as dores, o déficit ou a preocupação com uma doença grave não são completamente explicados por uma condição clínica ou são exagerados. Nenhum desses sintomas é produzido de modo intencional, como no transtorno factício ou na simulação. Fatores psicológicos (conflitos ou estresse) estão associados a criação, exacerbação e/ou manutenção dos sintomas em todos esses transtornos. Embora o transtorno de somatização envolva um sintoma pseudoneurológico, também são necessários múltiplos sintomas adicionais. O transtorno conversivo se distingue por ter *apenas* déficit de natureza motora ou sensorial.

57.2 **D.** Apesar de o déficit quase sempre remitir de forma espontânea, sugerir que ele irá melhorar pode facilitar o processo. Esses pacientes não têm intenção de produzir seus sintomas, e explicar que seu déficit não é real pode agravar a situação e piorar seus problemas. Mesmo sendo apropriado assegurar que provavelmente haverá uma *melhora,* concluir que os sintomas são devidos a uma doença neurológica (supondo-se que essa possibilidade tenha sido excluída) só vai reforçar o uso defensivo de uma doença física para expressar os problemas psicológicos.

57.3 **D.** A hipocondria se caracteriza pela preocupação de uma pessoa com o medo de contrair uma doença grave ou acreditar já tê-la. Esse medo deriva da interpretação errônea de sintomas ou funções físicas. Ao contrário do transtorno conversivo, a hipocondria não se reduz a um ou mais déficits de natureza sensorial ou motora.

Visto que o paciente não está fingindo os sintomas conscientemente para assumir o papel de enfermo, não se pode considerar um transtorno factício. No caso de simulação, haveria um ganho secundário evidente. Pacientes com transtorno dismórfico corporal apresentam preocupação com um defeito imaginado em sua aparência.

57.4 **B.** Pacientes com transtornos factícios fingem sintomas conscientemente para manter o "papel de enfermo". Nesse transtorno, não há ganho secundário evidente, como dinheiro ou esquiva de trabalho, conforme se observa na simulação.

DICAS CLÍNICAS

▶ O transtorno conversivo envolve um ou mais déficits de natureza sensorial ou motora.
▶ Os sintomas do transtorno conversivo não são produzidos intencionalmente; eles são o resultado de um conflito inconsciente.
▶ É importante descartar uma condição clínica ou neurológica subjacente, pois uma parcela significativa dos indivíduos que apresentam a princípio sintomas conversivos acaba desenvolvendo uma doença física reconhecida.
▶ A sugestão, por parte do médico, de que os sintomas ou o déficit irão melhorar com frequência pode acelerar a remissão dos sintomas na maioria dos casos.

REFERÊNCIAS

Ebert M, Loosen P, Nurcombe B, eds. *Current diagnosis and treatment in psychiatry*. New York, NY: McGraw-Hill. 2008:345-356.

Sadock BJ, Sadock VA. *Kaplan & Sadock's synopsis of psychiatry*. 10th ed. Baltimore, MD: Lippincott Williams & Wilkins. 2007:642-643.

CASO 58

Um homem de 32 anos e sua esposa, de 28, procuram um psiquiatra devido a problemas de relacionamento. A esposa relata que os dois estão casados há seis meses e que namoraram durante dois meses antes do casamento. Durante todas as relações sexuais, o marido insistia para que ela usasse sapatos com saltos muito altos. Embora inicialmente considerasse esse comportamento *sexy*, agora teme que ele tenha atração pelos sapatos e não por ela. Acha "grotesco" esse comportamento e pediu ao marido que parasse, o que este se recusou a fazer. Ele afirma que não consegue ter ereção ou orgasmo sem a presença dos sapatos. Diz que sapatos de salto alto sempre fizeram parte de seus jogos sexuais. Não sente vergonha nem culpa por esse comportamento, embora esteja preocupado por isso estar causando problemas entre ele e a esposa.

▶ Qual é o diagnóstico mais provável para o marido?
▶ Qual é o curso e o prognóstico desse transtorno?

RESPOSTAS PARA O CASO 58
Fetichismo

Resumo: Um homem de 32 anos insiste que a esposa use sapatos com saltos muito altos durante todas as relações sexuais. Esse comportamento provoca problemas em seu relacionamento, e o paciente se recusa a parar porque não consegue ter ereção nem orgasmo sem a presença dos sapatos. Essa associação com excitação sexual e orgasmo é muito antiga para ele. Mesmo não sentindo vergonha nem culpa em relação a isso, está preocupado com o impacto sobre seu casamento.

- **Diagnóstico mais provável:** Fetichismo.
- **Curso e prognóstico desse transtorno:** O curso desse transtorno é crônico, e o prognóstico é ruim.

ANÁLISE

Objetivos

1. Reconhecer os critérios diagnósticos do fetichismo em um paciente (ver Quadro 58.1).
2. Compreender o curso, o prognóstico e os fatores atenuantes desse transtorno.

Considerações

O paciente tem uma longa história de só obter ereção e orgasmo durante a relação sexual se sua parceira usar sapatos de salto alto. Não os atinge sem a presença dos sapatos. Não sente culpa por seu comportamento, mas está preocupado porque a esposa agora o desaprova, o que está causando atrito no casamento. O prognóstico ruim está associado a um início em idade precoce, elevada frequência dos atos, nenhuma culpa ou vergonha em relação ao ato e abuso de substância (o paciente apresenta três desses fatores). O curso e o prognóstico são melhores quando o paciente tem uma história de relação sexual além da parafilia, quando apresenta uma forte motivação para mudar e quando ele próprio busca ajuda (esse paciente não apresenta nenhum desses fatores – embora não tenha sido encaminhado para tratamento por uma agência

---

QUADRO 58.1 • Critérios diagnósticos para fetichismo

O indivíduo apresenta desejos ou comportamentos sexuais intensos e recorrentes centrados em objetos inanimados, como sapatos ou roupas íntimas femininas; o desejo deve estar presente há pelo menos seis meses.

As fantasias, os desejos ou os comportamentos sexuais são perturbadores para o indivíduo ou causam problemas no funcionamento social ou profissional (tal como conflito conjugal).

O indivíduo não veste os objetos fetichistas (como no travestismo fetichista).

legal, podemos supor que sua esposa tenha sugerido a consulta ao psiquiatra). Mais recentemente, a ocorrência de um comportamento denominado asfixia autoerótica vem sendo associada ao fetichismo. Trata-se de um comportamento que ocorre sobretudo entre jovens adultos e envolve participar de atividade sexual ao mesmo tempo em que se restringe o fluxo sanguíneo para o cérebro. Isso é particularmente perigoso, e foi demonstrado que pode levar a morte ou a lesões graves.

ABORDAGEM AO Fetichismo

DEFINIÇÕES

DISFUNÇÃO ERÉTIL: Dificuldade em obter e manter uma ereção que pode ter causa psicológica ou orgânica. Alguns estudos relatam que a disfunção erétil tem uma base orgânica em 20 a 50% dos homens com esse transtorno. Isso pode incluir um grande número de doenças, como diabetes, desnutrição, cirrose, insuficiência renal crônica, aterosclerose e uma infinidade de outras. Alguns medicamentos também prejudicam o funcionamento sexual masculino, e muitos fármacos psiquiátricos (antidepressivos, estabilizadores do humor e antipsicóticos), assim como anti-hipertensivos, podem ser responsáveis. Para diferenciar causas psicológicas de orgânicas, com frequência é realizado um exame da tumescência peniana noturna (ereções que ocorrem durante o sono). Em pacientes com **ereções noturnas normais**, mas disfunção erétil durante as horas de vigília, ou com uma parceira, o problema provavelmente apresenta **causa psicológica**.

FETICHISMO: Parafilia em que o indivíduo busca gratificação sexual sobretudo pelo contato com um objeto associado ao corpo, tal como sapatos ou roupas íntimas. Os fetichistas são, em sua maioria, do sexo masculino, e o fetichismo em geral começa na adolescência. O indivíduo pode se masturbar com o objeto fetichista ou incorporá-lo à relação sexual.

PARAFILIA: Transtorno em que o indivíduo busca gratificação sexual sobretudo por meios considerados anormais pela sociedade. Tipos de parafilia incluem fetichismo, voyeurismo, exibicionismo, sadismo, masoquismo, travestismo e pedofilia. O que é considerado comportamento sexual normal varia muito entre diferentes culturas. Diversos indivíduos apresentam mais de uma parafilia.

VOYEURISMO: Transtorno que envolve alcançar excitação sexual ao observar uma pessoa sem sua permissão ou sem seu conhecimento enquanto se despe ou está nua e/ou durante atividade sexual.

EXIBICIONISMO: Transtorno identificado pela exposição compulsiva da genitália em público.

SADISMO: Obtenção ou tendência a obtenção de gratificação sexual ao causar dor ou humilhação emocional a outros.

MASOQUISMO: Obtenção ou tendência a obtenção de gratificação sexual ao sofrer abuso físico ou emocional.

PEDOFILIA: Forma de parafilia na qual uma pessoa age motivada por compulsão sexual intensa em relação a crianças ou experimenta compulsões e fantasias sexuais recorrentes em relação a crianças, causando sofrimento ou dificuldade interpessoal.

TRANSEXUAL: Indivíduo que se sente "aprisionado em um corpo do sexo errado"; por exemplo, um homem que acredita ser de fato uma mulher, embora genética e funcionalmente seja do sexo masculino.

TRAVESTI: Pessoa que se veste com roupas do sexo oposto.

VAGINISMO: Contração involuntária do terço inferior da vagina, causando desconforto acentuado ou dificuldade interpessoal e interferindo na relação sexual. O diagnóstico de vaginismo não é feito quando existe uma causa orgânica para o transtorno ou quando ele é mais bem explicado por outro transtorno mental, como o transtorno de somatização.

ABORDAGEM CLÍNICA

Diagnóstico diferencial

A maioria dos indivíduos tende a ter mais de uma parafilia; a presença de uma deve levar o médico a inquirir sobre outras. Existem algumas condições no diagnóstico diferencial do fetichismo; uma delas é o travestismo, em que trajar a roupa fetichista produz excitação sexual.

As alterações propostas para esse transtorno não são específicas para o transtorno em si, e sim para parafilias em geral. Recomendam-se duas alterações amplas. A primeira reflete o nível do prejuízo no que se refere ao comportamento. A parafilia por si só não justificaria nem exigiria automaticamente uma intervenção psiquiátrica. Um *transtorno parafílico* é uma parafilia que causa sofrimento ou prejuízo ao indivíduo ou perigo para outros. A segunda alteração geral incluiria terminologia para definir melhor o significado de comportamentos "recorrentes".

TRATAMENTO

O fetichismo, como a maioria das parafilias, é difícil de tratar. A presença de apenas uma parafilia, inteligência normal, ausência de dependência de substância e relacionamentos adultos estáveis são indicadores de bom prognóstico. É raro um fetichista buscar tratamento por conta própria. As intervenções para o fetichismo incluem terapia cognitivo-comportamental (TCC) e psicoterapia orientada para o *insight*. A TCC inclui educação sexual, treinamento de habilidades sociais e uma reavaliação das formas pelas quais o indivíduo racionaliza seu comportamento. O tratamento pode envolver dessensibilização para o fetiche, técnicas de relaxamento e aprendizagem de como evitar os fatores que o desencadeiam. A psicoterapia psicodinâmica explora as raízes do comportamento, os eventos que provocaram o desenvolvimento do fetiche na infância ou na adolescência. Neste caso em particular, dada a natureza solitária e isolada do fetiche, o terapeuta também poderia considerar o enfoque direto nos problemas que o fetiche desencadeou no relacionamento entre o paciente e sua esposa e se uma maior aceitação desse comportamento no âmbito conjugal pode ser útil, o que é mais difícil de alcançar quando há uma quantidade maior de parafilias.

Foram publicados experimentos clínicos e relatos de caso sobre o uso de agentes farmacológicos no tratamento de fetiches. A medicação psiquiátrica utilizada inclui fluoxetina, sertralina, mirtazapina, topiramato e buspirona. Contudo, a quantidade de pacientes nesses estudos foi bastante baixa e não se alcançaram conclusões bem definidas. Medicação antiandrógena como acetato de ciproterona, acetato de medroxiprogesterona e acetato de leuprolida também foi investigada, mas não se pôde reconhecer uma conclusão evidente nem indicação de melhor prática.

QUESTÕES DE COMPREENSÃO

58.1 Um farmacêutico casado busca tratamento por insistência da esposa, que ficou perturbada ao descobrir que ele estava usando suas roupas íntimas. Ele admitiu que, quando usava as roupas íntimas dela, quase sempre se masturbava e que fantasiava sobre usá-las quando mantinham relações sexuais. Qual das seguintes palavras define melhor essa parafilia?

A. Exibicionismo.
B. Fetichismo.
C. Travestismo.
D. Voyeurismo.
E. Masoquismo.

58.2 Qual dos seguintes prognósticos é um indicador negativo no tratamento do fetichismo?

A. Um relacionamento adulto estável.
B. Presença de outra parafilia.
C. Inteligência normal.
D. Autoencaminhamento para tratamento.
E. História de relações sexuais sem a parafilia.

58.3 Um homem de 23 anos solicita a seu médico cirurgia de mudança de sexo. Ele afirma que "desde sempre" sente que nasceu no corpo errado. Diz que acredita "ser na verdade uma mulher" e sente nojo de seu *habitus* masculino. Deseja remover seu pênis cirurgicamente e quer seios e genitália feminina. Considera-se heterossexual, pois se sente atraído por homens. Qual alternativa melhor descreve esse homem?

A. Ele tem uma parafilia.
B. Ele tem fetichismo.
C. Ele é transexual.
D. Ele está tendo um delírio psicótico.
E. Ele é sádico.

58.4 Um homem de 55 anos queixa-se de ser incapaz de ter ereções. Ele tem andado preocupado com sua saúde recentemente e toma medicamento anti-hipertensivo. Qual das seguintes alternativas poderia diferenciar uma condição orgânica de uma psiquiátrica?

   A. Um exame miográfico das extremidades inferiores.
   B. Uma imagem por ressonância magnética da coluna lombossacral.
   C. Uma ereção ao acordar de manhã.
   D. A interpretação de testes projetivos.
   E. Uma leitura eletroencefalográfica.

RESPOSTAS

58.1 **C.** O paciente apresenta travestismo, porque traja artigos do vestuário feminino para obter excitação sexual. O travestismo é uma parafilia em que o indivíduo busca gratificação sexual sobretudo ao usar objetos fortemente associados ao corpo, como sapatos ou roupas íntimas.

58.2 **B.** A presença de mais de uma parafilia aponta para um prognóstico ruim. Autoencaminhamento é considerado um bom prognóstico sempre que houver envolvimento do sistema legal; um relacionamento estável de longa duração é um sinal muito positivo, assim como o alcance de gratificação sexual sem parafilias.

58.3 **C.** Esse homem é um transexual, um indivíduo que se sente aprisionado em um corpo do sexo errado.

58.4 **C.** Uma ereção ao acordar é uma boa evidência de etiologia não orgânica. Uma vez que a imagem da coluna lombossacral pode ou não indicar a capacidade para ereção, essa opção não é bom indicador.

DICAS CLÍNICAS

▶ Os fetichistas raramente buscam tratamento; em geral são muito resistentes a ele.
▶ A presença de uma parafilia deve levar o médico a inquirir sobre outras parafilias.
▶ A disfunção erétil é um transtorno comum nos homens e tem causas primárias e adquiridas, orgânicas e não orgânicas. Acordar de manhã com uma ereção é uma boa evidência de etiologia não orgânica.
▶ O vaginismo é uma contração involuntária da musculatura vaginal que impede a relação sexual; o melhor tratamento é a terapia comportamental.

REFERÊNCIAS

Guay DRP. Drug treatment of paraphilic and nonparaphilic sexual disorders. *Clin Ther.* 2009;31(1):1-31.

Meyer JK. Paraphilias. In: Sadock BJ, Sadock VA, eds. *Kaplan & Sadock's comprehensive textbook of psychiatry.* 9th ed. Philadelphia, PA: Lippincott Williams & Wilkins: 2008:942-945.

Sauvageau A, Racette S. Autoerotic deaths in the literature from 1954 to 2004: a review. *J Forensic Sci.* 2006:51(1):140-146.

CASO 59

Um estudante universitário de química, de 26 anos, é levado ao setor de emergência depois de dar um soco em seu colega de quarto. Ele insiste que precisa voltar para casa a fim de estudar para os exames vindouros e rapidamente fica zangado e agressivo com os membros da equipe quando se recusam a deixá-lo ir embora. Diz que tem estudado "como um louco" nas últimas três semanas. Seu melhor amigo relata que ele não dorme há dias e perdeu pelo menos 4,5 kg. O paciente não apresenta problema clínico ou psiquiátrico, no conhecimento desse amigo.

O exame físico revela pressão arterial de 140/94 mmHg e pulsação de 100 batimentos por minuto (bpm). Suas pupilas estão dilatadas; ele está suando e apresenta um leve tremor em ambas as mãos. Os resultados do restante do exame físico são normais, embora o paciente não esteja cooperativo. Ao exame do estado mental, é visto como alerta e orientado para pessoa, lugar e tempo. Está agressivo e não cooperativo, sua fala é rápida, e o volume é alto. Descreve seu humor como "simplesmente ótimo", mas seu afeto é zangado. Nega ideação suicida ou homicida. Recentemente, apresentou preocupação eventual de que as pessoas olham demais para ele e podem estar tentando sabotar seus projetos de laboratório.

▶ Qual é o diagnóstico mais provável para esse paciente?
▶ Qual é o melhor teste diagnóstico?

RESPOSTAS PARA O CASO 59
Intoxicação por anfetamina

Resumo: Um homem de 26 anos é levado ao setor de emergência depois de brigar fisicamente com seu melhor amigo. Está agressivo, zangado e um pouco paranoide. Não tem dormido nem comido bem, o que resultou em uma perda de peso de cerca de 5 kg. Não possui história clínica nem psiquiátrica. No setor de emergência, ele está orientado, mas agressivo e não cooperativo. Afirma que seu humor está bom, embora pareça zangado. Seu exame físico mostra hipertensão e taquicardia, assim como midríase, diaforese e um leve tremor bilateral nas mãos.

- **Diagnóstico mais provável:** Intoxicação por anfetamina.
- **Teste diagnóstico:** Um *screening* toxicológico de urina para anfetaminas, a fim de confirmar a suspeita de diagnóstico.

ANÁLISE
Objetivos

1. Reconhecer a intoxicação por anfetamina em um paciente (ver critérios diagnósticos no Quadro 59.1).
2. Compreender quais testes laboratoriais podem ser usados para confirmar esse diagnóstico.
3. Estar ciente das sequelas psicológicas e físicas que podem ocorrer quando o paciente se recupera da intoxicação por anfetamina.

Considerações

Esse paciente tem uma história de ingerir pílulas para ajudá-lo a ficar acordado e estudar. Depois de usar essas pílulas de forma contínua por várias semanas, torna-se agressivo e fisicamente violento com um amigo. Este observa que o paciente não está dormindo nem comendo bem. Sua pulsação e sua pressão arterial estão elevadas, as pupilas estão dilatadas, ele está suando e apresenta um leve tremor em ambas as

---

QUADRO 59.1 • Critérios diagnósticos para intoxicação por anfetamina

Uso recente de anfetamina ou substância correlata (p. ex., metilfenidato).

Alterações comportamentais ou psicológicas desadaptadas e clinicamente significativas que se desenvolveram durante ou logo após o uso da anfetamina ou da substância correlata.

Dois ou mais sintomas desenvolvidos durante ou logo após o uso da anfetamina ou da substância correlata, tal como alteração no ritmo cardíaco, midríase, mudança na pressão arterial, sudorese, calafrios, náusea ou vômitos, perda de peso, fraqueza muscular, depressão respiratória, dor no peito, arritmias, confusão, convulsões, discinesias, distonias ou coma.

Os sintomas não se devem a uma condição médica geral nem a outro transtorno mental.

mãos. Se o paciente parar de tomar as pílulas, o que acontecerá? É provável que sofra uma "crise", o que resultará em disforia, fadiga, lentificação psicomotora, apetite aumentado e necessidade de sono. Mas, ao contrário de esquizofrenia, sua paranoia provavelmente irá se resolver após a descontinuação da anfetamina.

ABORDAGEM À
Intoxicação por anfetamina

DEFINIÇÕES

DISCINESIAS: Movimentos anormais.

DISTONIAS: Contratura anormal de músculos ou grupos musculares; tipicamente transitória, mas há risco à vida se estiverem envolvidos os músculos empregados na respiração.

ABORDAGEM CLÍNICA

As anfetaminas a princípio foram sintetizadas para tratar transtornos clínicos e mentais, mas seu uso passou a ser abusivo. Hoje, elas são aprovadas para uso no transtorno de déficit de atenção/hiperatividade, na narcolepsia e nos transtornos depressivos. As anfetaminas clássicas, dextroanfetamina (Dexedrina), metanfetamina (Desoxyna) e metilfenidato (Ritalina), afetam o sistema dopaminérgico. As anfetaminas de *designer* têm efeitos dopaminérgicos e serotonérgicos e podem causar alucinações. Entre elas estão "*ecstasy*", "eve" e "STP". As anfetaminas são absorvidas rapidamente por via oral, ainda que as variedades ilícitas sejam muitas vezes injetadas por via intravenosa ou fumadas. A resposta neurobioquímica depende do receptor específico ativado; é comum a **hiperatividade adrenérgica (pupilas dilatadas, pressão arterial elevada, perda de peso, confusão ou convulsões) com ou sem alucinações**. Além disso, elas têm efeitos de ação central em várias áreas do cérebro, incluindo o córtex orbitofrontal, o córtex pré-frontal dorsolateral e a amígdala. Ocorrem tolerância e dependência, embora não tanto como no uso da cocaína. Os **sintomas de abstinência** incluem **ansiedade, tremores, letargia, fadiga, pesadelos, cefaleia e fome extrema**.

Nos últimos anos, a metanfetamina atingiu proporções epidêmicas, especialmente no oeste, meio-oeste, sul e áreas rurais dos Estados Unidos. As metanfetaminas ("cristal", "tina", "*meth*", "*ice*") podem ser fumadas, cheiradas, injetadas ou ingeridas. O fumo se tornou o método mais comum, devido à rapidez com que atinge o cérebro. Os efeitos de longo prazo incluem paranoia, alucinações, atividade motora repetitiva, perda de memória, comportamento agressivo, perturbação do humor, problemas dentários graves ("*meth mouth*") e perda de peso. A legislação recente de controle ao acesso de efedrina e pseudoefedrina levou à redução na produção em laboratórios caseiros de metanfetamina, mas desviou a produção para empreendimentos criminosos de proporções industriais. Apesar dessas intervenções, a metanfetamina continua amplamente disponível e constitui um problema de drogas significativo nos Estados Unidos e em outros locais no mundo inteiro.

DIAGNÓSTICO DIFERENCIAL

Outras substâncias psicoativas podem causar anormalidades comportamentais; assim, antes de fazer esse diagnóstico, deve-se descartar transtorno psicótico induzido por anfetamina, intoxicações por cocaína, alucinógenos e fenciclidina. Um *screening* toxicológico de urina pode estabelecer o diagnóstico se o paciente for incapaz de relatar coerentemente qual substância foi utilizada. A melhor maneira de diferenciar a psicose relacionada a intoxicação por anfetamina de esquizofrenia é por meio da história, sem sintomas negativos pré-mórbidos de esquizofrenia, como anedonia e afeto embotado.

No momento, os critérios do DSM-IV para transtornos de uso de substância fazem distinção entre abuso e dependência. O abuso é definido pelo uso contínuo, apesar de consequências negativas, enquanto a característica típica da dependência é o prejuízo ou perda do controle do uso. Com base em dados recentes, o Grupo de Trabalho para Transtornos do Uso de Substância do DSM-5 atualmente considera concentrar abuso e dependência em um único transtorno com gradações de gravidade clínica.

TRATAMENTO

Em geral, o tratamento da intoxicação por anfetamina é de apoio, sendo que a passagem do tempo constitui o elemento mais útil, porque a anfetamina é eliminada pelo sistema em 48 horas. A resultante crise do paciente, com disforia, sonolência excessiva, fadiga e apetite aumentado, também é de tempo limitado e não precisa ser tratada, a menos que o humor deprimido seja muito grave. Nesse caso, pode ser usado um antidepressivo se o humor persistir durante várias semanas. O tratamento emergencial dessa intoxicação pode incluir o uso de agentes antipsicóticos e/ou contenção se a psicose for grave e estiver presente um comportamento violento. A hospitalização pode ser necessária se houver delírios ou paranoia e se o paciente correr risco de ferir a si ou a outras pessoas.

QUESTÕES DE COMPREENSÃO

59.1 Uma jovem de 19 anos é levada ao setor de emergência por seus amigos, que estão preocupados porque ela não está agindo normalmente. Eles desconfiam que ela esteja experimentando algum tipo de droga, mas não sabem qual. Quais sintomas seriam mais compatíveis com intoxicação por anfetamina?
    A. Rubor facial, fala arrastada, marcha oscilante.
    B. Anorexia, diaforese, midríase.
    C. Alucinações evidentes, midríase, falta de coordenação.
    D. Miose, fala arrastada, sonolência.
    E. Hiperfagia, conjuntiva injetada, taquicardia.

59.2 No caso anterior, um *screening* toxicológico de urina confirma intoxicação por anfetaminas. Quais sintomas de abstinência são esperados?
   A. Diarreia, pele arrepiada, bocejos.
   B. *Delirium*, hiperatividade autonômica, alucinações visuais ou táteis.
   C. "Crise" do humor em depressão, letargia, aumento do apetite.
   D. Tremor, cefaleia, hipertensão.
   E. Hipotensão postural, agitação psicomotora, insônia.

59.3 Um homem de 20 anos é levado a um centro de saúde mental por seus pais, os quais já não sabem mais o que fazer em relação a seu problema com drogas. O filho está apático e não se comunica. Os pais, desconhecendo totalmente o mundo das drogas, acham, devido a seu comportamento, que ele esteja abusando de "estimulantes". Qual constatação a seguir pode ajudar a diferenciar entre abuso de cocaína e abuso de anfetaminas?
   A. Rinorreia.
   B. Marcas de agulhas nos braços.
   C. Tosse seca grave e problemas respiratórios.
   D. Dentes em péssimas condições.
   E. Perda de peso.

59.4 Um homem branco de 38 anos é levado à emergência pela polícia. Vários policiais são necessários para controlar o paciente, que está psicótico e extremamente agitado e exige a colocação de contenções físicas de couro. Os policiais receberam uma queixa de que o paciente havia atacado vários indivíduos em uma festa de motoqueiros sem nenhum motivo aparente, mas testemunhas no local indicaram que o paciente estava fumando metanfetamina. Qual das seguintes intervenções farmacológicas é a mais adequada?
   A. Citalopram.
   B. Diazepam.
   C. Ácido ascórbico.
   D. Haloperidol.
   E. Bupropiona.

RESPOSTAS

59.1 **B.** Os sintomas de intoxicação por anfetamina incluem anorexia, taquicardia, hipertensão, midríase e diaforese. **A** = intoxicação por álcool; **C** = intoxicação por alucinógeno; **D** = intoxicação por opioide; **E** = intoxicação por canabinoide.

59.2 **C.** Os sintomas de abstinência incluem humor deprimido, letargia e aumento do apetite. **A** = abstinência de opioide; **B** = *delirium tremens*; **D** = abstinência de álcool; **E** = abstinência de sedativos/hipnóticos.

59.3 **D.** Cocaína, anfetaminas e outras drogas estimulantes têm apresentação semelhante. Tanto cocaína quanto anfetaminas podem ser usadas por meio de fumo, insuflação (que potencialmente leva a problemas nasais) ou por via intravenosa.

Contudo, observa-se com frequência "*meth mouth*" (boca de metanfetamina) no abuso de metanfetamina, causada pela produção reduzida de saliva em conjunto com desejo compulsivo por açúcar.

59.4 **D.** Haloperidol e medicamentos antipsicóticos são mais indicados para lidar com psicose e agitação. Diazepam seria melhor para tratar a agitação na ausência de psicose. Antidepressivos como citalopram e bupropiona não teriam eficácia em episódio agudo. Bupropiona pode ser preferível para tratar depressão após abstinência aguda. O uso de ácido ascórbico para acidificar a urina em intoxicação por PCP não é mais recomendado.

> **DICAS CLÍNICAS**
>
> ▶ O *screening* toxicológico de urina é o teste definitivo para um diagnóstico de intoxicação por anfetamina.
> ▶ Os sintomas devem se resolver depois que a anfetamina for eliminada do corpo.

REFERÊNCIAS

California Department of Alcohol and Drug Programs. *Metamphetamine treatment: A practitioner's reference, 2007.* Disponível em: http://www.adp.ca.gov/meth/pdf/MethTreatmentGuide.pdf. Acessado em 15 de março, 2011.

Ebert M, Loosen P, Nurcombe B, eds. *Current diagnosis and treatment in psychiatry.* New York, NY: McGraw-Hill. 2008:256.

Sadock BJ, Sadock VA. *Kaplan & Sadock's synopsis of psychiatry.* 10th ed. Baltimore, MD: Lippincott Williams & Wilkins. 2007:407-412.

US Department of Health and Human Services. Metamphetamine: abuse and addiction. National Institute on Drug Abuse Research Report,. *NIH.* April 1998. Publication Number 06-4210. (Reimpresso em janeiro de 2002; reimpresso em setembro de 2006.)

CASO 60

Uma mulher de 23 anos é hospitalizada na unidade psiquiátrica por ter cortado ambos os punhos quando seu terapeuta saiu em férias por uma semana. Os cortes foram superficiais e não precisaram de pontos. A paciente diz que está zangada com o psiquiatra por "abandoná-la". Afirma que se deprime frequentemente, embora as depressões durem "apenas algumas horas". Quando foi hospitalizada, disse ao psiquiatra de plantão que ouvia uma voz lhe dizendo que "ela nunca seria nada", mas depois negou ter ouvido a voz. Esta é sua quarta hospitalização, e todas foram desencadeadas pela partida, mesmo que temporária, de alguém que fazia parte de sua vida. Depois de três dias na unidade, o residente de psiquiatria discute com a equipe de enfermagem. Ele afirma que a paciente está se comportando muito bem, respondendo à terapia e merece alta. As enfermeiras afirmam que ela não tem seguido as regras da unidade, dorme durante os encontros de grupo e ignora os limites estabelecidos. Ambas as partes procuram o diretor da unidade para se queixar uma da outra.

- Qual é o diagnóstico mais provável?
- Qual mecanismo de defesa está sendo empregado pela paciente?
- O que a equipe hospitalar deve fazer a seguir?

RESPOSTAS PARA O CASO 60
Transtorno da personalidade *borderline*

Resumo: Uma mulher de 23 anos é hospitalizada na unidade psiquiátrica depois de cortar superficialmente os punhos por se sentir abandonada por seu terapeuta. Ela foi hospitalizada antes e, em todas essas ocasiões, também afirmou ter sido "abandonada". Admite ter um humor deprimido que varia a cada hora. No momento da hospitalização, disse ter ouvido uma voz falando com ela, embora depois negasse isso. Ela parece ser o motivo de discussão entre o residente de psiquiatria e a equipe de enfermagem, que têm visões divergentes de seu comportamento na unidade.

- **Diagnóstico mais provável:** Transtorno da personalidade *borderline* (TPB).
- **Mecanismo de defesa empregado:** Dissociação.
- **Próximo passo da equipe hospitalar:** O diretor da unidade deve mediar um encontro entre o residente de psiquiatria e a equipe e apontar a dissociação que está ocorrendo. A paciente deve ser levada ao encontro, e todas as pessoas envolvidas precisam discutir se ela está ou não pronta para alta hospitalar.

ANÁLISE

Objetivos

1. Reconhecer o mecanismo de defesa da dissociação, que costuma ser empregado por pacientes com TPB.
2. Compreender as estratégias de tratamento para conter a dissociação em uma unidade de internação.

Considerações

Essa jovem apresenta alguns sinais clássicos do TPB, incluindo esforços frenéticos para evitar ser abandonada, comportamentos impulsivo e suicida e psicose transitória. Também emprega o mecanismo de defesa da dissociação, durante o qual ela "se senta calmamente à margem dos acontecimentos", enquanto a equipe de tratamento se divide com opiniões opostas sobre se ela deve ou não receber alta hospitalar (cada lado vê e relata um comportamento muito diferente nessa paciente, acreditando que o outro lado está entendendo mal suas ações, pois suas observações são completamente contrárias).

ABORDAGEM AO
Transtorno da personalidade *borderline*

DEFINIÇÕES

CONTRATRANSFERÊNCIA: Um conjunto de expectativas, crenças e respostas emocionais induzidas no médico (com frequência de forma inconsciente) em razão de interações com um paciente específico. Por exemplo, um paciente procura um médico menosprezando-o e sendo agressivo em todas as interações. O médico desenvolve uma contratransferência negativa em relação ao paciente e passa a evitá-lo e a esquecer as consultas.

MECANISMOS DE DEFESA: Expressão da psicodinâmica que define os diversos meios que um indivíduo pode empregar para lidar psicologicamente com uma situação difícil. Esses mecanismos variam desde os bastante maduros, como o humor, até os mais imaturos, em geral observados com TPB. Mecanismos de defesa tipicamente usados por indivíduos com TPB podem incluir desvalorização, idealização, projeção, identificação projetiva e dissociação.

TERAPIA DIALÉTICO-COMPORTAMENTAL: Tipo de terapia cognitiva desenvolvida especificamente para ajudar no manejo de pacientes com TPB problemáticos. Por meio de relacionamento individual com um terapeuta, eles desenvolvem habilidade para confrontar e lidar com os impulsos e as emoções volúveis que sentem.

ABORDAGEM CLÍNICA

Os pacientes com TPB demonstram instabilidade global do humor, dos relacionamentos interpessoais e da autoimagem. Eles são cronicamente deprimidos e impulsivos ao extremo. Psicoses, incluindo ideação paranoide, são observadas de forma transitória sob estresse. Fazem esforços frenéticos para evitar abandonos reais ou percebidos, pois apresentam sentimentos crônicos de vazio. São comuns comportamentos, atos ou ameaças suicidas.

Alterações propostas para o DSM-5: O DSM-5 propõe uma nova definição de transtornos da personalidade e como eles são classificados. O grupo de trabalho recomendou uma revisão dos níveis de funcionamento, dos tipos de personalidades e de traços de personalidade (incluindo suas áreas de abrangência dos traços e seus aspectos). O TPB será reformulado como sendo do tipo *borderline*. Um tipo de personalidade e uma escala de pontuação de atributos serão utilizados por clínicos ao diagnosticar esses transtornos.

DIAGNÓSTICO DIFERENCIAL

Os pacientes com **TPB podem se tornar psicóticos**, mas esses episódios são **geralmente transitórios**. De modo geral, não há transtorno de pensamento nem outros sinais de esquizofrenia, o que ajuda a descartar esse diagnóstico. Os pacientes com transtorno da personalidade paranoide também **podem manifestar ideação paranoide**, mas esses sintomas costumam ser duradouros e globais. Os pacientes com TPB podem parecer deprimidos e ter sintomas vegetativos – se isso acontecer, sobrepondo-se a seus padrões comportamentais globais, pode ser diagnosticada depressão maior. Também podem coexistir quadros como transtornos do controle dos impulsos, transtornos por abuso de substâncias, transtornos da alimentação e transtornos sexuais/de identidade. Esses diagnósticos precisam ocorrer como sinais e sintomas adicionais, além daqueles que satisfazem os critérios para o TPB, para que sejam diagnosticados dois (ou mais) transtornos.

Dicas de entrevista

Geralmente é muito difícil trabalhar com esses pacientes, pois eles têm a capacidade peculiar de "irritar" o médico (induzir contratransferência). Dê-lhes respostas claras, não técnicas. Não encoraje o paciente a idealizar você nem outros membros da equipe de tratamento. Encontre um equilíbrio para que o relacionamento não seja próximo demais, mas também não seja esquivo nem punitivo. Estabeleça limites logo de início e com frequência sobre quais comportamentos são aceitáveis.

QUESTÕES DE COMPREENSÃO

60.1 Uma mulher de 24 anos com TPB é hospitalizada na unidade psiquiátrica devido a ideação suicida. O médico de plantão lhe diz quais são as regras e os regulamentos da unidade e acrescenta: "Embora este seja um ótimo lugar para o tratamento, a melhora requer muito empenho". O que o médico está tentando fazer com essa paciente?

   A. Diminuir a idealização da unidade e da hospitalização.
   B. Desencorajar a dissociação na paciente.
   C. Dissuadir a paciente de se internar voluntariamente.
   D. Estimular a paciente a se internar em outro local.
   E. Investigar a motivação da paciente em relação à hospitalização.

60.2 A paciente da questão 60.1 reclama para seu psiquiatra que nenhuma das enfermeiras no andar sabe o que está fazendo e que são todas mal-educadas. Mais tarde, diz a sua enfermeira que ela é a melhor em todo o andar e que gostaria que seu psiquiatra se importasse com seu bem-estar tanto quanto ela. Qual dos seguintes mecanismos de defesa essa paciente está usando?

   A. Altruísmo.
   B. Intelectualização.
   C. Dissociação.
   D. Sublimação.
   E. Anulação retroativa.

60.3 Uma mulher de 24 anos é atendida no setor de emergência depois de cortar superficialmente ambos os punhos. Sua explicação é que estava chateada porque o namorado rompera o relacionamento de três semanas. Quando questionada sobre outros relacionamentos, diz que teve diversos parceiros sexuais, tanto homens como mulheres, mas que nenhum durou mais do que algumas semanas. A qual tipo de psicoterapia ela apresenta maior chance de resposta?
   A. Terapia dialético-comportamental.
   B. Psicoterapia interpessoal.
   C. Treinamento de autoafirmação para pais.
   D. Psicofarmacoterapia.
   E. Psicoterapia de apoio.

60.4 Um homem de 22 anos com TPB perde o emprego em um restaurante local, o primeiro emprego que manteve por mais de um mês. Sua mãe morre, subitamente, três semanas depois. Um mês após a morte da mãe, ele diz ao terapeuta, com quem tem sessões semanais, que está tendo dificuldade para dormir, acorda às 3h da madrugada e perde o sono. Perdeu 6 kg em cinco semanas sem estar tentando emagrecer. Relata baixa energia e interesse diminuído por seus passatempos habituais. Afirma que se sente deprimido, contudo sorri e diz: "Mas eu estou sempre deprimido, não estou?". Com base em sua história, o que o médico deve fazer a seguir?
   A. Pedir ao paciente que mantenha um registro do sono.
   B. Começar a atender o paciente em sessões diárias.
   C. Hospitalizar o paciente.
   D. Começar a tratar o paciente com um estabilizador do humor, como a carbamazepina.
   E. Começar a tratar o paciente com um antidepressivo, como a paroxetina.

RESPOSTAS

60.1 **A.** Diminuir a idealização da paciente em relação à unidade antes da hospitalização ajudará a reduzir a desvalorização que inevitavelmente acontecerá. Visto que essas oscilações (entre idealização e desvalorização) são bastante típicas dos pacientes com transtorno da personalidade *borderline*, convém minimizá-las já no momento da admissão. Do contrário, elas podem causar bastante problema em uma unidade de internação, já que o paciente chega à unidade com a noção de que receberá um tratamento completo e impecável, depois sente raiva intensa quando ocorre a desvalorização e, a seguir, passa a acreditar que a unidade de internação é inútil e incompetente.

60.2 **C.** Indivíduos com TPB frequentemente empregam a dissociação como mecanismo de defesa. A dissociação é a divisão das características boas e más de uma pessoa em dois pontos de vista separados (que não se sobrepõem) que sofrem alternância. A maioria dos adultos saudáveis é capaz de identificar os aspectos positivos e negativos dos outros ao mesmo tempo. Pacientes com transtorno da personalidade *borderline* identificam uma pessoa como sendo totalmente boa ou totalmente má, dependendo de em qual lado da dissociação o paciente se encontra no momento.

60.3 **A.** A terapia dialético-comportamental é uma forma de terapia cognitiva com eficácia comprovada por estudos controlados no tratamento do TPB. Ela consiste em tentar ajudar os pacientes a explorar seu próprio comportamento, seus pensamentos e sentimentos no presente, mas sem aprofundar-se em sua infância, pois isso promove regressão e resulta em intensificação do comportamento suicida e de atuação.

60.4 **E.** A comorbidade de depressão maior com o TPB é muito comum. Quando ocorrerem sintomas vegetativos ou outras mudanças qualitativas, pode ser necessário medicamento para a depressão maior. Trata-se de uma decisão difícil, já que os pacientes com transtorno da personalidade *borderline* se apresentam "equilibradamente instáveis", ou seja, suas vidas costumam ser perturbadas e caóticas, e eles com frequência têm humor deprimido. Alterações no sono ou no apetite costumam ser os melhores indícios de quando um paciente com TPB está desenvolvendo depressão maior concomitante.

DICAS CLÍNICAS

- Os pacientes com TPB apresentam padrão global de instabilidade nos relacionamentos pessoais, autoimagem e emoções. Com frequência são bastante impulsivos, apresentam atuação sexual, atos suicidas e abuso de substâncias.
- Os médicos precisam estabelecer limites logo de início e de forma frequente com esses pacientes. Devem ser firmes, mas não punitivos. Precisam ficar constantemente atentos a sua contratransferência em relação a eles, uma vez que são muito difíceis de lidar.
- Embora os pacientes com esse transtorno possam ficar psicóticos, isso é transitório, e eles não apresentam sinais de transtorno de pensamento ou outros de esquizofrenia.
- Esses pacientes podem apresentar outros transtornos concomitantes, como transtornos da alimentação, depressão maior e abuso de substâncias. As características específicas de cada um precisam ser separadas dos múltiplos sinais e sintomas apresentados pelo paciente com TPB.
- Os mecanismos de defesa empregados por esses pacientes incluem dissociação, projeção, identificação projetiva, desvalorização, idealização, distorção e atuação.
- Nas alterações propostas para o DSM-5, o transtorno da personalidade *borderline* será reformulado como sendo do tipo *borderline*.

REFERÊNCIAS

American Psychiatric Association DSM-V Development. Personality and Personality Disorders. Disponível em: http://www.dsm5.org/ProposedRevisions/Pages/PersonalityandPersonalityDisorders.aspx. Acessado em 30 de novembro, 2010.

Hales RE, Yudofsky SC, Gabbard GO. *The American Psychiatric Publishing textbook of clinical psychiatry*. 5th ed. Arlington, VA: American Psychiatric Publishing, Inc.; 2008:840-843.

Herpertz SC, Zanarini M, Schulz CS, et al. WFSBP Task Force on Personality Disorders. World Federation of Societies of Biological Psychiatry guidelines for biological treatment of personality disorders. *World J Biol Psychiatry*. 2007;8(4):212-244.

SEÇÃO IV

Lista de casos

Lista por número do caso
Lista por transtorno (em ordem alfabética)
Lista por categoria do DSM-IV

Lista por número do caso

CASO	TRANSTORNO	PÁGINA
1	Depressão Maior Recorrente	44
2	Esquizofrenia Paranoide	52
3	Transtorno de Pânico *versus* Uso Excessivo de Hormônio para a Tireoide	60
4	Hipotireoidismo com Depressão	68
5	Transtorno Bipolar (infantil)	76
6	Transtorno da Personalidade Esquizoide	84
7	Depressão Maior em Pacientes Idosos	92
8	Fobia Social	100
9	Intoxicação por Fenciclidina	106
10	Transtorno da Personalidade Dependente	112
11	Transtorno de Ansiedade Generalizada	118
12	Transtorno Bipolar, Episódio Maníaco (adulto)	126
13	Transtorno Obsessivo-Compulsivo (infantil)	134
14	Dependência de Álcool	142
15	Transtorno da Personalidade Esquizotípica	150
16	Intoxicação por Cocaína e Dependência de Cocaína	156
17	*Delirium*	162
18	Depressão Maior com Características Psicóticas	170
19	Transtorno da Conduta	178
20	Transtorno da Personalidade Obsessivo-Compulsiva	184
21	Transtorno de Estresse Pós-Traumático	192
22	Transtorno Distímico	200
23	Demência	206
24	Hipocondria	216
25	Transtorno da Personalidade Antissocial	224
26	Transtorno Esquizoafetivo	230
27	Psicose Devida a uma Condição Médica Geral	236
28	Transtorno de Déficit de Atenção/Hiperatividade	242
29	Bulimia Nervosa	250
30	Transtorno de Estresse Agudo	258
31	Abstinência de Opioides	264
32	Transtorno Doloroso	270
33	Transtorno da Personalidade Histriônica	276
34	Transtorno da Adaptação	282
35	Transtorno Factício	288
36	Transtorno de Terror Noturno	294
37	Insônia Primária	302
38	Transtorno de Somatização	308

39	Transtorno Psicótico (Sem Outra Especificação)	314
40	Sintomas Extrapiramidais (Reação Distônica Aguda)	320
41	Transtorno da Personalidade Narcisista	326
42	Transtorno de Tourette	332
43	Transtorno de Ansiedade Devido a uma Condição Médica Geral	338
44	Anorexia Nervosa	344
45	Simulação	352
46	Transtorno Autista	358
47	Transtorno da Personalidade Esquiva	366
48	Transtorno de Ansiedade de Separação	372
49	Fuga Dissociativa	378
50	Transtorno do Humor Induzido por Cocaína (Substância)	384
51	Neurose	390
52	Abstinência de Álcool	398
53	Transtorno da Identidade de Gênero	404
54	Transtorno da Personalidade Paranoide	412
55	Abstinência de Benzodiazepínicos	418
56	Retardo Mental Leve	424
57	Transtorno Conversivo	430
58	Fetichismo	436
59	Intoxicação por Anfetamina	442
60	Transtorno da Personalidade *Borderline*	448

Lista por transtorno (em ordem alfabética)

CASO	TRANSTORNO	PÁGINA
52	Abstinência de Álcool	398
55	Abstinência de Benzodiazepínicos	418
31	Abstinência de Opioides	264
44	Anorexia Nervosa	344
29	Bulimia Nervosa	250
17	*Delirium*	162
23	Demência	206
14	Dependência de Álcool	142
18	Depressão Maior com Características Psicóticas	170
7	Depressão Maior em Pacientes Idosos	92
1	Depressão Maior Recorrente	44
2	Esquizofrenia Paranoide	52
58	Fetichismo	436
8	Fobia Social	100
49	Fuga Dissociativa	378

24	Hipocondria	216
4	Hipotireoidismo com Depressão	68
37	Insônia Primária	302
59	Intoxicação por Anfetamina	442
16	Intoxicação por Cocaína e Dependência de Cocaína	156
9	Intoxicação por Fenciclidina	106
51	Neurose	390
27	Psicose Devida a uma Condição Médica Geral	236
56	Retardo Mental Leve	424
45	Simulação	352
40	Sintomas Extrapiramidais (Reação Distônica Aguda)	320
46	Transtorno Autista	358
5	Transtorno Bipolar (infantil)	76
12	Transtorno Bipolar, Episódio Maníaco (adulto)	126
57	Transtorno Conversivo	430
34	Transtorno da Adaptação	282
19	Transtorno da Conduta	178
53	Transtorno da Identidade de Gênero	404
25	Transtorno da Personalidade Antissocial	224
60	Transtorno da Personalidade *Borderline*	448
10	Transtorno da Personalidade Dependente	112
47	Transtorno da Personalidade Esquiva	366
6	Transtorno da Personalidade Esquizoide	84
15	Transtorno da Personalidade Esquizotípica	150
33	Transtorno da Personalidade Histriônica	276
41	Transtorno da Personalidade Narcisista	326
20	Transtorno da Personalidade Obsessivo-Compulsiva	184
54	Transtorno da Personalidade Paranoide	412
48	Transtorno de Ansiedade de Separação	372
43	Transtorno de Ansiedade Devido a uma Condição Médica Geral	338
11	Transtorno de Ansiedade Generalizada	118
28	Transtorno de Déficit de Atenção/Hiperatividade	242
30	Transtorno de Estresse Agudo	258
21	Transtorno de Estresse Pós-Traumático	192
3	Transtorno de Pânico *versus* Uso Excessivo de Hormônio para a Tireoide	60
38	Transtorno de Somatização	308
36	Transtorno de Terror Noturno	294
42	Transtorno de Tourette	332
22	Transtorno Distímico	200
50	Transtorno do Humor Induzido por Cocaína (Substância)	384
32	Transtorno Doloroso	270
26	Transtorno Esquizoafetivo	230

35	Transtorno Factício	288
13	Transtorno Obsessivo-Compulsivo (infantil)	134
39	Transtorno Psicótico (Sem Outra Especificação)	314

Lista por categorias do DSM-IV

CATEGORIA GERAL	DESCRIÇÃO DO CASO	CASO	PÁGINA
Retardo mental	Retardo mental leve	56	424
Transtornos globais do desenvolvimento	Transtorno autista	46	358
Transtornos de déficit de atenção e de comportamento diruptivo	Transtorno de déficit de atenção/hiperatividade	28	242
	Transtorno da conduta	19	178
Transtornos de tique	Transtorno de Tourette	42	332
Outros transtornos da infância	Transtorno de ansiedade de separação	48	372
Delirium, demência e transtornos cognitivos	*Delirium*	17	162
	Demência	23	206
Transtornos relacionados a substâncias	Dependência de álcool	14	142
	Abstinência de álcool	52	398
	Intoxicação por anfetamina	59	442
	Abstinência de benzodiazepínicos	55	418
	Intoxicação por cocaína e dependência de cocaína	16	156
	Sintomas extrapiramidais (reação distônica aguda)	40	320
	Abstinência de opioides	31	264
	Intoxicação por fenciclidina	9	106
Esquizofrenia e outros transtornos psicóticos	Psicose devida a uma condição médica geral	27	236
	Esquizofrenia paranoide	2	52
	Transtorno esquizoafetivo	26	230
Transtornos do humor	Depressão maior recorrente	1	44
	Depressão maior em pacientes idosos	7	92
	Depressão maior com características psicóticas	18	170
	Transtorno distímico	22	200
	Transtorno psicótico (sem outra especificação)	39	314
	Transtorno bipolar (infantil)	5	76

	Transtorno bipolar, episódio maníaco (adulto)	12	126
	Hipotireoidismo com depressão	4	68
	Transtorno do humor induzido por cocaína (substância)	50	384
Transtornos de ansiedade	Transtorno de pânico *versus* uso excessivo de hormônio para a tireoide	3	60
	Fobia social	8	100
	Transtorno obsessivo--compulsivo (infantil)	13	134
	Transtorno de estresse pós-traumático	21	192
	Transtorno de estresse agudo	30	258
	Transtorno de ansiedade generalizada	11	118
	Transtorno de ansiedade devido a uma condição médica geral	43	338
	Neurose	51	390
Transtornos somatoformes	Transtorno de somatização	38	308
	Transtorno conversivo	57	430
	Transtorno doloroso	32	270
	Hipocondria	24	216
Transtornos factícios	Transtorno factício	35	288
Transtorno dissociativo	Fuga dissociativa	49	378
Transtornos sexuais e da identidade de gênero	Fetichismo	58	436
	Transtorno da identidade de gênero	53	404
Transtornos da alimentação	Anorexia nervosa	44	344
	Bulimia nervosa	29	250
Transtornos do sono	Insônia primária	37	302
	Transtorno de terror noturno	36	294
Transtornos da adaptação	Transtorno da adaptação	34	282
Transtornos da personalidade	Transtorno da personalidade paranoide	54	412
	Transtorno da personalidade esquizoide	6	84
	Transtorno da personalidade esquizotípica	15	150
	Transtorno da personalidade antissocial	25	224

	Transtorno da personalidade *borderline*	60	448
	Transtorno da personalidade histriônica	33	276
	Transtorno da personalidade narcisista	41	326
	Transtorno da personalidade esquiva	47	366
	Transtorno da personalidade dependente	10	112
	Transtorno da personalidade obsessivo-compulsiva	20	184
Outras condições	Simulação	45	352

ÍNDICE

Nota: Os números de páginas seguidos por *f* indicam figuras; aqueles seguidos por *t* indicam tabelas, e os seguidos por *q*, quadros.

A

Abilify. *Ver* Aripiprazol
Abstinência de
   álcool. *Ver* Abstinência de álcool
   anfetamina, 443
   benzodiazepínico. *Ver*
      Benzodiazepínicos, abstinência
   cocaína, 157-158, 265
   definição, 419
   diagnóstico diferencial, 265, 399-401,
      420, 445
   opioide. *Ver* Abstinência de opioide
Abstinência de álcool
   abordagem clínica, 399
   apresentação clínica, 397-398, 402
   critérios diagnósticos, 398*q*
   diagnóstico diferencial, 265, 399-401
   dicas clínicas, 402
   tratamento, 398, 400-401
Abstinência de cocaína, 157-158, 265
Abstinência de opioide
   abordagem clínica, 264-265
   apresentação clínica, 263-264
   diagnóstico diferencial, 265
   dicas clínicas, 267
   tratamento, 264-267
Abuso de álcool, 143, 147
Acamprosato, 145
Acatisia, 31, 34, 38-39, 56-57, 321-324
Acidente vascular cerebral, depressão após, 73
Ácido valproico
   efeitos teratogênicos, 38-39, 131
   monitoramento durante a terapia,
      9-10, 29*t*
   para transtorno bipolar, 76, 129-130

Adapina. *Ver* Doxepina
Afasia, 206
Afeto, 5-6
Afeto embotado, 53-54
Agentes anticolinérgicos, 31, 34
Agnosia, 206
Agorafobia, 61-62
Alarme de enurese, 298-299
Alcoólicos Anônimos (AA), 144
Alertec. *Ver* Modafinila
Aliança de trabalho, 413-414
Alprazolam, 33*t*
Alucinações, 239-240, 412
Amantadina, 32, 34, 38-39
Ambien. *Ver* Zolpidem
Amenorreia, 345-346
Amitriptilina, 25*t*
Amnésia dissociativa, 259-260, 379-381
Amoxapina, 25*t*
Anafranil. *Ver* Clomipramina
Anedonia, 45, 171, 231, 385-386
Anergia, 231
Anorexia nervosa
   abordagem clínica, 345-346
   apresentação clínica, 343-344
   características, 344-346
   critérios diagnósticos, 344-346, 346*q*
   diagnóstico diferencial, 345-347
   dicas clínicas, 349
   tratamento, 344, 345-349
   versus bulimia nervosa, 252-255
Ansiedade, 119
Ansiolíticos, 419
Antagonistas dos receptores
      beta-adrenérgicos
   para fobia social, 102-103

para transtorno de estresse agudo, 260-261
Antidepressivos
  alerta de tarja preta, 139, 173-174, 375
  antidepressivos tricíclicos, 25t. *Ver também* Antidepressivos tricíclicos
  categorias, 23
  inibidores da monoaminoxidase, 27t. *Ver também* Inibidores da monoaminoxidase
  inibidores seletivos da recaptação de serotonina. *Ver* Inibidores seletivos da recaptação de serotonina
  miscelânea, 28t
  para transtorno doloroso, 272-273
  para transtorno esquizoafetivo, 232
Antidepressivos tricíclicos (ADTs), 23
  características, 25t
  dosagem em pacientes idosos, 94
  efeitos colaterais, 23, 25t, 38-39, 44, 48-49
  mecanismos de ação, 23, 38-39
  monitoramento durante a terapia, 9-10
  overdose, 38-39
  para transtorno de pânico, 63-65
Antipsicóticos
  alerta de tarja preta, 165
  atípicos. *Ver* Antipsicóticos atípicos
  características, 31t
  efeitos colaterais, 26-29, 31, 55-58, 336
  mecanismos de ação, 23
  para síndrome de Tourette, 334-335
  para transtorno esquizoafetivo, 232
Antipsicóticos atípicos
  características, 32t
  efeitos colaterais, 28-29, 31, 32t, 38-39
  para esquizofrenia, 55-57
  para mania, 80-82
Antipsicóticos de primeira geração. *Ver* Antipsicóticos atípicos
Anulação retroativa, 186-187
Apraxia, 206
Aripiprazol, 32t
Asendas. *Ver* Amoxapina
Asendin. *Ver* Amoxapina

Asfixia autoerótica, 436
Associações desorganizadas, 53-54
Ataque de pânico
  apresentação clínica, 342
  condições clínicas que causam, 63q
  definição, 61-62, 61-62q
  fobia social e, 103-104
Ataxia, 106
Atenolol, 102-103
Ativan. *Ver* Lorazepam
Atomoxetina, 242, 245-248
Atribuição sexual, 405-406
Atuação, 224
Avaliação do risco de suicídio, 47-48

B

Benzodiazepínicos
  abstinência, 38-39
    abordagem clínica, 419-420
    apresentação clínica, 417-418
    critérios diagnósticos, 418q
    diagnóstico diferencial, 265, 420
    tratamento, 420
  características, 33t
  dicas clínicas, 422
  efeitos colaterais, 31, 34
  mecanismo de ação, 31, 34, 419
  metabolismo, 400-402
  overdose, 38-39, 421
  para abstinência de álcool, 398, 400-401
  para transtorno de ansiedade generalizada, 118, 120-122
  seleção, 400-402
Biofeedback, 271
Bloqueio de pensamento, 353-354
Bulimia nervosa
  apresentação clínica, 249-250, 254-255
  complicações, 250-252, 254-255
  critérios diagnósticos, 250q
  curso clínico, 252-253
  diagnóstico diferencial, 252-253
  incidência, 252-253
  pérolas clínicas, 254-255
  tipo não purgativo, 252-253

tratamento, 250-254
versus anorexia nervosa, 252-255
Bupropiona, 28*t*, 38-39
BuSpar. *Ver* Buspirona
Buspirona
  características, 33*t*, 119
  efeitos colaterais, 33*t*
  para fobia social, 102-103
  para transtorno de ansiedade generalizada, 118, 120-124

C

Carbamazepina, 9-10, 30*t*
Celexa. *Ver* Citalopram
Ciclo de sono, 295-297, 296*f*
Ciclotimia, 202*t*
Citalopram, 26*t*
Clomipramina, 25*t*, 134-137
Clonazepam, 33*t*
Clonidina
  efeitos colaterais, 336
  para abstinência de opioide, 264-265, 267
  para transtorno de Tourette, 334-336
Clordiazepóxido, 33*t*
Clorpromazina, 31*t*
Clozapina, 55-56
  características, 32*t*
  efeitos colaterais, 9-10, 28-29, 31, 32*t*, 38-39, 55-56, 58
  monitoramento durante terapia, 9-10, 32*t*
Clozaril. *Ver* Clozapina
Comportamentos estereotipados, 359
Compulsão por comer, 251-252
Compulsões, 135-136, 184-185
Conteúdo de pensamento, 6-7
Contratransferência, 449-450
Convulsão
  em psicose devida a condição clínica, 236-237
  epilepsia do tipo crise de ausência, 245-246
Coprolalia, 333
Crianças

retardo mental em. *Ver* Retardo mental
transtorno autista em. *Ver* Transtorno autista
transtorno bipolar em. *Ver* Transtorno bipolar (infantil)
transtorno da conduta em. *Ver* Transtorno da conduta
transtorno de adaptação em. *Ver* Transtorno de adaptação
transtorno de ansiedade de separação em. *Ver* Transtorno de ansiedade de separação
transtorno de déficit de atenção/hiperatividade em. *Ver* Transtorno de déficit de atenção/hiperatividade
transtorno de terror noturno em. *Ver* Transtorno de terror noturno
transtorno de Tourette em. *Ver* Transtorno de Tourette
transtorno depressivo maior em. *Ver* Transtorno depressivo maior (infantil)
Cymbalta. *Ver* Duloxetina

D

Defesas aloplásicas, 85
Defesas autoplásicas, 85
Deficiência de tiamina, 145, 147
Delírio, 315-316, 412
Delírios
  congruentes com o humor, 171
  definição, 53-54
  somáticos, 171
Delírios bizarros, 53-54
Delírios paranoides, 414-416
Delírios somáticos, 171
Delírios/alucinações congruentes com o humor. 171
Delirium
  abordagem clínica, 163
  apresentação clínica, 161-162
  características de EEG, 166
  causas, 164*q*
  critérios diagnósticos, 163*q*
  diagnóstico diferencial, 163-165

dicas clínicas, 167
fatores de risco, 166
tratamento, 164-167
versus demência, 163-165, 164*t*, 166, 208
Delirium tremens, 142-143, 399
Demência
   abordagem clínica, 207-208
   apresentação clínica, 205-206
   causas, 207, 208*q*, 213
   critérios diagnósticos, 207*t*, 213
   diagnóstico diferencial, 208, 210
   dicas clínicas, 214
   TC do encéfalo, 209*f*
   tratamento, 211, 213
   vascular, 207, 213
   versus delirium, 163-166, 164*q*, 208
   versus depressão, 208, 210
   versus doença, 381-382
   versus fuga dissociativa, 380-381
Demência vascular, 207, 213
Depakene. *Ver* Ácido valproico
Depakote. *Ver* Divalproex sódico
Dependência de álcool
   abordagem clínica, 143
   apresentação clínica, 141-142
   complicações, 142
   critérios diagnósticos, 144*q*, 147
   diagnóstico diferencial, 143-144, 147
   dicas clínicas, 148
   transtornos psiquiátricos comórbidos, 143
   tratamento, 144-145
   versus abuso de álcool, 143
Dependência física, 156
Dependência psicológica, 156
Depressão pós-parto, 315-316, 318
   apresentação clínica, 47-48, 313-314
   critérios diagnósticos, 315-316
   dicas clínicas, 318
   tratamento, 315-318
Depressão. *Ver também* Transtorno depressivo maior
   condições clínicas que causam, 70*t*, 73
   medicamentos que causam, 71*q*
   pós-parto. *Ver* Depressão pós-parto
   versus demência, 208, 210

Desipramina, 25*t*
Deslocamento, 366
Desmopressina (DDAVP), 298-299
Despersonalização, 379
Desrealização, 151-152, 259-260
Dessensibilização sistemática, 22
Desvalorização, 327
Desyrel. *Ver* Trazodona
Dexedrine. *Ver* Dextroanfetamina
Dextroanfetamina, 34*t*
Dextroanfetamina e anfetamina, 34*t*
Diaforese, 399
Diazepam, 33*t*
Disartria, 106
Discinesia tardia, 56-57, 80-81, 131, 321-324
Discinesias, 443
Disforia, 151-152
Disfunção erétil, 437, 440
Dismorfia, 217
Dispareunia, 271
Dissociação (*splitting*), 451-452
Dissociação, 277, 379
Dissonias, 295
Dissulfiram, 144
Distonias, 56-57, 443
Distratibilidade, 243
Distúrbio respiratório do sono, 295
Distúrbios endócrinos, sintomas de ansiedade em, 62-63
Divalproato de sódio, 29*t*
Doença de Alzheimer. *Ver também* Demência *versus* transtorno depressivo maior, 94, 96
   tratamento, 211
Doença de Graves, sintomas de ansiedade na, 339
Doença de Pick, 207-208
Doxepina, 25*t*
Duloxetina, 26*t*

E

Effexor. *Ver* Venlafaxina
Egodistônico, 85
Egossintônico, 85
Elavil. *Ver* Amitriptilina

Eldepryl. *Ver* Selegilina
Eletroconvulsoterapia (ECT)
 definição, 93
 em pacientes idosos, 94
 para transtorno depressivo maior, 48-49, 93-94
Eletroencefalograma (EEG)
 no *delirium*, 166
 no sono, 295-297, 296*f*
Emsam. *Ver* Selegilina
Enurese, 297-299
Epilepsia do tipo crise de ausência, 245-246
Episódios amnésicos, 208
Escala Wechsler de memória, 11-12
Escitalopram, 26*t*, 154
Esclerose múltipla, depressão na, 73
Esquizofrenia
 abordagem clínica, 54-55
 critérios diagnósticos, 53*q*
 diagnóstico diferencial, 54-56
 dicas clínicas, 58
 novo início, 131
 paranoide, 51-52
 sintomas negativos, 53-54
 sintomas positivos, 53-54
 subtipos, 54-55
 transtornos do humor e, 56*t*
 tratamento, 55-57
 versus transtorno autista, 360-361
 versus transtorno bipolar, episódio maníaco, 128-129
Esquizofrenia catatônica, 54-55. *Ver também* Esquizofrenia
Esquizofrenia desorganizada, 54-55. *Ver também* Esquizofrenia
Esquizofrenia indiferenciada, 54-55. *Ver também* esquizofrenia
Esquizofrenia paranoide, 51-52, 54-55. *Ver também* Esquizofrenia
Esquizofrenia residual, 54-55. *Ver também* Esquizofrenia
Estabelecimento de limites, 277
Estabilizadores do humor, 23, 29-30*t*, 129-130, 226, 232. *Ver também* Lítio
Estimulantes
 características, 34*t*

efeitos colaterais, 34*t*, 336
mecanismos de ação, 32, 34-35
para TDAH, 242, 245-246
Etrafon. *Ver* Perfenazina
Exame do estado mental
 conteúdo de pensamento, 6-7
 descrição geral, 5-6
 fala, 5-6
 humor e afeto, 5-6
 percepção, 5-7
 processo de pensamento, 6-7
 sensório e cognição, 6-8
Exame físico, 7-9
Exibicionismo, 437
Exposição, 135-136

F

Fantasia esquizoide, 85
Fenciclidina (PCP), 106-107
Fenelzina, 27*t*
Fenilcetonúria (PKU), 426-427
Feocromocitoma, sintomas de ansiedade com, 339
Fetichismo
 apresentação clínica, 435-436
 características, 436-437
 critérios diagnósticos, 436*q*
 definição, 437
 diagnóstico diferencial, 438-439
 dicas clínicas, 440
 tratamento, 438-439
 travestismo, 406-409
Flufenazina, 31*t*
Flumazenil, 38-39, 419-421
Fluoxetina, 26*t*
Fluvoxamina, 26*t*
Fobia
 abordagem clínica, 101
 definição, 101
 específica, 65-66
 versus transtorno obsessivo-compulsivo, 136
Fobia social
 apresentação clínica, 65-66, 99-100
 ataque de pânico e, 103-104
 critérios diagnósticos, 101*q*

definição, 101
diagnóstico diferencial, 102-103
dicas clínicas, 103-104
tratamento, 102-103
versus transtorno da personalidade esquiva, 367-368
Formação reativa, 113
Formicação, 237
Fuga dissociativa
    abordagem clínica, 379
    alterações para o DSM-5, 379, 382
    apresentação clínica, 377-378
    características, 378-379
    critérios diagnósticos, 378q
    diagnóstico diferencial, 379-382
    dicas clínicas, 382
    tratamento, 380-381
Funcionamento executivo, 206

G

Gabapentina, 30t
Geodon. *Ver* Ziprasidona
Grandiosidade, 327
Gravidez, antipsicóticos atípicos durante a, 82
Gravidez, categorias da FDA de fármacos durante a, 316t
Guanfacina, 334-335

H

Halcion. *Ver* Triazolam
Haldol. *Ver* Haloperidol
Haloperidol, 31t
Higiene do sono, 303q
Hiperacusia, 106
Hiperatividade, 244, 385-386. *Ver também* Transtorno de déficit de atenção/hiperatividade
Hiperprolactinemia, 56-57
Hipersonia, 385-386
Hipertireoidismo, sintomas de ansiedade em, 62-63
Hipnose, 22
Hipocondria
    apresentação clínica, 215-217
    critérios diagnósticos, 216q, 220-221
    diagnóstico diferencial, 217-218, 271, 433-434
    dicas clínicas, 220-221
    tratamento, 216, 218-221
    versus transtorno conversivo, 431
Hipomania, 77
Hipotireoidismo
    com depressão, 67-68
    transtorno de ansiedade secundário a, 60
Hipoxia, 163
História
    informações básicas, 2
    queixa principal, 2-4
    da doença atual, 3-4
    médica, 3-4
    medicamentos, 3-4
    psiquiátrica, 3-4
    alergias, 4-5
    familiar, 4-5
    exame de sistemas, 4-5
    social, 4-5
História médica, 3-4
História social, 4-5
Humor, 5-6

I

Ideação paranoide, 413-415
Idealização, 112, 151-152, 327
Ideias de referência, 53-54, 413-414
Identidade de gênero, 405-406
Identificação projetiva, 224-226
Imagem por ressonância magnética (RM) no transtorno autista, 359
IMAOS. *Ver* Inibidores da monoamina oxidase
Imipramina, 25t, 298-299
Impulsividade, 244, 385-386
Inibidores da acetilcolinesterase, 211
Inibidores da monoaminaoxidase (IMAOs)
    características, 27t
    efeitos colaterais, 23, 27t, 39
    interações, 48-49
    mecanismos de ação, 24f

Inibidores seletivos da recaptação de serotonina (ISRSs)
  características, 26t, 45
  dosagem para pacientes idosos, 94
  efeitos colaterais, 23, 26t, 38-39, 44, 48-50
  mecanismos de ação, 24f, 45
  para depressão infantil, 173-174
  para depressão no transtorno bipolar, 80-81
  para depressão pós-parto, 315-317
  para fobia social, 102-103
  para TEPT, 194
  para transtorno da personalidade antissocial, 226
  para transtorno de ansiedade de separação, 375
  para transtorno de ansiedade generalizada, 118, 120-123
  para transtorno de pânico, 63-65
  para transtorno distímico, 200, 203
  para transtorno obsessivo-compulsivo, 137
Inibidores seletivos da recaptação de serotonina e noradrenalina (ISRSNs)
  características, 26t, 45
  efeitos colaterais, 48-49
  mecanismos de ação, 45
  para TEPT, 194
  para transtorno de ansiedade generalizada, 118, 120-121
  para transtorno de pânico, 63-64
  para transtorno distímico, 225-226, 229
Insight, 7-8
Insônia
  apresentação clínica, 301-302, 305
  critérios diagnósticos, 302-303
  diagnóstico diferencial, 303
  dicas clínicas, 306
  tratamento, 33t, 302-305, 303q, 306
Intelectualização, 85, 89, 185, 188
Internação involuntária, 127-128
Intersexo, 405-406
Intoxicação
  álcool. *Ver* Dependência de álcool
  anfetamina. *Ver* Intoxicação por anfetamina
  cocaína. *Ver* Intoxicação por cocaína/dependência
  fenciclidina (PCP). *Ver* Intoxicação por fenciclidina (PCP)
Intoxicação com fenciclidina (PCP)
  apresentação clínica, 105-106, 109-110
  critérios diagnósticos, 107, 107q
  diagnóstico diferencial, 107
  dicas clínicas, 109-110
  tratamento, 108-110
Intoxicação por anfetamina
  abordagem clínica, 443
  apresentação clínica, 441-442, 445
  características, 443
  critérios diagnósticos, 442q
  diagnóstico diferencial, 444
  dicas clínicas, 446
  tratamento, 444
Intoxicação por chumbo, 245-246
Intoxicação por cocaína/dependência. *Ver também* Transtornos do humor induzidos por substância
  abordagem clínica, 156-158
  apresentação clínica, 155-156, 157q, 159-160
  diagnóstico diferencial, 157-158
  dicas clínicas, 160
  tratamento, 157-159
  versus transtorno de estresse agudo, 260-261
Intoxicação por emético (ipecac), 251-252
Isocarboxazida, 27t
Isolamento do afeto, 185

J

Julgamento, 7-8

K

Klonopin. *Ver* Clonazepam

L

La belle indifférence, 431

Lábil, 77
Lactação, categorias da FDA de fármacos durante a, 316t
Lamictal. Ver Lamotrigina
Lamotrigina, 30t
Lanugo, 345-346
Leitura, abordagem à. Ver Pensamento clínico
Levodopa, 32, 34, 38-39
Lexapro. Ver Escitalopram
Librium. Ver Clordiazepóxido
Lidone. Ver Molindona
Lítio
  características, 29t
  efeitos colaterais, 23, 29t, 38-39
  monitoramento durante a terapia, 9-10, 29t, 80-81
  para transtorno bipolar adulto, 129-130
  para transtorno bipolar infantil, 76, 80-82
  toxicidade, 38-39
Lorazepam, 33t
Loxapina, 31t
Loxitane. Ver Loxapina
Luto, 172-175, 284
Luvox. Ver Fluoxetina

M

Mania, condições clínicas que causam, 70t
Manual diagnóstico e estatístico de transtornos mentais (DSM-IV-TR), 13-15
Marplan, Ver Isocarboxazida
Masoquismo, 437
Mecanismos de defesa, 185, 449-450
Mellaril. Ver Tioridazina
Memantina, 211
Memória, 6-7
Mesoridazina, 31t
Metanfetamina, 443, 446
Metilfenidato, 34t, 38-39
Midazolam, 33t

Miniexame do estado mental (MMSE), 207-208, 210q
Minnesota Multiphasic Personality Inventory, 10-11
Mirtazapina, 28t
Mnemônica SIG: E(nergia) CAPS, 46
Mnemônica SLUDGE, 267
Moban. Ver Molindona
Modafinil, 34t, 38-39
Modavigil. Ver Modafinila
Molindona, 31t
Movimento rápido dos olhos, 295-296-297
Movimentos atetoides, 333
Movimentos coreiformes, 333
Movimentos distônicos, 333
Movimentos hemibalísticos, 333
Movimentos mioclônicos, 333

N

Naltrexona, 144
Nardil. Ver Fenelzina
Navane. Ver Tiotixeno
Nefazodona, 28t
Negação, 151-152, 326-327
Neurolépticos atípicos, 234
Neurontin. Ver Gabapentina
Neurose
  abordagem clínica, 391-392
  apresentação clínica, 389-391
  características, 390-391
  definição, 391-392
  diagnóstico diferencial, 392-393
  dicas clínicas, 394-395
  tratamento, 392-393
Neurotransmissores, 24f
Nistagmo, 106
Norpramin. Ver Desipramina
Nortriptilina, 25t

O

Obsessões, 135-136, 184
Olanzapina, 32t
Orap. Ver Pimozida

ÍNDICE 469

Ortostase, 163
Oxazepam, 33*t*

P

Paciente, abordagem ao
  dicas de entrevista
    transtorno da personalidade
    antissocial, 226
    transtorno da personalidade
    borderline, 450-451
    transtorno da personalidade
    histriônica, 278-279
    transtorno da personalidade
    narcisista, 328
    transtorno da personalidade
    obsessivo-compulsiva, 186-188
    transtorno da personalidade
    paranoide, 413-414
  exame de estado mental
    conteúdo de pensamento, 6-7
    descrição geral, 5-6
    fala, 5-6
    humor e afeto, 5-6
    percepção, 5-7
    processo de pensamento, 6-7
    sensório e cognição, 6-8
  exame físico, 7-9
  exames de laboratório
    diagnóstico clínico, 11-12
    para agentes psicotrópicos, 9-10
    psicométricos, 10-12
    screening, 9-10
  história
    alergias, 4-5
    da doença atual, 3-4
    exame de sistemas, 4-5
    familiar, 4-5
    informações básicas, 2
    médica, 3-4
    medicamentos, 3-4
    psiquiátrica, 3-4
    queixa principal, 2-4
    social, 4-5
Pamelor. *Ver* Nortriptilina

PANDAS (transtornos neuropsiquiátricos
  autoimunes pediátricos associados a
  infecções por estreptococo)
  apresentação clínica, 337-338
  características, 334-336
  definição, 135-136
  diagnóstico diferencial, 137, 139
  tratamento, 338
Parafilia, 437
Parassonias, 295-297
Parkinsonismo, 56-57, 321-324
Parnate. *Ver* Tranilcipromina
Paroxetina, 26*t*
Paxil. *Ver* Paroxetina
PCP. *Ver* Fenciclidina (PCP)
Pedofilia, 437
Pensamento abstrato, 7-8
Pensamento clínico
  complicações, 17-18
  confirmação de diagnóstico, 18-20
  diagnóstico, 15-16
  fatores de risco, 17-18
  mecanismos da doença, 16-18
  seleção da etapa seguinte, 16-17
  seleção do tratamento, 17-19
Pensamento mágico, 151-152
Perfenazina, 31*t*
Peso corporal anormal anoréxico,
  345-346
Pimozida, 31*t*
Preferência sexual, 405-406
Prevenção de exposição/resposta, 137
Problemas clínicos, solução de
  resposta ao tratamento, 13-14
  seleção do tratamento, 13-14
  diagnóstico, 12-13
  avaliação da gravidade da doença,
    12-13
Processo de pensamento, 6-7
Projeção, 85, 366, 415-416
Prolixin. *Ver* Flufenazina
Propranolol, 29*t*, 31, 34, 38-39, 102-103
Protriptilina, 25*t*
Provigil. *Ver* Modafinila

Prozac. *Ver* Fluoxetina
Pseudologia fantástica, 289
Psicanálise, 391-393
Psicofarmacoterapia
 antidepressivos. *Ver* Antidepressivos
 antipsicóticos. *Ver* Antipsicóticos;
  Antipsicóticos atípicos
 benzodiazepínicos. *Ver*
  Benzodiazepínicos
 dicas clínicas, 39
 estabilizadores do humor, 23, 29-30*t*,
  129-130, 226, 232. *Ver também* Lítio
 sedativos-hipnóticos, 33*t*
Psicose, 171
 definição, 237
 devida a uma condição médica geral
  abordagem clínica, 237
  apresentação clínica, 235-237
  critérios diagnósticos, 236*q*
  diagnóstico diferencial, 237-238
  dicas clínicas, 239-240
  testes diagnósticos, 236
  tratamento, 238-240
 pós-parto, 315-316, 318
Psicose pós-parto, 315-316, 318
Psicoterapia
 individual, 22
 modificação de comportamento, 22
 orientada para o *insight*, 22, 309-392
 terapia cognitiva, 22-23
 terapia social, 23
Psicoterapia de apoio, 22, 277, 283
Psicoterapia orientada para o *insight*, 22,
 390-392. *Ver também* Psicoterapia
 psicodinâmica
Psicoterapia psicodinâmica, 390-395
Purgação, 252-253

Q

Questionário CAGE, 147
Quetiapina, 32*t*

R

Racionalização, 185
Ramelteon, 33*t*, 304-305

Reações distônicas agudas, 321-322. *Ver*
 também Sintomas extrapiramidais
Reciprocidade social, 359, 362-363
Remeron. *Ver* Mirtazapina
Repressão, 277
Restoril. *Ver* Temazepam
Retardo mental
 abordagem clínica, 425-427
 apresentação clínica, 423-424
 critérios diagnósticos, 425*q*
 definição, 359
 diagnóstico diferencial, 426-427
 dicas clínicas, 428
 etapas diagnósticas, 424
 graus, 426*t*
 tratamento, 426-428
Risperdal. *Ver* Risperidona
Risperidona, 32*t*, 334-335
Ritalina. *Ver* Metilfenidato
Rozerem. *Ver* Ramelteon

S

Sadismo, 437
Selegilina, 27*t*
Serax. *Ver* Oxazepam
Serentil. *Ver* Mesoridazina
Seroquel. *Ver* Quetiapina
Sertralina, 26*q*
Serzona. *Ver* Nefazodona
Sexo anatômico, 405-406
Sexo cromossômico, 405-406
Simpatomiméticos, 399
Simulação
 apresentação clínica, 351-352
 características, 352
 critérios diagnósticos, 353-354
 definição, 353-354
 diagnóstico diferencial, 271-273,
  289-291, 354*t*, 355
 dicas clínicas, 355
 tratamento, 352
 versus transtorno conversivo, 431
Síndrome da insensibilidade aos
 andrógenos, 405-406
Síndrome de Down, 425

Síndrome de Korsakov, 143, 145, 147
Síndrome de Münchausen, 289
Síndrome de Münchausen por procuração, 289
Síndrome de Sjögren, 339
Síndrome de Wernicke, 143, 145, 147
Síndrome do X frágil, 425
Síndrome neuroléptica maligna (SNM), 27-28, 56-58, 321-324
Síndrome serotonérgica, 26*t*, 38-39
Sinequan. *Ver* Doxepina
Sintomas clinicamente significativos, 283
Sintomas extrapiramidais (SEPs)
   abordagem clínica, 321-322
   apresentação clínica, 319-321
   definição, 320-321
   dicas clínicas, 323-324
   tratamento, 56-57, 321-322
Sintomas somáticos, 373-374
Sintomas vegetativos, 171
Solução de problemas clínicos
   avaliação da gravidade da doença, 12-13
   diagnóstico, 12-13
   resposta ao tratamento, 13-14
   seleção do tratamento, 13-14
Somatização, 113
Sonabulismo, 295, 297-298
Sonata. *Ver* Zaleplona
Sono delta, 295-297
Sono normal, 295-297
Stelazine. *Ver* Trifluoperazina
Substituição, 22
Suicídio, em crianças e adolescentes, 172
Sundowning, 163
Surmontil, *Ver* Trimipramina

T

Tacrina, 211
Tangencialidade (discurso tangencial), 53-54, 231
TDAH. *Ver* Transtorno de déficit de atenção/hiperatividade
Tegretol. *Ver* Carbamazepina
Temazepam, 33*t*

TEPT. *Ver* Transtorno de estresse pós-traumático
Terapia cognitivo-comportamental, 22-23
   para anorexia nervosa, 347-348
   para bulimia nervosa, 250-255
   para fetichismo, 438-439
   para fobia social, 103-104
   para TEPT, 194-197
   para transtorno de ansiedade generalizada, 121-123
   para transtorno de pânico, 64-66
   para transtorno distímico, 202-203
   Transtorno de sintoma somático complexo, 312
Terapia de modificação de comportamento, 22
Terapia dialético-comportamental, 449-452
Terapias sociais, 23
Testagem psicométrica, 10-12
Teste Bender-Gestalt, 11-12
Teste da Apercepção Temática (TAT), 10-11
Teste de completar frases, 10-12
Teste de Rorschach, 10-11
Teste Wisconsin de Classificação de Cartas, 11-12
Testes de funcionamento adaptativo, 425
Testes de inteligência, 11-12, 425
Thorazine. *Ver* Clorpromazina
Tioridazina, 31*t*, 37-38
Tiotixeno, 31*t*
Tique(s), 245-246, 333
Tofranil. *Ver* Imipramina
Topiramax. *Ver* Topiramato
Topiramato, 30*t*
Torporoso, 163
Traços de personalidade, 85
Tranilcipromina, 27*t*
Transexual, 438-439, 440
Transtorno autista
   abordagem clínica, 359-361
   apresentação clínica, 357-358
   características, 358, 362-363
   critérios diagnósticos, 360-361

diagnóstico diferencial, 360-361
dicas clínicas, 363
prognóstico, 358, 362-363
tratamento, 360-362
Transtorno bipolar
abordagem clínica, 127-129
ciclagem rápida, 77
fase maníaca
apresentação clínica, 125-126
critérios diagnósticos, 128q
diagnóstico diferencial, 128-129, 131
dicas clínicas, 131
tratamento, 126
infantil
apresentação clínica, 75-80
considerações familiares, 80-81
critérios diagnósticos, 78q, 82
diagnóstico diferencial, 79-80
dicas clínicas, 82
fatores genéticos, 79-80
incidência, 77-78
tratamento, 80-81
na adolescência, 78
transtorno bipolar I, 77, 127-128, 202t
transtorno bipolar II, 77, 127-128, 202t
tratamento, 129-130
versus fuga dissociativa, 380-381
Transtorno conversivo
abordagem clínica, 431
apresentação clínica, 429-430
critérios diagnósticos, 430q
diagnóstico diferencial, 220, 354q, 355, 431, 433-434
dicas clínicas, 434
tratamento, 431-434
Transtorno da adaptação
alterações para o DSM-5, 284
apresentação clínica, 281-282
critérios diagnósticos, 283q
diagnóstico diferencial, 283-284
dicas clínicas, 286
tratamento, 284-285
Transtorno da conduta (TC)
apresentação clínica, 177-178
características, 178-180
critérios diagnósticos, 179q, 181

diagnóstico diferencial, 179-181
dicas clínicas, 182
transtorno da personalidade antissocial e, 225-226
tratamento, 178, 180-181
versus TDAH, 244-246
versus transtorno bipolar, 79-80
Transtorno da identidade de gênero
abordagem clínica, 405-409
apresentação clínica, 403-404
características, 404-406
critérios diagnósticos, 404q
diagnóstico diferencial, 406-407
dicas clínicas, 408-409
Transtorno da personalidade antissocial
apresentação clínica, 223-224
características, 86t, 179-180
comorbidades, 227-228
critérios diagnósticos, 225-227
diagnóstico diferencial, 225-226
dicas clínicas, 227-228
dicas de entrevista, 226
tratamento, 226
Transtorno da personalidade borderline
abordagem clínica, 449-450
apresentação clínica, 447-448
características, 86t
com depressão maior, 451-452
diagnóstico diferencial, 449-451
dicas clínicas, 452
dicas de entrevista, 450-451
transtorno factício e, 290-291
tratamento, 451-452
Transtorno da personalidade dependente
abordagem clínica, 113
apresentação clínica, 111-112
características, 86t, 112, 115
dicas clínicas, 115
tratamento, 112, 115
versus transtorno da personalidade esquiva, 367-368
Transtorno da personalidade esquiva
abordagem clínica, 367-368
apresentação clínica, 365-366
características, 86t, 87, 369-370
diagnóstico diferencial, 367-370

dicas clínicas, 370
tratamento, 367-369
Transtorno da personalidade esquizoide
  apresentação clínica, 83-84
  características, 86t
  critérios diagnósticos, 86-87
  diagnóstico diferencial, 87
  dicas clínicas, 89
  interação com, 87
  versus transtorno da personalidade esquiva, 367-368
  versus transtorno da personalidade esquizotípica, 152-153
Transtorno da personalidade esquizotípica
  apresentação clínica, 149-150
  características, 86t, 150-152
  critérios diagnósticos, 151-153
  diagnóstico diferencial, 152-153
  dicas clínicas, 154
  tratamento, 152-153
Transtorno da personalidade histriônica
  abordagem clínica, 277
  alterações para o DSM-5, 276-277
  apresentação clínica, 275-276
  características, 86t, 276-277
  diagnóstico diferencial, 278-279
  dicas clínicas, 280
  dicas de entrevista, 278-279
  tratamento, 276, 278-279
Transtorno da personalidade narcisista
  alterações para o DSM-5, 327
  apresentação clínica, 325-326
  características, 86t, 327, 329-330
  critérios diagnósticos, 327
  diagnóstico diferencial, 327
  dicas clínicas, 330
  dicas de entrevista, 328
  dicas de tratamento, 328
Transtorno da personalidade obsessivo-compulsiva
  apresentação clínica, 183-184
  características, 86t, 87
  critérios diagnósticos, 186-187
  diagnóstico diferencial, 186-187
  dicas clínicas, 189

  tratamento, 186-188
Transtorno da personalidade paranoide
  abordagem clínica, 413-414
  apresentação clínica, 411-412
  características, 86t, 87, 412
  diagnóstico diferencial, 413-414, 449-450
  dicas clínicas, 415-416
  dicas de entrevista, 413-414
  tratamento, 415-416
Transtorno de ansiedade de separação
  abordagem clínica, 373-375
  apresentação clínica, 371-373
  características, 372-374
  critérios diagnósticos, 373q
  dicas clínicas, 376
  tratamento, 372-375
Transtorno de ansiedade generalizada
  abordagem clínica, 119-121
  apresentação clínica, 117-118
  comorbidades, 122-123
  critérios diagnósticos, 119q
  diagnóstico diferencial, 120-121
  dicas clínicas, 123-124
  tratamento, 118, 120-122
  versus neurose, 392-393
  versus transtorno obsessivo-compulsivo, 136
Transtorno de Asperger, 359
Transtorno de déficit de atenção/hiperatividade (TDAH)
  abordagem clínica, 244
  apresentação clínica, 241-242
  com transtorno da conduta, 178
  critérios diagnósticos, 242, 243q, 247-248
  diagnóstico diferencial, 244-246
  dicas clínicas, 247-248
  fisiopatologia, 244
  tratamento, 242-243, 245-248
  versus transtorno bipolar, 79-80
Transtorno de estresse agudo
  abordagem clínica, 259-260
  apresentação clínica. 257-258
  critérios diagnósticos, 259-260, 262
  diagnóstico diferencial, 259-262

dicas clínicas, 262
tratamento, 258, 260-262
Transtorno de pânico
   apresentação clínica, 59-60, 65-66
   com agorafobia, 62-63, 65-66
   critérios diagnósticos, 61-63, 61q-62q
   diagnóstico diferencial, 62-64
   dicas clínicas, 66
   sem agorafobia, 62-63, 66
   tratamento, 63-65
   versus uso excessivo de medicamentos para a tireoide, 59-60
Transtorno de pesadelo, 297-300
Transtorno de Rett, 359-363
Transtorno de somatização
   alterações para o DSM-5, 309
   apresentação clínica, 307-308
   características, 309
   critérios diagnósticos, 308q
   definição, 309
   diagnóstico diferencial, 218, 220, 309-310
   dicas clínicas, 312
   tratamento, 310, 312
   versus transtorno conversivo, 431
Transtorno de terror noturno
   apresentação clínica, 293-294
   características, 294-295
   critérios diagnósticos, 294q
   diagnóstico diferencial, 296-298
   dicas clínicas, 299-300
   tratamento, 297-300
Transtorno de Tourette
   abordagem clínica, 333
   apresentação clínica, 331-332
   características, 332-333
   critérios diagnósticos, 332q
   diagnóstico diferencial, 333-336
   dicas clínicas, 336
   fisiopatologia, 333
   tratamento, 332, 334-335
Transtorno delirante do tipo somático, 218
Transtorno depressivo maior
   características, 202t
   com características psicóticas,
      apresentação clínica, 169-170

   critérios diagnósticos, 57-58, 93q, 171q
   dicas clínicas, 175
   tratamento, 94, 97, 170, 173-175
   diagnóstico diferencial, 172-174, 394-395
   eletroconvulsoterapia para, 93
   em crianças
      dicas clínicas, 175
      prevalência, 172
      tratamento, 173-175
   em pacientes idosos
      apresentação clínica, 91-92
      diagnóstico diferencial, 94, 96
      dicas clínicas, 97
      tratamento, 94, 97
   no TEPT, 196-197
   prevalência, 172
   recorrente
      abordagem clínica, 46
      apresentação clínica, 43-44
      bupropiona, 45
      com características psicóticas, 93q
      critérios diagnósticos, 45q, 93q
      diagnóstico diferencial, 46
      dicas clínicas, 50
      mirtazapina, 46
      tratamento, 47-50
Transtorno desafiador de oposição (TDO)
   diagnóstico diferencial, 179-181
   versus TDAH, 244-246
   versus transtorno bipolar, 79-80
Transtorno dissociativo de identidade, 379-381
Transtorno distímico
   abordagem clínica, 201-202
   apresentação clínica, 199-202
   características, 202t
   critérios diagnósticos, 200-202, 200q
   diagnóstico diferencial, 201-202
   dicas clínicas, 204
   tratamento, 200-203
   versus depressão maior, 201-203
Transtorno do estresse pós-traumático (TEPT)
   abordagem clínica, 193

apresentação clínica, 191-192
critérios diagnósticos, 194q
definição, 193
depressão e, 196-197
diagnóstico diferencial, 193
dicas clínicas, 196-197
tratamento, 194-197
versus transtorno da adaptação, 283-284
Transtorno do ritmo circadiano do sono, 305
Transtorno doloroso
  alterações para o DSM-5, 272-273
  apresentação clínica, 269-270, 273-274
  critérios diagnósticos, 271q
  diagnóstico diferencial, 271-273
  pérolas clínicas, 274
  tratamento, 270, 272-274
Transtorno esquizoafetivo, 55-58
  apresentação clínica, 229-230
  características, 230-231
  critérios diagnósticos, 230q
  diagnóstico diferencial, 231-232, 234
  dicas clínicas, 234
  tratamento, 230, 232, 234
  versus transtorno bipolar, episódio maníaco, 128-129
Transtorno factício
  abordagem clínica, 289
  alterações para o DSM-V, 290-292
  apresentação clínica, 287-289, 291
  critérios diagnósticos, 288q
  diagnóstico diferencial, 218, 289-291, 354q, 355, 433-434
  dicas clínicas, 292
  transtorno da personalidade *borderline* e, 290-291
  tratamento, 290-292
  versus transtorno conversivo, 431
Transtorno obsessivo-compulsivo (TOC)
  abordagem clínica, 135-136
  apresentação clínica, 133-134
  considerações para o DSM-5, 136
  critérios diagnósticos, 136q
  diagnóstico diferencial, 136-137
  dicas clínicas, 139

especificador relacionado a tique, 136
incidência, 135-136
tratamento, 134, 137, 139
versus neurose, 392-393
versus transtorno de Tourette, 334-335
Transtorno somatoforme, 217
Transtorno(s) da personalidade
  antissocial
    apresentação clínica, 223-224
    características, 86t, 179-180
    comorbidades, 227-228
    critérios diagnósticos, 225-227
    diagnóstico diferencial, 225-226
    dicas clínicas, 227-228
    dicas de entrevista, 226
    tratamento, 226
  borderline
    abordagem clínica, 449-450
    apresentação clínica, 447-448
    características, 86t
    com depressão maior, 451-452
    diagnóstico diferencial, 449-451
    dicas clínicas, 452
    dicas de entrevista, 450-451
    transtorno factício e, 290-291
    tratamento, 451-452
  definição, 85, 185
  dependente
    abordagem clínica, 113
    apresentação clínica, 111-112
    características, 86t, 112
    dicas clínicas, 115
    tratamento, 112
    versus esquiva, 367-368
  dicas clínicas, 89
  esquiva
    abordagem clínica, 367-368
    apresentação clínica, 365-366
    características, 86t, 87, 369-370
    diagnóstico diferencial, 367-370
    dicas clínicas, 370
    tratamento, 367-369
  esquizoide
    apresentação clínica, 83-84
    características, 86t, 87
    critérios diagnósticos, 86-87

diagnóstico diferencial, 87
dicas clínicas, 89
interação com, 87
versus transtorno da personalidade
esquiva, 367-368
grupos, 85-87, 86t
histriônica
abordagem clínica, 277
apresentação clínica, 275-276
características, 86t, 276-277
diagnóstico diferencial, 278-279
dicas clínicas, 280
dicas de entrevista, 278-279
tratamento, 276, 278-279
narcisista
apresentação clínica, 325-326
características, 86t, 327, 329-330
critérios diagnósticos, 327
diagnóstico diferencial, 327
dicas clínicas, 330
dicas de entrevista, 328
tratamento, 328
obsessivo-compulsiva
apresentação clínica, 183-184
características, 86t, 87
critérios diagnósticos, 186-187
diagnóstico diferencial, 186-187
dicas clínicas, 189
tratamento, 186-188
paranoide
abordagem clínica, 413-414
apresentação clínica, 411-412
características, 86t, 87, 412
diagnóstico diferencial, 413-414, 449-451
dicas clínicas, 415-416
dicas de entrevista, 413-414
tratamento, 415-416
Transtorno(s) do humor
devido a uma condição médica
abordagem clínica, 69
depressão no hipotireoidismo, 67-68
diagnóstico diferencial, 69, 70t, 73
dicas clínicas, 74
tratamento, 69
esquizofrenia e, 56t

hipotireoidismo e, 67-68
induzido por substância
abordagem clínica, 385-386
apresentação clínica, 73, 383-385
características, 384-386
critérios diagnósticos, 384q
diagnóstico diferencial, 73, 385-388
dicas clínicas, 388
medicamentos que causam, 71q
tratamento, 386-387
pós-parto. *Ver* Depressão pós-parto
transtorno bipolar. *Ver* Transtorno bipolar
transtorno depressivo maior. *Ver* Transtorno depressivo maior
transtorno distímico. *Ver* Transtorno distímico
Transtornos da alimentação. *Ver* anorexia nervosa; Bulimia nervosa
Transtornos de ansiedade
fobia social
apresentação clínica, 65-66, 99-100
ataque de pânico e, 103-104
critérios diagnósticos, 101q
definição, 101
diagnóstico diferencial, 102-103
dicas clínicas, 103-104
tratamento, 102-103
versus transtorno da personalidade esquiva, 367-368
secundário a uma condição médica geral
apresentação clínica, 337-338, 341-342
características, 339
critérios diagnósticos, 338q
diagnóstico diferencial, 339-341
dicas clínicas, 342
tratamento, 340-341
transtorno de ansiedade de separação
abordagem clínica, 373-375
apresentação clínica, 371-373
características, 372-374
critérios diagnósticos, 373q
dicas clínicas, 375
tratamento, 372-375

transtorno de ansiedade generalizada
  abordagem clínica, 119-121
  apresentação clínica, 117-118
  comorbidades, 122-123
  critérios diagnósticos, 119q
  diagnóstico diferencial, 120-121
  dicas clínicas, 123-124
  tratamento, 118, 120-122
transtorno de estresse agudo
  abordagem clínica, 259-260
  apresentação clínica, 257-258
  critérios diagnósticos, 259-260, 262
  diagnóstico diferencial, 259-262
  dicas clínicas, 262
  tratamento, 258, 260-262
transtorno de pânico
  apresentação clínica, 59-60, 65-66
  com agorafobia, 62-63, 65-66
  critérios diagnósticos, 61-63, 61q-62q
  diagnóstico diferencial, 62-64
  dicas clínicas, 66
  sem agorafobia, 66, 70
  tratamento, 63-65
  versus uso excessivo de hormônio para a tireoide, 59-60
Transtornos de tique, 334-335. *Ver também* Transtorno de Tourette
Tratamento multissistêmico, 373-374
Travesti, 438-440
Travestismo fetichista, 406-409

Trazodona, 28t, 38-39, 304-305
Treinamento de relaxamento, 101
Triazolam, 33t
Trifluoperazina, 31t
Trilafon. *Ver* Perfenazina
Trimipramina, 25t

V

Vaginismo, 438-439
Valium. *Ver* Diazepam
Valproato. *Ver* Ácido valproico
Venlafaxina, 26t
Versed. *Ver* Midazolam
Vivactil. *Ver* Protriptilina
Voyeurismo, 437

W

Wellbutrin. *Ver* Bupropiona
Wraparound, 179-180

X

Xanax. *Ver* Alprazolam

Z

Zaleplona, 33t
Zeldox. *Ver* Ziprasidona
Ziprasidona, 32t
Zoloft. *Ver* Sertralina
Zolpidem, 33t
Zyprexa. *Ver* Olanzapina